肿瘤微创介入治疗护理学

主　编　邢秀亚

副主编　王　璇　孙桂珍

人民卫生出版社

图书在版编目(CIP)数据

肿瘤微创介入治疗护理学/邢秀亚主编. —北京:人民
卫生出版社,2016
　ISBN 978-7-117-23915-8

　Ⅰ.①肿…　Ⅱ.①邢…　Ⅲ.①肿瘤-显微外科手术-
介入性治疗-护理学　Ⅳ.①R473.73

　中国版本图书馆 CIP 数据核字(2017)第 000595 号

人卫智网　www.ipmph.com	医学教育、学术、考试、健康, 购书智慧智能综合服务平台	
人卫官网　www.pmph.com	人卫官方资讯发布平台	

肿瘤微创介入治疗护理学

主　　编:邢秀亚
出版发行:人民卫生出版社(中继线 010-59780011)
地　　址:北京市朝阳区潘家园南里 19 号
邮　　编:100021
E - mail:pmph @ pmph. com
购书热线:010-59787592　010-59787584　010-65264830
印　　刷:北京汇林印务有限公司
经　　销:新华书店
开　　本:787×1092　1/16　印张:32
字　　数:779 千字
版　　次:2017 年 4 月第 1 版　2018 年 1 月第 1 版第 2 次印刷
标准书号:ISBN 978-7-117-23915-8/R·23916
定　　价:178.00 元

打击盗版举报电话:010-59787491　E-mail:WQ @ pmph. com
(凡属印装质量问题请与本社市场营销中心联系退换)

编委名单（以姓氏笔画为序）

马建红	首都医科大学附属北京佑安医院	李京华	首都医科大学附属北京佑安医院
王 红	大庆油田总医院	杨 婷	北京新世纪妇儿医院
王 敬	中国中医科学院望京医院	肖 倩	首都医科大学
王 颖	首都医科大学附属北京佑安医院	吴婉英	浙江省肿瘤医院
王 璇	首都医科大学附属北京佑安医院	何 晶	首都医科大学附属北京佑安医院
王治英	哈尔滨医科大学附属肿瘤医院	汪巧娅	首都医科大学附属北京佑安医院
王胜花	首都医科大学附属北京妇产医院	陆宇晗	北京大学肿瘤医院
付凤岐	首都医科大学附属北京友谊医院	陈务贤	广西医科大学第一附属医院
邢秀亚	首都医科大学附属北京佑安医院	陈英梅	中山大学附属肿瘤医院
任 珍	首都医科大学附属北京佑安医院	范京红	北京大学第三医院
刘云娥	中国人民解放军火箭军总医院	周 瑾	中日友好医院
刘丽英	中国人民解放军第 302 医院	胡晓燕	包头医学院第一附属医院
齐久梅	首都医科大学附属北京妇产医院	闻利红	北京大学肿瘤医院
池 萍	首都医科大学附属北京佑安医院	龚爱军	齐齐哈尔第一医院
孙桂珍	首都医科大学附属北京佑安医院	盖绿华	中国人民解放军第 307 医院
李 妍	中国医学科学院肿瘤医院	甄玉英	空军总医院
李玉梅	北京协和医院	蔡昌兰	中国人民解放军海军总医院

参编人员（以姓氏笔画为序）

王 颖	王春蕾	王彩会	井学敏	刘 芳	刘 莉	刘明慧	齐红云	杜 宁	李金星
杨红霞	何 晶	宋立波	张 丹	张丽丽	张艳霞	张晓莉	林 娜	郑颖楠	郎丽娜
房 达	赵 凤	赵 乾	赵隶赢	倪文静	崔京华	梁小莉	寇二伟	葛慧娟	甄津鹤
魏光华									

主编简介

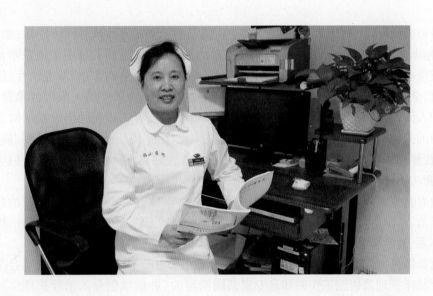

邢秀亚

  首都医科大学附属北京佑安医院肿瘤微创介入中心总护士长、主任护师。国家肿瘤微创治疗产业技术创新战略联盟微创介入护理专业委员会主任委员、中国抗癌协会介入护理专业委员会委员、中华医学会放射学分会放射护理专业委员会委员、北京医师协会介入护理专业学组副组长、中华现代护理专家库专家、中华护理学会肿瘤专科护士培训专家。2013年4月和10月分别在中国台湾长庚医院林口院区和美国耶鲁大学护理学院访问学习。

  主要研究方向为肿瘤微创介入护理及护理管理。发表论文30余篇；负责2015首都护理学研究专项(15HL11课题负责人)；参与国家"十一五""十二五"课题5项；参与Ⅰ、Ⅱ、Ⅲ、Ⅳ期药物临床试验20余项；参编多部介入护理书籍。

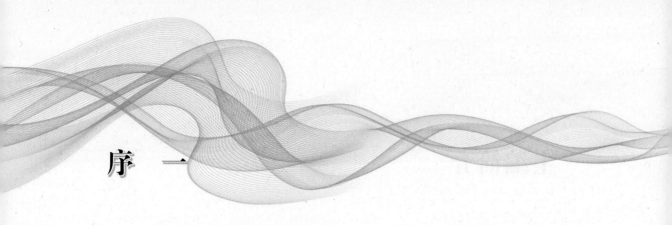

序 一

　　随着影像(DSA/CT/MR/US/腔镜)设备和微创手术器械(射频、微波、冷冻、激光、纳米刀、聚焦超声消融和粒子植入)及微创手术技术的发展，开创了肿瘤精准微创手术治疗新模式。把成像技术实时应用于手术全过程，使肿瘤治疗进入到精确诊断、精准治疗、精确评估的可视化、全量化、标准化的精准微创手术时代。这类技术实现了最大限度清除肿瘤，最大限度保护人体组织器官功能和解剖形态，在机体免疫系统清除坏死肿瘤组织同时会产生针对此肿瘤的抗体，进一步发挥抗肿瘤作用。此技术已广泛用于肝癌、肺癌、肾癌、前列腺癌、乳腺癌、转移瘤肿瘤，骨、肾上腺、甲状腺、前列腺良恶性肿瘤、肝血管瘤、乳腺良性病变、前列腺肥大、脾功能亢进等治疗。

　　伴随着新型临床精准微创治疗模式的发展，必将催生针对不同病种、病情、治疗模式形成系列术前、术中、术后的临床护理的医、教、研工作的全面发展，建立精准微创治疗临床护理规范体系、教学体系和科研体系，开创精准微创手术护理新时代。

　　由首都医科大学附属北京佑安医院肿瘤微创介入中心邢秀亚总护士长，联合全国肿瘤微创治疗临床护理及研究工作的知名专家共同撰写的《肿瘤微创介入治疗护理学》，广泛吸收国内外先进微创介入治疗护理理论及临床经验，并紧密结合我国临床护理学实际，对目前临床上各种微创介入治疗的护理工作进行梳理、归纳、总结，内容丰富翔实，深入浅出，图文并茂，实用性和可操作性强，为从事肿瘤微创介入治疗的护理工作者提供了一部参考用书，将对临床护理工作的规范化、标准化起到积极的指导作用。

国家肿瘤微创治疗产业技术创新战略联盟理事长

北京医师协会介入专科分会会长、主任委员

2016 年 8 月

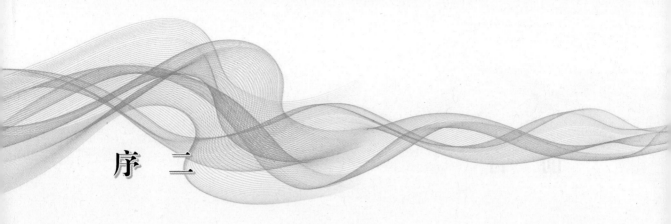

序 二

　　150多年前,勇敢奔赴战场的现代护理学奠基人南丁格尔用自己的智慧和坚守成功降低了伤病员的死亡率。她赋予现代护理学科学内涵的同时,也将无私奉献、救死扶伤的精神铭刻在每一顶燕尾帽下。其实,从事肿瘤护理工作的每一名护士都像南丁格尔一样,用爱心、耐心和责任心守护着每一名肿瘤患者。这些患者面临肿瘤治疗、心理痛苦、癌痛等一系列的问题,这就需要肿瘤专业护士不仅要具备临床知识和专业技能,更要具备心理辅导与社会支持方面的知识;不仅要帮助患者减轻身体的病痛,更要关怀患者心理和精神的创伤。

　　随着医疗技术的迅猛发展,肿瘤治疗不仅仅局限于传统的手术、放疗、化疗,21世纪初,一种崭新的技术向我们走来,这就是肿瘤微创介入治疗技术。微创介入治疗学的发展为肿瘤的治疗开拓了新的途径,使以往操作复杂、风险性高、并发症多的传统诊疗措施变得简捷、安全、有效。

　　新技术的实施与推广让微创介入护理面临了新的机遇与挑战,我们的护理人员在该领域中不断地探索,不断地总结经验,吸取教训。以往无影灯下的手术刀换成了今天影像引导下的导管、导丝、消融针;以前的重创手术变成了今天的微创治疗。所以说,我们的护士们,无论年轻的、年长的,都需要学习这些新的知识;熟悉肿瘤在不同影像引导下的围术期护理程序。从事肿瘤微创介入护理的护士们付出了更多的心血和汗水,将实践经验总结起来,集结成册,这项工作也是非常不容易的。

　　看到本书即将出版发行,我深感欣慰。因为这本书的内容不仅对从事肿瘤微创介入护理工作的兄弟姐妹们具有极大的实际指导意义,而且对本专业的技师和刚接触肿瘤微创介入治疗的医师来说,也具有一定的学习价值。此书对普及和规范肿瘤微创介入护理相关知识和技能起到推动与指导作用。因此,我非常高兴地向大家推荐这本书。

　　在序言的最后,我还想向肿瘤微创介入领域的护理人员说几句:有一个新的名词形容你们——"铅衣玫瑰",铅衣玫瑰善良聪慧,生命两旁与爱相随,铅衣玫瑰无怨无悔,一路芬芳美丽珍贵。你们是一朵朵盛开的玫瑰花,是新时代的南丁格尔,将博思、奉献、无畏的精神发扬光大,将一腔热忱献给护理事业,让我们一起为自己点赞!

徐波

中华护理学会肿瘤护理专业委员会主任委员

2016年8月

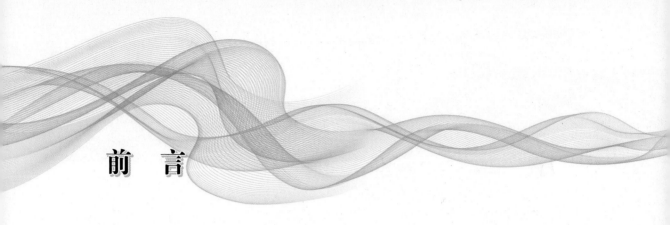

前　言

　　肿瘤微创介入治疗发展已有 30 余年历程,伴随临床微创介入技术应用日益广泛,肿瘤介入治疗的规范化护理、培训、教学、科研和管理等工作也应同步发展。肿瘤微创介入护理是护理学的亚学科,是肿瘤性疾病在介入诊疗过程中发生的与护理管理、护理制度及护理技术等相关的护理学分支学科。近年来,肿瘤微创介入技术发展迅猛,2014 年在国家肿瘤微创治疗产业技术创新战略联盟下设肿瘤微创介入护理专业委员会,它标志着肿瘤微创介入护理学向系统化、专业化、规范化、标准化的方向更进一步发展。

　　本书共分为三篇,全文 70 余万字,含 300 余幅图片及表格。内容包括:肿瘤微创介入护理发展概述、肿瘤血管介入护理、肿瘤非血管介入护理等。此书在微创介入手术室管理的具体运作及护理管理实践方面有着较强的指导性和实用性。希望这本书的出版能给广大护理工作者带来启发和帮助,为从事肿瘤微创介入的手术室及病房管理者和护理人员日常工作提供有益参考。

　　本书内容翔实,实用性强,涉及面广,具有系统性、科学性、可操作性等特点。既包括传统技术也包括新兴技术的肿瘤介入护理;以术中、术后护理为例,将手术操作过程、治疗效果配以图片、视频进行详细讲解,就常见并发症和护理过程详尽阐述,对临床护理工作具有指导意义。

　　《肿瘤微创介入治疗护理学》编委会的成员汇集全国各地资深肿瘤介入护理精英和医学专家,历时 2 年筹划、编写。在本书酝酿和编写过程中编委会始终从临床视角来考虑护理人员可能面临的各种问题,以敏锐的观察力来搜集当前国际上最新最权威的循证医学依据,以读者的眼光来推敲书中的每一段文字,意在为临床护理人员或在校护理专业学生提供一部系统的参考书、教科书。

　　最后真诚地感谢所有参加本书编写的各位专家和学者,他们为本书的顺利出版付出了大量的时间和精力,他们的专业精神、团队协作成就了肿瘤微创介入护理人员的又一个梦想。

　　由于我们水平有限,书中疏漏之处在所难免。敬祈各位读者批评指正。

邢秀亚　王璇

2016 年 8 月

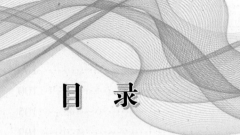

目 录

第一篇 总 论

第二篇　肿瘤血管介入治疗护理

第三篇　肿瘤非血管介入治疗护理

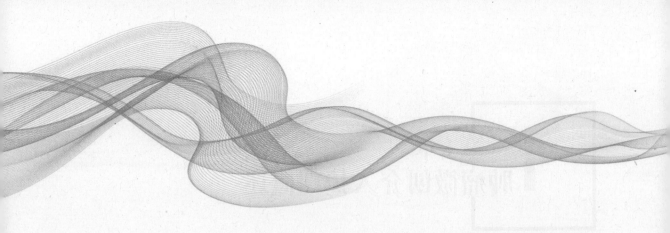

第一篇 总 论

第1章
肿瘤微创介入护理概述

第1节　肿瘤微创介入护理的概念

一、肿瘤的概念

肿瘤是机体在多种致瘤因素作用下,局部组织细胞异常增生而形成的新生物,常表现为局部肿块。一般分为良性肿瘤和恶性肿瘤。良性肿瘤常呈膨胀性生长,有完整包膜或与周围组织边界清楚,细胞形态接近正常组织的细胞,不发生转移、浸润和复发,手术以切除。恶性肿瘤则反之。从上皮组织发生的肿瘤称为癌。癌是一种无限制地向外周扩散、浸润的疾病,其异常细胞失控生长,并由原发部位向其他部位扩散。这种播散无法控制,最终侵犯重要器官,引起衰竭、死亡。从间胚叶或结缔组织来源的恶性肿瘤为肉瘤。癌和肉瘤都是恶性肿瘤。

二、肿瘤微创介入的概念

肿瘤微创介入学是在影像设备引导下,利用微创技术对肿瘤进行诊断和治疗的一门新兴医学学科。可分为血管性微创介入诊疗学和非血管性微创介入诊疗学。肿瘤介入诊断和治疗具有以下几方面的主要特点:①微创:通过经皮穿刺可取的肿瘤组织进行细胞学、病理学诊断并可进行各种消融治疗;通过生理性腔道即可将导管或支架等送入胆道、食管、泌尿生殖道等完成因肿瘤所引起的腔道狭窄的开通性治疗;通过血管穿刺可进行全身脏器选择性或超选择性血管插管,完成多种肿瘤及肿瘤相关病变的诊断和治疗。②定位准确,疗效明确:由于所有操作均在医学影像设备精确导向下进行,使介入器械或注药导管能准确地到达肿瘤部位,进行特定的诊断和治疗,取得了许多过去难以达到的诊断和治疗。例如,对中晚期原发性肝癌等的治疗,介入治疗的疗效优于传统治疗。而对于肝癌的治疗,介入治疗的疗效完全可以和传统手术治疗相媲美,对于肿瘤性出血,通过对出血血管的栓塞,即刻便可显示疗效,达到止血的目的;肿瘤所致的管腔狭窄,一旦完成支架植入,管腔复通,与肿瘤有关的梗阻症状会迅速解除。③重复性好:肿瘤的生物学行为决定了目前恶性肿瘤的治疗往往需要多次反复治疗或多学科综合治疗,介入治疗因其微创性、副作用小和并发症少的原因可对肿瘤组织进行多次或多种方法的治疗。④副作用小、并发症少:由于介入治疗是在影像导

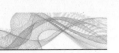

向下进行的以局部治疗为主的微创性治疗,因此,无论是经动脉灌注化疗或者栓塞治疗,还是消融治疗以及管腔开通性治疗等造成的并发症发生率和对全身的影响都较通常内科和外科治疗为低。

三、肿瘤微创介入护理的概念

肿瘤微创介入护理学是肿瘤专科护理和介入专科护理的融合,又可定义为肿瘤性疾病在诊治过程中发生的与护理相关的护理亚学科,是应用多学科的护理手段,对各种利用影像介入手段诊治的肿瘤患者进行全身心的整体护理,帮助患者恢复健康,并研究和帮助健康人群如何预防肿瘤,提高生活质量的一门学科。肿瘤介入护理已逐渐成为介入治疗团队的重要力量,在促进护理学科专科化、提高微创介入治疗疗效等方面发挥着不可替代的作用。肿瘤微创介入治疗护理学更加强调肿瘤患者术前心理及生理的准备、术中与医师的配合及术后恢复期的护理配合,从而达到治疗疾病、恢复健康的目的。

第 2 节　肿瘤微创介入护理的发展史

一、我国肿瘤微创介入护理的发展

(一) 肿瘤专科护理

1. 1987 年中华护理学会外科护理专业委员会成立了肿瘤护理专业组。

2. 1988 年我国著名肿瘤护理专家张蕙兰教授当选为国际肿瘤护士协会理事。

3. 1989 年中华护理学会正式成立肿瘤专业委员会。各省市也相继成立了肿瘤护理专业委员会。

4. 1990 年我国肿瘤护理专业委员会成为国际肿瘤护士协会团体成员。

(二) 介入护理

1. 20 世纪 70 年代,我国开始有护士参与介入诊治。

2. 我国 20 世纪 90 年代首次提出在专科护理领域培养专科护士的观点。

3. 2007 年湖南省已经率先开始了介入专科护士的培养。

(三) 肿瘤微创介入护理

1. 2004 年 11 月在第 3 届全国肿瘤学术大会上成立了第一个肿瘤介入护理学专业学组。

2. 2009 年开始了国际间肿瘤介入护理学术交流。

3. 2010 年中国肿瘤介入护理专家访问了日本并进行学术交流,拉开了亚洲肿瘤介入护理合作工作的帷幕。

4. 2014 年中华护理学会在内科专业委员会下成立介入护理学组,却仍然是内科护理学的一部分。

5. 2015 年 4 月在中关村肿瘤微创治疗产业技术创新战略联盟下成立肿瘤微创介入护理专业委员会。

6. 2015 年 12 月,由中华医学会放射学分会主办,中华放射学会第一届放射护理学术大会暨全国首届介入专科护理规范化高峰论坛在长沙成功举办,成立了中华放射学会放射护理专业委员会及四个亚专业学组。

二、国际肿瘤微创介入护理的发展

（一）肿瘤专科护理

1. 1968 年美国 Pittsburgh 大学开始提供肿瘤护理学专科方向课程。

2. 1974 年美国恶性肿瘤护理协会成立。

3. 1978 年《恶性肿瘤护理》杂志出刊，同年在伦敦召开第一届国际肿瘤护理会议。

4. 1984 年国际肿瘤护士协会成立，推动和发展国际肿瘤护理事业，传播肿瘤理论知识，协助世界各国建立肿瘤护理组织，召开国际肿瘤会议，出刊《恶性肿瘤护理杂志》和《通讯》，促进交流，与其他国际组织协作，提供咨询。

5. 1984 年美国成立了肿瘤护理认证机构，提供 3 种形式的初级肿瘤专科护士认证，即肿瘤认证护士、儿科肿瘤认证护士和乳腺认证护士。

6. 1996 年日本在癌症领域引入专科护士制度，6 名肿瘤专科护士完成注册。

（二）介入护理

1. 1940 年美国波士顿 Dana Farber 癌症研究所最早出现介入手术室护士。

2. 1981 年美国成立了放射护士协会（American Radiological Nurses Association，ARNA）（现放射与影像护理协会的前身 Association for Radiologic & Imaging Nursing，ARIN）。

3. 2001 年英国皇家护理学院出台了《介入手术室护士工作指南》。

4. 2004 年美国放射学院联合神经介入协会、介入治疗协会共同颁布了《临床介入治疗实践指南》，指南中明确阐述了护士在介入放射治疗中的角色功能。

5. 2007 年 ARIN 与放射护理认证委员会（Radiology Nursing Certification Board，RNCB）合作制定了放射护理实践指导。

6. 2008 年日本开始介入手术室专科护士的培养。

7. 2009 年日本介入放射护理学会开始介入手术室专科护士的认证工作。

8. 2013 年 ARIN 与美国护理学会（ANA）联合更新发表了《放射护理：工作范围和实践标准》。

第 3 节　肿瘤微创介入护理的特点

与内、外、妇、儿的护理学相同，肿瘤介入护理学也是一门综合性应用科学，研究的是整体的人，护理工作的基本方法是护理程序，把解决人的健康问题作为根本目的。只是微创介入护理直接相关的医学内容为介入放射学、接触的患者是肿瘤介入患者，所以肿瘤介入护理学的内涵是与微创介入相关的护理学。肿瘤介入护理学强调肿瘤患者术前心理及生理的准备、术中与医生的配合及术后恢复期的护理配合，从而达到治疗疾病、恢复健康的目的。

（一）专业技术性强，知识涉及面广

肿瘤微创介入护理技术性很强、知识面广，不仅要有护理专业的基础理论和基本技能，还要有肿瘤护理、影像介入、解剖麻醉、病理生理等多学科的专业知识。要求从事肿瘤微创介入护理的人员刻苦学习，不断深化自身知识内涵，拓宽护理知识面，注重自我提高，以适应

肿瘤微创介入护理学的发展。

（二）注重人文关怀，减轻心理影响

肿瘤是严重危害人类健康的疾病，在人们的意识中往往将肿瘤与死亡等同起来。肿瘤及其治疗对患者的生理、心理、家庭、社会、经济等均有不同程度的影响。因此，从事肿瘤微创介入护理专业的护士应具备关怀和理解患者的专业素质及能力，帮助其以良好的心态达到最佳治疗效果。

（三）重视延续护理，改善生活品质

遵循 WHO 提出的"健康"新概念，给予接受微创介入治疗的肿瘤患者最大的帮助，使之尽可能恢复到患病前的状态，并努力改善生活品质提高幸福感。如治疗后的康复指导，注重自护能力的培养，控制疼痛，使患者适应家庭、社会角色的转变等。做好肿瘤知识宣传，帮助人们建立科学健康的生活方式和自我保健意识。

（四）敏锐的观察力，正确的判断力

肿瘤微创介入技术虽具有创伤小、恢复快、住院周期短等优势，但其围术期风险等同于传统外科手术，患者病情瞬息万变，细心的观察与准确的判断力是肿瘤微创介入护士获得临床第一手资料的途径，也是医生诊断疾病与采取抢救措施的重要依据。

（五）有效沟通能力，良好心理素质

以患者为中心，用爱和真情善待每一位患者，体谅患者和家属的心情，使用安慰性、礼貌性、治疗性、保护性语言，通过调动患者的主观能动性，使患者积极配合治疗。在突发事件中，肿瘤微创介入护士应具有健康的心理素质，坚强的意志，高度的自觉性，快速的思维反应能力，准确迅速配合抢救工作。

（六）开展护理科研，促进专科发展

在当今肿瘤微创介入新理论、新技术不断涌现的情况下，护理科研成果却如凤毛麟角，加之从事肿瘤微创介入护理专业的护士普遍缺乏科研意识和自信。启发和鼓励护士开展肿瘤微创介入护理研究，掌握和利用有效的途径和方法，加快护理队伍科研能力和科研水平的提高。

第 4 节　肿瘤微创介入治疗护理的现状及展望

现今，肿瘤微创介入治疗处于规范化飞速发展阶段，肿瘤微创介入专科护士的发展尚处于萌芽和探索阶段。为适应学科的发展，对肿瘤微创介入护理从业人员进行规范化护理、教学、科研和管理等培训工作已迫在眉睫。

目前，国外已经要求在校护生把肿瘤护理学及介入放射学作为相应的教育内容，并鼓励高年资护士继续接受肿瘤专科护士及介入放射学培训，以应对肿瘤微创介入护理发展的新要求。国内部分医学院校的影像专业已经开设介入放射学的专门课程，肿瘤专科护士培训日益成熟，但介入护理学及肿瘤微创介入护理学的专业培训还远不到位。由于肿瘤微创介入技术出现的时间较短，护理方面的指南还很少，对于如何正确的护理患者仍处在众说纷纭、百家争鸣的阶段，在围术期的护理中，很多细节都缺乏标准化的指南，大家都是按照经验来进行。可喜的是部分肿瘤及介入护理专著、教辅和科研成果陆续出版，成为肿瘤微创介入护理的理论储备。

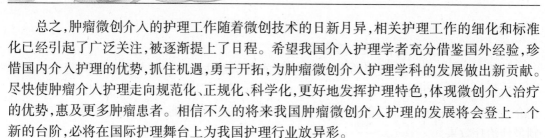

　　总之,肿瘤微创介入的护理工作随着微创技术的日新月异,相关护理工作的细化和标准化已经引起了广泛关注,被逐渐提上了日程。希望我国介入护理学者充分借鉴国外经验,珍惜国内介入护理的优势,抓住机遇,勇于开拓,为肿瘤微创介入护理学科的发展做出新贡献。尽快使肿瘤介入护理走向规范化、正规化、科学化,更好地发挥护理特色,体现微创介入治疗的优势,惠及更多肿瘤患者。相信不久的将来我国肿瘤微创介入护理的发展将会登上一个新的台阶,必将在国际护理舞台上为我国护理行业放异彩。

第2章
2 肿瘤微创介入职业防护

第1节 医用X线放射防护

一、放射防护的目的及基本原则

(一) 放射防护目的
防止有害的非随机效应,限制随机效应的发生率,使之达到被认为可以接受的水平。

(二) 放射防护的基本原则(剂量限制体系)
放射实践正当性、放射防护最优化、个人剂量限值。

1. 放射实践正当化 为了防止不必要的照射,在进行任何一种包含辐射照射的实践活动之前,都必须经过充分的论证分析,权衡利弊。只有当带来的个人和社会利益大于所付出的代价时,才能认为是正当的。如果引进的某种实践的净利益不能超过代价(包括基本生产代价、辐射防护代价及辐射所致机体损伤代价等),属于不正当性实践,应当终止这种实践。在医疗照射中,其正当性意味着一次比较准确的诊断,或者从治疗中使患者获得了健康。

从医学角度判断,接受这种照射比辐射可能诱发的随机性效应或确定性效应的危险更为重要。反之,不做这种照射对患者带来的危险大于预期的辐射危险。因此,这种实践的理由是正当的。医疗照射实践的正当性直接关系到公众所受照射剂量和人群的生物效应发生率(表2-1)。

2. 放射防护最优化 在放射实践的正当性分析之后,确定要照射的实践,此时应进行放射防护的最优化分析。也就是,对于所有的辐射照射,在考虑了经济、技术和社会等诸因素之后,使个人剂量的大小、受照人数的多少和不确定发生照射事件的发生概率,都应保持在可做到的合理的尽可能低的水平,避免一切不必要的照射。

在某项辐射防护实践中,不是剂量越低越好,应当使照射剂量降低到合理的可以做到的程度。否则,将会增加辐射防护的代价,所获得的纯利益反而减少。

3. 个人剂量限值 在进行了上述两项分析之后,从安全角度考虑,还要对个人在行动中接受的剂量加以限制,以保证个人不会受到不可接受的辐射危险。辐射实践的正当性及其防护的最优化原则主要与辐射源有关,涉及对某项辐射源的使用和防护是否适宜;而个人剂量限值涉及职业性人员个人和公众个人,与人有关。

表 2-1　一些医疗照射防护正当性要求

项目	内　容
医生责任	要遵守医疗道德,具有放射卫生防护基本知识;清楚了解哪些疾病适于 X 线检查,对不合理申请单可提出意见或拒受,绝不重利忘害;避免患者受无用照射
团体检查	团体检查常造成大剂量照射而阳性检出率不高的现象;对幼儿入托、中小学生体检应取消常规透视
乳腺癌普查	35 岁以下妇女若无症状,不需 X 线检查;35 ～ 40 岁妇女,用于检查易感人群;50 岁以上妇女是实用的
妊娠妇女检查	应避免对妊娠妇女做下腹检查;骨盆测量也不宜进行,如确有必要也要限制在妊娠最后 3 个月进行,并写明理由
不该做的检查	转诊前已查明,用其他手段(如 B 超)可做的诊断;即使是癌症患者,已确诊或治疗后就不应再过多使用 X 线检查
医学研究	应注意伦理上的问题,应尊重受照人意愿,而且必须在其了解事实的基础上进行

二、放射防护设施

新颁布的《医用 X 射线诊断放射防护要求》(GBZ 130—2013)对各类机房的面积、单边长度、个人防护用品、防护监测的布点、监测方法及剂量率作出了具体的要求。目的是为了进一步贯彻《放射诊疗管理规定》,规范各放射防护检测技术服务机构开展的质量控制和放射防护检测工作,保障受检者所接受的剂量符合要求,保护放射工作人员的健康。

(一) 医用 X 射线设备机房选址

要求 X 射线设备机房(照射室)应充分考虑邻室(含楼上和楼下)及周围场所的人员防护与安全。

(二) 医用 X 射线设备机房面积

要求每台 X 射线机应设有单独的机房(不含移动式和携带式床旁摄影机与车载 X 射线机)。

对新建、改建和扩建的 X 射线机房,其最小有效使用面积、最小单边长度应不小于以下要求(表 2-2)。

表 2-2　X 射线设备机房(照射室)有效使用面积及单边长度

设 备 类 型	机房内最小有效使用面积(m^3)	机房内最小单边长度(m)
CT 机	30	4.5
双管头或多管头 X 线机	30	4.5
单管头 X 线机	20	3.5
透视专用机、碎石定位机、口腔 CT 卧位扫描	15	3
牙科全景机、局部骨密度仪、口腔 CT 坐位扫描/站位扫描	5	2
口内牙片机	3	1.5

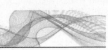

（三）不同类型 X 射线设备机房的屏蔽防护铅当量厚度要求

见表 2-3。

表 2-3　不同类型 X 射线设备机房的屏蔽防护铅当量厚度要求

机 房 类 型	有用线束方向铅当量（mm）	非有用线束方向铅当量（mm）
标称 125kV 以上的摄影机房	3	2
标称 125kV 及以下的摄影机房、口腔 CT、牙科全景机房（有头颅摄影）	2	1
透视机房、全身骨密度仪机房、口内牙片机房、牙科全景机房（无头颅摄影）、乳腺机房	1	1
介入 X 射线设备机房	2	2
CT 机房	2（一般工作量） 2.5（较大工作量）	

应合理设置机房的门、窗和管线口位置，机房的门和窗应有其所在墙壁相同的防护厚度。设于多层建筑中的机房（不含顶层）顶棚、地板（不含下方无建筑物的）应满足相应照射方向的屏蔽厚度要求。带有自屏蔽防护或距 X 射线设备表面 1m 处辐射剂量水平不大于 2.5μGy/h 时，可不使用带屏蔽防护的机房。在医用诊断 X 射线能量范围内，24cm 厚的实心黏土砖（1.65t/m³）大于 2mm 铅当量，36cm 厚的实心黏土砖大于 3mm 铅当量；25cm 厚混凝土（1.65t/m³）大于 3mm 铅当量。

（四）医用 X 射线设备机房的其他防护要求

1. 机房应设有铅玻璃观察窗或摄像监控装置，其设置的位置应便于观察到患者和受检者状态。

2. 机房内布局要合理，应避免有用线束直接照射门、窗和管线口位置；不得堆放与该设备诊断工作无关的杂物；机房应设置动力排风装置，并保持良好的通风。

3. 机房门外应有电离辐射警告标志、放射防护注意事项、醒目的工作状态指示灯，灯箱处应设警示语句；机房门有闭门装置，且工作状态指示灯和与机房相通的门能有效联动（图 1-2-1-1A、B）。

4. 患者和受检者不应在机房内候诊；非特殊情况，检查过程中陪检者不应滞留在机房内。

5. 每台 X 射线设备根据工作内容，现场应配备不少于下表要求的工作人员、患者（受检者）防护用品及辅助防护设施，其数量应满足开展工作需要，对陪检者应至少配备铅防护衣；防护用品和辅助防护设施的铅当量应不低于 0.25mmPb。

6. 应为不同年龄儿童的不同检查，配备有保护相应组织和器官的防护用品，防护用品和辅助防护设施的铅当量应不低于 0.5mmPb（图 1-2-1-2 ~ 图 1-2-1-4）。

（五）个人防护用品和辅助防护设施配置要求

见表 2-4。

（六）医用 X 射线诊断防护安全操作一般要求

1. 放射工作人员应熟练掌握业务技术，接受放射防护和有关法律知识培训，满足放射工作人员岗位要求。

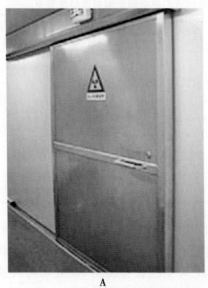
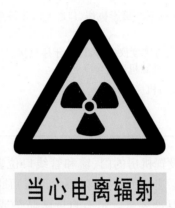

A   B

图 1-2-1-1 机房门外应有电离辐射警告标志

当心电离辐射

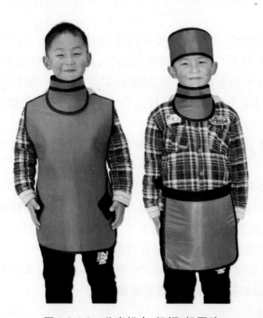

图 1-2-1-2 儿童铅衣、铅帽、铅围脖

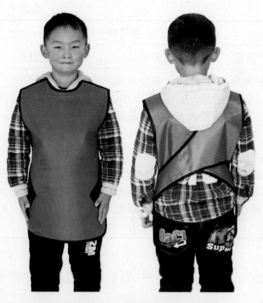
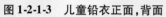
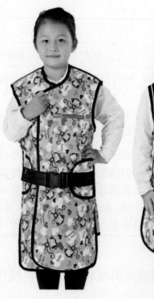
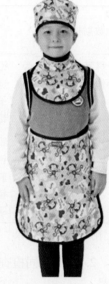

图 1-2-1-3　儿童铅衣正面,背面　　　　图 1-2-1-4　儿童铅衣

表 2-4　个人防护用品和辅助防护设施配置要求

放射检查类别	工作人员		患者和受检者	
	个人防护用品	辅助防护设施	个人防护用品	辅助防护设施
放射诊断学用 X 射线设备隔室透视、摄影	—	—	铅橡胶性腺防护围裙(方形)或方巾、铅橡胶颈套、铅橡胶帽子	或可调节防护窗口的立位防护屏;固定特殊受检者体位的各种设备
口内牙片摄影	—	—	大领铅橡胶颈套	—
牙科全景体层摄影口腔 CT	—	—	铅橡胶帽子、大领铅橡胶颈套	—
放射诊断学用 X 射线设备同室透视、摄影	铅橡胶防护围裙;选配:铅橡胶帽子、铅橡胶颈套、铅橡胶手套、铅防护眼镜	或铅防护屏风	铅橡胶性腺防护围裙(方形)或方巾、铅橡胶颈套、铅橡胶帽子	或可调节防护窗口的立位防护屏;固定特殊受检者体位的各种设备
CT 体层扫描	—	—	铅橡胶性腺防护围裙(方形)或方巾、铅橡胶颈套、铅橡胶帽子	—
床旁摄影	铅橡胶防护围裙;选配:铅橡胶帽子、铅橡胶颈套、铅橡胶手套、铅防护眼镜	或铅防护屏风	铅橡胶性腺防护围裙(方形)或方巾、铅橡胶颈套、铅橡胶帽子	—

放射检查类别	工作人员		患者和受检者	
	个人防护用品	辅助防护设施	个人防护用品	辅助防护设施
骨科复位等设备旁操作	铅橡胶防护围裙；选配：铅橡胶帽子、铅橡胶颈套、铅橡胶手套	移动铅防护屏风	铅橡胶性腺防护围裙（方形）或方巾、铅橡胶颈套、铅橡胶帽子	—
介入放射学操作	铅橡胶防护围裙；铅橡胶帽子、铅橡胶颈套、铅防护眼镜；选配：铅橡胶手套	铅悬挂防护屏风、铅防护吊帘、床侧防护帘、床侧防护屏；选配：移动铅防护屏风	铅橡胶性腺防护围裙（方形）或方巾、铅橡胶颈套、铅橡胶帽子、阴影屏蔽器具	—

注："—"表示不要求

2. 根据不同检查类型和需要,选择使用合适的设备、照射条件、照射野以及相应的防护用品。

3. 按《医用 X 射线诊断受检者放射卫生防护标准》(GB 16348—2010)和《医疗照射放射防护基本要求》(GBZ 179—2006)中有关医疗照射指导水平的要求,合理选择各种操作参数,在满足医疗诊断的条件下,应确保在达到预期诊断目标时,患者和受检者所受到的照射剂量最低。

4. 尽量不使用普通荧光屏透视,使用中应避免卧位透视;健康体检不得使用直接荧光屏透视。

5. X 射线机曝光时,应关闭与机房相通的门。

6. 所有放射工作人员应接受个人剂量监测,并符合《职业性外照射个人监测规范》(GBZ 128—2002)的规定。

7. 对示教病例不应随意增加曝光时间和曝光次数。

8. 不应用加大摄影曝光条件的方法,提高胶片已过期或疲乏套药的显影效果。

（七）人员的防护

1. 职业照射的剂量控制限值

（1）正常照射的剂量控制:5 年年均有效剂量 20mSv;任何一年 50mSv;眼晶状体年当量剂量 150mSv;四肢或皮肤年当量剂量 500mSv。

（2）特殊照射的剂量控制:如果实践是正当的,辐射防护按本标准要求优化,其职业照射仍超正常照射限值,但预计经合理努力可使有关职业照射剂量处于正常照射限值之下,经申请,审管部门认可,可对剂量限制要求作某种临时改变:10 年年均有效剂量 20mSv;任何一年 50mSv;自延长平均期开始受照剂量达到 100mSv 时应对情况进行调查。临时变更期限不得超过 5 年。

（3）工作待遇:不得以特殊补偿、缩短工作时间或以休假、退休金或特种保险等方面的优待安排代替为符合标准《医用 X 射线诊断受检者放射卫生防护标准》(GB 16348—2010)的要求所需要采取的防护与安全措施。

（4）妊娠妇女的工作条件:女性工作人员发现自己怀孕后要及时通知用人单位,以便必要时改善其工作条件。妊娠妇女和哺乳妇女应避免受到内照射。用人单位有责任改善妊娠女性工作人员的工作条件,以保证为胚胎和胎儿提供与公众成员相同的防护水平。

(5) 未成年人的工作条件:年龄小于 16 岁的人员不得接受职业照射。年龄小于 18 岁的人员除非为了进行培训并受到监督,否则不得在控制区工作;他们的受照剂量限制为:年有效剂量 6mSv;眼晶状体年当量剂量 50mSv;四肢(手和足)或皮肤的年当量剂量 150mSv。

(6) 工作岗位的调换:审管部门或健康监护机构认定某一工作人员由于健康原因不再适于从事涉及职业照射的工作时,用人单位应为其调换合适的工作岗位。

2. 医护人员防护措施

(1) 尽量缩短接触射线的时间:操作者要不断提高自己的诊断技术和操作技能,采用小照射野,间断曝光,避免不必要的长时间照射,避免重复照射。

(2) 尽量增加与 X 射线管间的距离:尽量延长操作人员与射线距离。

(3) 运用各种防护设施与个人防护用品:尽量采用隔室操作。不能隔室操作时,应利用铅屏风或室内铅房避开射线。不得已必须在机器旁时,应该穿铅防护衣。避免裸手进入操作间,必须用手操作、检查时应使用不小于 0.25mm 铅当量的铅橡胶手套。

(4) 坚持个人剂量监测:微创介入手术室工作者应该佩戴个人剂量胶片或热释光剂量计,及时了解实际受照剂量情况,改善工作环境的辐射防护水平。

3. 重视患者的防护

(1) 必须根据检查对象和目的,选择最佳工作条件。在不影响获得诊断信息的前提下,一般应采用"高电压、低电流、厚过滤"原则进行工作。

(2) 对育龄妇女和妊娠妇女中微创介入诊疗者,必须符合《医用 X 射线诊断受检者放射卫生防护标准》(GB 16348—2010)的要求,严格控制对妊娠妇女进行腹部 X 射线检查,以减少胚胎、胎儿的受照危害。

(3) 必须注意对受检者的非投照部位进行屏蔽防护,特别应注意保护性腺、活性骨髓、女性乳腺、胎儿及儿童骨髓等辐射敏感器官。

(4) 必须根据投照方向恰当选择受检者体位,尽量避免非检查部位受到有用线束的照射。

(5) 儿童微创介入诊疗必须遵循放射线检查的正当化和放射防护最优化原则,在获得诊断信息的同时使受检儿童受照剂量保持在可以合理达到的最低水平。必须注意到儿童对射线敏感,其身躯较小又不易控制体位等特点,采取相应有效防护措施。

第 2 节　放射性核素防护

一、放射性核素治疗发展历史

1896 年 A. H. Becquerel 发现"放射性"和 1898 年 P. Curie 和 M. Curie 发现天然放射性元素钋和镭,是人类发现和认识放射性核素的开始。1901 年 H. A. Danlos 和 E. Bloch 开始利用天然镭进行皮肤结核病的治疗,这被认为是放射性物质的第一次医学应用。1933 年 E. Lawrence 建立了第一台回旋加速器,用于研制人造放射性核素,树立了人工制造放射性核素的第一个里程碑。1936 年 J. H. Lawrence 和 J. Hamilton 首次利用^{32}P 的亲骨髓性治疗白血病以来,经过几十年的研究和探索,放射性核素治疗已经成为临床重要的治疗手段之一,已是核医学的主要组成部分。1946 年,S. M. Seidlin 等利用^{131}I 治疗甲状腺癌,1951 年美国 FDA 同意将^{131}I 列入甲状腺疾病患者的使用药物,这是 FDA 批准的第一个放射性药品。1953 年 R. Newell 首先提出"nuclear medicine"的名字,从而揭开了现代核医学和核素治疗学的序幕。

20 世纪 50 年代以来,随着电子计算机技术的飞速发展,γ 相机、单光子发射型计算机断层扫描仪(SPECT)和正电子发射型计算机断层显像仪(PET)的诞生和发展,使放射性核素在医学影像中发挥出重要作用,同时为放射性核素治疗的发展和临床应用提供了强有力的技术支持和保障。20 世纪 90 年代,由于放射性核素标记技术的进步、单克隆抗体技术的发展、发射 α 粒子核素的应用、新的放射性核素的制备等,都给放射性核素治疗的发展提供了物质基础和有利的保障,一系列新的放射性核素治疗方法相继问世。

二、DSA 室核素管理

(一) 核素应用的基本要求

1. DSA 室主要设备　核素在室应用,需要经过卫生、公安、环境保护等部门的批准、验收、发放许可证后方可使用。核素室机房内除了安装大型机器外,还要有通风排气口,墙壁四周及房顶处都有铅板,地砖上面铺塑料地板,利于核素药物泄漏到地面后清洗(药物泄漏在地砖上容易渗透,不易挥发及清洗)。

2. 储源室设施　储源室内设施有两个区域,一个是污染区,专门放置放射性污物品的铅罐,铅罐上有标签,注明"放射核素污物品";另一个是半污染区,放置解冻药柜 1 部、排风扇 2 个;窗户和储源室门都需要安装防盗型窗和门。

3. 合理布局　按照所涉及的放射性水平高低依次排列,清洁或者低污染工作场所设置在上风向,高放射性水平工作场所设置在平面末端,处下风向。同时据此设计人流、物流路线,明显标注警示标识。增加防护设施,如使用可视对讲机、移动铅屏风、机械手、核素自动分装仪等,以增加距离防护和加强屏蔽防护。

(二) 护理人员专业培训

核医学护士上岗前均需接受规范的培训,通过培训掌握基本的辐射防护知识和技能,熟悉所使用核素所释放射线的射程和放射强度及其衰变规律,经过考核持证上岗,未通过培训考核的护士不能单独进行核素操作,必须在持证护士的指导下进行操作。对护士进行核素理论基础知识、放射性防护的原则、核素治疗的相关知识、放射性废物处理等内容的培训,可用非放射性物质进行操作培训,加强操作的熟练性,尽可能远距离快速操作,以减少接触核素的时间,培训后进行考核,并建立培训档案。做到既要保证配合核素治疗质量,又要尽量缩短护士接触放射性药物的时间,提高给放射性药物的速度,从而达到尽可能减少职业受照射剂量的目的。

三、DSA 室核素防护

(一) 核素诊疗防护

1. 操作前防护　物品准备齐全,穿铅衣、戴铅帽、口罩、橡皮手套,穿专用鞋等,防止污

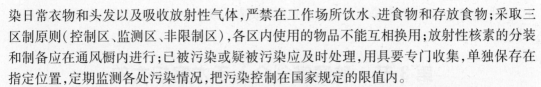

染日常衣物和头发以及吸收放射性气体,严禁在工作场所饮水、进食物和存放食物;采取三区制原则(控制区、监测区、非限制区),各区内使用的物品不能互相换用;放射性核素的分装和制备应在通风橱内进行;已被污染或疑被污染应及时处理,用具要专门收集,单独保存在指定位置,定期监测各处污染情况,把污染控制在国家规定的限值内。

2. 操作中防护　操作时遵循放射性物质操作规程,尽可能避免或减少放射性照射及污染。情绪镇定、技术熟练、操作迅速准确,因受照剂量与时间成正比。操作时尽量增大与放射源的距离,因距离增加1倍,可使受照剂量减少1/4。操作应在有屏蔽的情况下进行,并根据放射性核素发射射线的种类和能量选择合适的屏蔽材料。如γ射线用铅或铅玻璃防护,β射线用有机玻璃防护,在选择具体屏蔽防护用品时除考虑经济方面的因素外,还要考虑方便操作,否则给操作带来麻烦,延长操作时间,使护理人员的受照剂量增加。如开瓶、分装、装柱、洗涤、测量等过程,用手直接拿盛有 $10mCi$ ^{99m}Tc 的药杯,手指与放射源只隔一层玻璃瓶壁,手指与 ^{99m}Tc 的平均距离(即与药物中心的距离)为 $3cm$,接触1分钟所受的照射剂量约为 $0.014R$;分药、注射等过程,把 $1mCi$ ^{99m}Tc 吸入注射器内,其注射器外表面的剂量率达 $0.194mGy/min$,此时手指受照剂量最大。

3. 操作后防护　操作后用过的棉签和一次性医用手套、空针等不可随意乱扔,应置放在专用的内衬塑料袋的放射性废物容器中,集中存放。废物容器表面显著位置应标有废物类型、核素种类、比活度范围和存放日期。放射性废物由专人负责收集、存放和处理,并记录备档。当放射性废物的比活度小于 $7.4×10^4Bq/kg$ 时可直接作非放射性废物排放。

(二) DSA室护理人员防护

为减少护士在DSA室的辐射,护理人员应提高思想认识,增强自我防护意识。在介入手术前要拟定严格的操作程序,了解患者有关资料,减少不必要的曝光,避免重复照射。在距离上应增加护士与辐射源及散射体之间的距离,减少护士所受的辐射量。为充分做好防护,可以在放射源与治疗台之间设置屏蔽,如铅屏,尽量减少或消除辐射线的辐射。DSA室的护士应佩戴射线剂量卡,每月进行一次个人接触辐射量的报告,将护士接触辐射量控制在每年5%以内。根据导管室的设备和防护条件、辐射量,可以适当对护士的备台次数进行限制。严格按照防护规章制度执行,要求护士穿铅衣、戴铅围领和防护眼镜,并对遮线器进行随时调整,尽可能缩小照射的范围。定期对导管室的护士进行防护检查,每年定期体检。合理排班,适当增加护士的营养,避免过度劳累。

(三) DSA室放射性药品及废物的管理

放射性药物到DSA室后,有专人签收、保管、专人查对,严防泄漏和丢失。带有放射性核素的棉球、吸水性强的纸、敷料、一次性镊子、空安瓿、注射器等放入周围铅罐的污物桶内,绝对要和普通医用垃圾和生活垃圾严格区分,并做醒目标记。放射性污物正确存放避开医护人员作业和经常走动的地方,并在显著位置上注明废物类型、核素种类、比活度范围和存放日期。根据衰变情况做相应处理,不可造成环境污染。

(四) 核素泄漏事故的处理

治疗结束,用射线监测仪检测操作范围内有无核素泄漏,一旦发生意外,应及时处理。皮肤意外接触到患者的血液、体液等,应立即用肥皂和流水搓洗干净;少量放射性液体洒落在地板上时,立即用干棉纱自外向内螺旋擦干,再用温水反复清洗污染处。严重泄漏事故:若发生严重的放射性核素污染事故时,应通知在场的其他人员,标出污染范围,迅速采取防止污染扩散措施后,离开污染区。尽快通知相关负责人或主管人员,详细记录发生经过和相应措施。

第3节　肿瘤微创介入手术室护士的职业暴露与防护

随着现代医学技术的不断发展,医院感染管理工作已成为评价医院医疗质量的重要标志之一;医务人员的职业风险性与职业防护问题也引起了人们的重视。近年来,随着微创介入诊疗技术的不断创新和发展,在肿瘤诊疗技术中得到迅速发展和广泛应用。作为介入诊疗的重要场所,微创介入手术室在医院中发挥着重要的作用。而肿瘤微创介入手术室护理人员工作节奏快,任务繁重,劳动强度大,经常接触污染物品,长期处于 X 射线的照射下,发生职业暴露的概率也较大。极易对护理人员的健康造成威胁。

一、职业暴露相关概念

在 20 世纪 80 年代,国际上有学者对医护人员的"职业暴露"问题作了专门研究。职业暴露:是指因职业原因暴露在某种危险因素中,有感染或引发某种疾病的潜在危险。实验室、医护、预防保健人员以及有关的监管工作人员,被认为是职业暴露的高危人群。而医务人员职业暴露,又分感染性职业暴露、放射性职业暴露、化学性(如消毒剂、某些化学药品)职业暴露、及其他职业暴露。在职业暴露中,锐器伤发生的概率最高,是护理人员最常见的一种职业性伤害。所谓锐器伤是指一种由医疗利器如注射器针头、缝针、各种穿刺针、手术刀、剪刀等造成的意外伤害,造成皮肤深部足以使受伤者出血的皮肤损伤。

职业暴露的途径:经皮损伤(针刺、利器损伤)、经黏膜(眼、口、鼻)、经不完整皮肤(裂开、溃疡、擦伤)、长时间接触(完整的皮肤与血液、体液接触≥5 分钟)。

二、肿瘤微创介入手术室护士面临的职业危险因素

(一) 环境因素

肿瘤微创介入手术室内为调节温湿度,必须长时间开启空调,人体长时间在空调环境中工作容易精神萎靡、产生头晕、注意力不集中等症状。手术室内各种仪器和心电监护仪、除湿机等电器设备产生的噪声,对在手术室工作的护士听力产生影响,会导致注意力分散、烦躁、反应迟钝,影响护理人员的情绪,使她们在同医生交流时受到情绪影响无法正常交流,空气消毒时使用的紫外线照射到眼睛皮肤等会产生电光性眼炎、皮肤过敏、皮炎。

防护措施:工作环境应保持整洁、安静,室内安装通风设备,定时通风,以排除有害气体,保持空气新鲜。严格消毒隔离制度,室内定期空气消毒。及时穿好防护衣(铅衣、铅围裙、铅帽等),最好定期脱离放射环境,尽量减少射线的照射及积蓄,使身体危害降到最低程度。在距离上应增加护士与辐射源及散射体之间的距离,减少护士所受的辐射量。为充分做好防护,可以在放射源与治疗台之间设置屏蔽,如铅屏,尽量减少或消除辐射线的辐射。导管室的护士应佩戴射线剂量卡,每月进行一次个人接触辐射量的报告,将护士接触辐射量控制在

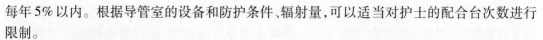

每年 5% 以内。根据导管室的设备和防护条件、辐射量,可以适当对护士的配合台次数进行限制。

（二）物理因素

肿瘤微创介入手术操作是在 X 射线长时间透视观察和摄影下完成的,护理人员在长期过量的 X 射线照射下工作,会产生头昏头痛、疲乏无力、睡眠障碍、食欲下降、记忆力减退等症状。X 射线照射对眼睛、皮肤、造血系统、甲状腺、生殖系统等都会产生不同程度的伤害,长期接触者会出现白内障、皮肤色素沉着、不孕等。对于长期工作于介入放射室的医护人员进行血液检测,会发现白细胞有一定的下降,机体的免疫力也明显降低,严重时可引起内分泌紊乱、造血功能障碍、甚至导致癌症。长期小剂量的慢性辐射对心血管系统也会形成不良影响,心电图主要表现为窦性心动过缓和窦性心律不齐。

防护措施:健全完善肿瘤微创介入手术室护理人员保健制度。

1. 准备参加放射工作的医护人员必须先进行体检,不适应者不能上岗。

2. 通过动态观察自身对照是接触放射工作人员健康监护的有效手段。

3. 定期体检,一般一年进行一次,特殊情况如照射剂量超过年最大允许剂量,应及时进行体检并根据身体情况做必要处理,放射病的诊断必须由专业机构进行。

4. 从事放射性的工作人员的手部不宜暴露于直接辐射下,长期低剂量辐射又不注意防护可引起皮肤损害,放射性皮肤损害亦为放射性损伤的一种器官损伤。因此,在对射线作业人员定期体检中,也应注意皮肤检查。发现可疑征象及时处理。

5. 体检项目除一般性体检内容外,也应注意以下项目:血液检查,包括血小板计数,必要时进行骨髓检查;晶状体检查;皮肤、毛发、指甲、毛细血管等的检查;必要时做肝、肾功能检查。

6. 建立接触放射人员档案,并随工作人员调动时带走。放射保健休假期间,不接触放射线。

7. 合理安排手术室护士的工作,根据每人接受放射剂量的显示情况,适当调整工作岗位或安排休假,避免在短时间内接受大剂量照射。鉴于手术室年轻护士增多的情况,对于育龄、妊娠期或哺乳护士应严格加强保护。

（三）化学因素

肿瘤微创介入手术室所使用的化学物质种类繁多,这些化学物质主要包括各类化学消毒剂、各种医用气体、抗肿瘤药物等。这些物质在起到消毒、灭菌、治疗等功效的同时也给人类健康带来潜在的巨大的威胁。

1. 化学物质种类

（1）抗肿瘤药物:抗肿瘤药物对人体的肿瘤组织及正常组织均有抑制作用。抗肿瘤药物汽化后通过皮肤、呼吸道等进入人体。护理人员在肿瘤微创介入手术室中接触到的常用抗肿瘤药物有顺铂、氟尿嘧啶等。

1）护理人员接触抗肿瘤药物的途径:①在准备抗肿瘤药物的过程中针剂安瓿瓶破碎;配制药物过程中,稀释瓶内压力太大和排气时的药液喷洒。②当粉剂安瓿打开时及瓶装药液抽取后拔针时,均可出现肉眼看不见的含有毒性微粒的气溶胶或气雾,污染到环境。③在抗肿瘤药物的使用过程中,推注时针头衔接不紧,输液时从输液管衔接处药物外溢等。④抗肿瘤药物使用后处理过程中,药物空瓶或剩余药物处理不当,可污染工作环境或仪器设备。

17

2）抗肿瘤药物对人体产生危害：①对骨髓的抑制：抗肿瘤药物对人体最严重的毒性反应是骨髓抑制，主要表现为白细胞下降。②对生殖系统的影响：抗肿瘤药物除产生骨髓抑制、皮肤毒性外，还可引起远期毒性，即生殖毒性，表现为对生殖细胞有致突变作用以及对胎儿有致畸作用。③过敏反应：对个别高敏状态的医护人员，接触某些化疗药物后可出现过敏反应。

（2）化学消毒剂

1）化学消毒剂的种类：①甲醛：目前用甲醛熏蒸消毒的方法已很少采用，多用来固定病理标本。对眼睛、呼吸道、皮肤、黏膜有强烈的刺激性，可刺激黏膜引起职业性哮喘，急性大量接触更可导致肺水肿，同时也是职业性皮炎最常见的原因之一。②环氧乙烷：是一种高效消毒剂，但灭菌完毕若不能将气体排放彻底，则其残留物会强烈刺激眼睛和呼吸道，有的可引起过敏反应，吸入过量可导致呕吐、意识模糊等急性中毒症状，而皮肤接触及环氧乙烷液体时可造成烧伤和冻伤。③戊二醛溶液：一些不耐热的内镜设备等进行消毒灭菌时，多采用戊二醛溶液浸泡法。戊二醛对皮肤黏膜有强烈的刺激性，沾染量大可致灼伤，当其暴露于空气中时，可使人过敏，产生头晕、胸闷、气喘、恶心等感觉。④过氧乙酸：某些手术室采用其喷雾消毒室内空气或物品表面，其雾化后易于蒸发分解，其产物无毒无害，且使其腐蚀作用减少。0.5% 对皮肤无刺激，黏膜可耐受 0.02% 的过氧乙酸，但较高浓度时对皮肤黏膜有强烈的刺激作用，甚至烧伤。

2. 防范措施

（1）接触抗肿瘤药物操作时注意事项

1）如没有设置专门的"密闭净化操作台"，建议辅助护士在配制抗肿瘤药物时尽量将治疗车靠近手术间的排风口，使污染的空气最快的向外弥散。

2）操作台面应覆盖一次性防护垫或防水治疗巾，减少药液对操作平面的污染，一旦污染或操作完毕，应及时更换。

3）配药前洗手，穿防水长款隔离衣，戴一次性口罩、帽子和防护眼镜，戴聚乙烯手套后再戴一副乳胶手套，在操作中一旦手套破损立即更换。

4）锯安瓿前应弹其颈部，使附着在瓶壁的药液降至瓶底，打开安瓿时应垫以纱布，以防划破手套；打开粉剂安瓿时应用无菌纱布包裹安瓿颈部。

5）溶解药物时，溶媒应沿瓶壁缓缓注入瓶底，待药粉浸透后再行搅动，以防粉末溢出。

6）瓶装药物稀释及抽取药液时应插入双针头以排除瓶内压力，防止针栓脱出时造成的污染。抽取药液后，先不要拔除针头，在瓶内进行排气后再拔针，避免在空气中排气，使药液排于空气中，污染环境。

7）意外损伤的处理：如果发生手或手套严重污染，立即脱去手套，洗手。皮肤接触药液后损伤区域应尽快用大量冷水冲洗，并脱去湿衣服；溅到眼部应立即用盐水彻底清洗，应撑开眼睑用水冲洗眼睛 10 分钟，并及时咨询眼科医师以待进一步处理。呈报部门负责人，必要时到急诊室诊治，并由员工所在部门填写"意外事件报告表"并报告上一级主管部门。护士在妊娠期间尽量减少接触抗肿瘤药物。

（2）抗肿瘤药物溢出后的处理措施

1）如果患者的床单被少于 5ml 化疗液体或 48 小时内接受化疗药品患者的血液、呕吐物和排泄物等污染，应将污染床单卷入干的床单里面，放入密封袋内，并标上"注意：化

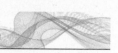

疗药品"。

2）溢出量达 5 ~ 50ml 时：①使用化疗溢出包：化疗药品输送车及使用化疗药品的护理单元配备溢出包；溢出包中物件包括：一件隔离衣、一双鞋套、两双乳胶手套、一个口罩、两块塑料背面的垫子、一包手纸、一个垃圾袋。②化疗药品溢出后的处理流程（图 1-2-3-1）

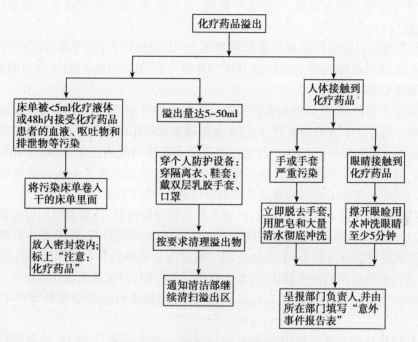

图 1-2-3-1　化疗药品溢出后的处理流程

（3）化学消毒剂

1）要求工作人员在检查、使用和测试化学消毒剂时，必须戴好口罩、帽子、手套，甚至防护眼镜，准确操作，避免直接接触。

2）消毒、灭菌容器应尽量密闭，减少消毒剂在空气中的挥发。

3）使用前，应将消毒剂冲洗干净或将气体排放彻底，开启熏蒸后的手术间时应开窗通风 30 分钟，使之对人体的损害降到最低。

4）有条件者，可设置专门的消毒室，设置良好的通风设施，尽量减少有害气体在手术室内的存在与累积。

5）必须注意定期监测空气中有害气体含量。

6）一旦沾染化学消毒剂后，立即用大量清水冲洗，可涂擦护手霜，以免引起接触性皮炎或湿疹。

（四）锐器伤害

锐器伤是介入导管室护理人员最常见的职业危险，不仅引起皮肤黏膜损伤，更危险的是引起血源性疾病的传播。由于近年来经血液传播的传染病如艾滋病、各种肝炎等发病率呈上升趋势，因此器械伤所造成的职业暴露而引发血液感染和病毒感染的潜在威胁日趋严重。对医务工作者的健康构成了极大的威胁。肿瘤微创介入手术室的护士经常接触针头、手术刀片、剪子等，同时还需要对各种器械和物品进行清点和预处理很容易被这些锐器刺伤。一且这些锐器被污染或者被传染病患者使用过,对护士的伤害非常大,会增加职业性和血源性传染病的感染机会。

1. 锐器损伤发生的原因　肿瘤微创介入手术室工作的快节奏、频繁使用锐器、工作间狭小等因素都可能造成工作人员在各项操作中发生针刺伤或锐器伤。锐利器械如剪刀、刀片、针头等在手术室使用最频繁,在手术中传递、术后清洗,循环往复在各个环节中,容易误伤他人或自己。

医务人员发生锐器损伤的常见操作和情形有:①调整针头;②开启安瓿;③打开针帽;④寻找物品;⑤清洁器具;⑥针刺破针帽;⑦手术中意外受伤;⑧由患者致伤;⑨由同事致伤。

2. 锐器损伤防范措施

(1) 双层手套使用:有研究推荐使用双层手套能够针对手套破损造成的危险提供较好的保护作用。当外层手套被刺破时,内层手套的隔离保护作用仍然存在,双层手套使医护人员沾染患者的血液危险降低87%。虽然也有双层手套被刺破的现象,但双层手套同时被刺破则很少。由于术中手套破损不易被察觉,双层手套能够预防医务人员的手与患者血液的直接接触。双层手套临床应用的弊端是手的舒适性、敏感性和灵活性下降。

(2) 注射器针头使用的防范措施:护理人员在使用输液器、注射器操作后习惯回套上针帽,是造成刺伤的重要原因,尤其在忙碌的工作时,仓促地回套针帽,容易发生针刺伤。要求护理人员养成良好的操作行为,小心地处理使用过的注射器针头。美国疾病控制中心早于1987年在全面性的防护措施中就提出:禁止双手回套针帽,主张单手套针操作法。目前国内已有大部分医院执行禁止回套针头的保护措施,规范操作行为是降低针刺伤的重要环节之一。

(3) 尖锐物品的处理原则:①将所有使用过的一次性手术刀、缝针、注射器针头等直接丢弃在利器盒里。②避免双手回套针头,如需回套,应使用专用的针头移除设备或使用单手操作技巧完成。③不要徒手弯曲或掰断针头。④利器盒的要求:材质坚硬,不能被利器穿刺;开口大小合适,能轻易容纳利器,避免开口过大,防止溅洒;利器盒安置在适当并容易看见的高度;装满3/4后及时更换并移去。

(4) 设立传递锐器的中间区域:所谓"中间区域"指被预先指定的放置锐器的区域,并且介入医师、配合护士均能十分方便地从中拿取锐器,这样可以减少用手直接传递锐器。

3. 锐器损伤后的紧急处理

(1) 戴手套者应迅速、敏捷地按常规脱去手套。

(2) 应立即在伤口旁轻轻挤压,尽可能挤出损伤处的血液,再用肥皂液和流动水冲洗伤口不少于10分钟,如果是黏膜损伤则用流动水和生理盐水反复冲洗。

(3) 用0.5%碘伏,2%碘酊,75%酒精对污染伤口进行消毒。

(4) 当事医务人员认真填写本单位的《医疗锐器伤登记表》,其内容应包括:发生的时间、地点、经过、具体部位和损伤的情况等,同时进行相关检查的处理。

(5) 如手术患者患有感染血源性传播疾病,医务人员发生锐器损伤后应在24~48小时内完成自身和接触患者血清的HIV和HBsAg相关检查,血清学随访时间为1年,同时根据情况进行相应处理。

(五) 微创介入手术室护士血源性传染病职业暴露

医务人员在从事诊疗、护理、医疗垃圾清运等工作过程中意外被血源性传染病感染者或

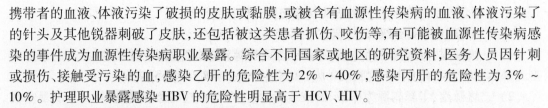

携带者的血液、体液污染了破损的皮肤或黏膜,或被含有血源性传染病的血液、体液污染了的针头及其他锐器刺破了皮肤,还包括被这类患者抓伤、咬伤等,有可能被血源性传染病感染的事件成为血源性传染病职业暴露。综合不同国家或地区的研究资料,医务人员因针刺或损伤、接触受污染的血,感染乙肝的危险性为 2% ～ 40%,感染丙肝的危险性为 3% ～ 10%。护理职业暴露感染 HBV 的危险性明显高于 HCV、HIV。

1. 微创介入手术室护士发生血源性传染病职业暴露的途径　微创介入手术室进行护理行为中一切可能接触血液、体液的操作。包括:

（1）微创介入手术室内进行的各种注射、采血、输血;

（2）各类肿瘤微创介入手术、腔镜治疗;

（3）患者各类标本的采集、传递、检验;

（4）血液、体液、标本等废弃后处理过程。

2. 微创介入手术室护士血源性传染病职业暴露的防护措施

（1）加强护理人员防范意识的宣传教育,树立良好的消毒、隔离、灭菌观念。

（2）护理人员应遵守标准预防的原则,操作过程中严格执行正确的操作程序,并采取适当的防护措施。

（3）护理人员洗手严格落实医务人员手卫生五个时刻,接触任何含病原体的物质时,应当采取适当的防护措施:

1）在操作过程中患者的血液、体液可能溅起时,须戴手套、防渗透的口罩、护目镜;在操作时若其血液、体液可能大面积飞溅或可能污染医务人员身体时,还必须穿防渗透隔离衣或围裙,以提供有效的防护。

2）进行有可能接触患者血液、体液的操作时,必须戴手套,操作完毕,脱去手套立即洗手,必要时进行手消毒。

3）建议工作人员暴露部位如有伤口、皮炎等应避免参与血液性传染病如艾滋病、乙肝等感染者的护理工作,也不要接触污染的仪器设备。

4）建议护士在进行侵袭性操作过程中,应保证充足的光线,注意规范的操作程序,防止发生意外针刺伤事件。

（4）污染的针头和其他一次性锐器用后立即放入耐刺、防渗透的利器盒或进行安全处置。

（5）摒弃双手回套针帽的操作方法,如需回套,建议单手回套法。禁止用手直接接触使用后的针头、刀片等锐器。禁止拿着污染的锐器在工作场所走动,避免意外刺伤他人或自伤。

3. 微创介入手术室护士血源性传染病职业暴露后应急处理程序

（1）立即用健侧手从近心端向远心端挤压,排出血液,相对减少污染的程度;同时用流动水冲洗伤口不少于 10 分钟。如果是黏膜损伤则用流动水和生理盐水冲洗不少于 10 分钟。

（2）当事护理人员认真填写本单位的《医疗锐器伤登记表》,其内容应包括:发生的时间、地点、经过、具体部位和损伤的情况等,同时进行相关检查的处理。

（3）护理人员发生意外后应在 24 ～ 48 小时内完成自身和接触患者血清的 HIV 和 HBsAg 相关检查,血清学随访时间为 1 年,同时根据情况进行相应处理。

4. 微创介入手术室护士 HIV 职业暴露防护工作指导原则

（1）HIV 职业暴露分级：分三级。

1）一级暴露：①暴露源为体液、血液或者含有体液、血液的医疗器械、物品。②暴露类型为暴露源沾染了有损伤的皮肤或黏膜，暴露量小且暴露时间短。

2）二级暴露：①暴露源为体液、血液或者含有体液、血液的医疗器械、物品。②暴露类型为暴露源沾染了有损伤的皮肤或黏膜，暴露量大且暴露时间长，或暴露类型为暴露源刺伤或割伤皮肤，但损伤程度较轻，为表皮擦伤或被针刺伤。

3）三级暴露：①暴露源为体液、血液或者含有体液、血液的医疗器械、物品。②暴露类型为暴露源刺伤或割伤皮肤，但损伤程度较重，为深部伤口或者割伤物有明显可见的血液。

（2）HIV 暴露源的病毒载量分级：HIV 暴露源的病毒载量水平分轻度、重度和暴露源不明三种类型。

1）轻度类型：经检验，暴露源为 HIV 病毒阳性，但滴度低、HIV 病毒感染者无临床症状、CD4 计数正常者。

2）重度类型：经检验，暴露源为 HIV 病毒阳性，但滴度高、HIV 病毒感染者无临床症状、CD4 计数低者。

3）暴露源不明：不能确定暴露源是否为 HIV 病毒阳性。

（3）微创介入手术室护士 HIV 职业暴露后的应急处理程序

1）立即用健侧手从近心端向远心端挤压，排出血液，相对减少污染的程度；同时用流动水冲洗伤口不少于 10 分钟。如果是黏膜损伤则用流动水和生理盐水冲洗不少于 10 分钟。

2）辅助护士记录及报告所有血液、体液接触的情况，并认真填写本单位的《医疗锐器伤登记表》，其内容应包括：发生的时间、地点、经过、具体部位和损伤的情况等，同时进行相关检查的处理。

3）医疗机构应当根据暴露级别和暴露源病毒载量水平对发生 HIV 病毒职业暴露的护士实施预防性用药方案，预防性用药方案分基本用药程序和强化用药程序。①基本用药程序为两种逆转录酶制剂，使用常规治疗剂量，连续使用 28 天。②强化用药程序是在基本用药的基础上，同时增加一种蛋白酶抑制剂，使用常规治疗剂量，连续使用 28 天。③预防性用药应当发生在 HIV 病毒职业暴露后尽早开始，最好在 4 小时内实施，最迟不得超过 24 小时，即使超过 24 小时，也应当实施预防性用药。

4）医务人员发生 HIV 职业暴露后，医疗机构应当给予随访和咨询。随访和咨询的内容包括：在暴露后的第 4 周、第 8 周、第 12 周及 6 个月对 HIV 病毒抗体进行检测，对服用药物的毒性进行监控和处理，观察和记录 HIV 病毒感染的早期症状等。

（4）HIV 患者物品处理

1）病理标本的处理：标本容器应用双层包装标记警示"HIV"字样，并放入坚固防漏的密闭容器内以防溅出。

2）废物的处理：污染的废弃物品，如患者用过的一次性医疗用品及其他各种固体废弃物，应放入双层防水医疗垃圾袋内，密封贴上"危险"等特殊标记，然后送到指定地点，由专人负责焚烧。没有条件焚烧时，可以先经消毒后再抛弃。消毒可以用煮沸法，也可用次氯酸钠溶液或 1% 过氧乙酸。排泄物、分泌物等液体应倒入专用容器，然后用等量的含氯消毒剂混合均匀搅拌，作用 60 分钟以上，排入污水池。

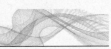

3）血液、体液溅出的处理：①对溅出的血液和体液的清除方法：戴上手套，用一次性毛巾或其他吸水性能好的物品清除溅出的血液或体液，再用消毒液消毒污染的表面；对大面积的溅出，应先用一次性毛巾覆盖，然后用1%漂白粉浸泡10分钟，再按上述步骤处理。②如有血液溅到嘴里，应反复冲洗口腔，用消毒漱口液反复漱口。③对喷溅在身上的血液，用吸水纸擦拭，再用去污剂洗涤，最后用消毒剂擦拭。

4）处理针头和其他尖锐物品不要重新回套上针帽，不要用手折弯或折断针头，不要从一次性注射器上取下针头。用过的带有针头的注射器、手术刀或其他锐器使用后直接放在坚固的利器盒内，转送到处理部门。

3 第3章 肿瘤微创介入手术室管理

第1节 肿瘤微创介入手术室的布局和设置

一、肿瘤微创介入手术室的基本要求

在医疗规划的指引下,根据《医院洁净手术部建筑技术规范》和《洁净室施工及验收规范》,合理布置与医院流程相适应的肿瘤微创介入手术部平面,其中特别重要的是手术部的大型医疗设备用房的设计,主要为 MRI、DSA、CT 等设备。

(一) 肿瘤微创介入手术室的建筑结构与布局

1. 建筑要求 以微创手术使用方便、利于 X 线的防护并符合无菌操作为原则。

(1) 位置:肿瘤微创介入手术室应设在空气洁净、环境安静,并要靠近各临床科室。微创手术操作间应避免阳光直接照射,朝向以北为宜,因北面光线柔和,利于人工照明。

(2) 出入路线:肿瘤微创介入手术室出入路线布局原则符合功能流程和洁、污分区要求。应设三条出入路线,一条为工作人员出入路线;二为患者出入路线;三为器械敷料等循环供应路线。三条出入路线尽量做到隔离,避免交叉。

(3) 结构:按甲类建筑抗震设防,结构安全等级为一级;主体结构严禁采用装配式结构;手术室的楼(地)面等效均布活荷载应严格按照有医疗设备房间的楼(地)面均布活荷载执行。

(4) 面积:肿瘤微创介入手术室依据引导方式不同分为:CT(图 1-3-1-1)、DSA(图 1-3-1-2)、MRI(图 1-3-1-3)、超声和腔镜等。面积根据影像设备大小而定(表 3-1),室内净高不得小于 4m。

(5) 墙面、天花板:肿瘤微创介入手术室墙面应选用表面光滑、少缝、坚硬、防水、防火、防辐射、抗化学消毒剂腐蚀、隔音、易清洁、易消毒的材料。颜色以淡绿色或淡蓝色为宜。天花板的材料应易于清洗消毒、耐擦洗不起尘、不开裂、光滑防水、耐消毒剂的侵蚀。

(6) 地面:应选用具有弹性、防滑、耐磨、抗酸碱腐蚀、无缝隙、防火、防静电、易刷洗的塑胶材料建造,如:涂涂料的和涂防静电环氧树脂水泥的水泥地面、水磨石地面、瓷砖地面、自流平地面、粘贴地面等都可以使用;地面颜色要求用浅色。墙角、墙和地面交界处的阴角宜做成内凹圆角,可防积尘和以利清洁(图 1-3-1-4)。踢脚板应与墙面齐平,并与地面为一整体,所有围护结构的交角,应为 R≥30mm 的圆角,围护结构表面的所有缝隙应密封(图 1-3-1-5)。

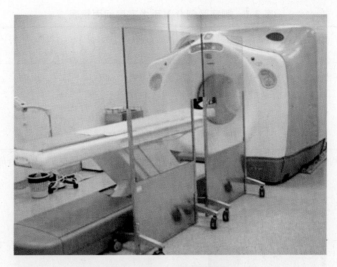

图 1-3-1-1　CT 手术室

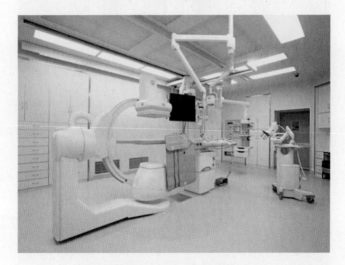

图 1-3-1-2　DSA 手术室

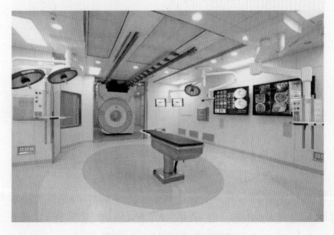

图 1-3-1-3　MRI 手术室

表 3-1　肿瘤微创介入手术室房间面积表

名称	手术操作间（m²）	控制室（m²）	设备间（m²）
DSA 引导	70	20	10
CT 引导	70	20*	20
MRI 引导	70	20*	10

注：①各房间面积均为最小面积值；②DSA 和 CT 手术室的控制室及设备间可依据实际情况合理安排

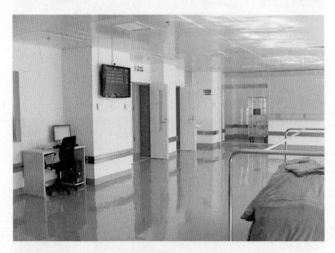

图 1-3-1-4　墙角、墙和地面交界处的阴角宜做成内凹圆角

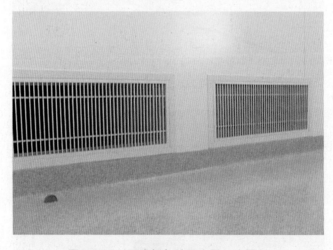

图 1-3-1-5　踢脚板与地面交界处为圆角

（7）门窗：门窗装置要紧密、宽大。采用滑动密闭感应门或电动门，具有移动轻便、密闭、隔音、坚固、耐用及防辐射功能。进出手术车的门，净宽不宜<1.4m，当采用电动悬挂式自动门时，应具有自动延时关闭和防撞击功能，并有手动功能。在关门时如果挤夹到人

或物体,门就会向相反方向开启。停电时能够用手轻轻开门,门的阻力很小。手术室门四周采用优质铝合金材料,门身内部为保温、防火填充材料,门表层采用 PVC 喷塑,门材料为彩钢板、不锈钢板、铝板;门与门框接触的地方均有双圈密封胶条进行空气密封(图 1-3-1-6A、B)。

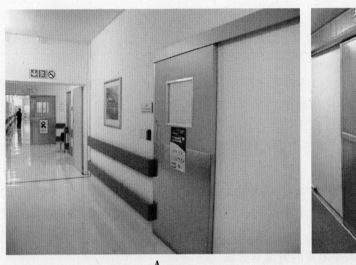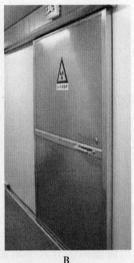

A　　　　　　　　　　　　　　　　　　B

图 1-3-1-6　门与门框接触的地方均有双圈密封胶条

(8) 照明:手术操作间不应设外窗,应采用人工照明,主要是为避免室外光线对手术的影响及室外环境对手术室的污染。手术室需要足够的光线。其光源要求二种,一是室内照明灯,二是手术灯。室内照明灯一般是安装在天花板上的日光灯或白炽灯,要求光线分布均匀,不宜导致眼睛疲劳,利于手术的进行。手术灯是供手术台使用的光源,要求是必须与日光灯相近、而且无影、光线均匀而集中、没有反光、可以调整焦距、不产生大量热量的冷光源灯、并易清洁消毒。

2. 通风与净化

(1) 肿瘤微创介入手术室洁净度应达到百级,见表 3-2。

表 3-2　室内参数要求

等级	手术室名称	空气洁净度级别	
		手术区	周边区
I	特别洁净手术室	100 级	1000 级
II	洁净辅助用房	10 000	
III	洁净走廊	100 000	
IV	清洁走廊	300 000	

注:在空态或静态条件下,细菌浓度(沉降菌法浓度或浮游菌法浓度)和空气洁净度级别都必须符合划级标准

(2) 肿瘤微创介入手术室主要技术指标见表 3-3。

表 3-3 肿瘤微创介入手术室主要技术指标

名称	温度(℃)	相对湿度(%)	最小新风量 [m³/(h·人)]	噪声[dB(A)]
手术操作间	22~25	40~60	60	≤52
控制室	21~27	≤60	30	≤60
洁净走廊	21~27	≤65	每小时3次	≤52

（3）净化空调系统新风口的设置应符合下列要求：①应采用防雨性能良好的新风口，并在新风口处采取有效的防雨措施。②新风口进风速度应≤3m/s。③新风口应设置在高于地面5m、水平方向距排气口3m以上，并在排气口上风侧的无污染源干扰的清净区域。④新风口不应设在机房内，也不应设在排气口上方，宜安装气密性风阀。⑤手术室排风系统和辅助用房排风系统应分开设置。各手术室的排风管可单独设置，也可并联，并应和送风系统连锁。排风管上应设对≥1μm大气尘计数效率不低于80%的高中效过滤器和止回阀。排风管出口不得设在技术夹层内，应直接通向室外。每间手术室的排风量不宜低于200m³/h。

（二）肿瘤微创介入手术室的分区与分流

1. 分区 以微创手术室为核心配置其他辅助用房，组合起来，既能满足功能关系及环境洁净质量要求，又是与相关部门联系方便的相对独立的医疗区。利用建筑设施平面布局，功能分区以及人流、物流流程控制等净化技术综合措施，洁、污流线分明，可以避免或消除交叉感染的可能性。根据《医院洁净手术部建筑技术规范 GB 50333—2013》简化区域划分，提出洁净区与非洁净区两区控制，并非常规的三区控制。手术部用房按其功能划分洁净区与非洁净区，取消了洁净走廊，提出洁净区走廊和专用的洁净通道，同时提出非洁净区走廊。各区域之间以房门或画线分隔，界限清楚，标志明显。

2. 分流 在肿瘤微创介入手术室平面布置中，应遵循人、物分明，洁、污分隔，污物不扩散三原则。具体实施中，应采取"入口分流"、"内外廊分流"以及"污物不扩散"方式，严格控制洁净区与非洁净区界面。

（1）入口分流：是指在手术部的入口处，有效组织起控制进入洁净手术部的各种人、物流线。

（2）内外廊分流：是指在贴近手术室操作间外，增设外廊，与手术区内走廊沟通。封闭在手术区内的走廊为洁净通道，仅做洁净流线。手术外走廊是清洁走道，配置污物流线，形成一条单向流流线。

（3）污物不扩散：是指将污染源尽快就地消除，为此，洁净手术区内，必须配备消毒室。将手术期间的病菌，尽快消灭在手术结束后，手术后将污物装袋运出，污水用吸水器吸入瓶中运出，不允许将污物扔到外廊后再集中处理，也不允许将污物水直接接入下水道。这样就遵循了"污物不扩散"原则，使污染不扩散到整个走廊和下水道。

3. 流程

（1）手术患者流程：由外送人员携病例、影像资料等护送患者至微创介入手术室等候区,与微创介入手术室内的辅助护士进行交接。由辅助护士协助患者进入准备间更衣及术前再次确认(知情同意、身份核查等),送至手术操作间。手术完毕,局麻患者由护士护送至病房,全麻应由麻醉师和护士一同护送至 ICU 监护单元。

(2)医师、护理人员流程:①换鞋、更换刷手衣。②穿防护铅衣:铅围裙→铅背心→铅围脖→铅眼镜→铅帽。③按要求进行冲洗手消毒/免冲洗手消毒→穿无菌手术衣→进入手术操作间。④手术完毕后将手术衣、铅衣帽等防护用品放置指定地点。⑤经沐浴更衣,换鞋间换鞋后逆程退出;微创介入手术室衣裤及鞋严禁穿出手术室外。

(3)手术药品、器械及敷料流程:①无菌器械敷料由洁净走廊进入,暂时存放于无菌器械敷料室,药品及一次性物品可存放药品室。②微创介入手术后的器械应在器械洗涤间进行清洗打包处理后,送至中心供应室消毒,从而实现物的循环。③一次性物品不能重复利用,用过的污物用黄色垃圾袋回收、封口,无害化处理。

(三)肿瘤微创介入手术室内部设置

肿瘤微创介入手术室主要由手术操作室、控制室及辅助工作间组成。

1. 手术操作室

(1)要便于清洁、保证消毒隔离、放射防护。操作室四周墙体及顶棚必须使用防射线材料,墙面材料应坚实、容易清洁,地面无缝可冲洗不易留污渍。

(2)手术操作室入口处宽度设计应便于推车、病床及各种设备出入房门保证有效关闭,防止射线外泄。

(3)操作室不设直接对外窗户,应通过空气过滤装置通风。

(4)操作室应具备足够的空间,面积>50m^2,以保证各种仪器设备合理放置,方便操作和抢救时使用。

(5)操作间内的基本配备有多功能手术台、无影灯、麻醉机、监护仪器台、器械桌、输液架、手术桌、药品敷料柜、可升降圆凳、温湿度计、污物桶,以及中心供氧、中心吸引及影像设备(图1-3-1-7)等。

(6)器械柜、药品柜:均为不锈钢制品,板厚1~1.2mm。柜可装门也可不装门(但不利

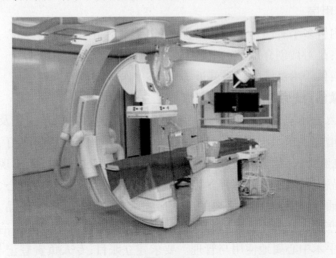

图 1-3-1-7

于管理),门的形式可做成推拉式或平开式。推拉式要求导槽不应有锐边,同时利于卫生清扫。平开门必须开启的角度达到180°。门的材料可用玻璃也可用柜体同类材料。器械柜、药品柜宜嵌入患者脚侧墙内方便的位置。

2. 控制室

(1)与手术操作室以铅玻璃隔开,窗口可以尽量大一些以便观察。

(2)控制室内设置放射人员控制台、监视器、心电监护显示器、对讲机、刻录机、录像设备等。

(3)观片灯联数可按手术室大小类型配置,一般手术室选用的观片灯至少为三联,观片灯应设置在术者对面墙上。观片灯必须有安全接地装置,安装时可靠接地。

3. 辅助工作间

(1)刷手间:设在两个手术间之间,刷手间内设有洗手池、感应式自动出水龙头,感应皂液器、外科手消毒液。并放置有计时钟,以便于刷手、消毒计时。

(2)卫生通过室:设在手术室的入口处。便于进入手术室的医师和护士使用。卫生通过室包括换鞋处、更衣处、淋浴室、卫生间等。更衣室分男、女更衣室,室内设置衣柜、鞋柜以及各种尺码的手术室内用鞋。手术人员进入手术室须首先换鞋,再进入更衣处更换手术室衣裤、戴好帽子、口罩方可进入洁净区。手术室的衣裤及鞋子不可穿出室外。更衣室内附设有淋浴室、卫生间等。

(3)无菌物品间:应设在离手术间较近的限制区内,室内安装有净化空气装置系统,为各种手术无菌敷料、布类、器械包、一次性无菌物品、引流用品、手套、无菌缝针、缝线、急诊手术包以及手术中各种急需物品,包括特殊器械、敷料等物资的存放处。应按有效日期顺序摆放使用无菌物品,避免过期物品堆积,灭菌日期失效。备用的物品应标志醒目,便于检查补充。

(4)器械洗涤间:主要用于微创介入术后器械的初步清洁,内设多个洗涤池、干燥箱、污水和污物处理池、一次性物品初步处理回收容器。

(5)办公区:包括护士办公室、医师办公室、值班休息室等。

4. 其他辅助用房

(1)库房:内置多个有门可上锁的橱柜,用作手术室备用物资的存放。

(2)污物间:是对微创介入手术中各类污物、敷料进行处理的场所。

(3)等候区:供手术患者的亲属就近等候,方便医护人员与亲属联络。

(四)肿瘤微创介入手术室的其他配置

肿瘤微创介入手术室的配置在系列高频移动式电动C形臂、X线机及数字减影介入治疗系统以外还应增加手术用所需的配套设备。如:手术用无影灯或聚光灯、中心吸氧与吸引装置、多导联心电监护仪、抢救设备及药物。由于手术治疗过程中可能出现难以避免的严重并发症,甚至引起患者呼吸、心搏骤停。因此,手术室内要具备能够进行心、肺、脑抢救复苏,紧急麻醉下气管插管、心脏除颤等必要的急救措施所需的急救设备和药品。具有存放导管、导丝、造影剂、栓塞剂以及其他物品、药品的存放柜,配器械平台或大型治疗车等。以上设备与物品为介入手术中心属地使用与管理。要求建立账目,专人负责登记与保管,医学设备部负责定期检查各种设备的运行状态、设备养护与维修。

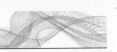

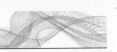

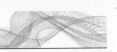

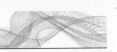

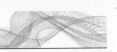

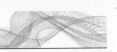

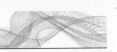

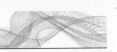

（五）以 MRI 手术室为例

MRI 手术室是 MRI 设备及手术室组合而成的复合体，一台磁共振引导微创介入手术是由手术操作者、麻醉师、护士及技师共同配合完成，手术室设计必须满足这些工作要求进行设计和施工。

1. MRI 手术室成像设备 适用于术中 MRI 在低频的设备应是扫描功能先进、漏磁区域小、机架开放程度高的机型，显然目前中低磁场强度的开放式 MR 机是最适合的。常见的为 0.5T 以下的开放式永磁型机型。低场永磁型 MR 机特别适合于手术操作，其主要特点是漏磁区域即 5 高斯线区非常小。

在磁共振微创介入手术中，磁体必须是开放型的，以便于介入过程中的操作。介入操作区共有三个，即两侧和后方。垂直开放型 MR 系统超导磁体由两只分开的线圈组成，且同制冷装置相连通，成像区域是直径 750px 的球体空间，磁体中央有一 1400px 宽的豁口，可以在垂直方向靠近患者。磁体中采用六线圈结构，提供足够的自由空间。各种线圈设计、线圈的距离和均匀的成像区，采用计算进行了可能的综合分析和设计，使线圈储存的能量最优化，使成像区域的均匀度达到最高。为了适应手术室环境安装使用天轨式 MRI，直接安装在手术室吊顶上。

2. MRI 手术室配套设备 要完成标准程序的手术过程，手术室内必须配有麻醉机、吸引器、心电监控仪和供氧设备等，由于这些设备摆放的位置可在 5 高斯线外，且术中移动机会少，所以在 MRI 手术室内允许使用普通的手术器械设备。而手术中将在 5 高斯线内使用的手术器械则要求采用无磁性材料制造。

3. MRI 手术室电磁屏蔽处理 MRI 手术室的六面，包括 MRI 手术室的自动移动门，同样需按 MR 特殊要求进行电磁屏蔽处理，为此 MRI 手术室的移动门已采用了最新的磁悬浮技术。MRI 手术室电磁屏蔽系统由屏蔽壳体、滤波和隔离装置、通风波导、接地装置组成。以消除从外部进入 MRI 手术室的各种电缆（包括 MRI 主机和外周设备电缆）的电磁噪声。由于采用低场永磁型 MRI 扫描设备（漏磁区域小）。屏蔽壳体所采用的屏蔽板（包括壁板、顶板、底板）必须由具有良好导电导磁性能的金属网或金属复合材料构成。所有进入 MRI 手术室的电源线、控制线、信号线和医用气体管道必须装设滤波和隔离装置。空调净化送风口、回风口必须装通风波导。

4. MRI 手术室屏蔽壳 MRI 手术室屏蔽壳体应采用单点接地，其接地电阻≤4Ω，必须小于避雷接地的接地电阻。屏蔽壳体未与地连接时，其与地线间的绝缘电阻 10kΩ。MRI 手术室必须符合室内 MRI 设备的技术文件规定，电磁屏蔽性能应符合相应的国家标准。

二、肿瘤微创介入手术室的人员组成及配备

（一）肿瘤微创介入手术室的工作人员主要由介入手术医师、护士、放射技师等组成

1. 介入手术室医师

（1）正规医学院校毕业获得"医师资格证书"和"医师聘任证书"。

（2）来源于影像科、血管外科、神经内外科及其他临床科室的医师均可从事介入治疗工

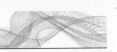

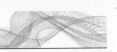

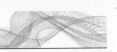

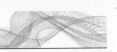

作,但必须经过相应介入放射学科专业培训 3 年以上,取得介入放射学专科证书。

2. 介入手术室护士

(1) 正规护理院校毕业,取得"护士资格证书"。

(2) 介入诊断和治疗涉及临床医学的各个系统的多种疾病,介入手术室导管室和病房护士必须具备扎实的内外科和急症护理学技能,熟悉各种临床急重症的围术期处理。

(3) 护士身体须适应 X 线环境下工作。

3. 介入手术室放射技师

(1) 介入放射学的专科性和特殊性要求,技术人员既要有一定的医学知识,又要有全面的影像设备知识和一定的计算机基础。

(2) 正规院校医学影像技术专业、或生物医学工程技术专业、或临床医学专业毕业,经过常规 X 线、CT 和 MRI 专科培训并取得 DSA 上岗证书。

(3) 综合性介入放射学手术室专科培训 2 ~ 3 年,可以单独熟练配合医师,开展血管内和血管外各种介入放射学技术,可以处理常见的影像设备技术故障和技术问题。

(二) 人员配备

1. 护理人员　微创手术室手术间:护理人员为 1∶2 ~ 1∶3。主要职责是:围绕肿瘤微创介入手术室的诊疗工作提供术前人员及材料物品的准备、术中配合与病情观察、术后消毒隔离等服务保障。应具有丰富的临床护理工作经验,具备协助医师处理急、危、重症患者的能力,有较强的观察、分析、判断能力熟悉抢救设备和药物,熟练掌握各种导管介入器材的使用及介入手术操作程序。

2. 放射技师　微创手术室手术间:放射技师为 1∶1 ~ 1∶1.5。需具备放射技术专业任职资格,熟悉并掌握相关设备的使用和保养,能处理简单的设备故障,计算机操作技能熟练。放射技师的职责是负责相关的技术设备的日常维护管理,使之始终处于良好的工作状态,根据手术医师诊疗活动需要进行技术设备的操作提供相关的技术保障。

第 2 节　肿瘤微创介入手术室仪器设备管理

随着微创手术治疗观念的更新,现代医学技术的不断发展,越来越多的精密贵重仪器进入了肿瘤微创介入手术室,这些仪器设备的功能效果直接关系到手术的效果。性能良好的医疗仪器设备使医生能够更快更好地完成手术,减少患者的手术时间和并发症的发生,同时也可以有效地避免因医疗仪器设备故障问题导致的患者意外伤害。提供性能良好的医疗仪器设备并能熟练地操作是手术室手术配合的一项举足轻重的工作。医疗仪器设备大多价格不菲,正确的操作和日常正确的维护,可以延长仪器设备的使用寿命,减少因使用、维护不当造成的维修费用,使医疗仪器设备的价值最大化。为了提高精密贵重仪器的使用率和完好率,须加强精密仪器的维护、保养等管理工作,做到定位放置、定人保管、定期检查、定期保养、责任到人。发现问题及时维修,使其处于备用状态,最大限度发挥仪器的工作效率.保证肿瘤微创手术的顺利进行。

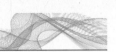

一、建立管理制度

（一）组织框架

由肿瘤微创介入手术室护士长、辅助护士、技术员组成。

（二）肿瘤微创介入手术室仪器设备的管理办法

1. 人员管理

（1）对新购进的仪器设备，使用前对操作人员进行全面培训。肿瘤微创介入手术室设备管理负责人认真阅读使用说明书，掌握其操作要领和保养技术，并负责制定设备的操作规程和保养事项。定期检查仪器设备的性能、状态，并及时向护士长反馈该室仪器设备的各种信息。

（2）手术当日，配合护士要提前到岗认真检查当天手术需要的仪器设备数量和性能，以确保手术之需要。术毕对各种导管、导线、镜体进行特殊的消毒处理；清洁仪器，清理并盘好导线，放置整齐，以便下次使用。

（3）设备管理负责人每日对在用生命支持类仪器设备进行自检，将自检结果记录于《肿瘤微创介入手术室仪器维护记录单》上，根据仪器设备具体情况悬挂"正常/运行"或"故障"的标识，并做好使用、维修等记录。

2. 设备管理

（1）新仪器进入肿瘤微创介入手术室后应将仪器的名称、型号、生产厂家、购买时间、责任人填写在仪器档案本上。对随机带来的全部资料，如使用说明书、操作手册、维修手册和电路图等，分类放入资料夹进行集中管理，以便查询和维修。

（2）仪器设备使用管理做到"四定四防"。"四定"是指定人负责、定点放置、定期检查、定期维护；"四防"指防尘、防潮、防蚀、防盗。贵重仪器没有特殊的情况尽量减少搬动，以防造成损坏。

（3）各仪器的操作流程、常见故障排除、应急电话随机携带。

（4）肿瘤微创介入手术室仪器原则上不外借，如需借出必须经科室负责人同意并办理相关手续。

（5）不定期开展仪器设备使用培训和突发情况应急演练，有应急演练记录（见附件3-1）。

3. 使用维护

（1）建立各种仪器设备的自检情况登记，应包括日期、检查内容、设备性能情况、附件数量及情况、要有设备管理负责人的签名（见附件3-2、附件3-3）。

（2）仪器设备的日常保养检查由医院设备管理部门负责（见附件3-3）。如设备管理部门发现设备无法正常使用，如能够当场解决，可及时排除故障；如需要进行维修，由使用部门向设备管理部门提出维修申请，设备管理部门负责维修或联系外修。修复后由设备管理部门鉴定，使用部门验收签字，在设备使用记录中进行备案。设备管理部门需定期回访，施行下一轮巡查。

（3）仪器设备的定期维护保养由厂家工程技术人员根据维护约定进行，要有维修保养档案。

4. 仪器报废

（1）医疗仪器报废条件：医疗仪器在功能上存在损害，不能满足肿瘤微创介入手术室的手术需求或超过使用期限。

（2）设备管理员将医疗仪器的实际情况通知护士长，由设备管理部门评估后决定报废。

（3）小型仪器设备报废：由工勤人员将仪器送至指定地点存放，填写报废登记单；大型仪器设备报废：由设备管理部门通知相关人员移至指定地点，填写报废登记单，并在设备管理部门备案。

（4）任何人不得以任何理由私自拿走报废仪器。

二、设备及器材

肿瘤微创介入手术室的设备及器材主要包括影像设备、心电和压力监测系统、手术器材和抢救及防护设备等。

（一）影像设备

1. 为保质保量地全面开展介入放射学诊断和治疗工作，必须具备具有国家注册标准的专业性的 DSA、CT、MR 设备。

2. X 线设备具有足够大的功率>600 ~ 800mA 和热效能，能够耐受连续长时间的介入放射学手术操作。

3. 图像采集与显示系统具备连续和脉冲功能，图像采集与显示速率在 12.5 幅/秒以上。具备直径、长度和狭窄率等多种测量和后处理功能。

（二）血流动力学监测系统

导管检查和介入治疗时，医师需要借助心电血压监测仪获得反映患者生命情况的相关数据。多导生理记录仪能记录体表 12 导联心电图，并同步获得心腔内多导联心电图。多导生理记录仪和压力传感器、三联三通、冲洗装置相连组成压力监测系统，可用于测量患者有创血压。导管室还应配备自动监测患者无创血压及血氧饱和度功能监护仪。

（三）器材

主要包括用于微创介入手术的器械与材料。如器械台、方盘、刀片、药碗、止血钳、卵圆钳、麻药杯、弯盘、穿刺针、各种导管、指引钢丝、球囊和支架等。所有手术器械使用前应保证无菌，一次性材料不可重复使用。

（四）抢救设备

常用设备有直流电复律除颤器、人工心脏起搏装置、主动脉内球囊反搏泵、给氧设备、吸引器、简单人工呼吸器、心包穿刺包、气管插管器械等。直流电复律除颤器应备两台并由专人管理定期维护。

（五）防护设备

介入手术进行中为尽量减少工作人员和患者受到 X 线损害应向手术操作者提供铅衣、铅眼镜、铅帽、铅护颈、计量仪等。

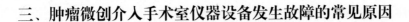

三、肿瘤微创介入手术室仪器设备发生故障的常见原因

1. 肿瘤微创介入手术室的大部分仪器设备为进口产品,缺乏完整的中文操作手册,造成护士对仪器设备的性能和使用了解不透彻。

2. 医生操作前缺乏严格系统的培训,使用时操作流程不规范。

3. 肿瘤微创手术台次增多,仪器不是专人使用。

四、肿瘤微创介入手术室仪器设备发生故障处理流程

1. 医学设备发生故障紧急替代流程图(见附件 3-4)。

2. 生命支持类仪器设备应急替代调配流程图(见附件 3-5)。

五、肿瘤微创介入手术室仪器设备日常使用和维护

(一) 设备检测、维修及保养制度

1. 设备的定期维护每三个月进行一次。

2. 设备机械性能维护、配置块安全装置检查,各机械限位装置有效性检查、各运动运转装置检查、操作完整性检查。

3. 设备操作系统维护,检查操作系统的运行情况、各配置块及软件的运行状况和安全,大型设备均由产品公司专业技术人员进行维护、升级、调校备份、记录。

4. 设备电气性能维护、各种应急开关有效性的检查、参数的检查等。

5. 设备的性能检测每年进行一次,主要由相关质检管理部门专业人员进行,医院设备科及我科派员随同并做好相关记录。检测报告应由设备科备案保存。

6. 日常维护

(1) 每日设备开机后应检查机器是否正常、有无错误提示、记录并排除。

(2) 做好设备操作系统的重启、恢复设置工作,应做到每日一次。

(3) 严格执行正确开关机程序,设备不工作时应将之调至待机状态。

(4) 每日工作完成后做好设备的清洁工作,避免脏污及粉尘等造成设备故障。

7. 每台设备的维修保养由专人负责,日常工作需做好工作记录,出现故障及时上报相关科室领导,如故障不能排除,应通知设备科及相关部门及时进行排障和维修,并做好记录。

(二) DSA 机使用

1. 介入病房医师和导管室技师操作 DSA 机实行准入制度。经操作技能培训合格后方可以使用 DSA。使用者应严格遵守 DSA 机操作规程。

2. 使用机器前应注意电源,调节电压和电流,选择所需的技术开关。

3. 使用过程中注意有无异常现象,发现有异常的声音、气味和任何故障应立即停止使用,并通知有关人员检查。DSA 专业技师应记录设备故障及维修情况。

4. 医务人员穿戴防护用具,做好防护准备,选择手控开关或脚踏控开关进行操作。移动 C 臂、导管床前应注意有无障碍物,严防机器受损或人员受伤。

5. 机器使用完毕应切断电源并使各操作件恢复至初始位。

6. 将设备放回原处,锁定所有的制动开关。

7. 维护

(1) 定期对 DSA 机进行检修保证使用。

(2) 移动 DSA 机 C 形臂 X 线机时宜小心勿碰撞。

(3) 每次使用后须将 C 形臂 X 线机支持杆降至最低位。

(4) DSA 机使用完毕后推回原位并锁定轮脚。

(三) 手术床维护

1. 设备处应定期检查手术床,确保手术床运转良好,做好维修、维护登记。

2. 有故障的手术床挂上"仪器故障牌",及时通知设备处维修。维修过程及维修结果应及时登记备案。

3. 护士应熟练掌握各手术床的操作流程。

4. 护士应熟知各品牌的手术床原理,使用前先检查其性能及控制键是否灵敏。

5. 在使用手术床的过程中,如遇手术床或其附件出现故障,医护人员应及时发现并采取补救措施,更换手术床或立即维修,以保护手术患者的安全。

(四) 除颤仪

1. 日常维护

(1) 保证所有随机配件齐全并状态完好:除颤电极板(一次性除颤电极片)、导电胶、电池、心电导联线、打印纸等均呈备用状态。

(2) 保证除颤仪系统时间准确,每日专人负责核查校准时间,打印机工作正常。

(3) 保持除颤仪及各部件清洁。特别注意每次使用后对除颤手柄的清洁(导电胶可能干扰心电信号,并造成意外电击)。

(4) 检查电池电量,及时充电。

2. 除颤仪自检操作

(1) 打开仪器开关。

(2) 参照说明书选定任一预置能量值。

(3) 按下充电按钮,有充电提示,等待充电达到预置值后有声光提示,此时间应小于 15 秒。

(4) 将除颤手柄放置在仪器内置阻抗实施放电(注:不要将除颤手柄拿起)。

(5) 观察除颤能量自检示值,允许误差在 ±15%。

(五) 监护仪的保养

1. 监护仪放置于通风、干燥处。

2. 接净化电源保持电压(220±22)V,减少与高功率电器一起使用。

3. 保持仪器外部清洁无尘,定期用非腐蚀性洗涤剂清洁仪器的外壳和电缆线,注意勿让液体流入机器内部。

4. 避免频繁开关仪器,患者非长时间而只是暂停仪器时,摘除监护电极扣即可,不必

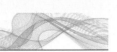

关机。

5. 显示屏用干净软布擦净,动作要轻柔,以免损坏。

6. 工作人员操作前洗手,修剪指甲,以免损坏触摸按键或荧光屏。

7. 当打印的心电图带太淡或深浅不一致,用蘸有酒精的棉球清洗打印头表面,去除上面残留的纸屑。

8. 监护仪导线勿折叠、受压。过长的导线可弯成较大的圆圈扎起,妥善放置。

(六) 腔镜器械等贵重器械

1. 先充分拆卸、冲洗、多酶洗液浸泡后认真刷洗,腔内用高压水枪冲洗。

2. 放入超声清洗机中振荡。

3. 漂洗并上水溶性器械润滑油,干燥组装后送灭菌。

第 3 节　肿瘤微创介入手术室外来手术器械使用管理

随着医疗卫生改革的不断发展,手术器械不断更新,医疗资源共享的不断推进,许多地区成立了医疗器械租用公司。由于某些医疗器械价格昂贵,且技术不断更新,为了节约成本,越来越多的医疗机构开始租借器械,因此外来器械由此而生。外来手术器械由于其特殊性,大多是高度危险性医疗器械,存在严重的安全隐患,因此为了防止医院感染发生,保证医疗质量以及医疗安全,必须对外来器械进行严格管理。

一、外来手术器械的概念

外来医疗器械:是由医疗器械生产厂家、公司租赁或免费提供给医院的可重复使用的医疗器械,它是在普通手术器械基础上增加的局部专项操作器械。

二、外来器械的特点

1. 针对性强、价格昂贵、品种繁杂、专业性强、更新迅速。

2. 一般医院不作常规配备,其中以植入性手术相应的配送器械等最为多见。

三、外来医疗器械处理中的潜在风险

1. 在清洗和包装过程中易发生器械的遗失或功能性的损坏。

2. 由于结构复杂,多沟槽,多纹路,多孔洞等特点,给清洗带来困难,不易彻底清洗干净。

3. 在各医院之间频繁流动使用,各医院处理器械的条件和质量不同,其感染危险性比医院自备的手术器械大得多。

4. 部分器械包超重、超大。

5. 时间的随意性。

四、外来手术器械管理

（一）外来手术器械管理所涉及的部门

要做好外来器械的管理,相关部门必须做好密切配合。主要是以医务科、院感中心、医学设备科、消毒供应中心、肿瘤微创介入手术室、财务科共同配合。

（二）各部门的职责

1. 医学设备科

（1）根据《医疗器械监督管理条例》第26条的规定,向中标厂家索取并保存以下加盖供货单位公章的相关复印件,建立供货方档案,具体包括:《营业执照》、《医疗器械生产企业许可证》或《医疗器械经营企业许可证》、企业法定代表人的委托授权书原件(委托授权书应明确授权范围、销售人员身份证明)、《医疗器械产品注册证书》及附件、产品合格证明(无菌器械应包括出厂检验报告)、《医疗器械产品注册登记表》及质量保证书(或质量保险证文件)。

（2）对于使用频率高的医疗器械,要求厂商固定配置一定数量长期存放。

2. 院感中心　负责审核外来器械供应商的资质。包括:生产企业资格审查(企业法人营业执照、医疗器械生产企业许可证、税务登记证、中华人民共和国医疗器械注册证、医疗器械产品生产注册证及制造认可表、产品质量认证书),经营企业资格审查(企业法人营业执照、医疗器械经营企业许可证、税务登记证、所投标项目的代理或授权书)。

3. 医务科　及时审批,明确每台次手术名称、审批者和器械处理的时间和程序并及时通知设备科。在设备科备案所有的资料。

4. 消毒供应中心

（1）根据国家卫生计生委《医院消毒供应中心清洗、消毒及灭菌技术操作规范》,结合外来手术器械的属性进行规范的清洗、消毒、灭菌和配送。

（2）建立器械追溯系统。

（3）对于使用频率低、特殊耗材和植入性器械及耗材必须在术前一天送达消毒供应中心,方便清洗、消毒、灭菌。

5. 肿瘤微创介入手术室　接收消毒供应室送来的已灭菌好的器械,查看是否合格,使用手术器械。

6. 财务科　负责收取外来手术器械的清洗、消毒、灭菌等费用。

（三）外来手术器械管理

1. 微创介入手术室严格控制临时使用厂家手术器械,确需使用时,须由临床科室应至少提前三天向医务处提出申请,并征得微创介入手术室同意后方可使用。

2. 厂家介入手术器械应相对固定,相同用途的介入手术器械限1~2家,便于使用和管理。

3. 使用厂家介入手术器械前,厂家应对手术医生、手术室护士进行专业培训,以掌握器械基本性能和操作方法。

4. 厂家人员原则上不得进入手术室,如为技术人员,必须现场指导器械使用时,应事先完成手术室安排的培训计划,经考核合格,取得医务处审核发放的许可证,方可进入。每次限1人。厂家人员替换时,应重新培训换证。

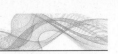

5. 在微创介入手术中使用的植入物及租借手术器械,必须经过供应室规范处置。

6. 对于急诊手术,有植入物的灭菌过程除了快速生物学检测,还应放置第五类化学指示卡,化学指示卡结果合格则可以先行手术,若快速生物学检测不合格则应立即通知手术医生,采取补救措施。

7. 使用后的器械经供应室规范处理后,由厂家取走。

第 4 节　肿瘤微创介入手术室医用材料的管理

随着肿瘤微创介入技术水平不断提高,新技术、新治疗手段不断创新,微创手术涉及的范围越来越广泛,许多新设备、新仪器、新型医用高值耗材也越来越广泛应用于医院。高值耗材的使用种类、数量和金额也在不断增加。医用高值耗材通常相对普通低值耗材而言,一般指分属于专科使用、直接作用于人体、对安全性有严格要求,且价值相对较高的医用耗材。它的特点是:①手术中一次性使用,通常专科专用;②安全质量要求高;③价值高,在医疗耗材支出中占的比重大。目前医院常用的高值医用耗材主要分心脏介入类、人工关节类、外周血管介入类、消化材料类、麻醉材料类及其他类。

一、一般介入耗材管理

(一) 耗材申请

一般介入耗材(一级库房有备货、价格约在 1000 元以下)从一级库领出。

1. 通过医院物资管理系统中申领程序申请,只需根据医用耗材名称的拼音首字母,直接选取库存的耗材输入存盘即可。

2. 通过医院物资管理系统可以直接了解一级库房医用耗材在库房的库存量,如库房有存货,则直接申请领出;如无存货,则由一级库房将信息再提交到采购员处。到货后,一级库房管理员通知微创手术室来取货。

(二) 二级库管理

领取一般介入耗材确认后,材料出库信息由一级库房转向介入二级库房(包括产品名称、数量、生产厂家、规格型号、生产日期、有效期等),并设定效期报警和低值报警信息。入库后二级库房的同类物品数量做相应累加(如信息达不到要求,可以手工录入入库)。

(三) 使用与收费

由专人管理,并建立使用登记本,配合护士每日使用前登记,使用后提交计费,计费后在医疗收费的同时由计算机系统实时扣除二级库库存(如现在信息达不到,可以手工输入出库)。每天由办公室护士负责管理和核对,核对材料使用及收费情况,如有疑问及时和配合护士沟通。

二、高值介入耗材管理

(一) 耗材申请

高值耗材(一级库房不备货、价格昂贵)或急需耗材,可以先使用后入库。其程序是:

实行追踪验收制度,由经营企业按照医疗设备科管理备案要求及时备货至心导管室,办公室护士清点后预入介入室材料库(代销品库),验收耗材时要求:耗材的内外包装完好,包装上应注明厂家、注册证号、生产日期、批号、消毒日期或有效期,进口产品必须有中文标识。符合要求后由导管室办公室护士验收入代销品库,即可暂时存放在导管室二级库房。导管室应与各经营企业协议好所提供耗材的种类、规格、型号和基数,耗材的备货应尽量做到品种及规格型号齐全,数量充足,使用后及时补充消耗量,以保证临床介入诊疗手术的正常运转和急诊介入手术的开展。材料的其他入库内容包括产品名称、数量、生产厂家、规格型号、生产日期、有效期等,并设定效期报警和低值报警信息。代销品库库存相应增加。

(二) 入二级库

1. 由专人管理,建立使用登记本(手术日期、患者姓名、性别、病区、床号、住院号、诊断、手术名称、手术医生、配合护士及技师,以及所用耗材的名称、规格、型号、数量及植入的部位);严格按照国家卫生计生委要求,使用后将耗材的条形码粘贴于高值耗材粘贴单和介入患者收费清单上,再将清单提交给办公室护士计费(计费后在医疗收费的同时由计算机系统实时扣除二级库库存)。

2. 办公室护士及时通过计算机管理网络平台收费并打印收费单,经手术医生签名确认后归入病历。

3. 每月底导管室管理者通过医院的计算机管理网络平台收费系统汇总各经营企业预入导管室二级库的耗材使用情况,并上传到医疗设备科管理系统等待确认、出库。

4. 患者手术使用耗材后,由导管室管理者将使用汇总清单打印后经手术医生、科室主任、使用护士、导管室管理者签名后与耗材使用申购单一起交医疗设备科,由医疗设备科专人负责核对,准确无误后,方可通知经营企业开具发票,同时办理入库、出库手续,医疗设备科将发票、入库单、病人使用明细表及申购单交审计科审计,核准后交主管院长签字,财务科长签字后,财务科方能付款。这样做到预入导管室二级库房耗材的数量与医疗设备科出库耗材的数量以及经营企业的发票数量一致,亦与患者使用相符。

(三) 核对使用及收费情况

1. 由专人负责合理配备每天各类手术必须使用的耗材,并负责发放,每天由办公室护士负责管理和核对,核对材料使用及收费情况,如有疑问及时和配合护士沟通。

2. 出库确认使用并收费后,将对应的物品办理出库,并确保所有高值耗材及时、一对一出库,保证出库后库存显示和实际库存数目一致。每张出库单上显示有患者的姓名、科室、手术日期、手术医生姓名、手术名称等信息,以便于查询、核对及追溯等。

(四) 核对

1. 每日核对次日打印出前一天的贵重耗材使用详细情况,核对二级库显示库存和实际库存,并核对费用情况,保证每天使用及收费相一致。

2. 每周大核对由介入室护理组长和办公室护士在每周固定日对贵重耗材进行大核对,即实际库存和电脑显示库存进行核对,内容包括贵重物品使用、二级库库存和实际库存等,双方核对后签字,确保贵重耗材安全、数量准确、供应及时。

三、放射性粒子保管

（一）放射粒子物理特性

1. 粒子长 4.5mm，直径 0.8mm，内为吸附^{125}I 的银棒，外壳为 0.05mm 厚的钛金属。
2. 平均光子能量 28keV。
3. 穿透距离 1.7cm。
4. 半价层 0.025mm 铅。
5. 活度 0.5～0.75MBq。
6. 发射低能 γ 射线和特征性 X 射线。

（二）放射性粒子管理原则

1. 植入放射性粒子必须具备计划系统。
2. 专业培训并具备资质认证的工作人员。
3. 具备设备使用许可证书。
4. 具备开展放射性粒子植入的导向设备和手术条件。
5. 有正规的、合格的供货途径。
6. 有放射性粒子储存、管理、分装、消毒的条件。

（三）放射性粒子的订购、领取、使用管理制度

1. 国家规定订购与使用放射性粒子试行许可证制度。应根据工作实际需要在规定允许使用范围内，制定年度订购计划。
2. 放射性粒子应有专人领取和保管，到货后迅速取回，及时登记，须经双人出、入库并双人签字，妥善保存，防止丢失或变性。
3. 使用时，将放射性粒子移入铅罐内，盖上铅张，贴好标签，注明放射性粒子种类、放射性浓度及日期，出场说明书妥善保存，以备查对。
4. 标记及注射放射性药物时应严格双人核对，防止发生差错。应定期质控检查，如需要可随时检测。
5. 放射性粒子到货后，应及时通知患者检查或治疗，以减少浪费。
6. 放射性粒子空容器应固定地点集中存放和按规定退回厂家。

（四）放射性粒子储存制度

1. 医用放射性粒子储存、使用与管理，应根据中华人民共和国国务院第 25 号令，关于放射性药品管理办法及国家技术监督 1996 年 5 月 23 日批准的中华人民共和国临床核医学放射卫生防护标准上所做的规定严格执行。
2. 储存放射性物质，需要一个可靠、便利又有适当屏蔽设施的储源室，其屏蔽的复杂过程度取决于放射性粒子的剂量和水平。
3. 基本原则：在此储源室中存入实验室需用最大剂量放射性粒子时，储源室外监测放射性水平应在允许剂量以下。备用的放射性粒子必须放置在储源室中。在实验中备用的放射性粒子不可单纯放入铅罐容器内保存，而应将此铅罐容器置入储源室中，符合放射性防护及预防失窃的要求。
4. 储源室外要有醒目的电离辐射标识，储源室要加锁，专职人员保管。

5.定期对储源室进行剂量监测,不可在储源室内直接打开储存放射源的容器取核素,以免污染容器及储源室。

6.储存的放射性物质应及时登记,登记内容包括生产单位、到货日期、核素种类、理化性质、活度和容器表面擦抹实验结果。

（五）对工作人员的要求

1.术中动作应轻柔、谨慎,保证每一粒子都种入肿瘤内。术中详细记录粒子数目,密切注意是否有粒子掉落,对掉落或废弃的粒子应放入专用的塑料袋内,将袋子放入铅罐内,铅罐外标记核素名称、活度、日期,粒子植入完毕后与手术医生同时清点、记录植入粒子数并进行登记,如有剩余粒子应将其送回核医学科并进行双人登记。

2.手术结束,严格对工作现场和用具进行清洁检测,包括手术间、垃圾废物、器械及清洁池等要进行射线监测,严禁物品乱放乱丢。

3.工作人员严格按规定,定时进行体检,有问题及时报告反馈上级主管部门。

4.放射粒子安装流程(图1-3-4-1,图1-3-4-2)。

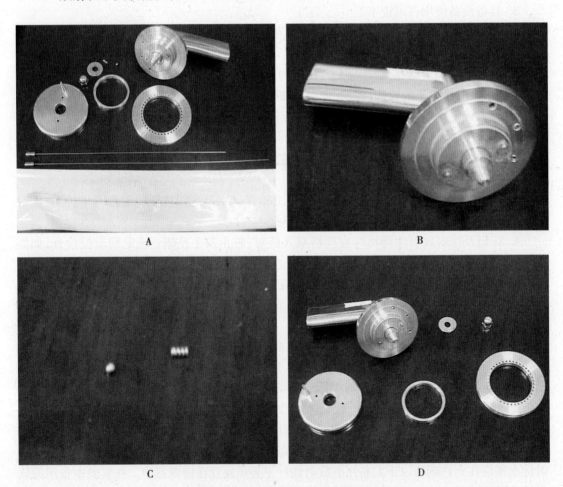

A

B

C

D

图1-3-4-1 放射粒子植入基本构件

A.组成元件:植入抢、穿刺针、推送杆;B.手柄和基座;C.弹簧和钢珠;D.螺帽、金属垫子、旋转内环、外盖、有刻度的粒子容器环

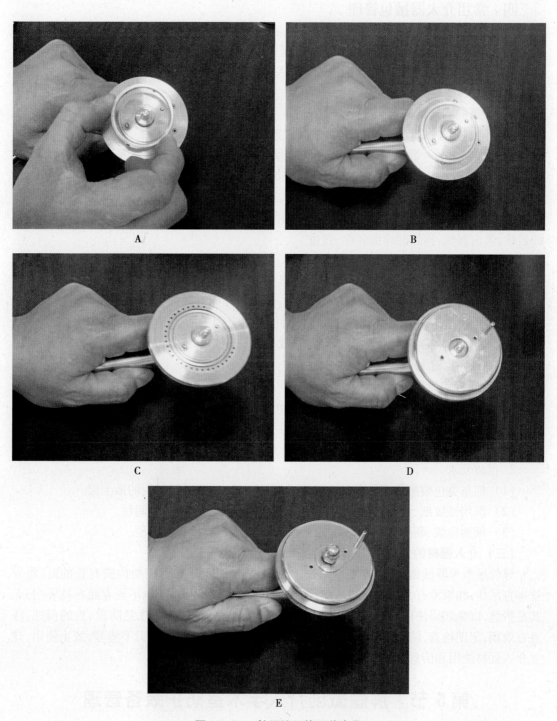

图 1-3-4-2　粒子植入枪组装步骤
A. 装内环；B. 装弹簧和钢珠；C. 装有刻度的粒子容器环；D. 装后盖；E. 装垫圈和上螺帽

四、常用介入器械包管理

手术器械在手术中起着重要的作用,根据手术的类型,将手术器械按手术类型分类,组成各种手术适应的器械包。按器械包适用的手术命名,根据不同的手术进行搭配,完成手术的使用需要。

(一) 器械的消毒与包装

器械包的包装和消毒建议统一在消毒供应中心完成。

1. 器械的包装　器械外包装必须使用 2 块包布,且布面无空洞。器械包的体积要求:下排气体压力蒸汽灭菌不宜超过 30cm×30cm×50cm,预排气压力蒸汽灭菌器不宜超过 30cm×30cm×50cm。包布将器械完全包裹,其内放入消毒指示卡,器械包装完毕,外层贴上消毒胶带,以区别是否已消毒灭菌,且贴有消毒日期和失效日期。器械包的包布卡片都标明器械包的名称,包内器械、物品的详细名称、数量。

2. 器械包的消毒标识

(1) 器械包的外观消毒标识:双层包裹器械包最外布角用指示胶带粘贴,可直观地观察是否已经消毒,灭菌后的消毒胶带有黑色条。包装的外面有物品的标识牌或进行特殊注明提示,使每位手术室人员对手术室器械包是否已消毒有明确的了解。

(2) 器械包内的消毒标识:器械包内应放包内化学指示卡,经高压蒸汽消毒灭菌后,消毒指示卡变色,核对无误后方可使用。

(二) 器械包的存放

1. 器械包消毒后放在离墙 5cm 离地 25cm 橱柜隔板上,房间通风、清洁、干燥;介入包摆放按有效期先进先出,做好标识;无菌包一旦出现包装破损、标识不清、包布潮湿等严禁使用。

2. 摆放要求

(1) 棉布类包装的无菌物品的有效期为 7~14 天,放置于器械柜的最上层。

(2) 医用皱纹纸、无纺布的有效期为 3 个月,放置于器械柜的中间层。

(3) 纸塑包装、硬质容器的有效期为 6 个月,放置于器械柜的下层。

(三) 介入器械的保管

导管导丝等器械领来后,按失效期先后放入导管橱柜里,导管橱柜内安有长的钉,将导管垂直吊挂,如果没有,则应平放,避免被重物压叠,造成导管损坏,也不能卷曲在抽屉内,尤其是折叠,以免妨碍使用;导管室要注意防潮、防高温,避免发霉,要注意防鼠、虫的侵蚀,注意有效期,定期检查,防止器械过期使用,若发现耗材包装不完整、标识不清等,禁止使用,建立介入耗材使用和信息管理系统。

第 5 节　肿瘤微创介入手术室防护装备管理

伦琴发现 X 射线已有 100 多年,但是长期以来常规影像一直是放射领域的发展重点,只有放射科医生和技师属于放射人员,其他人员很少接触 X 线。20 世纪 90 年代以后,随着放射设备的改进和医疗经验的积累,在 X 线引导下开展的各种治疗,如:心脏、神经、血管介入

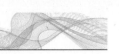

手术和 ERCP 等技术以局部麻醉、微创手术、准确性高、痛苦小、恢复快等优点得到医生和患者的青睐。由于医生需要在机房内靠近患者近台操作，不可避免地受到 X 线辐射。随着放射知识的普及，患者对屏蔽防护的要求也越来越高，要求医院在 X 线检查与治疗过程中提供安全有效的身体防护。因此，防护装备的性能好坏对医护人员和患者的安全具有重要意义。

一、医用铅衣的种类

在肿瘤微创介入诊断与治疗中，铅防护服可以有效地抵挡 X 线对人体全身重要器官不必要的伤害，其防护效果与射线的能量有关，屏蔽效率在 90% ~ 95%。根据需要重点防护部位的不同，铅防护服有连体铅衣、铅上衣、铅裙、铅围裙、铅帽、铅围脖等种类，分别用于保护全身、胸腹部、生殖器官及下肢、头部和甲状腺等重要部位。铅防护服的防护性能用铅当量（mmPb）来表示，即用铅做比较标准，防护效果用同种屏蔽效果的铅的厚度来表达。通常连体铅衣的前部是 1.0mmPb，背部 0.25mmPb；铅裙是 0.35mmPb；铅围脖和铅帽是 0.35mmPb（图 1-3-5-1）。

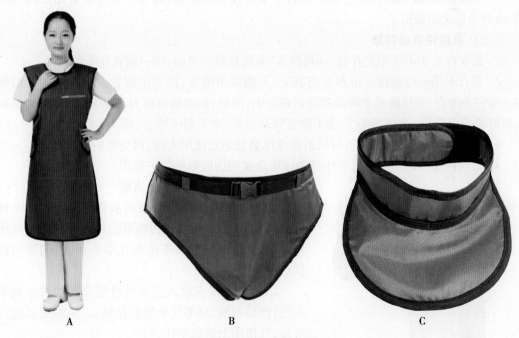

图 1-3-5-1　铅防护服
A. 铅衣；B. 医用防辐射铅三角裤；C. 医用防辐射铅围脖

二、医用铅衣的特征

医用铅衣不同于一般的衣物，其内层材料为贵重金属和橡胶，不可洗涤、无透气性、质量大。由于其上述特性，手术后易被医务人员的汗水浸透，并常常被患者的血液、体液及分泌物污染。如不及时进行清洗消毒，会成为医院感染重要的污染源之一。

三、医用铅衣的管理

（一）医用铅衣的保管

医用铅衣属于科室的贵重物品应采取专人，专柜，专锁，专册登记管理。手术室可设一人，一柜，一册专门负责管理铅衣或是统一放置由每日的值班人员负责管理。负责人每天清点铅衣的数目，一件衣服和其配件统一视为一件（如：一件铅衣服和一个铅围脖、一个铅三角裤、一个铅帽子一起被视为完整的一套铅衣）。

（二）医用铅衣的穿脱

1. 由于医用铅衣沉重，在使用前首先检查防护服尺码是否合适，内外表面是否有破损，附属配件的连接是否牢固，检查标识上的铅衰减当量是否符合当前的环境。

2. 手术时先穿铅衣再穿无菌衣，避免血液、体液直接与铅衣接触，以免造成交叉感染。禁止铅衣外面不穿无菌手术衣进行操作。

3. 为血源性病原体标志物阳性患者手术时穿一次性无菌防水材质手术衣。

4. 手术后须及时脱除，医务人员每台手术后按规定悬挂、放置。切勿穿着铅衣蹲、坐、躺，或其他形式的靠压。

（三）医用铅衣的存放

1. 铅衣存放于不受阳光直射、远离热源、通风良好的室内；统一放置在半限制区。

2. 铅衣不用时应悬挂于铅衣专用衣架，不能简单堆放，按规定放置；悬挂时，铅衣的粘扣必须完全闭合，不得将铅衣的前襟悬吊在空中；同时，铅衣的双肩对齐衣架肩部，以确保铅衣双肩的承重平衡。铅衣架应注意不能有锋利边缘，避免划破铅衣（图1-3-5-2）。

3. 铅衣不可折叠或挤压，长时间折叠或压叠会缩短使用寿命，以免影响防护效果。

4. 铅衣使用中避免与尖锐物体接触以免造成划伤而影响防护效果。

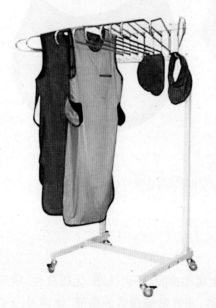

图1-3-5-2 铅衣的存放

（四）医用铅衣的清洁消毒

1. 医用铅衣不同于一般的衣物。医用铅衣不可洗涤，若医用铅衣沾染了污物可用软布蘸酒精或是用中性洗涤剂擦拭，尽量不使用化学去污剂，用软布擦拭后悬挂晾干。

2. 严禁将铅衣放入洗衣机里用普通的洗涤剂来清洗；严禁与酸、碱等化学物品接触，以免缩短其使用寿命，在使用上造成不便。

3. 每日手术结束后进行铅衣表面紫外线照射消毒1小时，每周五术后使用一次性医用消毒巾擦拭或中性洗涤液擦洗后悬挂晾干，并填写清洁、消毒记录本。

4. 污渍管理：对有明显沾染了碘酊、对比剂或药液等污渍的铅衣，在当日手术结束后，用湿纱布或中性洗涤剂将明显污渍擦拭后，再进行铅衣表面紫外线照射消毒。

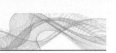

5. 每月对铅衣进行表面涂抹培养,细菌菌落总数≤10CFU/cm^{2}且无致病微生物为合格标准。

6. 传染病患者的血液体液污染手术铅衣的特殊处理:

(1)微创介入手术安排顺序:治疗前认真查对每位患者的化验结果,并记录。先做血源性病原体标志物阴性的患者,最后做血源性病原体标志物阳性的患者。

(2)对血源性病原体标志物阳性的患者进行操作时,要求手术医师穿一次性防水手术衣,手术衣长度要超过铅衣,减少铅衣被污染的可能。

(3)对已知血源性病原体标志物阳性的患者,介入手术后无明显污染的铅衣,当台手术结束即用中性洗涤剂或一次性医用消毒巾擦拭后,再用湿纱布擦拭,悬挂晾干备用。对沾染了血源性病原体标志物阳性患者的血液、体液的铅衣,在当台手术结束后,立即用2000mg/L含氯消毒剂或一次性医用消毒巾擦拭,消毒10分钟,再用湿纱布擦拭,悬挂晾干后备用。因含氯消毒剂易造成铅衣老化,推荐使用季铵盐医用消毒巾。对铅衣进行表面涂抹培养,细菌菌落总数≤10CFU/cm^{2}且无致病微生物为合格标准。

(五)医用铅衣的维护

医用铅衣及其零配件在防辐射方面都有铅当量的规格要求,不同部位的防护部件其铅当量各不相同。应定期检测铅衣及其零配件的铅含量,确保铅当量的正常值及医用铅衣能有效防辐射。

四、医用铅围脖的管理

铅围脖和铅衣一样是介入医生、护士必备的防护用品。铅围脖面积较小,受污染的可能性较小,穿戴时使用定制的布制围脖套或一次性围脖套。布制围脖套需每人更换,清洗后用500mg/L含氯消毒剂浸泡消毒,如有明显污渍,则随时更换。布制围脖套如有含氯消毒剂残留会对人体皮肤产生刺激,故推荐使用一次性围脖套。

五、医用铅衣的报废

铅防护服出厂时在铅当量、重量和材料完整性等方面都满足相应的国家标准,但由于使用频繁或者保管不当,常见破损有如下几个方面:面料破坏,含铅材料外露;接缝处开线,形成裂缝;材料表面有破洞和裂缝;材料硬化无法穿着;由于长期穿着与悬挂,铅层从肩部断裂、脱落至下摆;铅衣搭扣处损坏,无法紧密穿着;铅衣损坏后不正确的维修方式导致铅层漏线;长期使用造成防护服上部变薄,铅当量下降等。为了保证铅防护服的防护作用,破损达到一定程度必须淘汰。

British Columbia疾病控制中心下属辐射防护中心的Emerenciana等于2003年3月撰文列出了常用铅防护服的报废标准,如果满足下面任何一个条件即报废:①铅衣全身破损区域总面积超过10cm^2;②铅衣生殖器区域破损面积超过0.2cm^2;③铅围脖全部破损面积达0.03cm^2。

第6节　肿瘤微创介入手术室医用气体管理

随着微创介入技术的飞速发展,新仪器和设备的不断涌现,医用气体的种类和应用范围也逐渐增加,不同作用的瓶装气体在医院微创手术室广泛应用。例如,二氧化碳已作为腹腔镜手术气腹的必备气体,瓶装氧气作为中心供氧故障时的备用气源,氩气和氦气是冷冻消融中的重要冷媒和热媒。因医用瓶装气体品种多,流动性大,外观相似,若使用中管理不善,可严重危及患者生命安全,对医务人员造成危害,并可损坏贵重仪器设备。通过建立标准的操作流程,运用科学管理方法,方能保证医用瓶装气体的安全使用。

一、明确各部门岗位职责

医用瓶装气体的采购由医院器械科专业人员负责,医院只能购买已通过国家 GMP 认证企业生产的气体,厂家负责售出合格的气体和钢瓶,临床医务人员只能使用医院采购部门确认的瓶装气体,并按规范的操作流程安全使用。

采取"四定"管理

定专人管理,定点存放,定储存基数,定时检查。

二、医用瓶装气体的管理

(一) 医用气体更换使用时,把好三环节、四核查

1. 三环节　即医院购入时由器械科专业人员核查,入科交接时由微创介入手术室专人查对,使用前由辅助护士和手术医生共同查对。保证正确的气源安全使用。

2. 四核查　包括:

(1) 逐项核对钢瓶上"检验合格证"内容,如气体名称、气体使用有效期、浓度等。

(2) 钢瓶安全有效期。

(3) 瓶体外观无机械损伤变形,钢瓶能直立,底座无倾斜。

(4) 附件完好,开关阀、瓶帽完整、阀杆无损、侧接嘴螺纹未受损。完成上述安全核查,确认合格,接收人员方可接收、登记。

3. 储存与放置　医用瓶装气体一般放在走道尽头或专用房间,储存地通风、阴凉、干燥,人流少,光线充足。钢瓶上悬挂与钢瓶外部标准颜色一致的标牌,以便区分。

4. "四定"管理措施　"四定"即定人、定位、定数、定期检查。

(1) 定专人管理,负责更换气体,并做好入科交接检查和登记。

(2) 根据工作需要,确定和保持各类气体钢瓶储存的基数。

(3) 各种气体钢瓶分类定位放置。

(4) 定期检查,微创介入手术室专人每日清点钢瓶个数,查看各种标牌、气体减压阀及专用扳手等,做好日常安全管理和记录。

5. 规范使用

(1) 气体钢瓶的减压阀、接头、管道、压力表专类专用,有标记,勿混用。

（2）连接时需拧紧固定密封帽和管道,在安装减压阀时,只能用手或扳手,不能用锤子和其他工具,防止损伤阀件,发现漏气应及时关闭瓶阀,查找原因,并将钢瓶缺陷标在瓶体上,送交送气单位处理。

（3）开阀时慢慢开启,以防加压过速产生高温。

（4）一般医用气体设备和装置的安全阀,要求每年校验 1 次,压力表半年校验 1 次,氧钢瓶 3 年检验 1 次,保证呈备用状态。

（5）应用瓶装气体时,靠近需连接的仪器设备放置,避免牵拉;多种气体同时使用时,不同气体钢瓶摆放在手术台的不同方向,以免忙中接错;术中需移动时,由两人同时移动仪器设备和钢瓶,避免牵拉、倾倒。

（6）当钢瓶剩余气体量低于 0.05MPa 时应及时更换,更换前注意挂“空”的标识,避免影响下次的使用。使用后应排空余气。

（二）气体标识牌的使用

1. 熟悉不同气体瓶颜色:氩气瓶为浅灰色,氦气瓶脖为黄色。

2. 各种相应的气体标识牌根据气体瓶的颜色采用 PVC 的材料设计裁剪成长 40cm,宽 20cm 的牌子。如氧气为蓝色的牌子,警示标注着如防火防油防震防热等四防标语,牢固悬挂在钢瓶颈部,一目了然,根据钢瓶及气体标识牌的颜色就能马上分辨出气体的种类。

3. 气体标识牌上有塑料胶套,内装微创介入手术室气体交接使用表,记录着气瓶的名称、接收时间、接收人、气体的有效期、钢瓶号、卫生状况、使用情况登记等。

4. 气体标识牌的悬挂应避开钢瓶的气体检验合格证,避免影响气体使用时的身份核查。

（三）手术室医用气体更换使用管理流程

需更换气体时,由配合护士电话通知外送人员送入备用气体;巡回护士与配合护士共同核对气体名称、压力;检查钢瓶完好性;协助外送人员更换并妥善固定;外送人员取走空瓶并电话通知供气班所需气体的种类;供气班送入所需气体;外送人员与供气班核对交接;供气班取走空气体瓶;外送人员登记气体更换日期;套相应颜色的气瓶布套;挂气体名称标识牌;挂“满”的标识牌;妥善固定,定点位置放置备用。

第 7 节　微创介入手术室的发展前景

进入 21 世纪以来,微创介入手术是肿瘤治疗发展的主要方向。目前,伴随着人类疾病谱向多因性转变,需要一种多学科交叉,联合治疗的微创介入手术室;而传统介入手术室设计和建设的理念与现代医学技术的进步和医疗设备的更新存在差距,迅速发展的肿瘤微创介入技术对手术环境和手术条件提出更高要求,一体化手术室是医院微创介入手术室的新选择。

一、一体化微创介入手术室背景与优势

目前数字化医院是未来医院的发展方向,一体化手术室的建设是医院实现数字化管理的标志工程,能够增强医院管理,提高医院知名度。一体化手术室实施后,医院在充分利用

现有设备的基础上,减少患者等待时间,提高患者满意度,能够吸引更多患者和进修医生,为医院带来更多收益。同时为管理者提供实用的工具,医院可实时、有序、系统及监督性管理,提高医院设备资源利用率,完成医院患者信息的科学、系统的积累,提高诊疗保险,减少投资风险性,为医院创造极好的社会效益和经济效益。一体化手术室是随着微创技术的发展而诞生的一个新的医疗项目,它是以创造手术室的高效率、高安全性,以及提升手术室对外交流平台为目的的多个系统(如医学、工控、通信、数码等)的综合运用。

(一) 一体化微创介入手术室背景

近 20 年来,随着计算机信息和数字影像技术与传统医学的不断融合,使肿瘤微创介入手术的发展进入了一个新时代。肿瘤患者医疗信息电子化、高分辨影像数字化、适合远程医疗的高速互联网络、精密的计算机手术导航系统以及手术机器人等新技术的应用对现代手术室建设提出了新的设计要求。传统介入手术间的设备配置,已经不能满足肿瘤微创手术工作的需要,也给肿瘤微创介入手术室带来了很多问题:手术台周围布满了各种各样的设备,患者进入手术室的通道可能被阻塞;调配及准备各项设备费时费力;介入医师不得不依赖其他医护人员,来监控大量设备;手术时间和手术室周转时间的延长,严重影响了接受治疗的肿瘤患者人数;设备台车的使用、手术观摩人员的增加,在术中占据了无菌区有限的使用空间;诊断、治疗的水平,无法体现在术中疑难杂症的即时解决上,为了解决这些问题,"一体化微创介入手术室"应运而生了。

"一体化微创介入手术室"是集 DSA、CT、MR、US、医学导航系统等为一体的微创手术室,其基本功能主要包括四个组成部分:影音管理系统(Switchpoint Infinity)、集中控制系统(Sidne Suite)、一体化手术室存储系统(SDC Ultra)和交互式示教系统(Telemedicine)。开展肿瘤微创介入手术,它的建成将在人、财、物、安全等方面提供保障。

(二) 一体化微创介入手术室应用的综合效益

一体化微创介入手术室为医生、患者和医院带来了切实的利益。

1. 更有利于仪器的使用   一体化微创介入手术室的每个部分互相整合使得手术室的仪器更有效,它将磁共振、CT、监护仪、荧光镜检、超声波等医学影像集中或有选择地显示于手术视野范围之内,并将数字动态视频和静态影像档案集成到网络并连接其他区域的远程医疗、会诊、监控和远程会议设备。同时免除了台车、电线和电缆的使用,增加了手术室环境的安全性并将设备固定在所需位置,减少了设备磨损,降低了维修费用。最终优化医生和护士的时间;加速了手术和周转时间。

2. 更有利于医生   一体化微创介入手术室也为医生带来方便:能够为不同的手术医生和手术快速布置设备,创造高效工作环境,工作量的减少(比如病案的文字处理工作);手术环境更舒适整洁,操作配合得心应手;拓宽了医护人员的工作范围,提高手术室内的控制和通信,提高医院内外的交流通信;能够使工作人员充分发挥技术;提高工作满意度,更有利于身心健康。

3. 更有利于患者   一体化微创介入手术室能够使患者快速进入手术室,接受治疗,尤其是急诊等突发情况;使得工作人员将注意力集中在患者身上,而不是手术室;并且能够在手术室内与其他专家进行远程咨询会诊;同时能够进行更多的内镜检查,最终使患者和医院受益。

4. 更有利于医院   一体化微创介入手术室的有效工作也增进了医院间的学术交流与

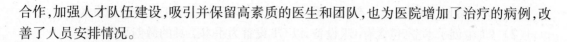

合作,加强人才队伍建设,吸引并保留高素质的医生和团队,也为医院增加了治疗的病例,改善了人员安排情况。

二、一体化微创介入手术室的构成

(一) 传统介入手术室与一体化微创介入手术室功能的比较

一体化微创介入手术室的功能是传统介入手术室无法实现的,同时它的设计更趋于人性化,也是传统介入手术室不能达到的(表 3-4)。

表 3-4　一体化微创介入手术室与传统介入手术室的比较

比较项目	传统介入手术室	一体化微创介入手术室
手术准备时间	术间混乱,连接手术设备消耗大量时间	无须连接手术设备,降低手术准备时间
术中时间	无法实现缩短手术时间	节省术中时间 10% ~ 15%
设备维修、保养成本	频繁连接手术设备,易造成设备故障率升高	只需按常规维护设备,从而降低设备维修、保养成本
所有档案记录设备整合	无法实现	所有档案记录设备可以被整合在同一区域
影像信息管理	缺乏集中的管理	集中的管理
信息储存	无法及时存储	及时存储
术中医生的浏览角度	缺乏集中的管理因此无法实现	更科学更随意
后期存储及应用	受到限制	灵活调用
手术需使用的设备在无菌区移入移出	装载的设备靠台车移入移出来实现	吊塔可以使装载的设备轻易灵活的在无菌区移入移出
设备的安装	更烦琐	更方便省力
术中注释	无法实现	可遥控实现,方便教学
远程咨询教学	无法实现	可实现
视频会议	无法实现	可实现
手术研讨	无法实现	实时
手术视频	无法实现	即时

一体化微创介入手术室应根据医院的条件而建立,以手术使用方便、利于 X 线的防护、医护人员的保健并符合无菌操作为原则。介入诊疗需要在有影像设备的机房内进行,由于其设备及操作本身的特殊性,因而对一体化微创介入手术室的无菌管理提出了相应的要求。

(二) 一体化微创介入手术室的组成

由各自独立又相互连通的 MRI 手术室、DSA 手术室、CT 手术室、腔镜手术室组成,能够同时进行手术,也可分别进行手术的手术室集合。

（1）DSA 微创手术室：包含有 DSA 设备,以 DSA 设备为手术工具的微创手术室。

（2）CT 微创手术室：包含有 CT 设备,以 CT 设备为手术工具的微创手术室。

（3）MR 微创手术室：包含有 MR 设备,以 MR 设备为手术工具的微创手术室。

（4）US 微创手术室。

（5）腔镜微创手术室（胸腔镜、腹腔镜、妇科腔镜）。

（6）内镜微创手术室（消化、呼吸、泌尿内镜微创手术室）。

（三）一体化微创介入手术室的平面图（图 1-3-7-1）

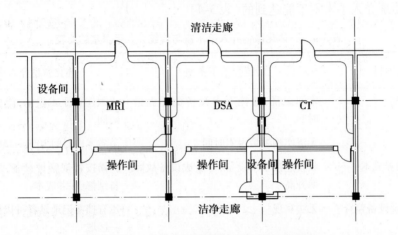

图 1-3-7-1　一体化数字微创手术室的平面图

第 8 节　肿瘤微创介入手术室医院感染管理

肿瘤微创介入手术室因其特殊的治疗与操作方式,因此对环境、设备、人员的医院感染管理提出了较高的要求。由于介入方法与路径的不同、仪器设备多样、人员流动性大、机房空间相对密闭等因素导致空气容易污染。因此,医院感染管理为科室管理工作的重要内容。

一、肿瘤微创介入手术室环境管理

（一）环境的清洁和消毒

1. 微创介入手术室布局合理,符合功能流程和洁污分开的要求,分污染区、清洁区、无菌区,区域间标志明确。天花板、墙壁、地面无裂隙,表面光滑,有良好的排水系统,便于清洗和消毒。

2. 地面　彻底消毒 1 次/日;每台手术后如有血液、体液滴落地面应一一擦拭,地板应湿擦;每台手术后应清理倒垃圾。

3. 通风　通风系统应保持换气 15 次/小时,其中至少 3 次新鲜空气;通风管道应清洗 1 次/月。安装空气净化消毒装置的集中空调通风系统。消毒后空气中的细菌总数为 ≤4CFU (30 分钟·直径 9cm 平皿)。循环风紫外线空气消毒器或静电吸附式空气消毒器或其他获得国家卫生计生委消毒产品卫生许可批件的空气消毒器。消毒后空气中的细菌菌落总

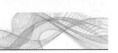

数 ≤4CFU/(15 分钟·直径 9cm 平皿)。

4. 隔离患者手术通知单上应注明感染情况,严格隔离管理。术后器械及物品双消毒,标本按隔离要求处理,手术间严格终末消毒。

5. 环境维护　除了用于必需的人员和患者的通行,微创手术室的门应保持关闭;在微创介入治疗术开始后,尽量减少进出的人员数量;同时,严格限制微创手术室操作间内人员数量。接送患者的交换车应定期消毒,车轮应每次清洁,车上被服保持清洁。接送隔离患者平车应专车专用,用后严格消毒。

(二) 手术器具及物品

1. 肿瘤微创介入手术室所有手术器械、敷料等医疗用品原则上均要采用高压蒸汽灭菌消毒,对不能耐高温、耐湿的物品应首选环氧乙烷消毒灭菌。消毒包要贴有明显的消毒标记和灭菌日期,并分类存放在固定的位置,使用时应认真查对灭菌日期、有效期。

2. 对一次性无菌医疗用品、物品要专柜存放,离地面 30cm 以上,室内空气含菌量 ≤200CFU/m^3,柜内清洁干燥,温度、湿度适宜;物品按消毒有效期先后顺序摆放,并由专人管理,建立一次性物品登记簿,要定期检查。一次性物品使用时严格查对产品名称、型号规格、制造厂名、产品商标、无菌有效期、生产批号、包装密封性等情况,如遇有过期、不合格、不配套、被污染、潮湿、破裂、字迹模糊等情况绝不使用,以保证手术的安全、顺利进行。一次性物品绝对严禁重复使用。

3. 对于邻近微创介入治疗手术穿刺点的设备,比如脚踏开关,应将其覆盖住以防潜在的血液感染。

4. 微创手术废弃物品须置黄色塑料袋内,封闭运送,无害化处理。各种血液污染的物品均应放入特殊容器,并作医用垃圾标志,刀片、针头应弃入锐器盒。

二、肿瘤微创介入手术室人员管理

(一) 出入微创介入手术室人员管理

1. 医务人员必须严格遵守消毒灭菌制度和无菌技术操作规程。进入微创手术室的人员必须更换手术室所备的衣、裤、鞋、帽、口罩。戴帽须遮住头发,戴口罩口鼻不外露;外出时应穿外出衣,外出鞋;工作结束后应将用过的衣、裤、鞋、帽、口罩、手套放置指定地点。

2. 保持手术室内安静,不可大声谈笑,禁止吸烟。进入手术室须关闭手机;患呼吸道感染者,如确需要进入手术室,应戴双层口罩。

3. 凡外院来进修、参观学习、实习者,均须经医院医务科、护理部批准,手术室护士长同意方予进入,本院职工不得随意带院外人员进入手术室。

4. 来手术室参观手术人员应控制在每台 2~4 人为宜,参观人员必须在指定位置参观,服从室内工作人员安排,不得随意在各手术间走动。最好是安排在铅玻璃挡屏后方观摩手术,如要在室内观摩手术,参观者要按肿瘤微创介入手术室的要求戴口罩、帽、防护铅衣和手术参观衣。

5. 凡是患者的家属、朋友一律不得进入手术室或参观手术。

(二) 肿瘤微创介入手术室医务人员手卫生

1. 微创介入手术室的洗手配置　包括洗手池、感应水开关、感应皂液器、自动烘手器、干手用品、手消毒剂等。

（1）洗手池设置在手术间附近,水池大小、高矮适宜,能防止洗手水溅出,池面应光滑无死角易于清洁。洗手池应每日清洁与消毒。

（2）洗手池及水龙头的数量应根据手术间的数量设置,水龙头数量应不少于手术间的数量,水龙头开关应为非手触式。

（3）应配备清洁剂。

（4）应配备清洁指甲用品;可配备手卫生的揉搓用品。如配备手刷,刷毛应柔软,并定期检查,及时剔除不合格手刷。

（5）手消毒剂应取得国家卫生计生委卫生许可批件,有效期内使用。

（6）手消毒剂的出液器应采用非手触式。消毒剂宜采用一次性包装,重复使用的消毒剂容器应每周清洁与消毒。

（7）应配备干手物品。干手巾应每人一用,用后清洁、灭菌;盛装消毒巾的容器应每次清洗、灭菌。

（8）应配备计时装置、洗手流程及说明图。

2. 常用手消毒剂 用于手部皮肤消毒,以减少手部皮肤细菌的消毒剂,如乙醇、异丙醇、氯己定、碘伏等。分为:速干手消毒剂(alcohol-based hand rub,含有醇类和护肤成分的手消毒剂。包括水剂、凝胶和泡沫型);免冲洗手消毒剂(waterless antiseptic agent,包括水剂、凝胶和泡沫型)主要用于外科手消毒,消毒后不需用水冲洗的手消毒剂。

3. 手消毒

（1）微创介入手消毒应遵循以下原则:先洗手,后消毒。不同患者手术之间、手套破损或手被污染时,应重新进行外科手消毒。

（2）洗手方法与要求(见附件3-6)

1）洗手之前应先摘除手部饰物,并修剪指甲,长度应不超过指尖。

2）取适量的清洁剂清洗双手、前臂和上臂下1/3,并认真揉搓。清洁双手时,应注意清洁指甲下的污垢和手部皮肤的皱褶处。

3）流动水冲洗双手、前臂和上臂下1/3。

4）使用干手物品擦干双手、前臂和上臂下1/3。

（3）手消毒方法

1）冲洗手消毒方法:取适量的手消毒剂涂抹至双手的每个部位、前臂和上臂下1/3,并认真揉搓2~6分钟,用流动水冲净双手、前臂和上臂下1/3,无菌巾彻底擦干。流动水应达到 GB 5749—2006 的规定。特殊情况水质达不到要求时,手术医师在戴手套前,应用醇类手消毒剂再消毒双手后戴手套。手消毒剂的取液量、揉搓时间及使用方法遵循产品的使用说明(见附件3-6)。

2）免冲洗手消毒方法:取适量的免冲洗手消毒剂涂抹至双手的每个部位、前臂和上臂下1/3,并认真揉搓直至消毒剂干燥。手消毒剂的取液量、揉搓时间及使用方法遵循产品的使用说明(图1-3-8-1)。

（4）注意事项

1）不应戴假指甲,保持指甲周围组织的清洁。

2）在整个手消毒过程中应保持双手位于胸前并高于肘部,使水由手部流向肘部。

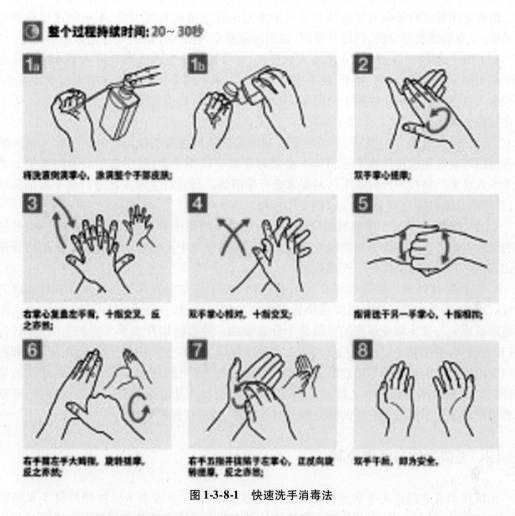

图 1-3-8-1　快速洗手消毒法

3）洗手与消毒可使用海绵、其他揉搓用品或双手相互揉搓。

4）术后摘除外科手套后,应用肥皂(皂液)清洁双手。

5）用后的清洁指甲用具、揉搓用品如海绵、手刷等,应放到指定的容器中;揉搓用品应每人使用后消毒或者一次性使用;清洁指甲用品应每日清洁与消毒。

三、人员管理与培训

1. 科室成立医院感染管理小组　医院感染管理小组在医院感染管理科的指导下开展工作,负责肿瘤微创介入手术室消毒隔离、无菌技术操作、职业防护等医院感染管理制度的落实以及环境的微生物学监测等工作。发现问题及时解决,医院感染科每个月对科室院感工作进行定期检查与随机抽查。

2. 医院感染管理科对空气净化与消毒设施的使用和管理人员、医务人员进行空气净化与消毒相关法律、法规和标准知识的培训,明确相关人员的职责和任务。相关技术部门做好设备的维护与保养,确保空气净化设施的正常运行和手术患者的安全。

3. 结合肿瘤微创介入手术室的实际情况建立健全各项规章制度并组织培训与落实检

查。医院感染管理科加强对肿瘤微创介入手术室医院感染的管理力度,不定期进行检查相关工作,发现问题及时分析、讨论并整改,做到医院感染预防与控制的规范化和制度化。

4. 严格控制肿瘤微创介入手术室人员进出,尽可能减少室内人数。进入手术室人员必须穿戴无菌手术衣裤、口罩、帽子,换手术室专用鞋。术中所需物品尽量在手术前准备齐全,以减少人员走动造成的尘埃粒子的增加。参观手术者应严格遵守无菌技术规定及介入手术治疗室相关规定。

5. 工作人员手清洁 洗手、手消毒是控制医院感染最重要的措施之一。工作人员接触患者前后均要洗手或用消毒剂手消毒。必要时要戴一次性手套,脱手套后要及时洗手。参与手术人员要严格按照外科刷手法的要求进行手清洁。每月对手术人员进行刷手后细菌培养,其菌落总数必须达到 $5CFU/cm^2$ 的卫生标准。

6. 手术器械管理 手术器械的清洗、消毒、灭菌采用集中管理与质量控制;非一次性使用的医疗器械在手术室作酶制剂浸泡清除血渍后由供应室中心集中清洗、消毒、灭菌的管理模式,强化了环节管理,保证了灭菌效果。

7. 职业暴露处理 肿瘤微创介入手术室护士在工作中会直接接触各种穿刺针和患者血液。因此,操作中严格执行医院感染管理的相关规定,做好自身保护与隔离措施,最大限度地降低感染与发生职业暴露的可能是十分重要的。肿瘤微创介入手术室护士应定期(每年)检查身体,并酌情予以注射乙肝疫苗主动免疫保护。若在工作中发生职业暴露应立即在伤口旁由近心端向远心端尽可能的挤出损伤处的血液,再用肥皂水和流动水反复冲洗污染物,用 0.5% 聚维酮碘或 75% 乙醇进行消毒,并包扎伤口。及时报告医院感染管理科,依据患者携带病毒的不同给予有效的预防和及时的治疗,并进行跟踪处理。

四、无菌操作与感染控制

无菌技术是微创介入手术室感染控制中的关键环节。介入手术要按照外科手术的要求,对穿刺部位进行消毒、灭菌处理。严格按外科无菌手术操作铺无菌器械台。手术过程中避免不必要的物品及人员流动。连台手术时医护人员应及时更换手术衣,地面、器械台应用消毒液擦拭、进行空气动态净化消毒30分钟后再进行下一台的手术治疗。

微创介入手术完毕后,对穿刺部位严格消毒,用无菌纱布加压包扎。非血管介入或需留置管、鞘者局部严格消毒,牢固固定留置物品,并覆盖无菌膜,送回病房,与病房护士详细交接。

第9节 肿瘤微创介入手术室安全管理

一、肿瘤微创介入手术室护理安全管理总则

1. 严格遵守肿瘤微创介入手术室无菌规则,防止交叉感染,物品定期消毒。
2. 术前和手术结束后巡回护士与配合护士共同清点核对术中所用耗材,并做记录。
3. 严防差错,操作前应有操作医师、配合护士或巡回护士二人以上核对患者的姓名、床号、住院号、血型、手术名称等,确认无误后方可执行。

4. 毒麻药品应有专人保管、登记,使用药品前应双人核对。

5. 严防患者在手术期间撞伤、跌伤、烫伤、压疮等不良事件发生,患者未离开微创手术室应有专人护理,确保手术患者安全。

6. 严防接错患者、错误手术部位,手术患者应由手术医师、巡回护士或配合护士共同核对无误方可手术。

7. 严格遵守标本管理制度,防止差错和遗失手术标本。

8. 微创手术室使用器材设备应经常检查、爱护使用,确保安全。

9. 外人不得进入手术室,加强安全保卫工作。

10. 严格执行给药查对制度,做到"三查八对"。

二、肿瘤微创介入手术患者交接制度

肿瘤微创介入手术室实行连台连班制,应尽量减少手术患者交接环节。

1. 患者交接过程中,交接双方的人员间依照医院规定的标准及关键内容对患者进行交接,以保证患者重要信息的有效沟通。确保医院内的医务人员能够为患者在不同诊治区域中提供连续性医疗服务,提高患者安全。

2. 患者进入手术室行手术治疗前,由手术室护士与病房护士依照《手术患者交接记录单》内容逐项进行交接、记录、签字。

（1）交接患者诊断、麻醉方式、手术名称。

（2）交接手术进行情况。

（3）交接输液、输血种类及输注量,穿刺部位有无外渗、是否通畅。

（4）交接用药情况。

（5）交接体位是否安全、舒适,皮肤有否接触金属物及受压情况。

（6）交接病区带来物品。

（7）交接清点术中所用高值耗材数目。

（8）做好手术患者护理记录并签名。

3. 以上记录单均要存放于病历中。

三、肿瘤微创介入手术安全核查制度

1. 肿瘤微创介入手术安全核查是由具有执业资质的手术医师、微创手术室技师和微创介入手术室护士三方,分别在皮肤消毒实施前、手术开始前和患者离开手术室前,对患者和手术部位等内容经行核查的工作,本制度所指的介入手术医师是指术者,特殊情况下可由第一助手代替。

2. 行微创介入手术患者均应佩戴有患者身份识别信息的标识以便核查。

3. 凡有上下、左右等手术部位区别的手术,手术医生应于术前在病房做好患者手术部位的体表标记及手术部位标识图的标记。

4. 手术安全核查由手术医生主持并填写安全核查表。

5. 实施手术安全核查的内容及流程

（1）皮肤消毒开始前，由手术医师、微创手术室技师和微创介入手术室护士三方按手术安全核查表中内容依次核对。

（2）手术开始前，由手术医师、微创手术室技师和手术室护士按上述方式，共同核查患者身份(姓名、性别、年龄、出生日期、病历号等)、手术方式、手术部位与标示，并确认风险预警等内容。手术物品准备情况的核查由手术室护士执行并向手术医师报告。

（3）患者离开手术室之前，由手术医师、微创手术室技师和微创手术室护士按上述方式，共同核查相关内容。

（4）三方核查人确认后分别签名。

四、肿瘤微创介入手术室安全用药制度

1. 掌握微创介入手术室常用药物的名称，了解药理作用、使用方法、途径、配伍禁忌、常用剂量、不良反应及注意事项。

2. 根据医嘱用药，用药前必须严格执行"三查八对"。正确识别患者身份：查看病历、腕带，帮患者口述床号、姓名、出生日期。正确核对药物：查看药名、剂量、有效期。查看药物包装及完好情况。

3. 依据医嘱执行单使用抗生素，必须查看医嘱，需做皮试者，结果阴性方可使用。

4. 手术台上用药必须与配合护士或手术医生核对无误后使用，台上使用两种以上药物时，应做好标记，严格用错。

5. 抢救用药执行口头医嘱时，配合护士应复述一遍，医生认可后，方可使用。用过的安瓶、药瓶等放在固定位置，手术结束查对用量记录后方可丢弃。

6. 护士初次使用的药物必须阅读药物使用说明书，或虽为常用药物，但是使用的剂量、途径、方法不熟悉，必须与手术医生或药房核实药物的作用、常用剂量、不良反应和使用注意事项，并确认使用方法。

7. 静脉用药与其他途径用药分开放置，做好醒目标志。

8. 药物使用后，在手术护理记录单的备注栏中及时据实记录使用药物的名称、剂量、使用途径和使用的时间。

9. 对易出现过敏反应的药物及过敏体质的患者，用药后应密切观察患者反应。

五、肿瘤微创介入手术室标本管理制度

1. 手术取下的标本，未经医生准许，任何人不得私自处理标本。配合护士负责手术台上标本管理，注意防止干燥或丢失。

2. 配合护士将标本放入标本瓶，标本瓶需要注明患者姓名、病区、床号、标本名称、住院或门诊号、采集日期。

3. 手术医生认真填写病理申请单，将病理标本及病理单放入标本间，标本瓶内倒入10%中性甲醛，固定液的量不少于组织体积的 3～5 倍，并密闭标本瓶封口，避免固定液外溢。在病理标本登记本上逐项登记并签名，配合护士核对无误后在登记本上签名，由巡回护士督查。

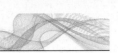

4. 微小标本留置在专用标本瓶中并注明相关信息后放于标本袋中。

5. 病理科发现不合格标本(申请单字迹潦草不清、申请单缺项、信息不全、申请单内容与送检标本不符、标本过小、固定不符合要求等)必须及时向手术室通报,手术室负责查找原因并联系相关科室人员,及时改正并送检。

6. 因医学研究需要采集病理标本者,必须经过相关部门批准,按照规定执行。任何人不得随意留取手术标本。

六、肿瘤微创介入手术患者体位安全管理制度

1. 术前了解患者的手术名称、手术时间、体位、年龄、营养状况、皮肤完整性等。根据患者情况准备合适的体位用物。

2. 有皮肤破损的患者,摆放体位时注意保护,防止破损进一步扩张。

3. 摆放体位时应严格按照各种体位摆放的操作常规执行,保持肢体的功能位,选择合适的体位垫,保持床单平整、干燥,避免皮肤与床单之间产生剪切力,确保体位的安全放置。对全麻患者,在不影响术野的同时尽量保持肢体功能位。对局麻患者,在不影响术野的同时和患者沟通以最大限度地保证患者的舒适感。

4. 术中密切观察体位变化,防止因术中体位的改变,造成皮肤、神经、肌肉的损伤。特殊状况下可与手术医生沟通,调整手术体位或高受压部位以缓解强迫手术体位对手术患者的损伤。

5. 评估术中体位可能造成的难免压伤,应申报护理部,采取强化措施配合术中体位放置,并加强术中体位观察和护理,手术结束后严密观察体位受压部位的皮肤、神经、肢体供血情况,在护理记录单上详细记录,并和病房护士做好交班。

七、肿瘤微创介入手术室输血护理管理制度

1. 严格按《临床输血技术规范》(卫医发〔2000〕184 号)及《医疗机构临床用血管理办法》(中华人民共和国卫生部令第 85 号)规定的程序进行管理和操作。

2. 输血前由操作医师执行输血前评估、告知义务,与患者或家属签署《输血治疗同意书》后方可输血。无自主意识且无亲属签名患者的紧急输血,输血治疗方案报业务主管部门批准后实施并记入病历。

3. 临床用血申请单由本院医师逐项填写清楚,并签具全名,连同受血者血标本由经培训的专业人员送交输血科配血,双方逐项核对并签收。

4. 采集血标本时,采血护士必须至少使用 2 种方法确认患者身份,只有当临床用血申请单上信息与患者腕带的信息完全一致时方可采集血标本。

5. 血配好后,由医务人员到输血科取血,双方需认真逐项核对,认真检查血液质量和血袋是否完好,签收登记后,方可离开输血科。

6. 护士执行输血过程中应严格遵守操作规程,按照《输血护理流程及质量标准》执行。

7. 护士需掌握输血及成分输血有关保存、输注时间要求等相关知识并按要求落实。输血速度原则上先慢后快,密切观察并记录于护理记录单。

8. 护士观察记录输血过程,一旦出现输血不良反应,立即停止输血,保留余血,按《输血反应应急处理预案》要求处理并查找原因,做好记录。

9. 输血结束后将输血记录单保留于病历中。血袋保存于黄色垃圾袋中 24 小时。

八、肿瘤微创介入手术室患者隐私保护制度

1. 在不涉及公共利益及公众知情权的前提下,患者的私人信息都受到法律的保护。

2. 医院全体医务人员要尊重患者的隐私权,有责任保护、保密患者的个人隐私,不得泄露。

3. 来医院就诊的患者在诊疗中遇到涉及个人秘密或隐私问题、事件,都可以向医务人员提出合理的保密要求,医务人员将严格遵从患者的权利。

4. 患者的私密空间

(1) 泄露患者隐私或者未经患者同意公开患者病历等资料,造成患者损害的,医院应当承担侵权责任。

(2) 患者有权对接受检查的环境提出具有隐蔽性的合理要求,医务人员应遵从患者的要求,为患者提供私密的诊疗空间。

(3) 在就诊、检查、住院过程中,除诊疗需要,任何人不得拍照、录音、录像与本人无关的影像或声音。

(4) 医护人员应维护好就诊秩序,有序进行诊疗,保障接诊时除患者及其家属外,无其他无关人员在场。

(5) 在接诊或巡诊过程中,医务人员应语调适中,不得高声向患者宣读或解释病情、诊断结果,如涉及隐私问题的提问或回答,医务人员应尽量单独与患者进行沟通或低声交流。

(6) 异性医务人员在进行某些特殊部位的体检治疗时,患者可要求有亲属陪伴或同性医务工作者在场。

(7) 在对住院患者进行会诊、检查、治疗、实习教育时,医务人员应遵循患者的意愿,放下病房隔帘后再进行。

(8) 在实习教学过程中,应提前与患者进行沟通,导师应严格控制观察时间,在观察前将患者情况介绍清楚,不得当面进行介绍;实习生应记录问题,待观察结束后或小声提问,不得大声地在患者面前讨论病情。

5. 个人信息保护

(1) 患者在就诊过程中向医务人员提供的个人资料、病情、病史、治疗过程、诊断结果、病历等有关患者隐私的全部资料,本院都将予以妥善保管,不得把患者的任何个人信息披露给无关的第三方。

(2) 隐私要求保密个人以及与治疗有关的所有内容及记录等信息,与治疗无关的人员在使用病历前需得到医务处同意。

九、肿瘤微创介入手术室手术预约安排制度

1. 手术通知以电脑申请为准,于手术前一天上午 10:00 前完成。乙肝、丙肝、梅毒、结

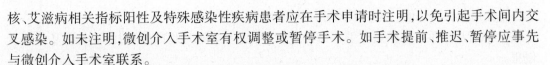

核、艾滋病相关指标阳性及特殊感染性疾病患者应在手术申请时注明,以免引起手术间内交叉感染。如未注明,微创介入手术室有权调整或暂停手术。如手术提前、推迟、暂停应事先与微创介入手术室联系。

2. 无菌手术与有菌手术应分室进行,如遇特殊情况,应先做无菌手术,后做有菌手术。两台手术时间应留有自净时间。

3. 凡住院患者进入手术室必须更换微创介入手术室清洁衣裤及帽子。

4. 术前准备不符合要求者,手术室有权退回患者重新处理。

5. 第一台择期手术的操作医师最迟不得超过8:30入室。

6. 微创介入手术室对实施介入诊疗的患者应详细登记,按月统计上报。

7. 非业务性工作不能在手术室进行。

十、肿瘤微创介入手术室急诊手术管理制度

1. 急诊手术必须符合急诊指征,手术申请时注明急诊类别,并提前做好术前准备。微创介入手术室接到急诊通知单在固定时间内安排手术。

2. 急诊手术分类

(1) 1类急诊:生命危急,必须立即手术。

(2) 2类急诊:比较紧急,2小时内必须手术。

(3) 3类亚急诊:4小时内安排手术。

(4) 4类其他:当天安排手术。

3. 遇急诊手术不能及时安排,必须一切以患者为重,任何人不得以任何理由,耽误急诊手术时期。手术间不能满足急诊手术需求时,暂缓择期手术,优先保证急诊手术。

4. 微创介入手术室根据急诊手术申请的数量、病情的轻重缓急合理安排,遇安排困难,启动应急预案。

5. 实施微创介入急诊手术的医生资质必须符合手术分级分类管理要求。

十一、肿瘤微创介入手术室患者保护措施

(一) 患者的途中转运措施

1. 各种车、推床应有安全护栏。患者由病区来到手术室时,每位患者的转运途中需要始终有人一直照顾;固定好护栏,防止患者摔伤。

2. 到病房接送患者时因严格遵守患者的查对制度。

3. 在接送患者过程中,确保患者温暖、舒适、不发生意外。

4. 必要时,危重手术患者应有主管医生陪同接送,防止患者在途中出现病情变化。

5. 患者转运过程中,避免不必要的颠簸碰撞。

6. 患者身上携有输液管、引流管时,应保持管路在正常位置,避免发生体液反流或管路滑脱。

(二) 患者在手术间的保护措施

在进入手术室时,患者在感情上的需要可能和身体情况一样各有不同。手术室的护理

工作是让患者在回忆他们的手术经历时是愉快的心情。

1. 患者从上手术推床躺至手术床的过程中,应注意随时遮挡患者,保证其隐私权不受侵犯。

2. 一旦患者进入手术操作间,必须有人看护。患者不能单独留在手术操作间。

3. 患者在手术室期间,随时注意患者保暖,避免体温过低或过高。

4. 全麻患者术中进行影像扫描时需加强气管插管的保护,确保呼吸道畅通,保障患者安全。

5. 手术结束,护士应守护在患者身边,防止坠床或输液管路的滑落。

6. 手术结束后,由医务人员共同协助将患者从手术床移至推床,注意动作轻缓、用力协调一致;防止因体位改变导致血压升高或降低;避免因穿刺部位加压包扎敷料移位而导致出血;同时确保各类管路的通畅防止滑脱,以保障患者安全。

（三）患者在手术间预防压疮的保护措施

目的是确定正确的患者体位方法和保护他们免受因手术体位导致的皮肤损伤。

1. 仰卧位

（1）头下放一个凝胶头圈。如果头圈过于外展,可以在头下放一个凝胶垫替代。

（2）至少用两个枕头放置在膝下,确保足跟悬空并且不与床垫接触。

（3）在膝部以上位置应放一条安全带。

（4）如果患者是病态肥胖的孕妇,放一个凝胶楔形垫在患者的右侧身下,以防止仰卧位低血压综合征。

（5）在台面床垫之上或压力点部位放置另一个凝胶垫和体位垫,以加大压力再分配和皮肤保护。

（6）将手臂放在两侧加垫的臂板上,并用安全带或一条毛巾和三英寸胶布固定。

2. 俯卧位

（1）将面部放在一个泡沫或凝胶的头枕内。

（2）两个凝胶胸位垫并排放在患者的胸部下方,从锁骨延伸至髂嵴。胸壁仍然能够扩展并且腹部无压力。

（3）在膝部、小腿和脚踝下放枕头,确保脚趾可以不受力地悬空在床沿上。

（4）双臂放在两侧加有垫子的臂板上,屈曲90°并用安全带或一条毛巾和三英寸胶布固定。或者,双臂放在凹形臂垫上并适当的固定保护。

（5）大腿后部上面放置一条安全带。

（6）女性患者的胸部应避免压迫或压力。男性患者的生殖器应避免压迫或压力。

3. 侧卧位

（1）放置一个枕头或凝胶头枕在患者的头下。注意确保耳朵没有折叠或以一个不恰当的方式压迫。

（2）上端的手臂置于一个加软垫的臂板上,用一条安全带或用毛巾和三英寸胶布固定。

（3）下端依靠侧手臂放置在一个有软垫的过肩臂板上,并用带子或毛巾和三英寸胶布固定。

（4）在身体依靠侧的床和腋下之间放一个凝胶卷,不可使用沙袋或输液袋来提供支撑。如果使用的话,用凝胶垫盖住其中与患者直接接触的表面上。

（5）在大腿、小腿和双踝之间放置两个枕头，小腿略微屈曲；在髋部上侧和小腿处放置一条安全带。

4. 斜卧位　使用专用人体定位袋辅助固定体位，其他保护措施同侧卧位。

5. 对肥胖患者的特殊注意事项

（1）为患者仅使用经过认可的体位装置。

（2）如有必要，使用超长安全带（床单不应被用作安全带）。

（3）使用凝胶垫和额外的泡棉来垫起手臂放在一个雪橇形架里，不要用毛毯或床单。

（4）始终使用床的扩展部分支撑悬在床外缘的身体部位。如果特定的床没有床的扩展部分，在床的末端使用附加的臂板增加宽度并支撑下肢。

（5）在患者进入手术室之前核实床能够支撑患者的体重。

6. 对儿科患者的特殊注意事项

（1）在头下使用一个凝胶垫，因为皮肤破溃多发生于枕部和耳垂。

（2）用卷起的凝胶垫放在膝下悬起双腿，使足跟悬空。

（3）不要使用未经批准的任何物体作为体位装置或皮肤保护辅具。

7. 体位和使用体位辅具的记录要在病历相应的部分完成。如果皮肤压疮事件发生，破损面积、提供的治疗和所采取措施的资料，应记录在术后的手术记录中。

（四）患者在微创介入手术间防辐射的保护措施

见第二章第一节。

（五）防止患者术中发生低体温的保护措施

全麻手术及冷消融治疗时患者血流动力学会发生改变，易出现术中低体温。术中低体温对患者造成的危害是十分严重的，针对造成术中低体温的原因进行有效预防是术中护理的一个重要内容。

1. 导致患者术中低体温的原因

（1）手术室低温环境：手术时环境的温度通常应控制在 22 ~ 24℃。有研究显示室温>32℃时，体温>38℃；室温<21℃则体温<36℃；小儿更为明显，保持适当的室内温度有助于维持患者体温。但由于外科医师要求较低的室温以求舒适，而造成室温过低，使患者体温下降。

（2）麻醉剂的应用：麻醉剂有扩张血管、抑制体温的功能，从而导致体温下降。围术期使用的所有麻醉剂均影响体温调节。另外，麻醉时采用机械通气吸入干冷气体等，也会引起体温下降。

（3）皮肤保暖作用的散失：皮肤具有调节体温的功能，完整的皮肤具有天然的屏障作用。皮肤是体内热量散失的主要部位，手术过程中皮肤消毒时，裸露皮肤面积较大、碘酊和酒精涂擦患者皮肤上的挥发作用、使用低温或未加温液体冲洗体腔等因素，引起外周血管收缩反应、热量丢失，体核温度可下降至 33 ~ 35℃。这是手术导致体内热量散失的重要原因。

（4）输液和输血：手术过程中患者由静脉输入大量与手术间等温的液体和血液，则对患者机体中体液造成"冷稀释"作用，从而导致患者体温下降。

2. 预防术中低体温措施

（1）监测体温：在手术过程中注意监测体温，维持体温在 36℃以上。

（2）调节室温：随时注意调节室温，维持室温在 22 ~ 24℃，不能过低。

（3）保暖：采用暖水袋、保温毯、压力气体加温盖被等措施对患者保暖，确保患者术中温暖、舒适。

（4）输注液加温：使用恒温加热器、温箱或血液制品加温器等加温设备,对输入人体内的液体和血液制品加温至37℃,可以预防低体温的发生,并防止体温下降。液体加温输入的方法可以使用压力气体加温器、保湿加温过滤器等。但注意部分药物如青霉素、维生素、代血浆等不能加温。

十二、肿瘤微创介入手术室进修管理制度

1. 进修人员在微创介入手术室进修期间按照院护理部规定统一管理。护士长严格把关,科室不得自行接收人员进修学习。

2. 进修人员要服从护士长的安排,团结协作,服务态度好,按照本院护理部和手术室要求,遵守各项规章制度和操作流程。进修护士配合手术,由带教老师承担责任。

3. 进修过程中如遇到问题,应及时向教学组长及护士长汇报,科护士长和护理部联系。

4. 微创介入手术室护士长分管进修带教工作。带教老师必须严格按照进修计划和流程进行带教工作。

5. 微创介入手术室每一位护士均有带教职责和义务,必须以身作则,言传身教,确保教学质量和效果。

6. 进修人员应积极参加护理部和科室组织的业务讲座,并做好笔记。

7. 参观手术时,距手术人员应超过30cm。不得在室内,尤其是器械台旁随意走动,不得进入非参观手术间。不在洁净区内看书、闲聊或从事与手术无关的工作。

8. 进修人员必须接受所在科室的考核,考核内容包括实际能力考核,在进修结束前一周写好个人小结,交到所在科室,并提前1～2天办理离院手续,各个科室应在进修人员离院后一周内写好鉴定送护理部。

第10节　肿瘤微创介入诊疗流程

1. 住院患者由病房管床医师填写介入诊疗申请单或会诊单并送肿瘤微创介入科,接诊医师到病房查看患者后决定诊疗时间。

2. 介入科接到病房要求介入诊疗的会诊单后,由住院总医师或高年资医师尽快到病房会诊,并在会诊单上写明会诊意见,对适合微创介入诊疗的患者由管床医师填写介入诊疗申请单到肿瘤微创介入手术室约定诊疗时间。

3. 对确认可以接受介入诊疗的患者,由介入科高年资医师向患者或其家属详细介绍介入诊疗的方法、途径、可能出现的并发症、可预期的效果、术中所用的介入材料及其费用,征得患者或其家属的同意并签署知情同意书、委托书、一次性医用卫生材料使用同意书。肿瘤介入治疗的患者应提前确定化疗方案;其他介入治疗的患者提前确定术中用药方案,并将化疗药物及其他术中用药写在预约通知单上,再由病房医师开具医嘱取药;对各种需放置支架的患者,由介入科高年资医师根据精确测量情况提前预订合适的支架。

4. 住院患者由外送人员携带病历陪同护送至肿瘤微创介入手术室,病情严重或手术复杂时病房医师、护士应全程陪同监护,并待手术结束后护送患者回病房。每天早晨上班后由

总住院医师将当天的手术安排予以通报,并按照事先的安排顺序叫号,急症患者优先。

5. 患者到达介入手术室后,由当班技师详细登记患者的信息,并将知情同意书、委托书、一次性医用卫生材料使用同意书放在病历中;由肿瘤微创介入手术室护士安排患者上检查床,接心电监护,打开手术包准备手术,其间应严格执行查对制度防止差错事故的发生。

6. 手术中医师、护士和技师均应坚守岗位,各司其职。

7. 手术结束后由手术医师或助手压迫止血,并向患者详细交代注意事项,由辅助护士协助包扎止血,非危重和复杂患者介入手术结束后可由病房护士护送患者回病房。任何时候都不允许让患者自己来、自己回病房;手术医师应及时书写手术记录,技师应及时处理图像、刻录光盘或打印图像,急症患者应尽快将影像资料交给病房医师;辅助护士应及时结算手术费用、整理手术操作间并安排下一个患者。

8. 对单纯接受介入造影检查的患者,手术医师应在 24 小时内将诊断报告写出由外送人员取回交病房放病历中保管。

第 11 节　肿瘤微创介入手术室护理

一、术前访视和术后回访

(一) 术前访视定义

随着护理模式的转变和整体护理理念的深入开展,临床工作者对手术患者的心理社会状态评估和良性干预的重视日益加强。卫生部(现国家卫生计生委)2005 年颁发的《医院管理评价指南(试行)》首次对我国外科围术期患者术前访视和术后支持服务提出了明确要求。术前访视即术前一日由手术室护士(辅助护士)去病房看望患者,了解患者的情况,并进行心理沟通解除患者焦虑,制定护理计划的一个过程。

术前访视作为手术室开展整体护理的重要内容,可以增进患者对手术室护士接触、了解,进一步增强对护士的信任,减轻患者对手术顾虑,消除其紧张、恐惧的心理,使患者以最佳的心理状态去接受手术,从而将整体护理落到实处,提高护理质量。

(二) 术前访视目的

1. 通过术前访视,手术室护士可以掌握手术患者的基本情况,缓解手术患者术前的恐惧、紧张心理。

2. 介绍手术及麻醉的注意事项,增强手术患者对手术的信心。

3. 减轻患者术后疼痛及并发症。

4. 改善护患关系,提高手术患者对手术室护理的满意度。

(三) 术前访视和术后回访的意义

1. 术前访视是及时、准确掌握患者病情的重要渠道。

2. 术前访视是减少、杜绝事故隐患的低成本劳动。

3. 术前访视是减轻患者和家属压力的必要环节。

4. 术前访视与术后回访是加强手术沟通的必要措施。

5. 术前访视与术后回访是展示手术室风貌的契机。

（四）术前访视的方法及程序

1. 访视时机

（1）时机：术前一日，午休后，晚餐前。

（2）访视时间：应控制在 10～15 分钟为宜。

2. 访视者

（1）人员要求：肿瘤微创介入手术室工作满一年以上并掌握各专科手术宣教内容的护理人员，一般为担任次日手术的辅助护士，特殊情况可由配合护士和辅助护士共同完成。

（2）访视前准备：填写访视单，熟悉术式。了解患者病情和手术方案情况。新手术及特殊部位手术还需和主管医生交流，以充足准备介入材料、仪器，保证手术顺利实施。

3. 访视程序

（1）阅读病历：手术室护士与病房医护人员沟通后，借阅病历。记录内容：患者体重、血型、生化检查结果、患者现病史、慢性病史、过敏史、外伤史、手术史等。

（2）访视开始

1）床旁与患者和家属交流：站在患者床旁，表情自然放松，必要时保持微笑，并注视谈话对象。先主动作自我介绍"您好！我是微创介入手术室护士，您明天就要做手术了，我来向您了解一些情况，并告知您需要注意的事项，您可以配合吗?"。取得患者配合后核对患者身份，核对手术部位与手术方式。

2）观察了解患者营养状况、卫生状况、体位、精神状态。通过交谈，了解患者对手术的认识程度，了解患者紧张焦虑程度，对患者做术前护理评估。

3）了解病史：询问患者病前身体状况，有无重大疾病，有无慢性病史，侧面了解有无传染病史；询问有无外伤、手术史，肢体有无运动障碍；询问有无食物、药物过敏史等。

4）仔细询问患者有无消毒液过敏史，成年女性患者是否处于月经期。

5）介绍手术室条件、环境、设备、手术体位、麻醉方法、简要手术过程、接送流程、家属休息室方位及联系方法等。

6）介绍需要患者配合的事项：①术前禁食水的要求：耐心解释术前用药、禁食、禁饮的目的。对长期服药患者（如高血压、冠心病等）嘱其手术日晨用一小口水将药服下，以免病情波动影响麻醉及手术。②个人卫生要求：术前一天洗澡更衣，术前禁止化妆、涂口红，以免病情变化，影响观察。③着装要求：术日晨排空大小便，穿上病号服等候手术室工作人员迎接。④将义齿（假牙）、手表、首饰、发卡、隐形眼镜取下，交于家属妥善保管，强调禁带金属物品、贵重物品入手术室。⑤告知患者入手术室后，因手术床较窄，不要随意翻身以免坠床。手术间各种仪器、监护仪会发出声响，请不要紧张。讲解配合护士做好术前准备的意义。

7）访视结束：发放访视单，请患者复述护士所交代的注意事项。

8）访视注意事项：不透露手术医生姓名；不确定的术式和麻醉方式不予讲解；不讲述任何具体的麻醉和手术风险；不告知确切的手术时间；不承诺每台手术都有术前访视环节。访视时根据患者文化程度采用适当的语言进行沟通，使被访者能够充分理解并积极配合。

（五）术后回访

1. 术后回访的时间　一般选择在术后第 2 天，如患者肿瘤较大、部位特殊、病情较重等

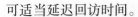

可适当延迟回访时间。

2. 访视者　肿瘤微创介入手术室护士(最好为配合该手术的配合护士)。

3. 回访内容　①术后生命体征;②术后疼痛;③术区皮肤情况,如有引流需查看管路情况;④术后精神状态;⑤对手术室工作满意度。

4. 认真完成术后回访记录单的记录情况。

（六）术前访视和术后回访记录单

详见第六章。

二、患者交接

（一）患者交接

1. 交接内容　为防止错误手术患者以及防止患者的影像资料、药物、物品遗失,患者的交接应使用《手术/介入患者交接单》(详见第六章)。内容包括:患者身份识别、诊断、介入手术部位、手术名称、病历等物品。

2. 身份识别　所有手术患者必须佩戴身份识别的腕带(腕带佩戴与管理规范见第五章),并在送入手术室前确认是系在手腕上。患者腕带上提供患者的个人资料包括:姓名、身份证号、住院号、病区、电话号码、住址等,如果由于某种原因要摘除腕带标记,则负责摘除的人员必须保证采取其他替代方式,以确保患者仍能被识别。

3. 交接时机　在手术患者按程序离开或返回病房、进入微创介入手术室等候区、进入微创介入手术间进行交接,交接双方的工作人员均应按照《手术/介入患者交接单》的内容进行。

（二）患者转运流程(图 1-3-11-1)

1. 核对术前准备完成情况,监测生命体征。

2. 嘱患者将贵重物品收放好。

3. 备好患者的病历、磁共振/CT 等医学影像片及沙袋等。

4. 普通患者由护送人员送至微创介入手术室;特殊患者(危重症、急诊介入手术等随时有病情变化)应由医护人员陪同护送至介入手术室,以保证患者安全。

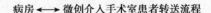
病房 ←→ 微创介入手术室患者转送流程

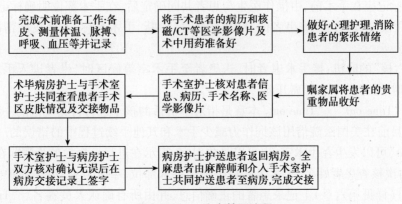

图 1-3-11-1　患者转运流程

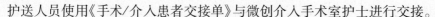

护送人员使用《手术/介入患者交接单》与微创介入手术室护士进行交接。

5. 术毕由病房护士与手术室护士共同查看患者手术区域的皮肤情况,进行病情、管路、并发症及现有治疗的交接,双方确认后病房护士在手术交接记录上签字,并注明离开手术室时间。

6. 由病房护士护送回病房,若为全麻患者由麻醉师和介入手术室护士共同护送患者至病房,完成交接。

三、手术室术前准备

(一) 安全核查

患者识别方法对手术患者的核对是落实正确识别患者,保证患者安全,尊重生命的重要手段,所有相关人员都应该通过合适的流程以及扮演积极的角色来保证外科手术的患者手术治疗的正常进行。

1. 核查腕带

(1) 所有手术患者必须配有身份识别的腕带标记,并在送入手术室前确认是系在手腕上。患者腕带上提供患者的个人资料包括:姓名、身份证号、住院号、病区、电话号码、住址等,如果由于某种原因要摘除腕带标记,则负责摘除的人员必须保证采取其他替代方式,以确保患者仍能被识别。

(2) 以主动沟通方式确认患者 医护人员首先自我介绍,主动告知患者自己的身份和称呼,与患者建立良好的护患关系。由患者主动告知姓名。对意识清楚的患者,可由患者自行叙述其姓名,手术室护士根据其叙述的情况与腕带标记资料来判断是否符合。

(3) 通过家属或陪伴者确认患者 对虚弱/智力不足/意识不清的患者,可由家属/陪伴者叙述其姓名,护士确认其叙述情况与腕带标记资料是否符合,以便确认患者的正确性。确认患者个人资料包括:姓名、身份证号、住院号、电话号码、住址等,以上内容具备两种即可。

2. 患者识别的"三确"、"六核"

(1) "三确"的内容:正确的患者、正确的手术部位、正确的手术方式。

(2) "三确"的时机:应从接患者开始,患者进入手术室后,巡回护士应再次确认患者。手术部位的标记应在手术前,由操作医生与患者共同确定后,在手术部位明确标记。

(3) "六核"的内容:核查患者的身份、住院号、诊断、手术名称、术区皮肤情况、知情同意签署情况。

(4) "六核"的时机:接手术患者时、送患者至手术室等候区时、患者进入手术间时、手术即将开始时、手术结束患者离开前。

3. 术前"Time out" "Time out"本意是指对不听话的孩子进行行为规范的一种方法(图1-3-11-2)。目前在美国医院借用该词作为减少手术和其他手续过程中的错误的一种新的策略,"Time out"可以发生在手术室,也可以是放射室,表示在进行一个大的步骤前在作停顿的时间,以便再次核查患者姓名、手术名称和正确的手术部位、手术方式,由辅助护士在《手术安全核查表》(详见第六章)上记录患者的正确信息,并由所有确认人员签名。"Time out"最明确的目的是减少医疗事故,同时给所有参与的医护人员一个表达自己意见的机会,以增强

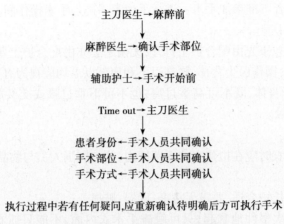

图 1-3-11-2　"Time out"流程图

团队协作的意识。

（二）微创介入手术部位标记

1. 目的　确保患者的医疗安全,防止手术过程中出现部位识别差错。

2. 要求

（1）颜面部、经人体自然腔道（如口腔、鼻腔、肛门等）进行的手术在《手术风险评估表》中的手术部位标记图上进行标记。其他手术在患者病变部位或其体表投影处进行标记。

（2）手术前在《手术风险评估表》标记图及患者体表上用"○"对操作部位进行标记。

（3）手术部位标记须经医师、护士及患者（昏迷患者可为家属、近亲属或委托代理人）三方共同确认并签字。

3. 方法

（1）使用黑色防水标记笔进行标记。

（2）只涉及单个部位的手术（含腔镜手术）,在需要标记的部位用符号"○"进行体表标记。

（三）患者手术体位的安置

1. 手术体位　根据手术需要协助患者摆放体位,既要保障手术野易于暴露又满足影像设备术中实时监控的需要。常见的手术体位包括仰卧位、俯卧位、侧卧位、斜卧位（左斜或右斜卧位）等。

2. 手术体位的安置原则

（1）保证手术安全进行。

（2）保证患者安全舒适。

（3）保证患者肢体功能位。

（4）不影响患者血液循环

（四）操作者准备

1. 穿无菌手术衣

（1）微创介入操作医生进入手术操作间流程:换隔离鞋→更换刷手衣、裤,将上衣束裤内→按介入手术室防护用品穿脱要求将铅衣铅帽等防护用品穿戴整齐→戴口罩（口鼻不外露),有上呼吸道感染者不准参加手术→进行手消毒→进入手术操作间→由辅助护士协助穿无菌手术衣→戴无菌手套。

(2) 无菌手术衣包事先由配合护士打开,无菌手套亦由配合护士备好。

(3) 穿戴完毕后,操作医生背部、腰部以下和肩部以上均应视为有菌区,不能用手触摸;手臂应肘部内收,靠近身体,既不可高举过肩,也不可下垂过腰或交叉放于腋下。手术床边缘以下的布单不可接触。

2. 注意事项

(1) 穿无菌手术衣时应在拟建立的无菌区内,并与周围人员与物品保持一定距离,以免被污染。

(2) 手术衣大小长短合适,要求无污染、潮湿、破损。

(3) 取衣时应一次整件地拿起,只可触碰手术衣内面,不能只抓衣领将手术衣拖出无菌区。

(4) 穿戴好手术衣、手套后,双手置胸前,不可将双手置于腋下或上举过肩,下垂过腰,不得离开手术间,不触摸非无菌物品。

(5) 未戴手套的手不能触及手术衣的正面,更不能将手插入胸前衣袋里。

(6) 传递腰带时,不能与协助穿衣人员手相接触。

(7) 手术中,若手套破损或接触到有菌物品,应立即更换无菌手套,前臂或肘部污染应立即更换手术衣。

四、手术配合

(一)手术物品的准备

1. 要根据情况和肿瘤微创介入手术开展的种类准备手术器械、敷料及物品,分类包包、严格消毒、标记日期,使用时严格核对,保障手术物品的使用和安全。

2. 手术包分为常规导管器械包,手术衣包,大孔巾包,备用器械包,备用手术衣包,备用治疗巾包等(参考《卫生部心血管疾病介入诊疗技术培训教材》)。

(1) 常规导管器械包应包括:不锈钢大方盘 1 个(90cm×35cm);直止血 1 把(14cm);刀柄 1 把(11 号刀片);消毒皮钳 1 把(20cm);巾钳 4 把(12cm);剪刀 1 把(12～14cm);针持 1 把(12cm);不锈钢弯盘 1 个(20cm×15cm);不锈钢换药碗 4 个(分别为大、中、小);不锈钢药杯 2 个(50ml);治疗巾 6 块;细纱布 20 块。

(2) 对于非常规使用的手术物品,如导管、支架、球囊等,应提前准备好,以保证术中使用。

(二)手术台铺设

1. 为了术中使用方便,通常选用适宜的治疗车,既满足手术无菌物品摆放的需求又不影响人员走动。

2. 铺设时面向治疗车可用手先将最外面包布打开后调整直角,铺向治疗车右侧及上下外缘,再将左侧手术衣包布打开调整直角铺向左侧治疗车最外缘,使左右两侧边缘台面上已为无菌区域,再将器械包移至右侧治疗车中间。用无菌长钳把内层无菌布单分别向左右上下铺设,使治疗平台成为完整无菌平台。

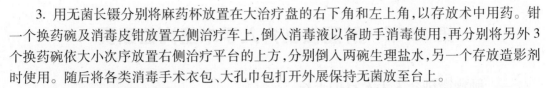

3. 用无菌长镊分别将麻药杯放置在大治疗盘的右下角和左上角,以存放术中用药。钳一个换药碗及消毒皮钳放置左侧治疗车上,倒入消毒液以备助手消毒使用,再分别将另外 3 个换药碗依大小次序放置右侧治疗平台的上方,分别倒入两碗生理盐水,另一个存放造影剂时使用。随后将各类消毒手术衣包、大孔巾包打开外展保持无菌放至台上。

(三) 手术区消毒、铺巾

1. 患者进入微创介入手术室平卧手术床后,配合护士要在第一时间接好心电监护电极,开放静脉,然后将手术区域暴露。

2. 由配合护士协助手术医生进行手术区域皮肤消毒。

(1) 手术区皮肤消毒时由消毒者刷手后将治疗台上准备好的无菌消毒碗用左手拿出,配合护士倒入 2% 碘伏或皮肤消毒液,右手持消毒皮钳夹起碗中浸透消毒液纱布进行皮肤消毒。

(2) 消毒完成后,消毒者将把用过的消毒碗、钳传给辅助护士,进行无菌手术区铺巾。

3. 配合护士协助消毒者铺无菌巾以及大孔单,大孔单以穿刺点为中心上下铺展。

(四) 手术配合

1. 正确传递物品

(1) 配合护士根据术者需要准备各种器械,如导管、导丝、球囊、支架等,首先将外包装打开,完全保持无菌递与术者,操作过程中注意无菌操作。

(2) 在操作过程中,配合护士要避免接触无菌部分,由操作者手中接过的物品防止再次掉到手术台上造成污染。如有不慎落入污染及时更换无菌物品。

(3) 手术时,不可在手术操作人员背后或头顶方向传递器械及手术用品,应从器械升降台侧正面传递。

2. 手术过程中,手术人员应面向无菌区,并在规定范围内活动。同侧手术人员如需换位,应先退后一步,转过身背对背的转至另一位置。

3. 手术开始后,配合护士要对患者的生命体征、心电图、血氧饱和度进行监测,发现问题,及时汇报给术者。配合护士应保持高度的警惕性,随时准备配合术者对患者的病情变化进行处理。

(五) 术后处理

1. 术后辅助护士戴手套把使用后的器械清点并用清水将使用过的器械上面血迹及污染物冲洗干净后放在污物区,以备供应室收回。系统分类,打包,消毒,避免造成交叉感染。

2. 手术使用过的污染布类敷料需在当日由卫生员送洗衣处交换,把前日洗回的布类物品清点接收后送回供应室,以备包裹。

3. 遇有血液污染传播疾病的各类敷料物品,按医院感染管理隔离要求将污染物放入医疗垃圾袋严紧包裹,贴上特殊处理标签,交医疗垃圾管理员直接焚烧。

五、肿瘤微创介入手术室护理工作质量检查考核标准

肿瘤微创介入手术室护理工作质量检查考核标准内容详见附件 3-7。

第12节 肿瘤微创介入手术室岗位职责

一、肿瘤微创介入手术室护士长

（一）工作职责

1. 在护理部主任和科护士长领导下,在科主任业务指导下负责本科室的护理行政及业务管理。根据护理部及科室工作计划,制定本护理单元工作计划,并组织实施,定期做好总结反馈。

2. 负责科室护理质量控制,督促检查护理人员严格执行护理核心制度及其他各项规章制度和技术操作规程,保障护理安全,做好护理风险防范。

3. 负责科室护理人员的执业能力培训,组织护理人员的业务学习、技术训练,并有计划进行考核。

4. 负责科室护理人员职业素质教育,贯彻"以病人为中心"服务宗旨,不断提升服务质量。解决和反映护士学习、思想、工作、生活中存在的问题。

5. 合理分配人力,掌握本科护士的业务能力和工作表现,提出考核、晋升、奖惩和培养使用意见,制定、落实科室绩效考核方案。

6. 定期检查各种备品的请领及保管。

7. 督促检查科室消毒隔离工作,防止院内感染。

8. 促进科内外的团结协作,参加中层干部例会和护士长例会,传达贯彻会议精神。参加医院的护士长值班。

9. 准确填写各种工作记录,及时上报护理部,接受护理部、科护士长考核。

10. 积极开展护理新技术、新业务和护理科研,及时总结经验。

11. 指导和管理实习护生、进修人员,按要求完成教学计划。

12. 根据工作需要,合理分配护理人力,准确无误地与医生共同配合完成手术。组织并亲自参与重大手术及抢救,解决护理疑难问题。

13. 督促检查各级人员严格遵守无菌操作规程,并做好消毒隔离工作,按规定进行空气、手、物品的细菌培养,监测消毒效果。

14. 负责手术室的各种药品、物品、器械、仪器设备等的预算、请领、保管、维护,定期检查,做好记录,并确切保证其备用状态,满足临床科室急症、限期、择期手术患者的需要。

15. 督促检查手术标本保留、及时安全送检。

（二）任职资格

1. 基本要求

（1）身体健康,恪尽职守,具有良好的职业道德素质。

（2）学历要求:本科或以上学历。

（3）专业要求:护理专业。

（4）执业资格:执业护士,并获主管护师以上职称。

（5）工作经验:具备三年以上的主管护师工作经验和一定的管理经验。

2. 知识技能要求

（1）掌握本专科护理学专业理论。

（2）掌握本专科常见疾病的临床表现,主要护理诊断和相关护理措施。

（3）掌握整体护理和护理程序理论,熟悉专科常见疾病的护理程序。

（4）掌握本专业疾病相关的基础护理学、解剖学、病理生理学以及临床药理学的相关知识。

（5）熟悉与本专科护理学密切相关学科的理论。

（6）熟悉诊断学相关理论知识、专科常用诊疗技术原理及临床应用。

3. 工作权限

（1）护理进修、实习人员的带教权。

（2）护理工作质量的监督检查权。

（3）微创介入手术室护理人员的管理考核权和奖、罚、升、降、调的建议权。

（4）医院授予微创介入手术室内护士进修、学术活动、外出或请假审批权和其他权限。

（5）领导交给的其他权限。

二、肿瘤微创介入手术室护士

（一）工作职责

1. 认真核对并掌握患者情况及术式、麻醉式,做好患者的术前、术后健康教育及访视。

2. 做好患者待手术期、术后转送期的病情观察、心理护理、安全防范工作。

3. 担当配合、辅助护士工作,负责手术前后的人员、物品准备、清点和整理工作,准确无误地与医生共同配合完成手术。督促检查参加手术人员的无菌操作,做好手术护理记录。

4. 严格执行消毒隔离制度,保持手术间清洁、整齐及适宜的温、湿度,严格区分医用和生活垃圾,安全传送病理标本。

5. 负责手术间各种急救药品、高值耗材、仪器设备的准备、保管、维护,定期检查,做好记录,保证有效备用状态。

（二）任职资格

1. 基本要求

（1）身体健康,恪尽职守,具有良好的职业道德素质。

（2）学历要求:专科或以上学历。

（3）专业要求:护理专业。

（4）执业资格:执业护士,从事护理工作满 3 年及以上。

（5）工作经验:综合能力较强参与科室护理质控工作,能够指导下级护士工作。

2. 知识技能要求

（1）能完成 N3 级护士的护理工作,具有承担重症患者护理的能力。

（2）能够组织、实施危重患者抢救、护理查房、疑难病例讨论及护理教学。

（3）能承担本科内高风险、高难度护理及技术。

（4）能参与护理科研及病房管理。

3. 工作权限

（1）护理科研工作的组织指导和护理进修、实习人员的带教权。

（2）护理工作质量的监督检查权。

（3）领导交给的其他的权限。

三、肿瘤微创介入手术室技术人员

（一）工作职责

1. 在工程技术人员的指导下共同维护、保养和检修肿瘤微创介入手术室影像设备和各项设施，定期校正各种参数，保证影像设备正常、准确的运转。

2. 术前应审阅申请单，了解病情提出扫描计划。按规定常规程序操作，在常规以外的选层、加层等应和手术医师共同探讨，手术结束要准确填写扫描条件等并签名。

3. 术前必须确认核实碘试验阴性及无其他禁忌证者才能增强，注入对比剂后应随时注意有无不良反应。

4. 保持影像设备机房的清洁，操作间、控制室、计算机室的温度、湿度应符合规定要求，一般控制室、扫描室控制在 $22℃\pm4℃$，相对湿度为 65% 以下，每天填写工作日志和机器运转情况，定期书面交班。

5. 负责机器附件、胶片等物品的申领、保管及登记统计工作。

（二）任职资格

1. 基本要求

（1）身体健康，恪尽职守，具有良好的职业道德素质。具有良好的团队合作精神、环境适应性、忍耐性、逻辑性、果断性，有一定的创新性，具有奉献精神和服务他人的精神。

（2）学历要求：专科或以上学历。

（3）专业要求：医学影像及相关专业。

（4）执业资格：执业技士，从事放射工作满 3 年及以上。

（5）工作经验：本科及以上学历具备一年以上的见习技师经验。

大专学历具备三年以上技士经验。

中专学历具备五年以上技士经验。

2. 知识技能要求

（1）掌握医学影像专业基础知识与基本理论，包括层面解剖学、生理学等。

（2）熟悉各系统疾病的病因、病理、临床特点、影像学表现、诊断和鉴别诊断、治疗原则及影像学诊断相关学科知识。

（3）熟悉各系统 X 线诊断学或超声诊断学的基本理论知识及诊断技术。

（4）熟悉医学影像专业国内外现状及发展趋势，不断吸取新理论、新知识、新技术，并用于医疗实践和科学研究，了解相关学科近年来的发展。

（5）有一定的教学和科研经验。

3. 工作权限

（1）实习技师、技士业务工作的审查、修改权。

（2）新技术、新疗法和科研工作的参与权。

（3）领导交给的其他的权限。

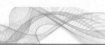

附件 3-1　急救类设备应急调配演练记录

时间：
科室：
演练设备：
参加演练人员：
演练过程：   　1. 科室工作人员演练过程：   　2. 医学工程中心演练过程：
备注：

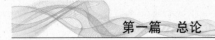

附件 3-2 除颤监护仪每日保养维护登记记录表

科室:			设备名称:				年 月	
设备型号:			资产编码:				设备编号:	
日期	登记时间	外观检查	附件检查	充放电性能	打印功能	时间效准	检查人	
1								
2								
3								
4								
5								
6								
7								
8								
9								
10								
11								
12								
13								
14								
15								
16								
17								
18								
19								
20								
21								
22								
23								
24								
25								
26								
27								
28								
29								
30								
31								

维修联系科室: 电话:

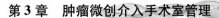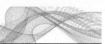

附件 3-3 临床常用医疗仪器每日保养维护登记记录表

科室：			设备名称：		年 月	
设备型号：			资产编码：		设备编号：	
日期	登记时间	外观检查	附件检查	按键检查	时间效准	检查人
1						
2						
3						
4						
5						
6						
7						
8						
9						
10						
11						
12						
13						
14						
15						
16						
17						
18						
19						
20						
21						
22						
23						
24						
25						
26						
27						
28						
29						
30						
31						

维修联系科室： 电话：

附件 **3-4**　医学设备紧急替代流程

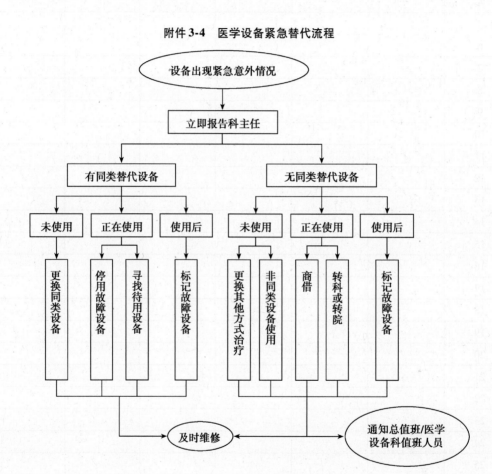

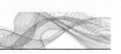

附件 3-5 生命支持类仪器设备应急替代调配流程图

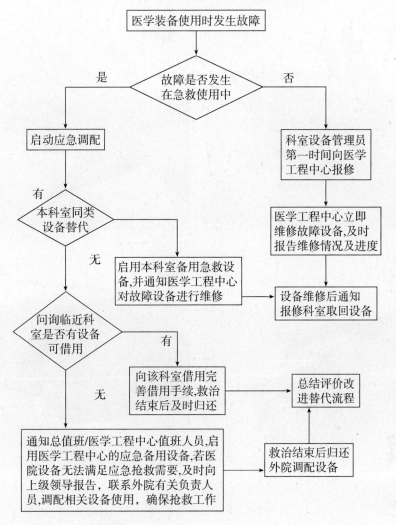

附件 3-6 六步洗手法

1. 在流动水下,使双手充分淋湿。
2. 取适量肥皂(皂液),均匀涂抹至整个手掌、手背、手指和指缝。
3. 认真揉搓双手至少 15 秒钟,应注意清洗双手所有皮肤,包括指背、指尖和指缝,具体揉搓步骤为:
(1) 掌心相对,手指并拢,相互揉搓,见附图 3-1A。
(2) 手心对手背沿指缝相互揉搓,交换进行,见附图 3-1B。
(3) 掌心相对,双手交叉指缝相互揉搓,见附图 3-1C。
(4) 弯曲手指使关节在另一手掌心旋转揉搓,交换进行,见附图 3-1D。
(5) 右手握住左手大拇指旋转揉搓,交换进行,见附图 3-1E。
(6) 将五个手指尖并拢放在另一手掌心旋转揉搓,交换进行,见图 3-1F。
4. 在流动水下彻底冲净双手,擦干。

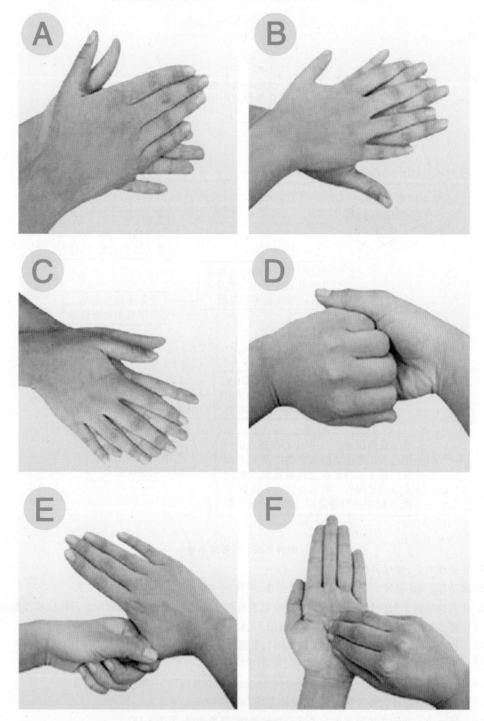

附图 3-1　洗手消毒方法

A. 掌心相对,手指并拢,相互揉搓;B. 手心对手背沿指缝相互揉搓;C. 掌心相对,双手交叉指缝相互揉搓;D. 弯曲手指使关节在另一手掌心旋转揉搓;E. 右手握住左手大拇指旋转揉搓;F. 将五个手指尖并拢放在另一手掌心旋转揉搓

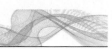

附件 3-7 肿瘤微创介入手术室护理工作质量检查考核标准

年 月 日 检查人

项目	内容及要求	分值	检查方法	检查情况	扣分
环境管理	1. 科室布局、设施设备符合等级医院评审要求:(3分) (1) 有血管造影或介入导管室,设置符合诊疗技术管理规范;(1分) ①操作时使用面积符合放射防护及无菌技术操作等相关要求;(0.2分) ②有多功能监护系统和心、肺、脑抢救复苏设施;(0.3分) ③配备800mA,120kV以上并具有电动操作功能、数字减影功能和"路途"功能,影响质量和放射防护条件良好的血管造影机,并配备高压注射器;(0.5分) (2) 各类设备使用、管理符合规范,专人管理,定期检查、维修,有记录。(2分) 2. 限制区、半限制区和非限制区各区划分明确,标识醒目。(2分) 3. 科室环境安全、安静、整洁,光线充足,温湿度适宜:温度22~26℃,相对湿度50%~60%。(1分) 4. 室内物品摆放整齐,有序,定位放置。(2分) 5. 急救通道宽敞、便捷、无障碍物。(2分)	10分	现场查看		
人员管理	1. 护士长应有主管护师以上专业技术职称且有5年以上介入临床护理工作经验。(3分) 2. 护理人员必须经过介入治疗专业技术培训,考核合格后方可上岗。(4分) 3. 护理人员应掌握全面的基础医学知识、多学科专业知识、基本操作及急救技能。(3分)	10分	查阅资料		
医院感染管理	1. 严格落实医院感染管理相关制度。(2分) 2. 医护人员进入介入手术室须更衣、换鞋、戴口罩、帽子。(3分) 3. 严格限制参观人数,防止交叉感染(手术间<30m²,参观人数一次不超过3人)。(3分) 4. 科室各区域空气、物表、地面每日清洁、消毒:(4分) (1) 限制区各室每日术前30分钟开启层流净化系统,术后30分钟关闭;物表、地面每日用250mg/L含氯消毒剂擦拭1次;(1分) (2) 半限制区各室每日定时空气消毒(层流净化或紫外线消毒等);物表、地面每日清洁擦拭2次;(1分) (3) 非限制区各室每日定时开窗通风,保持空气清新,物表、地面每日清洁擦拭1次;(1分) (4) 地面和物表保持清洁、干燥,每天消毒,遇明显污染随时去污、清洁与消毒,采用400~700mg/L的含氯消毒液擦拭,作用30分钟。(1分)	30分	现场查看 查阅资料		

续表

项目	内容及要求	分值	检查方法	检查情况	扣分
医院感染管理	5. 科室每月对空气、物体表面、使用中消毒液、医护人员手进行卫生学监测,有记录,监测结果符合相关要求。(2分) 6. 灭菌物品、一次性物品存放、使用符合《消毒隔离质量标准》。(4分) (1) 灭菌物品专柜存放,专人管理,并按照灭菌先后顺序摆放,取放符合要求,标识醒目,在有效期内;(2分) (2) 一次性物品专柜存放,定期检查,无过期,做到一人一用一处置。(2分) 7. 严格落实医务人员手卫生规范。(3分) 8. 连台介入手术时,前台手术结束后,手术人员应重新消毒手臂,更换无菌手术衣、无菌手套;用消毒液擦拭手术间地面及用物,并进行空气消毒20分钟。(3分) 9. 遵循《医院感染管理办法》执行标准预防,安全防护用具齐全。(3分) 10. 严格按照《医疗废物管理条例》对医疗废物分类放置,日产日清,密闭转运,交接有记录。(3分)	30分	现场查看 查阅资料		
质量管理	1. 科室各项工作制度、技术操作常规及各级各类人员岗位职责健全,并落实到位。(2分) 2. 工作流程合理,认真落实接诊、手术配合、抢救、观察等各项工作。(3分) 3. 护理人员应熟练掌握介入急症抢救预案,急救技术及抢救仪器的操作方法。(3分) 4. 医务人员严格执行无菌技术操作原则。(3分) 5. 及时、准确执行医嘱;执行口头医嘱时,护士必须复诵一遍,核对无误后方可执行,并做好记录。(3分) 6. 术中密切观察患者的病情,及时处置、及时记录,记录准确、完整。(6分) (1) 观察患者生命体征及心电图的变化;(2分) (2) 观察患者穿刺肢体的温度及足背动脉搏动情况,如足背动脉搏动明显减弱甚至消失,或肢体麻木,则应及时报告医师,并给予相应的处理;(2分) (3) 观察患者面部皮肤有无潮红、丘疹等,如有异常及时报告医师,及时处理。(2分) 7. 患者安全管理措施落实到位。(6分) (1) 落实"患者身份识别制度"和"急诊危重患者腕带标识管理制度",以准确识别患者,实施正确的治疗和护理,(2分) (2) 手术安全防护措施到位;(2分) ①正确使用约束带,以防发生坠床等意外事件;(1分) ②护理人员全程陪护;(1分) (3) 患者的敏感器官和组织有防护。(2分)	50分	现场查看 查阅资料 随机考核		

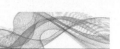

项目	内容及要求	分值	检查方法	检查情况	扣分
质量管理	8. 科室应备有辐射防护用品,固定位置存放,定期消毒;工作人员职业健康防护符合规范。(4分) (1) 有放射防护管理制度,落实到位;(1分) (2) 工作人员按照有关规定佩戴个人剂量计;(1分) (3) 定期组织护理人员进行防护知识培训及应急演练,有考核,有记录;(1分) (4) 定期对护理人员进行健康检查,有健康档案。(1分) 9. 护士应根据患者的病情,针对介入治疗、护理等方面及时对其进行健康教育。(2分) 10. 认真落实大型仪器管理制度,做好防水、防电、防火等安全防范工作,有记录。(2分) 11. 各类高质耗材如指引导管、导丝、球囊等使用管理规范。(4分) (1) 各类高质耗材资质齐全,均为国家卫生计生委招标产品;(1分) (2) 专人、专柜管理,定期检查,无过期;(1分) (3) 有出、入库记录;(1分) (4) 各类高质耗材使用后,应在患者病历中进行识别标识(将耗材的标签条形码粘贴于手术护理记录单上)。(1分) 12. 植入患者体内的无菌耗材,应做到器材来源可追溯。(3分) 13. 急救药品、物品做到"四固定",完好率达到100%,班班交接,有记录;护士长每周检查1次,有记录。(3分) 14. 常备药品做到分类放置、定期检查,无过期失效现象。(3分) 15. 各类气体定位置、分类放置,标识醒目,使用管理规范。(3分)	50分	现场查看 查阅资料 随机考核		
标准分:100分				得分:	

4 第4章
肿瘤微创介入手术室突发事件应急处置预案

第1节 总 则

一、组织目的和依据

微创介入手术室是医院水、电、气、各种医用气体、各种精密仪器、大型设备数量和使用集中的重要场所,它承担着全院繁重、复杂的微创手术治疗工作,出现紧急情况的概率高,常遇特殊事件或急、危、重患者的抢救,为提升护理服务品质,增强护理人员的急救意识与应急能力,规范急救护理行为,保障医疗安全和患者安全、提高对突发性事件的应对和处理能力,根据微创介入手术室工作性质和相关管理规范的要求,结合实际工作情况,制定相应突发事件处置预案。

二、适用范围

在微创介入手术室各项护理工作中可能遇到的各种突发事件以及意外紧急情况时的处置应对。

三、工作原则

任何时间发生紧急、特殊情况时,在岗人员均是抢救成员。当需要大量人员参与或有要解决的问题,及时与护士长联系并启动相应的应急预案。

四、突发事件的种类

1. 患者意外情况的发生 麻醉意外;手术中患者突然呼吸或心搏骤停;术中大出血;手术部位错误;手术患者错误;坠床;电灼伤等。
2. 仪器、设备意外情况的发生 接错气体、电线短路、断针、仪器故障等。
3. 停电、火灾、泛水等意外情况的发生。
4. 高值耗材清点有误、给药、输液、输血有误。

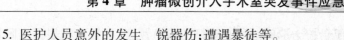

5. 医护人员意外的发生　锐器伤;遭遇暴徒等。

五、应急组织体系和职责

（一）应急处置工作领导小组

手术室成立由护士长及护理骨干组成的突发事件应急处置工作领导小组,负责手术室相关事件的应急处理工作。

（二）职责

由手术室突发事件应急处置工作领导小组负责制定手术室突发紧急事件应急处理预案;并组织对微创介入手术室护士进行有关应急处理知识和技术的培训;按规定流程上报事件的有关信息。

六、应急处理上报流程

1. 遇有工作中发生意外或紧急抢救者,手术室护士立即采取应对处理及配合抢救,并认真记录。

2. 及时向护士长汇报,协助成立抢救小组,保证各项抢救措施尽快到位。

3. 护士长根据了解的实际情况,向科主任汇报。

4. 根据突发事件性质及需要,立即通知相应数量及资质的护士到岗。按技术程度、能力大小来组织配备相应的力量。

5. 预警　微创介入手术室护士发现有关情况后及时向护士长报告并提出预警;达到预案规定情形的,启动相应级别的应急预案。

七、肿瘤微创介入手术室应急保障

（一）人员

手术室每天安排不同年资备班护士 2 名,根据急诊应急需要,首先通知第一备班护士到位,仍不能满足应急需要时,再通知第 2 备班护士到位,还不能满足应急需求时,由护士长通知相应数量及资质的护士到位。

（二）物资

微创介入手术室负责手术所需各种器械、敷料及耗材的供应,如库存物资不能满足手术所需,由护士长通知相关部门及人员到位,保证手术及抢救需要。

（三）通信

科室内设有全体人员通信一览表,备班人员需确保通信畅通。

八、监督管理

（一）预案、流程的修订

制定手术室各种突发事件及紧急情况应急预案和处理流程,根据突发事件类型整理成册,放置于护士站明显位置,便于护士取阅。所有修订的应急预案、处置流程根据实际情况不断更新完善;新修订预案及流程须注明修订时间,并及时替换旧版。

(二)培训

根据护理人员学历、职级不同,组织学习和培训;内容以肿瘤微创技术新理论、新进展、实际案例为主,以提高护士专科能力、提高低年资护士对突发事件判断能力、传授工作经验为目标,授课效果评价为每位护士熟悉内容并掌握。

(三)演练

对常见突发事件及紧急情况开展情境培训及护理查房,开展相关演练,提高手术室护士应急能力及水平。对每次演练进行效果评价,查找薄弱环节,持续改进。

第2节　肿瘤微创介入手术室应急预案

一、突发事件应急预案及处理流程

(一)发生火灾时的应急预案及处理流程

1. 应急预案

(1)医护人员要保持清醒头脑,冷静面对。如火灾发生在白天,听从护士长指挥;若发生在夜间,由高年资护士负责。有组织、有秩序地将患者转移至安全区域。

(2)火灾初起时火势较小,用灭火器、自来水等灭火工具在第一时间扑火。

(3)当火势难以控制时,应让患者及时撤离火场,同时上报院有关部门并拨打"119"电话。

(4)报警时要清晰说清火灾发生的准确地点、具体情况及报警人联系方式,使消防员迅速有备而来。

(5)根据手术患者情况,操作医师迅速接好各种抢救设备如氧气袋、呼吸机、检测仪等;与辅助护士、巡回护士共同将患者从走廊安全门通道有秩序地撤离。

(6)若大火已封锁出口时,应退守房间,用敷料、被子等物堵塞门缝,并泼水降温,等待消防队员前来营救。

2. 处理流程

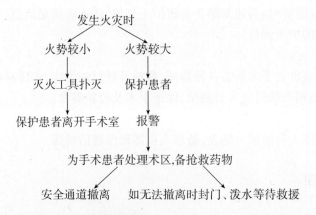

(二)突然停电的应急预案及处理流程

1. 应急预案

（1）白天突然停电,即刻查找停电原因并上报院有关部门解决问题,同时注意患者安全,做好患者的安抚工作;做好危重患者的监护,将监护仪器更换为有蓄电的仪器,准备应急灯并协调好各方面的工作。根据手术情况,辅助护士迅速将应急灯取来,用于临时照明。

（2）夜间手术突然停电,所有人员不得慌张,禁止来回穿梭走动,避免相互碰撞做好患者的安抚工作。开启科室应急照明设备(无菌室应备有应急灯 2 个),暂时照明。并立即电话通知维修组。

（3）辅助护士应保护好手术区域,避免感染。

（4）记录停电过程及时间,以及手术进展和患者情况。

2. 处理流程

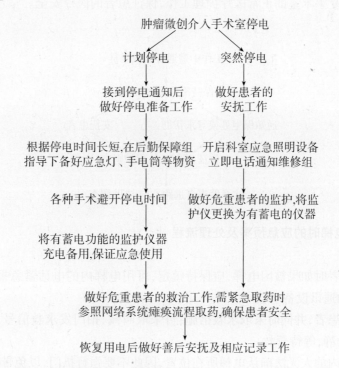

（三）突然停水的应急预案及处理流程

1. 应急预案

（1）通知护士长,即刻与维保中心联系解决。

（2）如有手术医师刷手时,协助医师用免冲洗手消毒刷手。

（3）如预先通知停水,护士长及相关人员负责组织做好水源的储备工作。

2. 处理流程

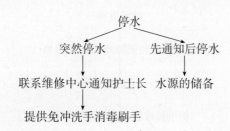

（四）工作中遭遇醉酒或暴徒时的应急预案及处理流程

1. 应急预案

（1）护理人员应保持头脑冷静,正确分析和处理发生的各种情况。

（2）保护现场,设法报告保卫处或警卫工作站,夜间通知总值班,或寻求在场其他人员的帮助。

（3）安抚患者及家属,减少在场人员的焦虑、恐惧情绪,尽力保证患者及自身的生命安全,保护国家财产。

（4）肇事者逃走后,注意其去向,为保卫人员提供线索。

（5）主动协助保卫人员的调查工作。

（6）尽快恢复手术室的正常医疗护理工作,保证患者的医疗安全。

2. 处理流程

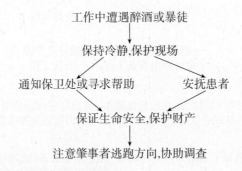

（五）被困电梯时的应急预案及处理流程

1. 应急预案

（1）接送患者时如果被困电梯,应保持镇定,可用电梯内的电话紧急报修,按下警铃报警,也可使用移动通讯设备求救。

（2）安抚好患者,并同时采取求救措施:可采取叫喊、拍门发求救信号,若无人回应,需镇静等待,观察动静,等待营救。

（3）因电梯内的人无法确认电梯所在位置,因此不要强行扒门,以免带来新的险情。

（4）手术室方面发现接、送患者时间过长,护士长或值班护士应马上予以调查是否被困电梯中。

（5）当接到报告电梯出现故障后,护士长或值班护士应马上上报有关部门予以解决,并组织营救工作。

2. 处理流程

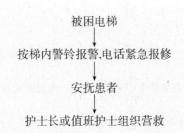

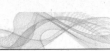

（六）发生失窃的应急预案及处理流程

1. 应急预案

（1）发现失窃,要保护现场。

（2）电话通知保卫处来现场处理,夜间通知院总值班。

（3）协助保卫人员进行调查工作。

（4）维护手术室秩序,保证患者医疗护理安全。

2. 处理流程

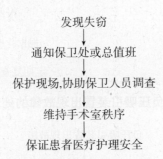

发现失窃

↓

通知保卫处或总值班

↓

保护现场,协助保卫人员调查

↓

维持手术室秩序

↓

保证患者医疗护理安全

（七）急诊手术安排应急预案及处理流程

1. 应急预案　遇急诊手术不能及时安排,必须一切以患者为重,任何人不得以没有人、没有手术台为由,耽误急诊手术时机。为确保手术及时实施,手术室急诊值班人员有权统一调度安排,其余人员必须服从。

2. 处理流程

（1）患者情况紧急,任何一间手术台均应无条件接受急诊抢救手术。

（2）一般急诊手术,在规定时间内无手术台,原则上本专科择期手术让急诊手术。

（3）缺手术室护士或手术医生时,呼叫备班护士或二线医生,仍然不能满足急诊需求时,汇报护士长或科主任安排协调。

（八）手术中接触感染物或利器伤的应急预案及处理流程

1. 应急预案

（1）手术中工作人员皮肤若意外接触到患者血液或体液,应立即用肥皂水和清水冲洗。

（2）患者体液或血液溅入工作人员的眼睛、口腔等黏膜处,应立即用大量的清水或生理盐水冲洗。

（3）若被感染手术的血液、体液污染的利器刺伤后,立即挤出伤口血液,用肥皂水清洗伤口并在流动水下冲洗至少5分钟。

（4）用碘伏消毒,包扎伤口,并立即更换该利器。

（5）上报保健科,在24小时内查血清有关抗体,根据不同情况及病种决定是否预防用药及用药方案。

（6）填写"锐器伤登记表"并报医院感染控制中心备案。

（7）按要求定期复查。

（8）保健科根据具体情况对责任做出界定,并按规定报销费用。

2. 处理流程

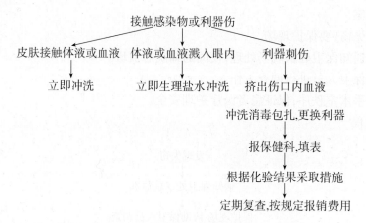

接触感染物或利器伤

皮肤接触体液或血液　　体液或血液溅入眼内　　利器刺伤

立即冲洗　　　　立即生理盐水冲洗　　挤出伤口内血液

冲洗消毒包扎,更换利器

报保健科,填表

根据化验结果采取措施

定期复查,按规定报销费用

（九）微创介入手术室中心负压吸引装置出现故障的处理流程

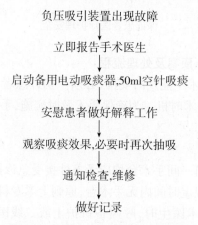

负压吸引装置出现故障

立即报告手术医生

启动备用电动吸痰器,50ml空针吸痰

安慰患者做好解释工作

观察吸痰效果,必要时再次抽吸

通知检查,维修

做好记录

（十）微创介入手术室中心吸氧装置出现故障的处理流程

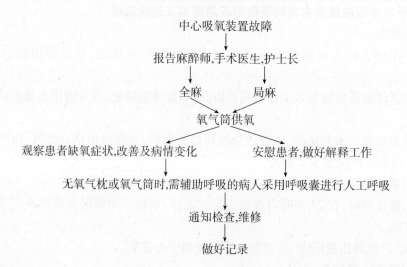

中心吸氧装置故障

报告麻醉师,手术医生,护士长

全麻　　　　局麻

氧气筒供氧

观察患者缺氧症状,改善及病情变化　　　　安慰患者,做好解释工作

无氧气枕或氧气筒时,需辅助呼吸的病人采用呼吸囊进行人工呼吸

通知检查,维修

做好记录

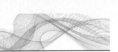

二、肿瘤微创介入术中特殊情况预案及处理流程

（一）手术患者发生输血后发热反应时的应急预案及流程

1. 应急预案

（1）发现输血反应轻者减慢输血速度，报告医生。

（2）反应重者立即停止输血，密切观察生命体征，给予对症处理（发冷者注意保暖、高热者物理降温），立即通知医生，暂停手术。

（3）必要时遵医嘱给予抗过敏药物（异丙嗪或肾上腺皮质激素等）。

（4）保留血袋，必要时于非输血侧肢体抽取患者血样一起送输血科。

（5）密切观察病情变化，监测体温，做好护理记录。

2. 处理流程

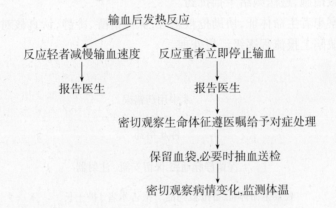

（二）手术患者发生输血后过敏反应时的应急预案及处理流程

1. 应急预案

（1）轻度过敏反应减慢输血速度，报告医生，遵医嘱给予抗过敏药物，如异丙嗪或地塞米松等。

（2）中、重度过敏反应者，立即停止输血，通知医生暂停手术。遵医嘱皮下注射盐酸肾上腺素 0.5~1mg 或静脉滴注氢化可的松、地塞米松等抗过敏药物。

（3）呼吸困难者给予氧气吸入，严重喉头水肿者由医生行气管切开。

（4）循环衰竭者遵医嘱予以抗休克治疗。

（5）保留血袋，必要时于非输血侧肢体抽取患者血样一起送输血科。

（6）密切观察病情变化，做好护理记录。

2. 处理流程

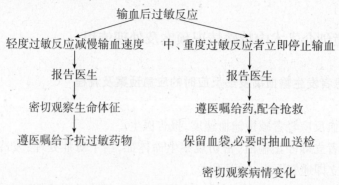

输血后过敏反应
→ 轻度过敏反应减慢输血速度　　中、重度过敏反应者立即停止输血
轻度：报告医生 → 密切观察生命体征 → 遵医嘱给予抗过敏药物
中、重度：报告医生 → 遵医嘱给药,配合抢救 → 保留血袋,必要时抽血送检 → 密切观察病情变化

（三）术中用药错误的应急预案及处理流程

1. 应急预案

（1）立即停止给药,保留静脉通路,保留好注射器及安瓿,报告术者及护士长。

（2）采取急救措施,遵医嘱给予拮抗药。

（3）密切观察患者生命体征,协助抢救患者,保持清醒、冷静,认真核对,防止乱中出错。

（4）按护理缺陷上报流程逐级汇报处理。

2. 处理流程

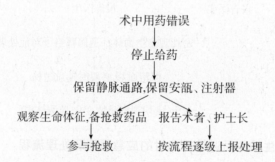

术中用药错误
↓
停止给药
↓
保留静脉通路,保留安瓿、注射器
↓
观察生命体征,备抢救药品　　报告术者、护士长
↓　　　　　　　　　　　　　↓
参与抢救　　　　　　　　按流程逐级上报处理

（四）术中发生电灼伤的应急预案及处理流程

1. 应急预案

（1）如为电击伤立即切断电源,通知术者、上级医师、护士长,夜间手术上报上级医师、护士长,观察患者病情,给予对症处理。严重者通知相关科室及时进行抢救。

（2）保护现场仪器状态,通知器械工程师查找原因。

（3）如为皮肤电灼伤,通知术者、麻醉师、护士长,请相关科室会诊,对症处理,采取必要的护理措施。

（4）保护好受伤部位,较小的烧伤涂抹烫伤药物。

（5）在手术记录单上做详细记录,并和病区护士当面交接。

（6）按护理缺陷上报流程逐级汇报处理

2. 处理流程

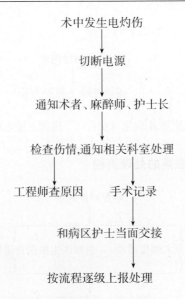

术中发生电灼伤

↓

切断电源

↓

通知术者、麻醉师、护士长

↓

检查伤情,通知相关科室处理

↓

工程师查原因　　手术记录

↓

和病区护士当面交接

↓

按流程逐级上报处理

（五）发生坠床时的应急预案及处理流程

1. 应急预案

（1）保持镇定,立即通知医师、护士长,检查患者全身情况,准确判断患者头部及身体有无跌伤、四肢有无骨折,进行相应处理。

（2）配合护士、辅助护士迅速同手术医师一起将患者抬到手术床上（若为清醒患者,首先要安抚患者）。

（3）根据病情需要做好急救准备,遵医嘱进行相应处理。

（4）配合护士立即检查输液情况,若已脱出,需马上重新进行静脉穿刺。观察患者生命体征,若出现危急情况马上参与抢救并仔细核对抢救用药。

（5）按护理缺陷上报流程逐级汇报处理。

2. 处理流程

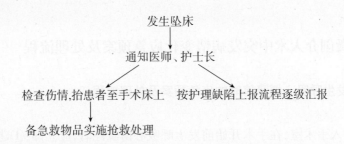

发生坠床

↓

通知医师、护士长

↓

检查伤情,抬患者至手术床上　　按护理缺陷上报流程逐级汇报

↓

备急救物品实施抢救处理

（六）接错患者的应急预案及处理流程

1. 应急预案

（1）发现后立即通知手术医师,上报护士长。

（2）妥善处置患者,做好解释安慰工作。

（3）如已经做完静脉穿刺、麻醉等工作,应注意保护性医疗,与护士长、麻醉师、术者协商,做好患者及家属的交代工作。

（4）按护理缺陷流程逐级上报处理。

2. 处理流程

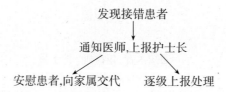

发现接错患者
↓
通知医师,上报护士长
↓
安慰患者,向家属交代　　　逐级上报处理

（七）术中患者导管异常脱落的处理流程

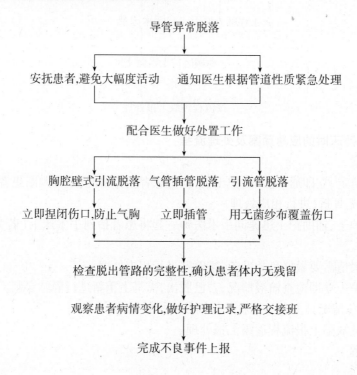

导管异常脱落
↓
安抚患者,避免大幅度活动　　通知医生根据管道性质紧急处理
↓
配合医生做好处置工作
↓
胸腔壁式引流脱落　气管插管脱落　引流管脱落

立即捏闭伤口,防止气胸　　立即插管　　用无菌纱布覆盖伤口
↓
检查脱出管路的完整性,确认患者体内无残留
↓
观察患者病情变化,做好护理记录,严格交接班
↓
完成不良事件上报

三、肿瘤微创介入术中突发病情变化应急预案及处理流程

（一）患者发生呼吸心搏骤停时的应急预案及处理流程

1. 应急预案

（1）患者进入手术室,在手术开始前发生呼吸心搏骤停时,应立即:①建立静脉通道,必要时开放两条静脉通道,快速备好急救药物。②配合手术医师行胸外心脏按压、人工呼吸、气管插管,根据医嘱应用抢救药物。严格查对,保留各种药物安瓿及空瓶,据实记录抢救过程。

（2）术中患者出现呼吸心搏骤停时,应立即:①配合术中及麻醉师先行心脏按压。②应立即行气管插管辅助呼吸,必要时开放两组以上静脉通道。③根据医嘱应用抢救药物时严格查对。④保留安瓿及药瓶,据实准确记录抢救过程。

2. 抢救流程

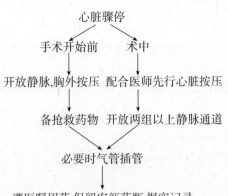

（二）造影剂过敏应急预案及处理流程

1. 应急预案

（1）为预防造影剂过敏，术前应详细了解病史，对有过敏史患者做好碘过敏试验。

（2）术中注意患者反应，将造影剂适当加温至37℃可减少反应。

（3）若出现过敏样反应应立即停止手术。

（4）遵医嘱给予地塞米松 5～10mg 静推，应用肾上腺素等血管活性药物和抗组胺药物，如多巴胺、间羟胺、异丙嗪等扩充血容量。

（5）保持呼吸道通畅，给氧，及时吸出口鼻分泌物，必要时配合医生行气管插管或气管切开、心肺复苏等急救措施，做好抢救记录。

2. 抢救流程

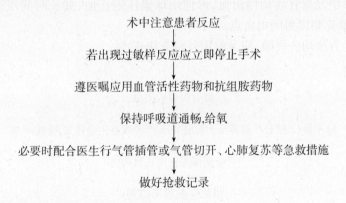

（三）空气栓塞应急预案及处理流程

1. 应急预案

（1）应严密观察术中患者的情况（如癫痫、或肢体偏瘫等脑梗死症状）。

（2）一旦有空气进入脑血管，根据气量多少和累及的血管可能会产生不同程度的症状，严重者有可能致命。

（3）置患者头低足高左侧卧位，使空气浮向右心室尖部，避开肺动脉入口，由于心脏的跳动，空气被混成泡沫，可分次少量进入肺动脉内，逐步被吸收。

（4）遵医嘱给予吸氧及药物治疗及高压氧治疗。

（5）密切观察患者病情，积极配合医生做好应急处理。

2. 抢救流程

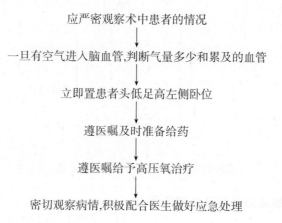

应严密观察术中患者的情况

一旦有空气进入脑血管,判断气量多少和累及的血管

立即置患者头低足高左侧卧位

遵医嘱及时准备给药

遵医嘱给予高压氧治疗

密切观察病情,积极配合医生做好应急处理

(四) 腹膜后出血应急预案及处理流程

1. 应急预案

(1) 如怀疑有腹膜后出血,应立即停用抗凝剂并使用鱼精蛋白中和肝素(1mg 鱼精蛋白中和 100U 肝素,鱼精蛋白一次用量不超过 50mg)。

(2) 一旦确诊腹膜后出血要立即给予平卧位,腹胀严重者给予插胃管达到胃肠减压的目的。必要时给予灌肠处理。

(3) 可根据情况使用止血药物,行腹部 CT 等相关检查。

(4) 同时进行交叉配血,快速补液,补充血容量,并根据情况给予输血。

(5) 如造影中发现有活动性出血,可使用球囊压迫止血,如长时间压迫也不能终止出血,可考虑放带膜支架以封闭出血点。

(6) 如以上方法均告失败,应及时用外科方法止血。

2. 抢救流程

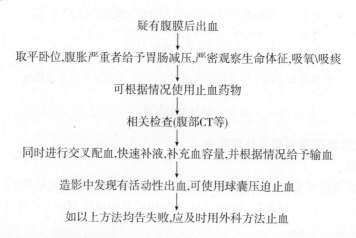

疑有腹膜后出血

取平卧位,腹胀严重者给予胃肠减压,严密观察生命体征,吸氧\吸痰

可根据情况使用止血药物

相关检查(腹部CT等)

同时进行交叉配血,快速补液,补充血容量,并根据情况给予输血

造影中发现有活动性出血,可使用球囊压迫止血

如以上方法均告失败,应及时用外科方法止血

(五) 脑出血应急预案及处理流程

1. 应急预案

(1) 严密观察患者病情变化,发现患者有脑出血症状(头痛、呕吐、意识障碍、失语等)时,立即通知医生,做好急救准备。

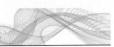

（2）术中正确肝素化，剂量合理准确。

（3）一旦出现了脑出血，立即遵医嘱给予中和肝素药物如鱼精蛋白，密切监测血压变化并严格控制血压。

（4）保持呼吸道通畅，头部抬高 15°～30°，头偏向一侧，给予氧气吸入。

（5）遵医嘱给予快速滴入脱水 20% 甘露醇等降低颅内压、解除脑血管痉挛等抢救药物。

（6）密切观察生命体征、意识、瞳孔、血氧饱和度、血糖、肢体活动，适度降低血压在理想水平。

（7）有呼吸道阻塞者，将下颌向前托起，可应用口咽通气管防止舌后坠；若患者出现呼吸不规则、呼吸表浅呈潮式呼吸等；血氧饱和度逐渐降低时，应协助医生做好气管插管或气管切开术，并做好相应救治工作；

（8）注意观察呕吐物的性质、颜色及量，并做好记录，有咖啡色呕吐物时，提示上消化道出血，遵医嘱给予对症处理。

（9）做好急诊手术前的准备，做好抢救记录。

2. 抢救流程

术中严密监测血压、心率、神经功能等情况

一旦出现了脑出血，立即遵医嘱给予鱼精蛋白去肝素化

头偏向一侧，抬高床头15°～30°，严密观察生命体征、呕吐情况

遵医嘱给予脱水、降压、止血药物

注意水电解质平衡，准确记录出入量

配合医生做好应急抢救准备，必要时做好急诊手术准备

（六）血压升高应急预案及处理流程

1. 应急预案

（1）密监测患者血压等生命体征。

（2）给予患者心理安慰，消除其紧张情绪，必要时遵医嘱给予镇静剂如地西泮等。

（3）告知患者手术前一晚保证休息，术前排空大小便，尽可能排除术中引起患者血压升高的因素。

（4）血压仍持续很高，遵医嘱给予相应口服降压药如硝苯地平片，卡托普利等；或静脉给予乌拉地尔等药物控制血压。

2. 抢救流程

术中严密监测患者血压等生命体征

给予患者心理安慰，消除其紧张情绪，必要时予镇静

尽可能排除引起患者血压升高的因素(焦虑、紧张等)

血压仍持续很高，遵医嘱给予相应降压药(如卡托普利、硝苯地平、亚宁定等)

（七）血压下降应急预案及处理流程

1. 应急预案

（1）严密监测患者血压及心率、血氧饱和度、面色、尿量等情况；

（2）做好术前宣教,行颈动脉支架术患者术前一天停服降压药；

（3）因禁食禁饮引起的血压下降,术中可给予持续氧气吸入；

（4）行球囊扩张或支架植入术前预先准备好阿托品、多巴胺、肾上腺素等药物,依据心率和血压自行恢复情况,遵医嘱决定是否使用升压药物治疗,并密切监测血压变化

2. 抢救流程

严密监测患者血压及心率、血氧饱和度

↓

因禁食禁饮引起的血压下降,术中可给予持续氧气吸入,多巴胺泵入

行球囊扩张或支架植入术前预先准备抢救药品(阿托品、多巴胺、肾上腺素等)

（八）心率减慢应急预案及处理流程

1. 应急预案

（1）严密监测患者血压及心率、血氧饱和度、面色等情况。

（2）对既往有严重心动过缓史的高危患者,加强观察。

（3）术中可嘱患者用力咳嗽(咳嗽可刺激颈动脉窦压力感受器,使心率加快)。

（4）行球囊扩张或支架植入术前预先,准备好阿托品、多巴胺、肾上腺素等药物,依据心率和血压自行恢复情况,遵医嘱决定是否使用药物治疗,同时备好除颤器。

2. 抢救流程

严密监测患者血压及心率、血氧饱和度、面色等情况

↓

对既往有严重心动过缓史的高危患者,加强观察

↓

准备好抢救药品及器材

（九）血管痉挛应急预案及处理流程

1. 应急预案

（1）术中严密监测血压和心率,以及患者神经功能,有无握力下降,肢体功能下降以及头痛等不适情况。

（2）给予吸氧,对精神紧张、躁动患者遵医嘱给予神经安定药物。

（3）术中预先备好罂粟碱等扩血管药物。

（4）当确定发生血管痉挛后(通过透视或造影),轻的患者可不作处理很快自行缓解,若痉挛持续无缓解,遵医嘱给予罂粟碱、尼莫地平。

2. 抢救流程

术中严密监测血压和心率,以及患者神经功能情况

给予吸氧,对精神紧张、躁动患者遵医嘱给予神经安定药物

术中预先备好罂粟碱等扩血管药物

当确定发生血管痉挛,暂缓手术,遵医嘱给予解痉药物

（十）过度灌注综合征应急预案及处理流程

1. 应急预案

（1）患者出现头痛、头胀、恶心、呕吐、癫痫、意识障碍等症状,严重者可出现同侧颅内出血。

（2）要求严格控制血压,血压控制在 140 ～ 110mmHg/70 ～ 90mmHg。

（3）头偏向一侧,抬高床头 15° ～ 30°,严密观察生命体征、呕吐情况。

（4）根据病情给予脱水和对症治疗（如给予止痛剂、抗癫痫药物、脑保护剂等）。

2. 抢救流程

患者出现头痛、头胀、恶心、呕吐、癫痫、意识障碍等症状

要求严格控制血压,血压控制在140 ～ 110mmHg/70 ～ 90mmHg

头偏向一侧,抬高床头15° ～ 30°,严密观察生命体征、呕吐情况

根据病情给予脱水和对症治疗

（十一）术中患者发生躁动的处理流程

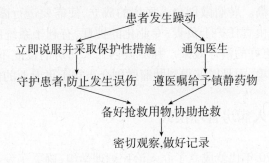

患者发生躁动

立即说服并采取保护性措施　　　通知医生

守护患者,防止发生误伤　　遵医嘱给予镇静药物

备好抢救用物,协助抢救

密切观察,做好记录

第5章
5 肿瘤微创介入病房管理

第1节　肿瘤微创介入病房建设和管理

一、肿瘤微创介入病房的重要性

肿瘤微创介入病房是对住院患者进行全面诊疗和提供个性化护理的场所。肿瘤微创介入病房综合外科、肿瘤科、影像放射科等特点，要求病房护理人员既要有介入护理专业的学科特点，又具有内科、外科及肿瘤病房的护理特点。

以往微创介入科安置于门诊，类似放射科、CT室等的管理模式，没有独立的病房收治由其他相关收治患者的科室接诊住院，根据病情送患者进行介入诊疗，随后回原病房继续观察、治疗、护理。这样对于普通患者影响不大，但对于常见的肿瘤患者，不能得到更专业的治疗、护理，费用也相应较高。肿瘤微创介入病房的成立，使需要进行微创介入治疗的肿瘤患者从入院、治疗、出院均由责任护士负责；专业化的护理，有利于系统的病情观察，并发症及时判断处理，从而取得更好的治疗效果。肿瘤微创介入病房的设立不仅为微创治疗的肿瘤患者提供安全的治疗环境，而且能够得到肿瘤微创介入护士更专业的健康宣教和优质护理。

二、肿瘤微创介入病房管理模式

国外早在20世纪70年代就成立了介入治疗护理学组，确立了发展目标，有计划的技能培训。虽然国内介入护理发展起步较晚，但发展迅速，各地区医疗机构分别成立了介入手术、影像科导管室、心内科导管室等。随着介入医疗在各领域的推广应用，逐渐形成微创介入门诊、病房、手术室、医学影像诊断和实验室的五位一体中心化发展模式，对护理工作提出了更新、更高的要求。

以往的管理模式存在诸多不足，制约了学科发展。通过推进五位一体中心化发展管理模式，完善相关制度、职责、流程等，同时规范护理文件书写；培养相关专科护士，建立横向衔接的介入护理模式，加强介入护理质量控制，完善质量评价标准，制定介入耗材电脑信息化统一管理等举措。管理中强调以成熟病房管理模式为标准，结合介入中心特点形成全新的管理理念，使介入管理更加具有向心性、凝聚力，逐步走向正规化、程序化、统一化、科学化，提高护理质量、工作效率，为医院带来了良好的社会效益、经济效益。

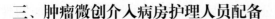

三、肿瘤微创介入病房护理人员配备

肿瘤微创介入病房护理人员配备是根据优质护理服务开展进行动态调整,以平衡护士的工作量,缓解护士工作压力,提高护理服务质量为目标;按整体护理工作模式要求责任到人,保证 24 小时有护士为患者提供连续性全方位的服务,根据患者数量、手术时段,对现有的护士人力资源进行统筹安排、合理利用。微创介入病房护理人员配备上应注重:

（一）数量上配置

根据各病区特点和实际需要配置人员数量,加强夜间、手术日人员配置,既缓解人力需求,又避免人力积压、浪费现象的发生。病房护理人员总数与实际床位比 $\geq 1:0.4$;微创 ICU 床护比 $\geq 1:1 \sim 1.5$。

（二）年龄层次的配置

老中青三结合,避免科内护士因年龄老化或年轻化影响护理工作。

（三）职称层级配置

配备相应比例的主管护师、护师、护士,按照不同工作年限、技术水平和工作能力分配岗位。

四、肿瘤微创介入病房环境与设施管理

（一）环境管理

病区环境的总体规划和具体细节要以患者为中心,考虑患者的舒适与方便,防范风险,保证患者安全。以整理、整顿、清扫、清洁、素养为总的管理模式,创造高效、整洁的环境,不但可以保证医疗、护理质量,更重要的是为保证患者的安全奠定了基础。病室温、湿度适宜,每日通风 2 ~ 3 次。病床间距 $>1m$,地面无障碍物,方便患者离床活动。营造和谐温暖的人际关系,减轻患者的陌生与恐惧,为患者创造和维持一个良好的休息环境。

（二）设施管理

1. 病区设施实施人性化

（1）走廊:病区走廊放有鲜艳的花卉或绿色植被,使患者步入病房就有住家的感觉;走廊两边装有扶手,为行走不便的患者提供方便。走廊放置醒目的防滑标志,公共场所放置防滑垫。

（2）病房:病床之间用隔帘,为患者营造了温馨的个人空间,同时保护了患者的隐私;病房自然光线充足,室内灯管照明,光线充足,病床床头灯光可自行调节。床头带有两个开关,有八孔插座,病床墙角处有八孔插座,方便仪器通电治疗。病房设有一套应急灯;床头装有呼叫装置;对危重、昏迷、躁动患者使用床旁护栏,以防坠床;抢救器械保持性能良好,处于最佳备用状态,实施每天早晚护理查房制度,发现问题及时解决。

（3）卫生间:无障碍设施:卫生间面积 4 ~ 5 m^2,门的宽度应在 100cm 为宜,以方便轮椅的出入,病房卫生间均不设台阶,为平缓性地面利于患者无障碍进出。在与坐便器座位高度相邻的位置安装弧形或 L 形扶手及应急呼叫器。淋浴的水龙头安装高度要低于普通家庭或宾馆的 15 ~ 20cm,便于患者在坐位也可随手调试。卫生间光线明亮,地面干净无积水;放置

防滑垫并有防滑标识,卫生间的墙上钉有小挂钩,方便输液患者如厕使用。

(4)病床:依据 2000 年国民体质监测公报数字显示:成年女性平均身高 1.58m,男性平均身高 1.69m,病床高度应在 45～50cm(含床垫高度)为宜,以保证患者坐起下床时两脚能够自然着地,踩到身体平衡点。病床宽度以男性肩宽(41cm)的 2.5～3.0 倍,即床宽以≥100cm 为宜,以便患者翻身,避免坠床,或使用可调式升降床。

(5)服装:为患者发放的服装要长短合适、大小合体,尤其避免裤管、袖子太长,在行走时或改变体位时成为障碍物而引发跌倒。

五、肿瘤微创介入病房安全管理

(一)安全设施

做好安全管理,保护患者的生命安全,是护士的重要职责和工作内容之一。微创介入病房收治的病种多,病情复杂,安全管理存在高风险。除了要进一步做好心理护理,还要设立安全管理制度,病区重要点位安装监控摄像头,设置门禁系统。门禁系统对维护良好的病区秩序起到了非常重要的作用。病房内不可使用非医院配置的电器(电磁炉、电饭煲等),确保用电安全;窗户要安装防坠楼锁或设定开窗范围小于 30°角的安全窗,防止患者坠楼事件发生。病室门要设有观察窗,便于护士巡视患者;病室内不能锁门,以防紧急情况医务人员不能进入房间;严格执行探视制度,限制各种广告及推销人员进入病房。

(二)患者身份识别

住院患者腕带佩戴身份确认,在保证医疗、护理安全方面具有重要作用。患者入院进行治疗时,需佩戴腕带标识,使用无味无毒的塑料腕带打印出患者的一般资料,再由护理人员为患者戴到手腕或是脚腕上。腕带佩戴规范:

1. 急诊患者　由接诊护士与患者或代理人核对患者就诊卡及患者编号无误后打印有患者姓名、性别、年龄、出生日期、患者编号、挂号时间信息的腕带并佩戴。

2. 住院患者　住院处与患者或代理人核对住院单中患者身份信息,无误后打印有患者姓名、性别、年龄、出生日期、病案号、病区、入院时间的腕带。

3. 佩戴要求

(1)入病区后接诊护士核对患者住院病历首页与腕带信息是否一致,确认后予以佩戴,松紧以能容纳一指为宜,既不影响患者舒适又能阻止患者自由脱戴;腕带上信息栏字体面戴在手腕外侧,字体下端朝向手指,便于护士核对确认患者身份时可以直视腕带信息(图 1-5-1-1)。

(2)成人腕带佩戴于患者非功能手腕上(一般为左手腕部);3 岁以下儿童佩戴于左脚腕上。如遇禁忌则佩戴于右手(脚)腕上。

(3)如患者对腕带出现过敏征象则增加延长绳,佩戴于衣服外面。

4. 核对要求　在进行标本采集、给药、输液输血、微创介入手术等各类诊疗护理操作时,护士站在病床左侧,握住患者的左手,轻提患者衣袖显露患者腕带,问患者"您叫什么名字"同时看腕带信息,核对确认患者身份。

5. 患者及家属注意事项

(1)告知患者及家属不得随意移除腕带。

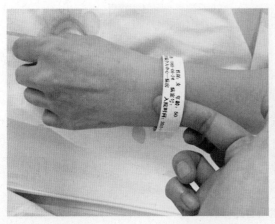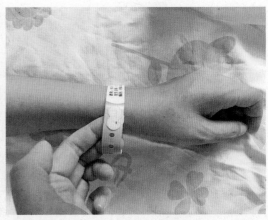

图 1-5-1-1　患者腕带信息

（2）告知患者及其家属，医务人员为患者进行检查/治疗询问患者姓名、生日时，请清晰、完整回答患者全名和生日。

（3）腕带损坏需要重新制作时，责任护士通知住院处，患者或家属携带医保卡与住院处人员核对相关信息无误后为患者重新制作并佩戴。

6. 转科和出院

（1）患者转科到达转入科室、接诊护士确认患者信息后，到住院处制作新腕带，并将原科室腕带交住院处报废。

（2）患者办理完出院手续离院时，护士为患者去除腕带。死亡患者不能移除腕带。

（三）护理标识使用规范

1. 护理标识目的　保障患者安全、保证护理质量、减小和预防不良事件的发生，建立护理标识使用规范。

2. 护理标识种类

（1）腕带标识：凡在急诊抢救、留观及住院患者均应佩戴腕带。

（2）级别护理标识：级别护理标识在患者一览表和床头牌上有体现。

特级护理用橙色三角标识；

一级护理用红色三角标识；

二级护理用绿色三角标识；

三级护理无标识；

病危病重标识：病危→红点　病重→绿点。

（3）过敏标识：贴在床头卡、一览表，病历夹封面予以标识并注明药物名称；同时口头告知患者或家属。

（4）留置管路标识：留置管路的患者应在管路适当位置上贴管路标识（图 1-5-1-2 ~ 图 1-5-1-6）。使用防水标记笔注明：管路名称、置管外露长度（cm）、日期、时间。

管路标识粘贴的部位：气囊导尿管标识贴于分叉段处；胃肠减压管标识贴于鼻胃管上距负压吸引连接处 10cm；鼻饲管标识贴于距接口 10cm 处。深静脉、PICC 置管使用贴膜配套标识，贴于肝素帽前端醒目处并固定于肤上；胸腔闭式引流管贴于管道上与床沿平齐处；腹腔引流管标识贴于管路腹壁出口 10cm 处；膀胱造瘘标识贴于距管道连接处 15cm。

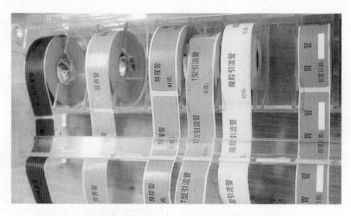

图 1-5-1-2　常用管路标识

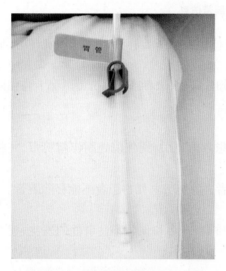

图 1-5-1-3　胃肠减压管标识贴于鼻
胃管上距负压吸引连接处 10cm

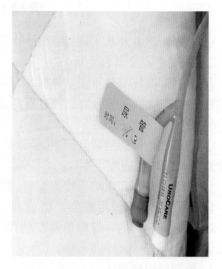

图 1-5-1-4　尿管标识粘贴位置

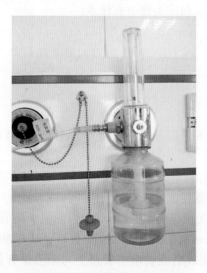

图 1-5-1-5　吸氧管标识粘贴位置

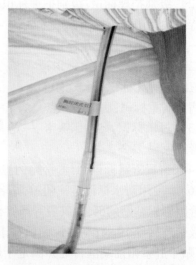

图 1-5-1-6　引流管标识粘贴位置

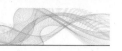

（5）各种风险标识:临床各科疾病需要提醒护士重点观察项目,在床头挂有风险警示标识。如预防跌倒、预防压疮、管路滑脱等。提醒医务人员和家属注意。

（6）血型标识:输血患者要在输液夹上挂有患者血型标识牌。

（7）药物标识:①口服药标签为蓝色,标签有药名、剂量、失效期;②外用药、消毒剂的标签为红色;③针剂原装原盒盛放,药名标签明显,有批号和有效期;④容积标签有药名、浓度、批号及开启时间;⑤高危药品应存放于药柜专门区域,标识醒目,引起用药人员注意。

（8）饮食类标识(条形标识):禁食用红色条;流食用蓝色条;半流食用黄色条;特殊饮食用黑色条并注明饮食种类。

（9）病理标本标识:住院患者手术后的病理标本,护士在标本标签上写明:科室、患者姓名、性别、出生日期、住院号、标本名称、送检日期并签名。以上内容留有记录。

3. 可追溯性标识与记录　护士执行医嘱后及时签名。静脉输液卡单执行后签名,并保存 1 周,医嘱核对本保存 6 个月,体温记录本保存 1 个月,交班本保存 2 年,以备查验。

4. 特殊治疗标识　需特殊治疗的患者要在输液架上挂有特殊治疗标识,如:管饲饮食、膀胱冲洗等。

5. 隔离标识　耐药菌、呼吸道、接触、保护性等。

六、肿瘤微创介入病房仪器管理

（一）建立完善的仪器管理制度

1. 在每台仪器的情况使用登记本上,如实登记仪器使用、运转、保养维修、外借情况。

2. 每台仪器均有仪器使用、维护、消毒、常见故障和处理方法的简单易懂的操作指引。

3. 制定执行质量控制标准,主要包括五防:防尘、防潮、防腐、防高温、防震;四有:有专人保养、有操作规程、有维修保养记录、有使用记录;三定:定人使用、定位放置、定期保养;二严:严格操作规程、严格交接班制度;一高:高使用率。

（二）仪器的放置

选择良好的通风、安全、干燥、无尘、配有专用稳压电源的环境。各种仪器按规定位置放置、整齐有序,在相应位置以醒目字样标志,随仪器配有使用操作流程及注意事项说明,使工作场所整齐有序,一目了然,减少寻找物品的时间,提高工作效率。对于故障仪器放在最醒目的标识位置上,护理人员可在最短的时间内将故障仪器送修,能在最大限度内合理使用仪器。

第 2 节　肿瘤微创介入病房感染控制

一、肿瘤微创介入病房感染管理基本要求

（一）对医务人员的要求

1. 做无菌操作时,必须严格执行操作规程。

2. 医护人员进入病房必须戴口罩。

3. 严格执行手卫生五时刻 加强医务人员手卫生的依从性,接触患者前后必须洗手,每个病房门口需悬挂快速手消毒液,医护查房时需要特别注意手卫生,防止交叉感染。手卫生五时刻:接触患者前;执行清洁/无菌操作技术前;可能接触患者的体液之后;接触患者后;接触患者周围环境后(图1-5-2-1)。

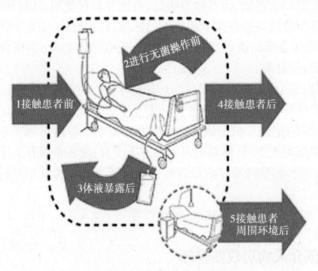

图 1-5-2-1 手卫生五时刻

(1)接触患者前:①握手/触摸儿童的前额;②协助患者走动,洗漱等;③使用氧气面罩/理疗;④测量生命体征,胸部听诊,腹部触诊,记录 ECG 等。

(2)执行清洁/无菌操作技术前:①为患者口腔护理,滴眼药水;②受损皮肤的护理,伤口换药,经皮注射等;③导管的置入,打开血管通路器材或伤口引流装置,分泌物吸引等;④准备食物和口服药,药物,无菌器材等时。

(3)可能接触患者的体液之后:①为患者口腔护理,滴眼药水,吸引分泌物等;②护理受损的皮肤,伤口换药,经皮注射等;③抽吸和操作任何体液相关的,例如打开引流装置,插入及拔除气管插管等;④清除尿液/粪便/呕吐物,处置废弃物(绷带、尿片、失禁垫等),清洁污物及可见污物或区域(污染的床单被服、尿壶、便壶、用过的医疗仪器等)。

(4)接触患者后:①握手,触摸儿童的前额;②协助患者走动,洗刷等;③使用氧气面罩,理疗等;④测脉搏,量血压,胸部听诊;⑤腹部触诊,记录 ECG。

(5)接触患者周围环境后:①更换床单被服,患者应下床等;②输液速度的调节;③检测仪器报警;④拉床栏杆,斜靠床头,床头柜;⑤清洁床边桌。

4. 进行侵入性操作应戴无菌手套,一次性无菌手套不得重复使用。

5. 有可能发生血液、体液大面积飞溅时应戴护目镜,穿戴具有防渗透性能的隔离衣或围裙。

(二)对保洁员管理要求

对保洁人员进行有关清洁、消毒知识的考核和消毒效果监测,使其掌握消毒液的浓度和单位面积的用量、特殊病室的处理要求以及病区垃圾的分类和处理方法,清洁用具分室使用,标记明确。

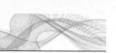

（三）对病室的空气消毒要求

1. 进行无菌操作的工作室内要保持清洁,禁止无关人员进入,以防尘土飞扬。

2. 床单位保持清洁,每日晨行湿式清扫,定期更换床单、被套,原则上每周更换一次,遇有污染随时更换,被褥、枕芯应定期日光暴晒,禁止在病房、走廊清点更换下来的衣物。

3. 病室各房间应每日定时通风两次。地面用含有效氯 500mg/L 浸泡的拖布行湿式清扫,每日两次,必要时空气消毒。

4. 患者出院、转院(转科)后地面、墙壁、门窗、床单位等物体表面用消毒液彻底擦拭后,密闭门窗用紫外线灯消毒 1 小时。患者死亡后对室内空气进行终末消毒处理;对多重耐药感染患者的房间每日至少消毒一次。

（四）对物体表面消毒要求

1. 每日清洁擦拭床旁桌,一桌一布,浸泡消毒后清洗晾干。

2. 室内其他物品表面如地面、凳子、门窗、门把手以及病历夹、水龙头、洗手池、卫生间、便池日常用洁净水擦抹或刷洗,保持清洁。必要时用低浓度消毒液擦拭。

3. 不同环境的抹布、拖把标识分开使用,或用完后用清水冲洗,悬挂晾干,用于污染区的或发生污染时用 500mg/L 有效氯消毒液擦拭或浸泡 30 分钟后,清洗干净,晾干备用。

4. 各类监护仪器、设备应定期清洁,遇污染时应用含氯消毒剂擦拭消毒。

（五）对灭菌物品的要求

1. 消毒灭菌后的医疗用品必须保持干燥,无菌物品与非无菌物品严格分开,避免保存过程中再污染,一旦发现有污染或消毒灭菌后的物品有效期一过,即应再次消毒灭菌。

2. 一次性使用的医疗器械、器具不得重复使用。

（六）对医疗废物的管理要求

1. 医疗垃圾与生活垃圾分类放置,并有标志,生活垃圾放入黑色袋中,医疗垃圾放入黄色袋中,锐利物品放入利器盒中。

2. 医疗垃圾应在 48 小时内送到暂存点,做好交接登记。

3. 垃圾登记内容　来源、种类、重量或数量、交接时间、去向、经办人,垃圾登记保存 3 年。

二、消毒剂的正确使用

（一）含氯消毒剂

1. 适用范围　适用于物品、物体表面、分泌物、排泄物等的消毒。

2. 消毒方法　现用现配,加盖使用期限为 24 小时。

（1）浸泡法:将待消毒的物品浸没于装有含氯消毒剂溶液的容器中,加盖。对细菌繁殖体污染物品的消毒,用含有效氯 500mg/L 的消毒液浸泡>10 分钟,对经血传播病原体、分枝杆菌和细菌芽胞污染物品的消毒,用含有效氯 2000～5000mg/L 消毒液,浸泡>30 分钟。

（2）擦拭法:大件物品或其他不能用浸泡消毒的物品用擦拭消毒,消毒所用的浓度和作用时间同浸泡法。

（3）喷洒法:对一般污染的物品表面,用含有效氯 400～700mg/L 的消毒液均匀喷洒,作用 10～30 分钟;对经血传播病原体、结核分枝杆菌等污染表面的消毒,用含有效氯

2000mg/L的消毒液均匀喷洒,作用>60分钟。喷洒后有强烈的刺激性气味,人员应离开现场。

(4)干粉消毒法:对分泌物、排泄物的消毒,用含氯消毒剂干粉加入分泌物、排泄物中,使有效氯含量达到10 000mg/L,搅拌后作用>2小时;对医院污水的消毒,用干粉按有效氯50mg/L用量加入污水中,并搅拌均匀,作用2小时后排放。

(二)醇类消毒剂

1. 适用范围　手、皮肤、物体表面及诊疗器具的消毒。

2. 消毒方法

(1)手消毒:使用符合国家有关规定的含醇类手消毒剂。

(2)皮肤消毒

1)洁尔碘:中水平消毒剂,主要有效成分为烷基酚聚氧乙烯醚络合碘,可杀灭化脓性球菌、致病性酵母菌和医院感染常见病原菌,用于注射、采血和各种穿刺及手术切口部位的皮肤消毒。40~60ml的小包装,使用期限为7天。

2)2%葡萄糖酸氯己定(洗必泰):中水平消毒剂,用于手术部位及注射部位皮肤和伤口创面消毒,局部擦拭2~3遍,作用时间遵循产品的使用说明。60mL使用期限为7天,每次使用后及时拧紧瓶盖。

3)碘伏:中水平消毒剂,500mg/L,用于阴道黏膜及创面的冲洗消毒,作用时间遵循产品的使用说明。500ml使用期限为30天,每次使用后及时拧紧瓶盖。

4)碘酊:高水平消毒剂,使用原液直接涂擦手术部位皮肤2遍以上,作用时间1~3分钟,稍干后用75%酒精脱碘。500ml使用期限为30天,每次使用后及时拧紧瓶盖。

(3)物体表面的消毒　使用70%~80%(体积比)乙醇溶液擦拭物体表面2遍,作用3分钟。

(4)非侵入性仪器表面:要求中低水平消毒,使用70%~80%(体积比)乙醇溶液,且对仪器没有腐蚀作用。乙醇有效期为100mL使用期限7天,500mL使用期限30天,每次使用后及时拧紧瓶盖。

(三)消毒湿巾

1. 伽马卫生湿巾(中水平消毒)

(1)适用范围:适用于手部、物表和医疗器械表面的清洁消毒。

(2)消毒方法:由多种杀菌剂组合而成,以2种季铵盐化合物和1种聚合双胍化合物为主要杀菌成分,可杀灭多种细菌和病毒:革兰阳性菌、革兰阴性菌、真菌、分枝杆菌、包膜病毒和非包膜病毒等。使用方法:戴上手套,打开包装袋翻盖及贴纸,抽出湿巾片,关上翻盖后直接擦拭于需要清洁杀菌的物体表面和医疗设备表面,遵循由上至下、由干净到脏、S形状的擦拭方法,"一巾一物"原则,不重复擦拭,避免交叉污染。用后将湿巾丢入垃圾桶,让物表自然晾干,确保有足够的作用时间进行杀菌。开启后60天仍具有良好的杀菌作用。

2. 卡瓦布消毒湿巾(中水平消毒)

(1)适用范围:适用于医疗环境中各种物体表面清洁和消毒。

(2)消毒方法:主要成分是异丙醇和苄索氯铵(季铵盐),杀灭18种常见医院感染致病微生物,3分钟杀灭TB,2分钟杀灭MRSA、HIV-1、HBV和HCV。使用方法:抽取卡瓦布,清洁物体表面,去除可见的污物,丢弃使用过的湿巾,抽取新的卡瓦布,消毒预处理过的物表,

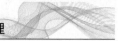

作用 3 分钟,丢弃使用过的湿巾。注意:本产品对铝片有中度腐蚀。

3. 洁力佳表面消毒巾(中水平消毒)

(1) 适用范围:适用于医疗设备、医疗用品及其他物品的表面擦拭消毒。

(2) 消毒方法:

有效成分为季铵盐,可有效杀灭肠道致病菌。使用方法:打开外盖,取出一片表面消毒巾,展开表面消毒巾,从物表的一侧依次擦拭至整个表面,作用 1~2 分钟,即完成消毒,使用后的表面消毒巾纳入医疗废物收集。如物体表面有明显污渍、血渍时,应先用一片消毒巾去除污物,再取一片消毒巾进行擦拭消毒。每张消毒巾建议擦拭的面积为 1~2m²,遵循"一物一巾"使用原则。开启后建议使用 14 天。

第 3 节　肿瘤微创介入术后监护病房的设置和布局

一、微创监护病房设施与功能

(一) 监护病房地点与设施

1. 监护病房的地点　设在微创介入手术室最近的地方,如遇有紧急情况可迅速将患者返回介入手术室。

2. 监护病房的设施

(1) 监护病房在床位数与手术台的比例大约为 1 : 2 左右,应结合各医院的具体情况来定。

(2) 环境要安静、清洁,光线充足。温度在 20~25℃,湿度为 50%。要有空调、空气净化设备和紫外线灯。

(3) 心电监护、压缩空气、负压吸引和中心供电,并在各床头都设立终端。室内应有通讯设备,以随时与有关科室联络。

(4) 配备多功能转运床,患者从微创介入手术室经微创监护病房到返回病房只需搬动 2 次。

(5) 监测及治疗抢救设备。血压计、心电图机、心电监护仪等,也可用多功能监测仪代替。麻醉剂或者简易呼吸器、麻醉咽喉镜、各种型号气管插管、口咽通气道、吸氧面罩、吸氧管、吸痰管、导尿管。同时还应有气管切开器械、除颤器、起搏器及其他心脏复苏装置。

3. 监护病房的辅助设施　辅助设施主要包括水暖、强弱电、通风、医疗管道等的配置;微创监护室比传统监护室包含更多的功能区域,设计时要充分考虑每个区域中放置的设备、器材,以及人员运转所需要的空间。需要考虑监护控制台、图像处理工作站、HIS 工作站等设备的工作空间,人员运作空间、无菌通道等。

(二) 微创监护病房的功能

提高肿瘤微创手术患者的安全性。对全麻醉后患者的意识、呼吸、循环等生命体征及感觉和运动阻滞平面的恢复做进一步的监测和调整。使其平稳度过到返回病房。由于麻醉后数小时这一高危时期是在专业人员监控和护理下渡过,因此,大大提高了患者的安全性。有利于微创介入手术整体水平提高。微创监护病房的工作可丰富介入护士对术后并发症的认识,有利于提高微创介入围术期护理的整体水平。

二、微创监护病房的转入转出流程

（一）接收患者

微创介入手术后麻醉医师和巡回护士将患者送至微创监护室，并向责任护士交班，交班内容：患者病史、麻醉方式及手术种类、术后用药、生命体征变化，麻醉手术过程出现的问题及处理，预计复苏时间、尿量、皮肤、衣物、病例资料等。

（二）术后监测

初步评估监测：观察口唇颜色、呼吸，轻拍肩部，呼唤患者、判断意识恢复情况；进行无创血压、脉搏、血氧饱和度、心率等监测，同时给予吸氧。

动态监测：检查各种管道，皮肤情况、保暖、约束或保护等，根据医嘱对可能出现的并发症做到预处理。

（三）微创监护病房交接记录

设专门术后患者交接班记录本，详细记录每位患者的入室时间、手术名称，麻醉方法，监测数据、输血、输液量，引流量、尿量、术区皮肤情况、术侧肢血运情况等。术后病情变化及处理：每小时记录一次，危重患者 15 ~ 30 分钟记录一次，遇有特殊病情变化及时通知医生，抢救患者时对医生的口头医嘱要重复并有二人核对。

（四）患者转出

一般情况下，患者术后 24 小时，意识完全清醒（计算力、定向力、回答问题能力正常），呼吸道通畅，自主呼吸良好，血氧饱和度达 95% 以上，咳嗽、咳痰等保护反射恢复，无严重术后并发症，可转出并与普通病室护士做好交接班，及时做好床单位终末消毒等。

在实际规划和新建微创监护室过程中，要充分考虑设计的科学性、实用性和前瞻性，详细了解设备安装需求和现代微创介入技术特点，严格按照无菌操作流程要求规则，合理分布区域内各个功能部位。

第 4 节　肿瘤微创介入治疗患者的心理护理

随着现代医学的飞速发展，微创介入治疗因其具有安全性高、不开刀、创伤小、患者痛苦少、疗效确切、无长期持续性损害、适用范围广、操作简便、恢复快、疗效佳、住院时间短、费用低、年龄适应范围广、患者依从性好，绝大多数患者及家属能接受等优点，已被越来越多的患者所接受。但面对死亡的威胁、治疗过程的艰辛以及对疾病认知的缺乏，肿瘤所引起的心理问题依旧相当普遍。

一、肿瘤患者的心理反应特征

（一）确认前期

此期患者往往把自己存在的各种症状都与肿瘤相联系，担心患肿瘤后出现疼痛、治疗过程痛苦、加重家庭负担、死亡等。表现出食欲减退、易怒、情绪波动、消极，疾病症状更加明显。一部分病人会向家属交代身后事，一部分患者会先向家属隐瞒，奔波于各大医院以求确

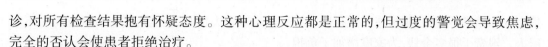

诊,对所有检查结果抱有怀疑态度。这种心理反应都是正常的,但过度的警觉会导致焦虑,完全的否认会使患者拒绝治疗。

（二）确诊期

肿瘤被确诊,自然会导致一系列的情感反应。对肿瘤患者来说,产生悲观的情绪是对这种痛苦生活体验的正常反应。

1. 恐惧　是肿瘤患者得知患病之初最典型的表现。由于人们对恶性肿瘤的认识仍存在不同程度的片面性,认为患恶性肿瘤等同于被判死刑,最强烈的心理反应是恐惧,并伴有惊恐、心慌、眩晕等表现,同时反复询问医师治疗效果。女性患者常伴有哭泣,有的患者表现出敌视态度,对人、对事比较冷漠,以此发泄其内心的恐惧。

2. 焦虑和抑郁　肿瘤患者最常见的心理反应。

（1）焦虑

1）躯体症状:运动系统:震颤、肌张力增高、乏力。

2）自主神经症状:口干、出汗、躯体发冷或发热、厌食、腹胀、便秘或腹泻、小便次数增加或尿频、心悸、呼吸困难或憋气感等。

3）精神症状:内心的不安全感(惶惶不可终日)或易激惹;注意力不集中;睡眠障碍(以缺乏睡眠感为特征);运动不安(肢体的小动作、坐立不安、活动增多,但行为总是有始无终)。

（2）抑郁

1）内心体验:压抑、沮丧、悲伤。

2）外在表现:"三无症状"(无望、无助、无价值);"三自症状"(自责、自罪、自杀)。

3）思维和行为的抑制:多有睡眠障碍(入睡困难、早醒、觉醒增多、缺乏睡眠感等);精神病性症状(幻觉和妄想);躯体症状(消化系统症状和疼痛)。

3. 否认　当患者刚开始得知肿瘤时,都无法接受事实,第一个反应就是震惊,并试图否认这个事实,这就是防卫机制。患者会利用防卫机制来保护自己,否认事实的存在,认为是诊断错误,故而反复求医。这一过程的调整因人而异,有的患者较短时间即可调整过来,但有些患者直至死亡仍处于否认阶段。

4. 认可　随着时间的推移,患者不得不接受患病的事实,情绪慢慢趋于平静,接受治疗。一些患者开始买来大量关于肿瘤治疗的书籍,上网查阅相关知识,以便了解最新的治疗方案。但由于专业知识片面了解以及受媒体不实广告的影响,使患者容易病急乱投医,错过最佳治疗方案和时机。

（三）治疗期

此期患者的心理活动常随着病情而变化,需要承受肿瘤诊断和治疗的双重压力。

1. 微创介入治疗前后的心理特点　此期间患者怕手术发生意外,怕加重家庭负担,担心术后肿瘤复发,对未来非常担心。

2. 微创介入治疗过程的心理特点　此期患者心理活动最为丰富,最初对治疗知识缺乏,害怕放、化疗引起不良反应,担心治疗效果不佳,而产生焦虑、抑郁的情绪,此时患者喜欢反复向医师、护士咨询有关治疗方案的各种问题。担心肿瘤是否能够消失、症状是否能够缓解、是否能够不再复发,担心是不是自己选择的医师来给做手术。

（四）复查

此期患者心情复杂,既期待结果又害怕结果。如复查结果理想则开心雀跃,对治疗充满信心。如结果不理想,则情绪悲观自闭、愤怒、对未来丧失信心,甚至有些患者会觉得对不起家人。浪费了很多金钱,为家庭增加了负担。

（五）终末期

此期患者害怕被遗弃。害怕无法控制的病情以及自我能力下降失去尊严,害怕死亡来临,害怕疼痛,产生绝望心理。

二、肿瘤微创介入病房心理护理

（一）入院时的心理评估

通过询问、观察了解患者睡眠、思维、反应、精神状态等方面情况,也可使用评估工具（SCL-90、HAD、SDS、SAS、HAMA、HAMD 等量表）进行评估。

1. 对于心理承受能力较差的患者　采取隐瞒病情真相的保护措施。在患者入院的第一时间避开患者与家属交谈,了解情况,摸清病情,与家属达成默契,尽量减少患者的知情机会,共同来做好患者的诊治工作,避免患者情绪低落,丧失治疗信心。同时要充分理解家属的心理,作为患者最亲近的人如配偶、父母或子女,往往所遭受的痛苦比患者还重。他们和患者同样经过对恶性肿瘤的情感反应过程。特别是承担照顾患者的家属,在极度焦虑中,尚需担负日夜繁重的陪护任务,每当患者的痛苦无法解决时,患者和家属都需要护士的支持和帮助。用热情、耐心、细致的服务使患者及家属在精神上减少恐惧心理,帮助他们树立战胜疾病的信心。

2. 对知识修养高、性格乐观的患者　进行试探性的交谈。当患者对自己的病情略知一二时,以必要的医学知识、心理知识与之沟通,着重指出消极情绪可以使患者机体早已存在的神经内分泌的失调进一步加剧,严重影响下丘脑对机体的神经内分泌调节,促使肿瘤的快速生长,导致病情的恶化;同时不良心理状态和紧张情绪,可以通过中神经系统使机体的免疫功能降低,表现为巨噬细胞吞噬能力下降,胸腺功能失调,抑制抗体产生,自身稳定与免疫监视功能进一步障碍,从而机体的抗肿瘤能力降低,促进肿瘤的迅速发展。在药物治疗的同时,配合心理疗法,治疗效果会更好。

（二）手术前患者的心理护理

肿瘤微创介入治疗是一门新兴的微创治疗方法,既给肿瘤患者带来了希望,同时也带来顾虑和恐惧,因为大多患者及家属对此技术了解不够,信任不足,均存在不同程度的心理压力,加重了患者的异常情绪。手术前做到耐心解释,安慰患者正确对待疾病,并为其创造安静舒适的环境,向患者及其家属讲解介入手术的目的、疗效、常规操作方法、步骤、术前准备项目,使患者及其家属能够以平稳的心态接受手术。

（三）手术后患者的心理护理

患者术后的心理与术前有所不同,期盼术后疾病痊愈的心情越来越高,但患者介入术后往往会出现栓塞后综合征(表现为发热、腹痛、恶心、呕吐、食欲缺乏、腹胀等),从而引起患者的心理再度出现焦虑、抑郁。针对患者不同疾病,不同治疗方法,不同临床症状做好耐心的解释工作,逐渐使患者及家属的心情平稳下来,接受介入术后出现常见并发症及消除并发症需要一个过程,通过列举以往成功的病例说服患者及家属,以正常的心态对待这些问题。积极配合临床治疗以取得更好的临床效果。

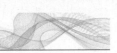

（四）病情反复时患者的心理护理

恶性肿瘤患者的病情瞬息万变,心理波动较大,尤其是病情反复时情绪低落到极点。及时对患者进行安慰、鼓励,增强患者战胜疾病的信心和勇气,认真分析出现的问题,帮助患者理清、理顺心情,讲清积极配合的重要性。

（五）出院患者的心理

患者出院的方式有:治愈、好转、未愈和死亡。不同的愈后心情是不同的。对于临床治愈、好转的患者及家属心情是愉悦的,但一定要做好出院指导和健康教育,强调坚持按时复查和定期随访的重要性,使患者及家属在心理上给予高度重视,发现复发征兆,及时就医。对于未愈或放弃治疗的患者,无论是病情或是经济原因,一定要与患者或家属沟通好,找到一个最佳的处理方法,或患者可以接受的理由使其心理上能够接受,或帮助家属进行综合分析。对于面临死亡的患者及家属,临终前尽最大努力做好临终关怀,让临终患者在有限的时光内,高质量地生活或有尊严地安详无憾地走到生命的终点。

第5节 肿瘤微创介入病房疼痛护理

国际疼痛研究协会(International Association for the Study of Pain,IASP)将2010年10月至2011年10月定义为急性疼痛研究年,IASP将疼痛定义为:一种不愉快的感觉以及潜在的、实际由组织损伤所导致的不愉快的感觉和情绪上的体验。疼痛是癌症患者最常见的症状之一,严重影响癌症患者的生活质量。初诊癌症患者疼痛发生率约为25%,晚期癌症患者的疼痛发生率约为60%~80%,其中1/3的患者为重度疼痛。癌症疼痛以下简称癌痛,如果得不到缓解,患者将感到极度不适,可能会引起或加重患者的焦虑、抑郁、乏力、失眠、食欲减退等症状,严重影响患者日常活动、自理能力、交往能力及整体生活质量(《癌症疼痛诊疗规范2011年版》)。癌痛评估是合理、有效进行止痛治疗的前提。癌症疼痛评估应当遵循“常规、量化、全面、动态”评估的原则。

一、癌痛规范化治疗示范病房

（一）“癌痛规范化治疗示范病房”开展背景

我国癌痛治疗的现状:多数地区癌痛治疗处于普及阶段;普遍存在止痛治疗不充分现象,临床医师对止痛药物认知不足,缺乏足够使用经验;开始重视个体化治疗,但缺乏可供参考的循证医学证据。为进一步加强我国肿瘤规范化诊疗管理,提高癌痛规范化治疗水平,改善对肿瘤患者的医疗服务,保障肿瘤患者合法权益,提高肿瘤患者生存质量,提高医疗质量,保障医疗安全,卫生部(现国家卫生计生委)医政司决定于2011—2013年在全国范围内开展“癌痛规范化治疗示范病房”创建活动。拟至2013年底,在全国范围内创建150个“癌痛规范化治疗示范病房”。通过示范病房的带动和示范作用,以点带面,不断提高我国医疗机构肿瘤和癌痛规范化诊疗水平。

（二）“癌痛规范化治疗示范病房”的目的

1. 传播规范化疼痛管理的理念。

2. 规范诊疗行为,提高麻醉和精神药品临床合理应用水平,帮助癌痛患者解除痛苦。

3. 培养专业医生和专业化护理人才。

4. 教育患者及患者家属。

（三）"癌痛规范化治疗示范病房"标准

1. 科室基本标准（三级医院）

（1）开展肿瘤科临床诊疗工作5年以上，床位不少于30张，年收治中晚期肿瘤患者800例次以上，能够为肿瘤患者提供规范化疼痛治疗。

（2）具有独立设置的肿瘤科门诊，能够为癌痛患者提供门诊服务，年开展癌痛治疗240例或1500例次以上。

（3）技术水平达到三级医院肿瘤科专业重点科室技术标准，在本省、自治区、直辖市三级医院中处于领先地位。

（4）具有丰富的教学经验，具有每年培训5名以上癌痛治疗医师、6名以上癌痛治疗护士的能力。

2. 人员基本标准（三级医院）：至少有5名医护人员专职负责癌痛评估与治疗工作，其中至少有2名医师、3名护士。

（1）医师：有5年以上肿瘤科临床诊疗工作经验，或2年以上疼痛科临床诊疗工作经验，具有主治医师以上专业技术职务任职资格。熟练掌握《麻醉药品和精神药品管理条例》、《处方管理办法》、《医疗机构药事管理规定》、《麻醉药品临床应用指导原则》、《精神药品临床应用指导原则》等文件；熟练掌握癌痛患者全面疼痛评估方法；熟练掌握各种止痛药物的特性、使用方法以及不良反应的处理方法；能够独立开展癌痛患者疼痛评估和治疗工作。

（2）护士：有3年以上肿瘤科护理工作经验，或2年以上疼痛科护理工作经验，具有护师以上专业技术职务任职资格。熟练掌握肿瘤科、疼痛科护理技能，掌握疼痛评分和疼痛护理操作流程，能够协助医师对患者进行癌痛全面评估和治疗。能够配合医师做好癌痛患者治疗相关宣教工作。

3. 科室基本管理标准

（1）建立麻醉药品和精神药品规范化管理制度。按照《中华人民共和国药品管理法》、《麻醉药品和精神药品管理条例》、《处方管理办法》、《医疗机构药事管理规定》等文件要求，完善麻醉药品和精神药品管理制度，改进工作机制，优化管理流程，保障患者方便、足量、合理使用止痛药物，满足麻醉药品和精神药品临床应用需求。

（2）建立健全癌痛规范化治疗相关制度

1）建立癌痛动态评估机制：癌痛患者入院后，医师及护士在8小时内完成对患者的全面疼痛评估，并动态评估疼痛程度、性质变化，观察爆发性疼痛发作情况，疼痛减轻或加重相关因素及不良反应等，并予相应处理；病程记录应体现对疼痛的评估和处理，有疼痛护理单，病床旁有疼痛评分脸谱图；能够根据患者病情变化适时调整癌痛治疗方案。对癌痛患者动态评估率≥90%。

2）落实患者知情同意制度：履行病情告知义务，尊重患者知情同意的权利。实施癌痛规范化治疗前，向患者及其家属告知开展癌痛治疗的目的、风险、注意事项、可能发生的不良反应及预防措施。

3）实施癌痛个体化治疗：根据《精神药品临床应用指导原则》、《麻醉药品临床应用指导原则》、WHO三阶梯止痛原则、NCCN成人癌痛指南、癌痛治疗规范等准确评估患者病情，

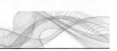

制订个体化治疗方案,因病施治。治疗有效率≥75%。

4) 建立癌痛规范化诊疗流程:建立癌痛患者疼痛评估和治疗流程,合理选择治疗方案,癌痛患者规范化诊疗率≥80%。

5) 建立疑难复杂癌痛患者会诊制度:建立会诊机制,根据患者病情需要,能够组织肿瘤科、疼痛科、药剂科等有关科室医师进行会诊,制订适宜的诊疗方案。

6) 建立癌痛患者随访制度:对接受癌痛规范化治疗的患者进行定期随访、癌痛评估并记录,保障患者得到持续、合理、有效的癌痛治疗。出院癌痛患者随访率≥70%,门诊癌痛患者疼痛评估率≥95%。

(3) 建立健全医护人员培训制度

1) 建立医护人员定期培训制度:组织肿瘤治疗相关医护人员每年至少接受 1 次癌痛规范化治疗培训。三级医院每年培训医护和药学人员 300 人次以上;二级医院培训 100 人次以上。

2) 编制医护人员癌痛规范化治疗手册:按照癌痛有关诊疗规范要求,印制癌痛规范化治疗医师操作手册和护理手册,并保证癌痛治疗相关医护人员人手一册。

(4) 建立患者宣教制度

1) 建立癌痛患者宣教制度:定期举办癌痛患者宣教讲座(每季度至少开展 1 次)、科普培训,发放患者宣教手册,对患者及其家属开展癌痛治疗相关知识宣教。

2) 设有"癌痛规范化治疗示范病房"活动公示、疼痛治疗知识教育宣传栏,每季度更新宣教内容。

二、肿瘤微创介入病房疼痛护理

(一) 评估原则

1. 全面评估原则　癌痛全面评估是指对癌症患者疼痛病情及相关病情进行全面评估包括疼痛病因及类型、躯体性、内脏性或神经病理性、疼痛发作情况、疼痛性质、加重或减轻的因素、止痛治疗情况、重要器官功能情况、心理精神情况、家庭及社会支持情况,以及既往史(如精神病病史、药物滥用史等)。应当在患者入院后 2 小时内完成疼痛初筛(入院护理评估单见附件 5-1),在 24 小时内进行首次全面评估(简明疼痛评估量表见附件 5-2);在手术后(返回病房 8 小时内使用癌痛疼痛评估表见附件 5-3)、给予止痛治疗 3 天内、达到稳定缓解状态时分别进行再次全面评估。

2. 动态评估原则　疼痛动态评估是指持续、动态评估患者的疼痛症状变化情况,包括评估疼痛程度、性质变化情况、爆发性疼痛发作情况、疼痛减轻及加重因素以及止痛治疗的不良反应等。动态评估对于药物止痛治疗剂量拟定尤为重要。

(二) 评估工具

疼痛量化评估通常使用数字分级法 NRS、面部表情评估量表法及危重病疼痛评分表三种方法(见附件 5-4)。疼痛相关记录要求详见第六章。

(三) 评估流程

1. 疼痛筛查与评估流程　见附件 5-5。

2. 微创介入手术后疼痛评估流程　见附件 5-6。

3. 疼痛患者出院后随访流程　见附件5-7。

（四）疼痛的非药物干预

1. 家属与患者心理疏导护理　在患者入院、术前准备、手术回房时,责任护士及时向患者及家属进行疼痛知识的健康宣教,病房张贴彩色镇痛小贴士,内容涵盖疼痛对人体的危害,非药物治疗措施,常见镇痛药物不良反应等。经常性的开展疼痛护理教育课堂,强化患者无痛理念,鼓励说出疼痛的感受。

2. 饮食、环境方面护理　护理人员要细致、详尽地给患者介绍饮食的注意事项,合理搭配膳食,防止便秘、腹泻发生,适当增加粗纤维摄入,将患者血脂、血糖控制在理想范围。环境可以影响疾病的发生和发展,环境质量的优劣和治疗结果息息相关,房间每日进行定时通风,保持合适的室内温度和湿度,根据患者喜好及病情需要为患者提供舒适的体位,病房设施最大限度地达到人性化。

3. 心理护理　肿瘤患者往往需要接受多次的化学治疗、放射治疗、微创手术治疗,在心理和生理均受到不同程度的创伤和应激,绝大多数患者具有严重的焦虑、抑郁情绪,多数时间表现出恐惧、易怒、绝望、烦躁,护理人员应当积极与患者进行沟通、交流,从而建立良好的护患关系;鼓励患者,安慰患者,向患者介绍所患疾病的病因、发展、治疗手段以及方法,鼓励患者叙述自己的疼痛,增加患者相关知识,增强患者的治疗信心,及时解除心理障碍。在给予患者健康教育的同时特别要注重疼痛处理的重要性、控制药物反应、预防和解除疼痛的方法等方面的知识。护理过程中还要注意争取家属的配合和理解,发挥家属在患者治疗中的积极作用,改善患者及家属的生活质量。

（五）疼痛的药物干预

1. 给药原则　严格遵照世界卫生组织（WHO）癌痛三阶梯止痛治疗的基本原则。第1阶梯轻度疼痛给予非阿片类（非甾体类抗炎药）加减辅助止痛药。第2阶梯中度疼痛给予弱阿片类加减非甾类抗炎药和辅助止痛药。第3阶梯重度疼痛给予阿片类加减非甾类抗炎药和辅助止痛药。临床实施时要根据药物的作用特点,结合药理学、药效学、药物代谢动力学以及对患者疼痛评估结果,给予药物治疗。

2. 按个体情况并按时给药　每种药物均有推荐剂量和安全剂量,特别是肿瘤患者疼痛原因复杂,个体差异大,所以临床必须根据具体情况给药,使疼痛得到缓解的最低有效剂量就是正确的剂量。摒弃以往错误观念,并不是按需给药,而是按时用药治疗,90% 以上的肿瘤患者可以得到缓解。

3. 选择最佳给药方式　使用药物时注意采取最佳的用药途径,如口服,有针对性地选用不同强度的镇痛药物,制订个体化用药方案。选用镇痛药物时尽量采用口服方式,口服用药具有创伤小、服用经济、方便、可长期应用等特点。如果患者无法口服给药,则采用经皮无创性以及直肠给药,然后才选择输液、介入等有创给药或治疗。

4. 药物不良反应的观察及护理　每种镇痛药物的药理学特点及副作用不同,患者个体对药物的耐受及反应也不尽相同,所以临床要根据患者具体情况特别是药物治疗效果和不良反应来调整种类和剂量。例如:阿片类药物容易导致便秘、恶心呕吐,临床要注意调节膳食。

（六）疼痛患者出院指导与随访

1. 出院指导

（1）指导患者出院用药:药名、剂量、时间、方法;遵医嘱按时、按量用药,不要擅自调整

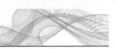

用药时间和剂量。

（2）指导患者疼痛自我管理：每日评估平均疼痛强度，疼痛部位、性质、变化特点，爆发痛情况，药物不良反应及疗效，并将以上内容记录在疼痛日记中。

（3）根据身体情况合理饮食，注意膳食搭配，进食宜清淡、易消化、粗纤维；注意劳逸结合，根据身体情况适度活动。

（4）保持大便通畅，养成定时排便习惯，按医嘱按时按量服用通便药物。

（5）疼痛病情出现变化时及时就诊。

（6）患者家属应配合/指导患者进行疼痛评估，用药、饮食、活动。

（7）向患者讲解出院后随访的重要性，取得患者理解与配合，并告知随访时间和疼痛咨询电话。

2. 出院随访

（1）住院期间出现过疼痛和出院带阿片类药品的疼痛患者列为随访对象，由疼痛护士或主管护士在患者出院前填写随访表格。

（2）由病房疼痛护士负责定期随访。

（3）患者出院 1 周后电话第一次随访，之后改为每 2 周电话随访一次。

（4）电话随访时应随访患者本人，如本人不能接听电话可由家属转达。

（5）如患者停用止痛药且疼痛评分在 3 分及以下、再次住院、外院住院或死亡，随访终止；连续两次电话失访，随访终止。

（6）随访时发现问题及时予以解答，或指导患者就医。

（7）随访时按要求使用规范化用语进行随访（见附件 5-8），并逐项填写随访记录（随访记录见第 6 章护理文书书写基本原则与要求）。

第 6 节　肿瘤微创介入病房常见管路护理

肿瘤微创介入病房住院患者病情复杂多变，常需放置多种管路以方便临床病情观察及治疗。因此，管路护理在肿瘤微创介入病房护理工作中显得尤其重要。管道的护理属于基础护理。本节对微创介入术后常见管路的综合护理方法及具体护理措施进行基本的概括和阐述，以期能更好地指导临床护理实践。

一、管路的分类

（一）按置管目的分

1. 供给性管道　是指通过管道将氧气、能量、水分或药液补充到体内。在危重患者抢救时，这些管道被称为"生命管"。如给氧管、胃管、输液管、输血管等。

2. 排出性管道　指通过专用管道引流出液体、气体等。常作为治疗、判断预后的有效指标。如胃肠减压管、留置导尿管、各种引流管等。

3. 监测性管道　指放置在体内的观察哨和监护站，不少供给性或排出性管道也兼有此作用。如上腔静脉导管、中心静脉测压管等。

4. 综合性管道　具有供给性、排出性、监测性的功能，在特定的情况下发挥特定的功能。如胃管有三重作用:可鼻饲、胃管减压,可监测出血的速度和量。

(二)按危险因素分

1. Ⅰ类高危管道　此类管道如稍护理不当,即可直接危及患者生命,迅速造成患者死亡。如气管插管、气管切开套管、颅内引流管等。

2. Ⅱ类中危管道　此类管道如护理不当,可危及患者生命,造成患者死亡。如胸腔闭式引流管、深静脉置管、T管、Y型管等腹内引流管。

3. Ⅲ类低危管道　此类管道如护理不当,不会直接危及患者生命,造成患者死亡等严重后果。如胃管、周围静脉穿刺、尿管、普通伤口引流管等。

(三)按置入的部位分

1. 皮下。
2. 体腔内　如胸腹腔引流管、胆道引流管等。
3. 器官内腔　尿管、胃管、脑室引流管等。
4. 血管腔内　输液管道、腔静脉导管等。

(四)按留置时间分

临时性和长期性。

二、管路护理原则

1. 清醒患者加强宣教,说明置管的目的和重要性,并告诉患者保护导管的方法,脱衣或活动时防止拉出;对意识不清,躁动患者用约束带适当约束。

2. 加强无菌观念,严格无菌操作。在开放、更换各管道时,注意无菌操作,严格消毒,避免院内感染。

3. 固定牢靠,随时查看各管道是否扭曲、移位、堵塞、脱落、受压;管道衔接处有无分离、有无液体外渗、有无被血液污染;观察贴膜、胶布及固定带,受潮、松脱时应及时更换处理。

4. 对于同时悬挂多管道、多用途输注的液体,尽量悬挂不同颜色塑料警示标牌区分。

5. 患者翻身、排便、下床时因体位改变,应注意保护各管路,防止滑脱、折断或污染。高危管路患者协助更换体位时应两人或两人以上操作,先确认导管情况(包括外露长度等),由专人负责固定导管,操作后再全面确认导管固定情况。

6. 明确标识,严防差错。对各个管道明确标识,分别记录,不可混淆。特别指出盆腹腔引流应明确标识各引流管的引流部位;对多个静脉通路可应用的标记纸做好标识,分为普通补液通路、输血通路和特殊通路(静脉滴注升压药、扩血管药、镇静药等)。保持标识的清晰、完整、粘贴位置合理。

7. 管路护理流程:见附件5-9。

三、常见管路的护理

(一)中心静脉导管维护

1. 准备用物

(1) 中心静脉导管换药包(碘伏及酒精棉签、无菌手套、无菌敷料、酒精方纱、小胶布3

条、小方纱）。

（2）快速手消毒液。

（3）加压固定胶带（5cm×7.5cm）。

（4）清洁手套、弯盘、一次性治疗巾。

（5）正压接头、注射器、肝素盐水（视情况）。

2. 操作流程

（1）操作前准备（图 1-5-6-1 ~ 图 1-5-6-3）

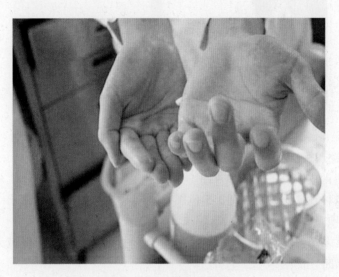

图 1-5-6-1　快速手消洗

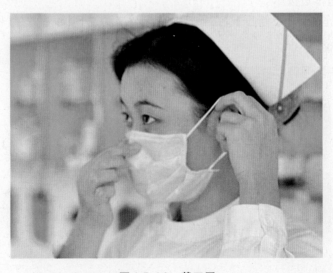

图 1-5-6-2　戴口罩

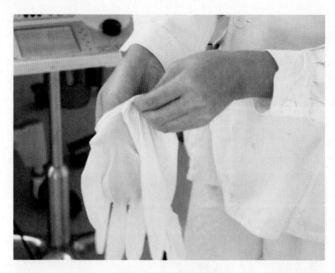

图1-5-6-3　戴手套

（2）评估管路（图1-5-6-4～图1-5-6-8）

（3）清洁、消毒皮肤（图1-5-6-9～图1-5-6-11）

（4）粘贴敷料（图1-5-6-12～图1-5-6-16）

（5）注意事项

1）透明贴膜无张力垂放（单手持膜），敷料中央对准穿刺点，贴膜区域无菌干燥。

2）操作三部曲

捏——捏导管突起；

抚——抚平整块敷料；

压——边撕边框边按压。

3）脉冲式封管：推一下停一下，在导管内造成小漩涡，加强冲管效果（图1-5-6-17）。

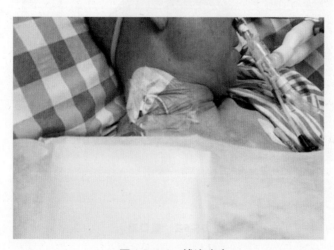

图1-5-6-4　铺治疗巾

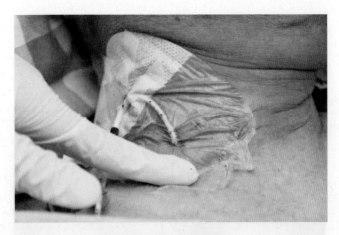

图 1-5-6-5 导管评估

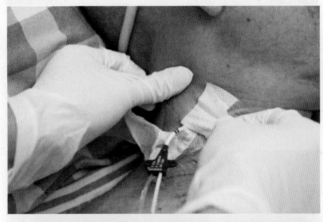

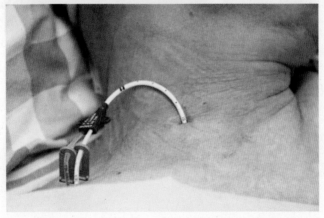

图 1-5-6-6 从周围 0° 或 180° 向穿刺点方向撕敷料

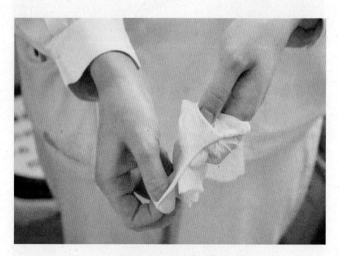

图 1-5-6-7 脱手套

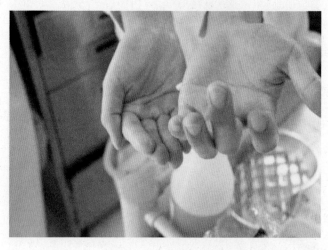

图 1-5-6-8 快速手消洗

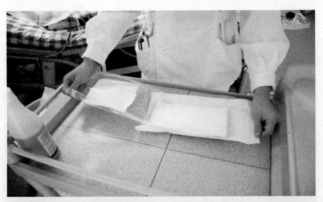

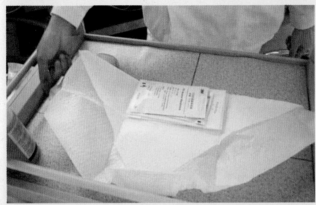

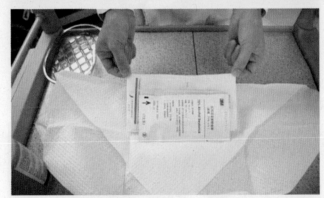

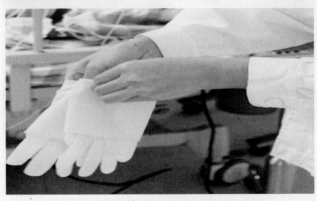

图 1-5-6-9　打开换药包并戴上手套

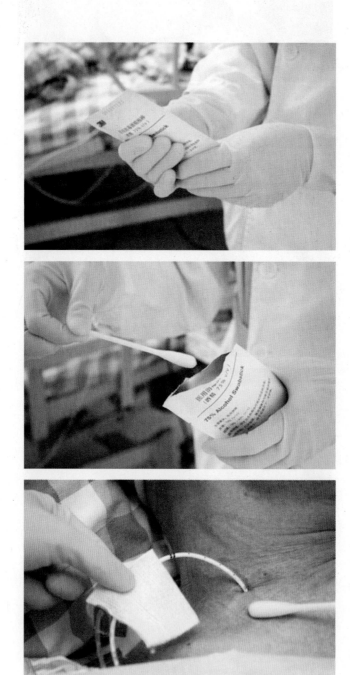

图 1-5-6-10　清洁皮肤

注意:清洁范围大于所选敷料直径,酒精棉签不能消毒穿刺点(两顺一逆)

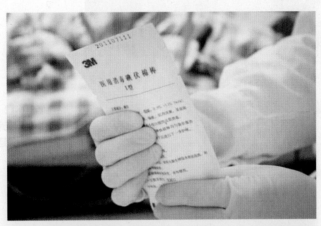

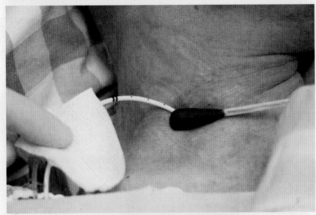

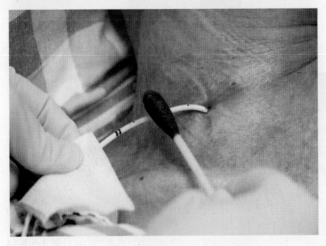

图 1-5-6-11　消毒皮肤、穿刺点及管路

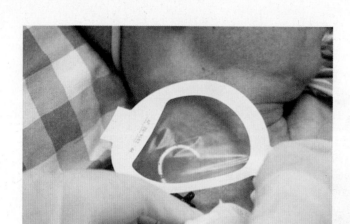

图 1-5-6-12　粘贴敷料：敷料中心点无张力垂放于穿刺点，缺口朝延长管

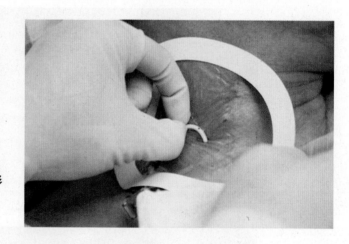

图 1-5-6-13　沿导管方向塑形

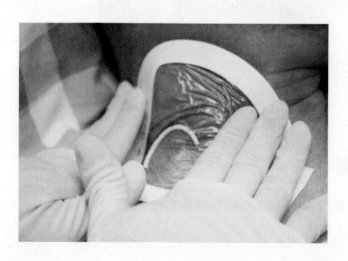

图 1-5-6-14　抚压整块敷料

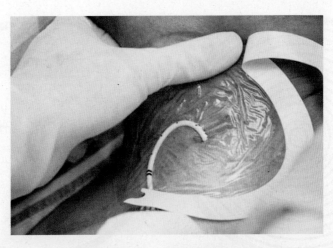

图 1-5-6-15　边撕边框边按压

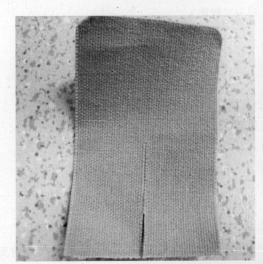
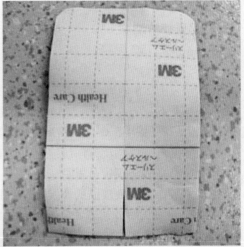

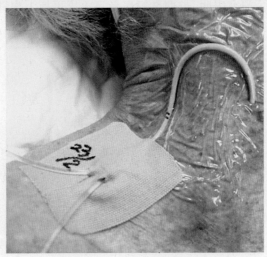

图 1-5-6-16　导管尾端加强固定

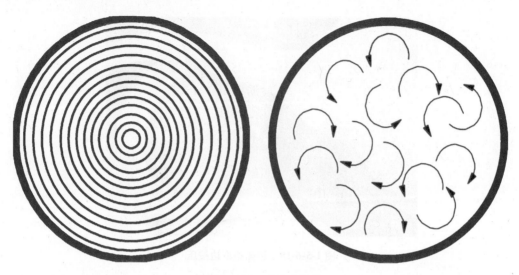

图 1-5-6-17　脉冲式封管

（二）鼻胃管的维护

1. 物品准备　75%酒精、棉签、胶布。

2. 操作步骤

（1）清洁：用75%的酒精清洁鼻尖、双侧鼻翼及同侧脸颊，自然待干。

（2）使用长 6～7cm，宽 2～2.5cm 的加压胶带，对折将一端剪成两半（人字形）；用胶布固定鼻胃管于鼻翼（图 1-5-6-18～图 1-5-6-20）。

（3）胶布两分支以相反方向缠绕近端围观，注意尾端反折，以便于之后去除胶布。

（4）用高举平台法固定鼻胃管于脸颊部。

（5）观察胶布固定处皮肤的情况，胶布每 3 天更换一次，松脱随时更换。

3. 更换时间　长期鼻饲患者 7 天更换 1 根胃管，改插另一侧鼻孔，以预防鼻、咽黏膜刺激性损伤。随着医疗技术发展，临床使用的橡胶胃管逐渐由硅胶胃管代替，目前硅胶胃管更换时间各学者意见不一。研究表明，长期鼻饲患者每 4 周更换 1 次硅胶胃管为宜。胃管对

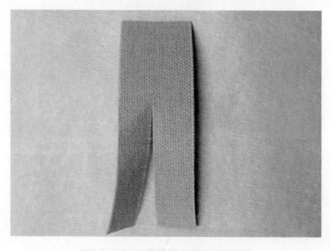

图 1-5-6-18　将胶带剪成"人"字型

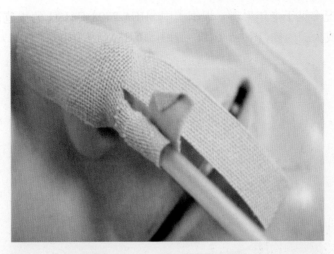

图 1-5-6-19　末端反折便于撕除

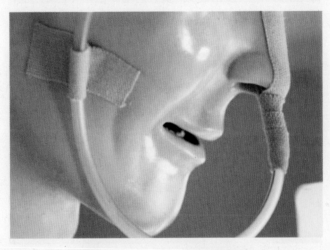

图 1-5-6-20　高举平台延长管固定

鼻腔及咽部黏膜的影响差异无显著性意义；胃管颜色变黑与留置时间呈正相关，与胃内环境关系密切。可降低反复插管对鼻、咽黏膜的刺激，减少插管时患者的痛苦、材料的损耗及费用。

（三）导尿管的维护

1. 导尿管的固定　目前临床使用带囊导尿管，体外部分不用固定了。其实不然。美国相关统计表明，院内感染中比例最高的就是与导尿管使用相关的尿路感染，我国也有相关研究证实导尿管留置 3 天发生感染的概率为 31%，随留置时间延长而升高，长期留置的导尿管几乎都会发生感染。

气囊只能避免导尿管的滑出，仍有机会进入尿道，尿道口的大量细菌带入尿道，引起逆行感染；尿液及集尿袋形成的重力作用会压迫尿道口黏膜，造成尿道口黏膜缺血坏死。导尿管的反复移动增加了尿道壁损伤的机会，导致机械性炎症的发生。导尿管插入后使膀胱持续处于收缩状态，导尿管的反复移动会不断刺激膀胱壁，如膀胱括约肌较松弛，就会发生"漏尿"现象,这种情况多见于老年患者。根据美国 SHEA-2008 CAUTI 的规范,必须用胶带将导尿管固定于腹部或大腿内侧(图 1-5-6-22 ~ 图 1-5-6-23)。

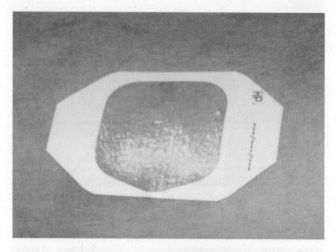

图 1-5-6-21　6cm×7cm 透明敷料保护皮肤

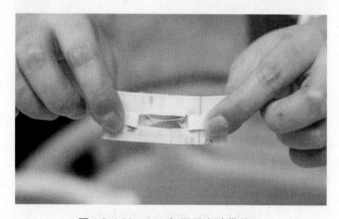

图 1-5-6-22　6cm 加压固定胶带剪洞

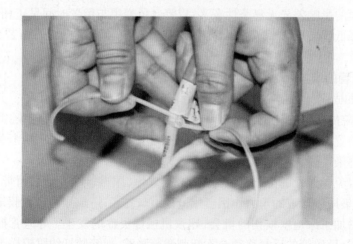

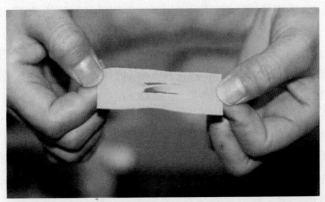

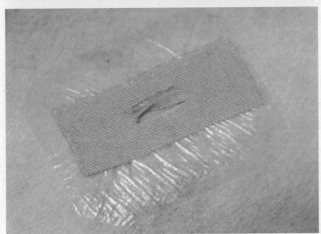

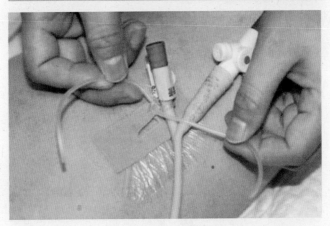

图 1-5-6-23　用塑料绳或无纺布细绳穿洞打结固定

2. 导尿管的观察

（1）保持引流通畅：引流管长度适中，勿扭曲，受压或堵塞。对急性尿潴留、膀胱高度膨胀的患者，一般先放出 800ml 尿液，其余部分在几小时内逐渐放出，并采用间歇性引流；危重患者或肾功能不良者，采用持续引流，若引流不畅，先用手指挤压引流管，必要时用生理盐水冲洗。

（2）防止逆行感染：集尿袋低于耻骨联合，防止尿液倒流。会阴护理 2 次／日；3 天／次更换集尿袋。鼓励患者多饮水，每日 2000～3000ml，以保证足够的尿量，增加内冲洗作用。

（四）肿瘤微创介入引流管的维护

1. 引流的目的 在通道狭窄或阻塞时，用导管将体内正常的液体（胆汁、尿液、胃液等）／体内异常的液体（脓液、腹水）引出来。

2. 引流的种类 胆道引流（PTCD）、肾引流、输尿管引流、脓肿引流（肝脓肿、肺脓肿、肾脓肿、腹腔脓肿、盆腔脓肿、胸腔脓肿）等。

3. 引流管放置的方法 经皮穿刺放置。

（1）直接抽吸引流；

（2）放置引流管引流；

（3）放置支架。

4. 引流管的固定

（1）胶布准备（图 1-5-6-24～图 1-5-6-26）

（2）引流管出口部位固定：Y 纱布+胶带法（图 1-5-6-27～图 1-5-6-29）。

（3）引流管的外露管的固定（图 1-5-6-30～图 1-5-6-32）。

5. 注意事项 妥善固定引流管：在引流窦道未形成前的早期脱管是造成内出血或胆汁性腹膜炎的重要原因，因此导管的固定至关重要。

（1）可采取导管多处固定法。在术中使引流管前端打圈，固定要牢靠，在外固定时，将导管略弯一弧状，以缓冲外力。

（2）防止引流管、扭曲、受压，嘱患者咳嗽时用手按压伤口与导管，以免导管脱出或移位。

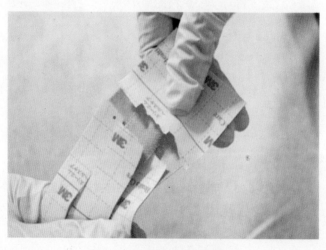

图 1-5-6-24 将离型纸四部分

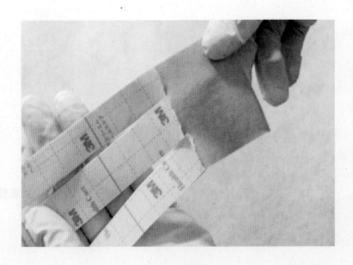

图 1-5-6-25　去除未剪开端的离型纸

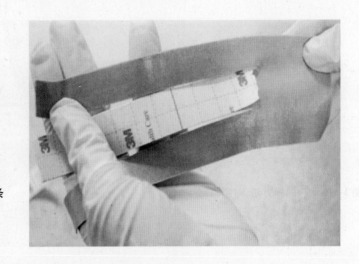

图 1-5-6-26　去除上下两条离型纸

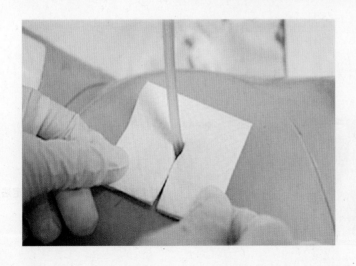

图 1-5-6-27　Y 纱布覆盖引流管出口

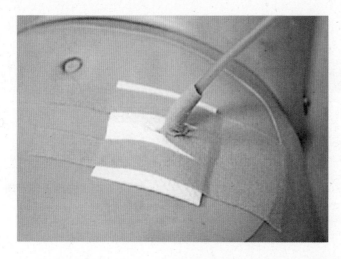

图 1-5-6-28 上下固定,中间绕管

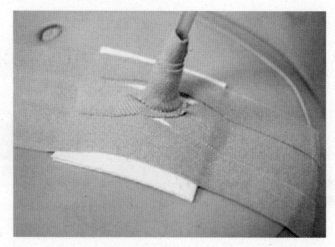

图 1-5-6-29 同样方法,对侧固定

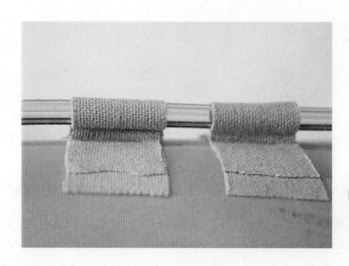

图 1-5-6-30 双高举平台固定法

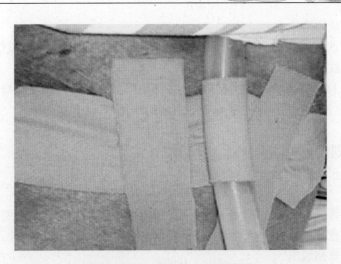

图 1-5-6-31　高举平台+加强固定

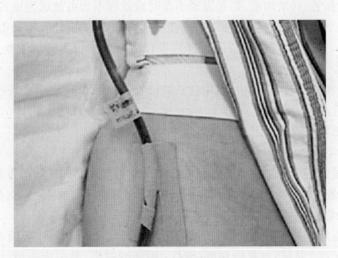

图 1-5-6-32　螺旋固定法

（3）协助患者翻身或大小便之后注意对引流管进行检查,观察是否出现弯曲和打折情况。卧床休息时导管要注意预留一定的长度,尤其是防止熟睡翻身时不慎将导管牵拉带出体外。

（4）对体外引流管的长度进行详细的标识,注意确保引流管标识的醒目性及粘贴的牢固性。

（5）评估患者有无意外拔管的倾向。对意识不清、烦躁不安或出现老年痴呆等患者,应有专人守护或适当约束,以防将引流管拔出。

（6）转科交接时需详细交接患者手术名称及留置管路数量,双方一同查看管路是否位置正确、功能良好。

（7）患者体位

1）平卧位:管路固定于患者身上,避免管路交错重叠,取适当长度固定床旁、床尾或相关设备上;确定管路通畅、功能良好、并防止管路受压;若管路直接压迫皮肤时,于管路与皮肤之间采取保护减压措施。

2）侧卧位：改变姿势时勿扭曲、牵拉或压到管路，以免造成管路口损伤及不通畅；管路放置勿压褶到皮肤下。

3）翻身时：移除覆盖物，裸露管路并评估管路长度是否可以满足翻身需要；翻身时，动作要轻柔，保护患者及管路。翻身并安置好患者后，再次评估管路功能。

四、非计划性拔管

（一）定义

非计划性拔管（unplanned extubation，UEX）：UEX 即指为患者治疗需要而留置在患者体内的各种导管无意被拔除，是指导管滑脱或未经医护人员将导管拔出体外，其中包括医护人员操作不当导致管路脱出。

（二）非计划性拔管的危害

1. 增加患者痛苦、病情加重、如果发现不及时或处理不当可能成为患者的致死原因。

2. 使重插管率增加，增加院内感染的机会。延长患者住院时间，增加患者医疗费用。

3. 造成患者心理影响。患者会认为自行拔管后自己的行为会加重疾病，难以治愈，造成心理阴影。

4. 当班护士懊悔自己未能及时阻止意外的拔管、脱管，怕造成严重医疗纠纷，担心被处分，产生了心理压力。

（三）非计划性拔管的原因

1. 患者方面

（1）疼痛/紧张/舒适改变：疼痛引起焦虑和躁动是导致意外拔管的重要原因。

（2）气道问题：气管插管患者无法说话或吞咽，咳嗽时有痰或异物感，鼻黏、鼻翼和口唇因压迫出现红肿或压迫性溃疡导致自行拔管。

（3）时间：夜间意外拔管多于白天，夜间迷走神经兴奋，心率、呼吸频率降低、肺泡通气不足、二氧化碳（CO_2）潴留、血氧饱和度（SpO_2）较清醒时低，易出现头痛、烦躁、幻觉等精神障碍等，大部分患者在睡眠状态拔管。

（4）意识状况：谵妄时引起患者自行拔管的重要因素。原因是在于谵妄状态的患者清醒期与谵妄交替出现，昼轻夜重。夜班护士忽视拔管的可能而未进行有效的约束，导致患者自行拔管。

2. 导管管理

（1）导管的材质、粗细、软硬度等不同对患者造成的不适感不同。

（2）导管固定欠稳，临床导管固定方法为胶带缠绕、扁布带打结、透明贴、缝线固定。

（3）管道的交接和检查工作不严。

3. 医护方面

（1）未采取适当有效的约束。

（2）未及时持续使用镇静剂。

（3）医疗护理操作中的疏忽：部分护士对防止计划外拔管经验不足，护理操作时：如更换体位，搬动患者时未能妥善固定好导管，动作过猛，致导管脱出。

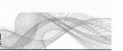

（4）缺乏有效的护患沟通和知识宣教。

（5）护士的知识/经验不足/巡视不及时。

（四）预防措施

1. 准确的评估　患者的机体状况、有无意外拔管的危险因素,如意识状态、情绪心理状态、既往病史等,对高危患者应进行连续动态监测(见附件5-10)。

2. 加强宣教　提高患者自护能力,制订专门的管道自我护理宣教处方。

3. 优化约束流程　明确约束方法,约束固定和放松的指征,保证在放松约束前充分评估拔管的可能性,并采取适当的替代措施。当翻身或特殊情况需解开约束带时应扶持其双手,防止意外拔管。及时评估并向医生汇报患者的意识和精神状态,以便及时适当采取药物性约束或其他替代方法。

4. 适度使用镇静剂　镇静、镇痛剂能改善患者舒适度,使患者有安全感。所以因遵医嘱及时使用镇静剂,注意观察用药后的反应,若效果不佳必须及时与医生沟通。

5. 认真做好床旁交接班　要求每班护士在进行床旁交接时必须确认管道的位置、深度、固定情况,并将交接所见记录在护理记录单上。规范护士的行为,使其充分了解所留置管路的情况,做到防患于未然。

第7节　肿瘤微创介入病房健康教育

一、健康教育的意义

近年来,随着人口老龄化、社会经济的飞速发展,恶性肿瘤发病率呈上升趋势,因具有难治愈、病死率高等特点,导致患者产生焦虑、悲观、抑郁、恐惧等消极情绪,治疗效果和生活质量下降。故肿瘤的预防、治疗、预后等健康教育越来越受到各界学者的重视。健康教育是指通过宣传和信息传播帮助人们利用保健设施,改善周边环境,掌握卫生保健知识,养成和保持有助于健康的行为和生活方式的活动。针对肿瘤患者的健康教育则是根据肿瘤患者的病情、心理状况、治疗特点、预后情况,制定肿瘤患者的健康教育计划。

1. 通过举办肿瘤患者日常生活健康护理培训班,肿瘤知识公益讲座,设立专家答疑信箱,编辑肿瘤防治健康教育基地书籍,倡导科学抗癌模式。

2. 助患者克服心理健康问题,使患者了解肿瘤康复的相关知识,能更好地配合康复治疗计划,实施各种康复治疗护理。

3. 通过健康教育信息资源,使患者心理、生理、精神、社会方面得以康复,获得良好的生活质量,并进行生活行为、生活方式、自理技术和家庭护理方面的教育。

4. 帮助患者了解康复知识,学会营养调节,加强体育锻炼,促进康复,提高生存能力,重返社会。

二、肿瘤微创介入病房健康教育内容

健康教育可以分为门诊教育、住院教育、出院教育和社区教育四大类。本节重点介绍住院教育和出院教育两类。具体内容为:

（一）住院教育

1. 入院健康教育

（1）环境介绍：介绍病区环境、工作与休息时间、住院流程等；同时还要介绍病区主任、护士长、主管医生、责任护士。其目的是住院患者积极调整心理状态，尽快适应医院环境，配合治疗，促进康复。

（2）饮食指导：告知患者相关饮食知识，如怎样增加影响、宜吃哪些食物、忌吃哪些食物等。合理适当的饮食将有助于疾病的康复，如高血压患者宜用低盐低脂饮食，发热患者宜多饮水，术后的患者要进食清淡、易消化的、营养丰富的食物。饮食指导要注意培养患者的饮食习惯。

（3）作息指导：凡有活动能力的患者都应鼓励其适当活动和休息。对需要卧床的患者也应指导其做力所能及的床上锻炼，并注意调整卧床休息与睡眠的关系，避免日间睡眠过多造成夜间失眠。

（4）心理指导：根据肿瘤患者的不同心理时期，面对肿瘤患者家庭，有针对性地做好患者及家庭的情感调节与应对，配合患者家属采取相对应的心理指导和疏通，帮助患者解决心理问题，安心住院配合治疗。

（5）用药指导：告知患者用药知识，如正确的用药方法、剂量、时间、注意事项及保存方法。同时应策略地讲清有些药物可能出现的不良反应，谨遵医嘱，反应严重时及时与医师和护士联系。

（6）特殊指导：凡需要特殊治疗及护理的患者都应做好相应的教育指导。告知患者诊断性检查知识，如化验检查、放射检查、胃镜等检查的目的、意义、方法和注意事项。

2. 术前宣教　根据患者的年龄、性别、职业、文化程度、宗教信仰等个体特点，利用通俗易懂的语言、图片、宣传手册或小讲课等多种形式进行术前宣教，减轻患者术前焦虑紧张情绪，提高患者对手术信心。

（1）介绍术前常规检查项目，如：血常规、凝血项、肝肾功能及影像学检查。告知患者只有检查结果合格后，医生才会安排手术。

（2）介绍皮肤准备的注意事项，术前呼吸训练和床上排便的意义。

（3）介绍术前禁食的目的及禁食时间，合并高血压、糖尿病患者应强调服药注意事项。

（4）介绍手术室位置、环境，告知患者赴手术室时需携带物品和不能带进手术室的物品。

3. 术后宣教

（1）介绍术后体位、心电监护的重要性，穿刺处加压包扎的意义。

（2）术后饮食指导。

（3）介绍术后常见不适症状，告知患者如出现不适症状应及时通知医护人员。

（4）指导患者床上排便或咳嗽时注意术区的保护，防止因腹压过大诱发出血。

（5）介绍拆除绷带、腹带的时间，以及下床活动注意事项。

（二）出院健康教育

1. 预防教育

（1）预防肿瘤复发知识：指导患者学会自我体格检查技能，了解肿瘤复发的临床表现。

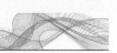

（2）肿瘤患者的家庭治疗：指导患者按自身情况进行综合治疗与合理用药；指导患者学会心理调节技巧，保持情绪稳定，坚定生存信心；建立适当的休息、活动标准；合理的营养补充，规律的饮食习惯。

2. 出院饮食教育

（1）饮食康复的重要性：肿瘤患者因为食物营养的摄入和吸收减少及放疗、化疗、手术导致营养障碍，大多存在不同程度的营养不良。适宜的饮食可改善肿瘤患者的营养状况，调节机体功能，提高抗病能力，促进肿瘤康复。

（2）饮食康复的原则：数量恰当、构成合理是患者维持良好营养状况的前提，明确肿瘤患者饮食治疗的要求和目的，患者的体重是衡量蛋白质和热量摄入是否足够的客观指标，摄取适当量的营养基本要素。养成良好的饮食习惯，定时、定量、少食、多餐。选择具有抗癌作用的食物。如荠菜、黄花菜、薏仁米、芋头、慈姑、菱角、胡萝卜、芦笋、大蒜、洋葱、南瓜、青萝卜、杏仁、无花果等。多吃能增强机体免疫力功能的食物，如香菇、蘑菇、木耳、银耳等。多吃新鲜蔬菜、水果，保持大便通畅，饮食以清淡为主，如蛋、豆类、蔬菜、鱼肉适当地吃一些，基本不吃麻辣、油炸、烘烤的食物，做到饮食有节制、有规律。

3. 复查健康教育

（1）复查的意义

1）肿瘤微创介入术后患者定期复查可以使患者及其家属对疾病的发展有所了解，减轻患者不必要的疑虑，增强患者的信心和坚持治疗的毅力。

2）定期复查还可使医师掌握患者的病情发展情况，有效指导治疗，根据病情变化拟定合适的治疗方案，减缓或阻止疾病的发展，更好的预防肿瘤的复发和转移。

3）定期复查能够及时发现局部复发和远处转移，及早做处理。

（2）复查时间：肿瘤微创介入治疗 2 年内，应每 3 个月定期复查一次；第 3～5 年每半年定期复查一次；5 年后每年定期复查一次。

（3）复查内容：全面细致的体格检查通常能较早发现复发和转移灶。

1）三大常规：血常规可反映白细胞、红细胞和血小板的情况；对于泌尿系统肿瘤患者，尿常规是必须检查的；对于消化道肿瘤患者，大便常规是必须检查的。

2）肿瘤标志物：如甲胎蛋白、癌胚抗原、CA125、CA15-3、前列腺特异性抗原等，他们具有直接或间接的提示作用。

3）X 线胸片：有助于早期发现肺部及纵隔转移灶，胸透有时会遗漏细小的转移灶，单纯拍正位片不利于发现纵隔淋巴结转移灶。

4）腹部 CT/MRI：有助于早期发现腹部脏器和腹膜后转移灶。肝脏、脾脏、腹膜后淋巴结均是常见肿瘤的转移部位。

5）肝、肾功能：了解肝、肾功能的情况，尤其适用于治疗期间出现肝、肾功能损害，患有各型肝炎和肾脏疾病的患者。

6）胃镜：食管癌和胃癌患者，应该每半到一年检查 1 次。

7）结肠镜：对于结肠癌和直肠癌患者，应该每半年到一年检查 1 次。

定期复查应到肿瘤专科医院或大型综合性医院的肿瘤专科进行。每次复查时，带好检查报告和影像学资料，手术记录，每一次的化疗方案、化疗剂量及时间、放疗记录单等治疗资料。

附件 5-1 入院护理评估单

科别：　　　　　　　　　　　　　　　　　　　　　　　　　　　　　　　　　　　　　　年

姓名		性别 □男 □女	年龄	住院号	床号

入院日期	时间
入院方式	□步行 □轮椅 □平车
生命体征	体温 ℃　脉搏 次/分　呼吸 次/分　血压 mmHg
意识	□清醒 □嗜睡 □模糊 □昏迷 □呆滞　□正常 □失语 □发音困难
沟通能力	□无法了解他人所说 □其他
皮肤 颜色	□正常 □苍白 □潮红 □脱屑
皮肤 黄染	□无 □有
皮肤 水肿	□无 □有
皮肤 皮疹	□无 □有
皮肤 完整性	□完整 □不完整（伤口类别＿＿＿＿　部位　大小）
行动	□正常 □无法行动　需辅具：□拐杖 □助行器 □义肢
嗜好	吸烟：□无 □有　饮酒：□无 □有 少量 大量
食欲	□正常 □增加 □下降 □其他
排泄	小便：□正常 □尿频 □尿多 □尿黄 □其他　大便：□正常 □便秘 □腹泻 □黑便 □其他
其他	□无 □腹胀 □乏力 □恶心 □呕吐
自理能力	□自理 □轻度依赖 □中度依赖 □重度依赖
对疾病的认知	□了解 □部分了解 □不了解
疼痛	0 2 4 6 8 10　无痛 轻微疼痛 轻度疼痛 中度疼痛 重度疼痛 剧痛
假牙	□无 □有 活动 固定
手术史	□无 □有
过敏	□无 □食物 □药物 □其他
睡眠习惯	□正常 □失眠 □药物辅助
探视制度	□请假制度
入院指导	□环境介绍 □安全指导 □饮食指导 □心理指导 □订餐指导 □请假制度 □检查指导　责任护士
资料来源	□病人 □家属 □其他　护士签名

附件 5-2 简明疼痛评估量表 (BPI)

姓名:	性别:	年龄:	出生日期:	年	月	日		
科别:	床位号:	病案号:	评估日期:	年	月	日	时	分

评估者:

一、在一生中,我们多数人都曾体验过轻微头痛或扭伤和牙痛,今天您是否有疼痛?

  □是   □否

二、请您用阴影在下图中标出您的疼痛部位,并在最疼痛的部位打×(可有多部位)。

前面　　　　　　　　　　后面

右　　　　左　　　　　左　　　　右

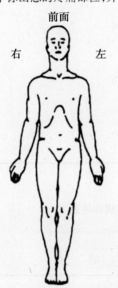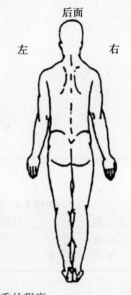

三、请您圈出一个数字,以表示您在 24 小时内疼痛最重的程度。

0　　1　　2　　3　　4　　5　　6　　7　　8　　9　　10

不痛　　　　　　　　　　　　　　　　　　　您能想象的最痛

四、请您圈出一个数字,以表示您在 24 小时内疼痛最轻的程度。

0　　1　　2　　3　　4　　5　　6　　7　　8　　9　　10

不痛　　　　　　　　　　　　　　　　　　　您能想象的最痛

五、请您圈出一个数字,以表示您在 24 小时内疼痛的平均程度。

0　　1　　2　　3　　4　　5　　6　　7　　8　　9　　10

不痛　　　　　　　　　　　　　　　　　　　您能想象的最痛

六、请您圈出一个数字,以表示您现在疼痛的程度。

0　　1　　2　　3　　4　　5　　6　　7　　8　　9　　10

不痛　　　　　　　　　　　　　　　　　　　您能想象的最痛

七、请圈出一个百分数,以表示 24 小时内镇痛治疗后疼痛缓解了多少?

0　　10%　　20%　　30%　　40%　　50%　　60%　　70%　　80%　　90%　　100%

无缓解　　　　　　　　　　　　　　　　　　　完全缓解

八、请圈出一个数字,表示您上周受疼痛影响的程度。

A. 日常活动

0　　1　　2　　3　　4　　5　　6　　7　　8　　9　　10

无影响　　　　　　　　　　　　　　　　　　完全影响

B. 情绪

0　　1　　2　　3　　4　　5　　6　　7　　8　　9　　10

无影响　　　　　　　　　　　　　　　　　　完全影响

续表

C. 行走能力

0　　1　　2　　3　　4　　5　　6　　7　　8　　9　　10

无影响　　　　　　　　　　　　　　　　　　完全影响

D. 日常工作

0　　1　　2　　3　　4　　5　　6　　7　　8　　9　　10

无影响　　　　　　　　　　　　　　　　　　完全影响

E. 与他人的关系

0　　1　　2　　3　　4　　5　　6　　7　　8　　9　　10

无影响　　　　　　　　　　　　　　　　　　完全影响

F. 睡眠

0　　1　　2　　3　　4　　5　　6　　7　　8　　9　　10

无影响　　　　　　　　　　　　　　　　　　完全影响

G. 生活乐趣

0　　1　　2　　3　　4　　5　　6　　7　　8　　9　　10

无影响　　　　　　　　　　　　　　　　　　完全影响

附件 5-3　癌痛疼痛评估表

姓名_____性别____出生日期_____住院号_____

诊断_____　科室_____　床号_____

评估者_____　时间_____年___月___日___时___分　_____

（一）疼痛评估

1. 病因：□原发病相关；□并发症相关；□临床操作相关；□治疗相关；□手术

2. 疼痛得分（评分使用 NRS 疼痛标尺）：

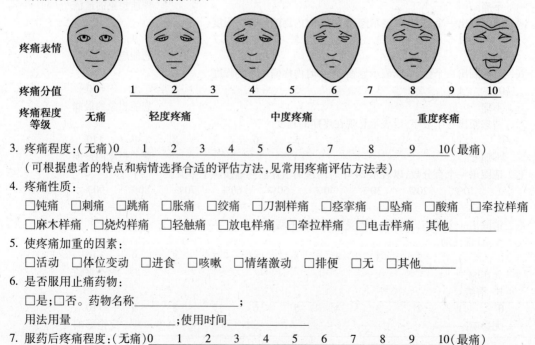

疼痛表情						
疼痛分值	0	1　2　3	4　5　6	7　8　9	10
疼痛程度等级	无痛	轻度疼痛	中度疼痛		重度疼痛	

3. 疼痛程度：（无痛）0　　1　　2　　3　　4　　5　　6　　7　　8　　9　　10（最痛）

（可根据患者的特点和病情选择合适的评估方法，见常用疼痛评估方法表）

4. 疼痛性质：

□钝痛　□刺痛　□跳痛　□胀痛　□绞痛　□刀割样痛　□痉挛痛　□坠痛　□酸痛　□牵拉样痛

□麻木样痛　□烧灼样痛　□轻触痛　□放电样痛　□牵拉样痛　□电击样痛　其他_____

5. 使疼痛加重的因素：

□活动　□体位变动　□进食　□咳嗽　□情绪激动　□排便　□无　□其他_____

6. 是否服用止痛药物：

□是；□否。药物名称_____；

用法用量_____；使用时间_____

7. 服药后疼痛程度：（无痛）0　　1　　2　　3　　4　　5　　6　　7　　8　　9　　10（最痛）

8. 服药后是否有以下情况：□便秘　□昏睡　□恶心　□呕吐　□头晕　□其他_____

9. 患者同意以下情况吗?
　　□止痛药会成瘾　□止痛药会影响治疗　□止痛治疗不重要　□现在用止痛药还早,加重时再用
　　□疼痛加重是病情进展的信号　□止痛药副作用太大,尽量不用。

10. 既往其他慢性疼痛疾病：
　　□关节炎　□三叉神经痛　□偏头痛　□椎间盘突出症　□颈椎病　□肩周炎　□骨质疏松
　　□骨质增生　□癌痛　□其他_____。

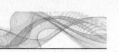

附件 5-4　疼痛评估工具

1. 数字评分分级法(NRS)：适用于 13 岁以上能够指出其疼痛的程度的患者。

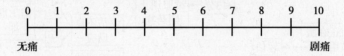

2. 面部表情疼痛评分量表法：适用于表达困难的患者,如儿童、老年人,以及存在语言、文化差异或其他交流障碍的患者。

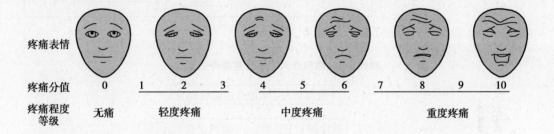

3. 危重症与意识障碍患者使用危重病疼痛评分表

项目	评分		
	0	1	2
面部表情	轻松自然	忧愁、皱眉	痛苦、咬紧牙关
肢体活动	放松自然	偶尔不自主	无法平静下来
肌肉张力	放松	略微僵硬	僵硬
发声/机械通气	无异常声音/耐受良好	偶尔呻吟/轻度抵抗	大声呻吟、哭泣/不能耐受
心率及血压	基础值	升高 10%～20%	升高>20%

附件 5-5 疼痛筛查与评估流程

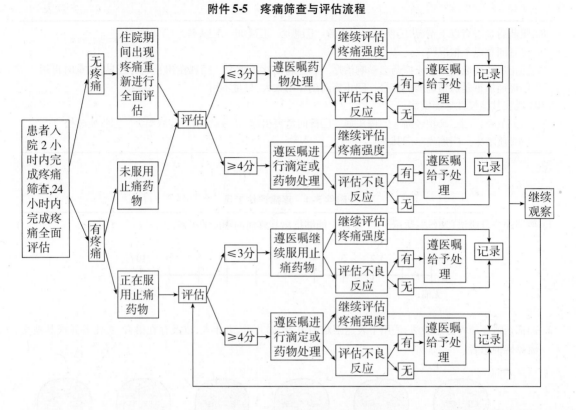

附件 5-6 微创介入手术后疼痛评估流程

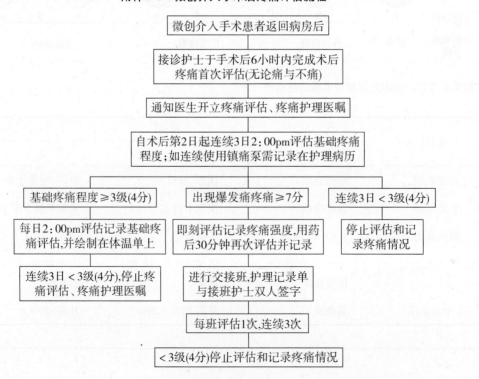

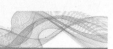

附件 5-7　疼痛患者出院后随访流程

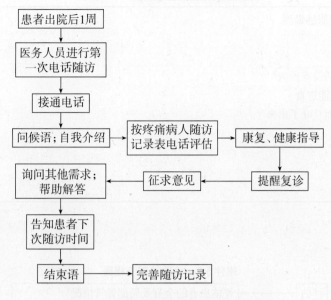

附件 5-8　疼痛患者电话随访规范化用语

患者基本信息：

患者姓名：_____性别：_____年龄：_____出生日期：_____病案号：_____

患者临床诊断：_____

联系方式：_____

电话随访时间：_____年_____月_____日_____时_____分

您好！我是＊＊医院_____科负责患者疼痛随访工作的护士。本次致电给您主要是对您使用止痛药效果和副作用的关注，使患者尽量减轻或远离疼痛。希望您配合我们！谢谢！

1. 您疼痛的部位是_____？

2. 您现在疼痛的控制方法是？

　　□ 口服止痛药(奥施康定、泰勒宁、吗啡片)

　　□ 应用贴剂(芬太尼)

　　□ 其他

3. 您目前的疼痛强度？

　　□ 不痛(0～2 分)

　　□ 有点痛可以忍受(3～5 分)

　　□ 相当痛(6～8 分)

　　□ 非常痛不能忍受(9～10 分)

4. 疼痛引起睡眠障碍程度

　　□ 像正常一样睡

　　□ 经常醒来

　　□ 完全睡不着

5. 镇痛副作用的评价(排便习惯)

　　□ 与从前一样有大便

　　□ 大便有点不畅

　　□ 没有大便

☐ 大便没有但腹胀感强烈

6. 呕吐程度

    ☐ 不呕吐

    ☐ 想吐,但对生活没有影响

    ☐ 呕吐感强烈不能进食

    ☐ 不仅有呕吐,而且吐了出来

7. 一天困倦程度

    ☐ 不困

    ☐ 有点困

    ☐ 相当困

附件 5-9　管路护理流程图

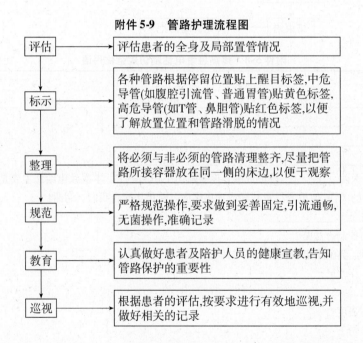

评估	→	评估患者的全身及局部置管情况
标示	→	各种管路根据停留位置贴上醒目标签,中危导管(如腹腔引流管、普通胃管)贴黄色标签,高危导管(如T管、鼻胆管)贴红色标签,以便了解放置位置和管路滑脱的情况
整理	→	将必须与非必须的管路清理整齐,尽量把管路所接容器放在同一侧的床边,以便于观察
规范	→	严格规范操作,要求做到妥善固定,引流通畅,无菌操作,准确记录
教育	→	认真做好患者及陪护人员的健康宣教,告知管路保护的重要性
巡视	→	根据患者的评估,按要求进行有效地巡视,并做好相关的记录

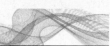

附件 5-10　管道滑脱危险因素评估表

科室_____床号_____姓名_____性别_____出生年月_____

年龄_____病案号_____诊断_____

项　目		危 险 因 素	分值
危险因素评估	Ⅰ类导管	①胸管　②T管　③口鼻插管　④动脉置管　⑤气管切开管　⑥脑室引流管　⑦关节腔引流　⑧其他_____	3分
	Ⅱ类导管	①双套管　②深静脉置管　③三腔管　④造瘘管　⑤一次性负压引流管　⑥腹腔引流管　⑦其他_____	2分
	Ⅲ类导管	①导尿管　②胃管　③吸氧管　④空肠营养管　⑤其他_____	2分
	意识	①轻度烦躁2分;②意识不清2分;③中度烦躁3分;④重度烦躁5分;⑤其他_____	2~5分
	其他	①幼儿	5分
		②呃逆、③呛咳	2分
		④肥胖(颈部短)	2分

备注:评分≤7分的患者存在导管滑脱轻度危险,每周评估一次;评分8~12分的患者为中度危险,每3天跟踪评估1次;评分≥13分的患者为高度危险,应采取相应的预防措施,同时悬挂高危警示标识,每天评估1次

护理措施:
1. 妥善固定各管道
2. 躁动的患者给予适当的约束(肢体约束情况:□上肢□下肢□躯干)
3. 镇静镇痛
4. 给予心理疏导和宣教,指导患者及家属保护好管道
5. 班班交接管道的位置、刻度
6. 其他措施:_____

管道危险因素动态评估记录

日期	时间	Ⅰ类导管	Ⅱ类导管	Ⅲ类导管	意识	其他	得分	措施	签名

第6章 护理文件书写

第1节 护理文件书写的基本原则与要求

一、基本原则

1. 符合《医疗事故处理条例》及其配套文件的要求。

2. 符合临床基本的诊疗护理常规和规范。

3. 有利于保护医患双方合法权益,减少医疗纠纷。

4. 做到客观、真实、准确、及时、完整地记录患者病情的动态变化,有利于促进护理质量提高,为教学、科研提供可靠的客观资料。

5. 融科学性、规范性、创新性、实用性和可操作性为一体,体现护理的专业特点和学术水平。

6. 规范护理管理,明确职责,谁执行,谁签字,谁负责,预防护理差错事故及纠纷发生。

二、书写要求

1. 护理文书是用于记录各项护理活动及护理人员对患者病情观察情况的客观记录,具有客观性、真实性,不能推测。

2. 护理文书一律使用蓝黑墨水或碳素墨水书写(不分白天、晚上)。

3. 护理文书书写应当文字工整,字迹清晰,表述准确,语句通顺,标点正确。书写过程中出现错字时,应当在错字上用双线画线,在画线的错字上方签全名,应保持原记录清晰可辨,不得采用刮、粘、涂等方法掩盖或去除原来的字迹。

4. 护理文书应当使用中文和医学术语或中医术语。通用的外文缩写和无正式译名的症状、体征、疾病名称等可以使用外文。

5. 护理文书应当按照规定的内容书写,并由相应的护士签名。实习护士、试用期护士书写的病历,应当经本科室执业护士审阅、修改、注明日期并签名。

6. 因抢救危重患者,未能及时书写记录时,当班护士应在抢救后6小时内据实补记,并加以注明。

7. 日期用公历年,北京时间24时制记录,精确到分(如:日期2016年4月3日14:15)。

8. 文书中使用的计量单位一律采用中华人民共和国法定的计量单位(如:米 m,厘米 cm,毫米 mm,微米 μm,升 L,毫升 ml,千克 kg,克 g,毫克 mg,微克 μg)。

9. 为确保患者安全而设计的各种安全警示,如药物过敏,防跌倒,防坠床,防烫伤,防自杀等,提供给患者时要在护理记录中注明起始时间。

10. 实施特殊护理技术前,要签署患者知情同意书。

第 2 节　肿瘤微创介入手术室护理文书

一、介入手术患者交接记录

(一) 内容及流程(见附件 6-1)
介入手术室护士必须和病房的护士查对交接事宜如下:

1. 术前交接患者
(1) 患者身份识别;
(2) 介入手术名称确认;
(3) 术前准备是否完善(皮肤准备,过敏试验,术前用药、知情同意签署等);
(4) 患者身上的首饰是否取下;
(5) 一起核对带入介入手术室的物品(病例、影像片等);
(6) 以上交接内容双方确认无误后双签字完成术前交接。

2. 术后交接患者
(1) 患者身份识别;
(2) 交接患者的生命体征;
(3) 麻醉清醒情况及注意事项;
(4) 介入手术情况、部位、病情等注意事项;
(5) 各种引流管或植入物的名称、放置部位、注意事项等;
(6) 输液交接,输液通道是否通畅、现在使用的液体、手术中使用的液体,如有深静脉置管的应交接置管的深度;
(7) 交接由手术室带回的物品;
(8) 以上交接内容双方确认无误后双签字完成术后交接。

二、介入手术室三方核查制度

(一) 核查制度
1. 目的　为保证介入手术的安全实施,确保"部位正确、手术正确及患者正确"。
2. 安全核查环节
第一次为介入手术麻醉前/进入操作室;
第二次为介入手术破皮前/操作前(time out);
第三次为离开介入手术室/操作完成后。
在患者床旁完成(不需要进入专门操作室)的侵入性操作可以只进行后两步核查。

3. 核查要求

（1）患者身份确认要求：每次安全核查均应使用姓名及出生日期两种方式确认患者身份。

（2）患者意识清醒时由其自行叙述姓名及出生日期，医务人员进行核查。

（3）患者意识不清时由委托代理人代为叙述患者姓名及出生日期，医务人员进行核查。

（4）患者意识不清且无委托代理人陪同时由两位医务人员共同核查患者腕带信息。

4. 介入手术前核查（time out）

（1）参与人员：由手术医师、技师、护士等全体手术团队人员参与。

（2）核查内容：由手术医师发出核查指令，技师陈述手术安全核查表中的核查内容，各方共同核查完毕后签名确认。如因无菌操作要求不能亲自签名，可由助手记录核查各方姓名并签名。

5. 安全核查表的归档

（1）住院患者的安全核查表归入病历中保管。

（2）门（急）诊患者必须建立正规门（急）诊病历，安全核查表归入门（急）诊病历中保存。

（二）手术安全核查表

见附件6-2。

三、术中医嘱执行单

（一）口头医嘱管理制度

1. 目的　建立医务人员之间有效沟通的程序，避免由于信息传递错误而引起医疗差错，保障患者安全。

2. 基本原则

（1）医师下达口头医嘱前必须亲自查看患者，不允许通过电话下达口头医嘱。

（2）下达口头医嘱者必须为医院授权的执业医师，接收和执行口头医嘱者必须为医院授权的执业护士。

3. 具体要求

（1）医师下达口头医嘱时要做到发音清晰、内容完整。

（2）接收医嘱者在《口头医嘱记录单》上记录医嘱内容，主要包括以下要素：①患者姓名、出生日期及病案号；②接收口头医嘱的日期和时间；③药品名称、剂量、给药途径、给药频率；④检查检验项目。

（3）接收医嘱者记录后即刻复述医嘱内容，与下达医嘱者确认后方可执行医嘱，执行时要双人核查。

（4）对于读音相似、容易混淆的药品，下达和复述医嘱时均应逐字读出药品名称。

（5）在特别紧急的情况下，记录口头医嘱会影响患者抢救时，接收医嘱者可在复述并确认后执行医嘱，保留所有安瓿，抢救完成后立即补记。

（6）口头医嘱记录单由所在科室护理人员保存1年以备核查。

（7）医师必须在下达口头医嘱后6小时内完成正式医嘱的书写或录入。

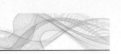

（8）接收医嘱者在本班内完成护理记录单的书写。

（二）口头医嘱单

见附件 6-3。

四、介入术中护理记录

（一）基本原则与要求

同介入手术患者交接记录。

（二）内容及流程

见附件 6-4。

五、介入治疗抢救护理记录

抢救护理记录是重要的法律依据，为护患双方提供了法律保护及举证依据。介入治疗抢救护理记录书写应客观、真实、准确、及时、完整。

（一）基本原则与要求

1. 基本原则　介入治疗抢救护理记录要与医疗同步，如病情变化时间、抢救时间等与实际时间及医疗文书书写一致。

2. 书写要求　同介入手术患者交接记录。

（二）记录内容

1. 病情变化情况　包括病情变化的时间、血压、心率、呼吸、血氧饱和度、心电图表现、重要的症状和体征、意识，清醒者记录患者主诉，昏迷患者记录瞳孔变化。

2. 抢救护理措施　包括所用药物名称、剂量、用量用法；电除颤选择的能量、除颤方式、除颤次数；吸氧方式、吸氧流量；危重患者使用呼吸机、主动脉内球囊反搏（IABP）情况；患者尿液、大便、呕吐物、引流物等颜色、数量及性状；物理降温措施；出入量情况；静脉留置管、尿管、引流管等管路护理情况；病情观察及效果。

3. 抢救效果　好转或恶化，进一步处理方法。

4. 报告情况　及时报告护士长、主任，必要时报告医务部、护理部。

5. 参加抢救人员

（三）介入治疗抢救护理记录单

见附件 6-5。

六、可追溯性耗材（高值、植入）记录规范

（一）要求

对所有一次性使用的高价值医疗器械要求做到可追溯性，凡是植入体内的一次性耗材必须将耗材条码贴在知情同意书上。

（二）内容

包括手术时间、使用科室、床号、患者姓名、性别、年龄、住院号、诊断、联系方式、付费方

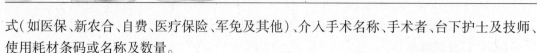

式(如医保、新农合、自费、医疗保险、军免及其他)、介入手术名称、手术者、台下护士及技师、使用耗材条码或名称及数量。

（三）记录表格

见附件6-6。

七、医用耗材销毁记录规范

（一）记录要求

医用耗材的销毁要有详细记录,要严格按照医疗废物管理条例执行,专职人员每天对产生医用耗材进行过称、登记,填写危险医疗废物转接单及医疗废物运送登记卡,每天与指定部门(如物业公司)进行交接,交接记录完整,一式两份,科室及指定部门(如物业公司)各保留一份。确保去向可查。

（二）记录内容

包括医用耗材来源、销毁日期、耗材类型及重量、交接时间、最终去向、经办人签名(包括来源科室、收集者、运送者)。

（三）记录表格

见附件6-7。

第3节 肿瘤微创介入病房护理文书

一、患者的初步评估

患者评估是指通过病史询问、体格检查、辅助检查等手段,对患者的心理、生理、疾病严重程度、社会、经济因素等做出评价,以指导诊断和治疗。

（一）目的

通过对患者门诊或住院全程诊疗中的评估,全面了解患者的医疗需求,为患者制定合理的诊疗方案。

（二）工作程序

1. 评估人员及资质

（1）患者评估由我院授权的注册执业医师、注册执业护士在其执业范围内进行。

（2）在紧急情况下(如患者突发病情变化需紧急救助、突发公共卫生事件大批患者等待救治时),医护人员可不受执业范围限制,按照"首诊负责"要求对患者进行必要的评估,待条件允许时立即请相关专科医师进行详尽的评估。

2. 评估内容 患者评估应按照门急诊病历及住院病历入院记录书写要求逐项评估并记录,各临床专科设定本专科基本评估项目。

3. 住院患者评估范围 由主管医师、上级医师、护理人员共同完成,根据患者病情、意愿及治疗计划不同,必要时由营养师、药师、心理师、麻醉医师等提供跨专科、跨部门的后续

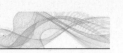

评估。

（1）护理人员对患者的评估:责任护士在患者入院后6小时内完成初始评估,主要内容参见《入院护理评估单》(见附件6-8)。

（2）再评估:护理人员每日对危重患者、手术前一天、手术当天、术后三天内患者针对病情进行再评估并记录在《护理记录单》(见附件6-9)中。

（3）在下列情况下,需对患者及时再评估及记录,评估重点内容按医嘱及病情需要决定。

1）判断患者对药物、治疗及护理的反应;

2）病情变化;

3）创伤性检查;

4）镇静/麻醉前后。

（4）对下列人群提供个性化评估:使用《特殊人群患者个性化初始评估单》(见附件6-10)对儿童、青少年、虚弱的老人、临终期患者、有强烈或慢性疼痛的患者、疑似药物和(或)酒精依赖的患者、遭受虐待和忽视的受害者、有感染性或传染性疾病的患者、接受放疗或化疗的患者、免疫系统受损的患者进行初始评估。

（5）其他评估时机

1）转科病例必须在转出、转入记录中记录对患者的病情评估,转入病例按照新入院病例要求进行评估和再评估。

2）对出院患者要进行出院前评估,完成出院记录,评估内容包括:患者现状、治疗效果、随访事项、饮食注意事项、康复注意事项及尚未解决的问题等。

3）对濒临死亡患者要进行评估或再评估,满足患者和家属的个性化需求。

二、患者营养评估

（一）目的

使住院患者得到良好的营养服务及维持良好的营养状态,减少营养不良发生率。

（二）工作程序

1. 营养风险筛查标准规范

（1）定期对所有住院患者进行营养风险筛查。由医院营养专业组制订《营养风险筛查标准及筛查表》(见附件6-11)。

（2）标准:将符合BMI<18.5;或1个月内体重下降≥5%;或经口进食,一周内食物摄入量少于平常量的1/2患者初步判定为存在营养风险。

（3）执行方式

1）患者入院后,责任护士根据医院营养风险筛查标准在24小时内完成对患者的营养风险筛查,同时将筛查结果记录在筛查表上。

2）对于筛查结果不存在营养风险的患者,由责任护士根据病情变化,随时进行营养复筛,并将筛查结果记录在筛查表上。若患者病情无变化,责任护士在出院前进行营养复筛,并将筛查结果记录在筛查表上。对于筛查结果存在营养风险的患者,责任护士将筛查结果(筛查表)在患者入院的 24 小时内交给临床医师(放到病历中),由临床医师实施进一步的营养评估和营养治疗及监测,直至完成营养目标或患者出院;或者临床医师根据需要请营养师会诊,进入营养会诊程序,由营养师完成营养评估、营养治疗及监测,直至完成营养目标或患者出院。

三、患者风险评估

(一) 患者跌倒预防管理制度

1. 目的　加强对患者跌倒的预防与管理,提高医务人员对跌倒事件的预防意识,保障患者安全。

2. 工作程序

(1) 接诊/责任护士在 6 小时内完成《住院患者跌倒(坠床)风险评估单》(见附件 6-12)的填写,评估频次:

1) 0~44 分,每周评估一次。

2) 结果≥45 分,为高度危险,护士进行防范措施宣教并记录,每 3 天评估一次。

3) 结果≥60 分,为极高危险患者,护士需在患者床头放置"防跌倒"标识,同时在腕带上粘贴"小心跌倒"标识。告知患者及家属风险等级及防范措施签署告知书;每日评估一次;采取措施并记录《住院患者跌倒(坠床)护理记录单》(见附件 6-13)。

(2) 转科、手术、使用药物治疗时,需重新评估一次,并记录于《住院患者跌倒(坠床)风险评估单》上,酌情调整护理措施。必要时请临床药师、麻醉师等相关人员协助指导与处理。

(3) 因病情需要使用约束用具来防止患者发生坠床时,由医生向家属交代使用约束用具的目的,家属签署《约束用具使用知情同意书》(见附件 6-14),护士依照《约束用具使用观察记录单》(见附件 6-15)使用规范,及时、准确填写各项内容。

(4) 责任护士对跌倒风险极高危患者每班进行床头交接,检查确认预防措施的落实情况,防止患者跌倒意外事件的发生。特别注意手术患者从平车上转移至病床时、患者平躺在狭窄的介入手术台上且需要变换位置时的安全与保护。对烦躁不安、意识障碍、病情危重等不能配合诊疗操作的患者,临床科室须安排医务人员陪伴,实施保护措施。

(二) 生活自理能力评估(ADL)

1. 目的　通过对住院患者评估,全面了解患者的身体功能状态,分析患者障碍程度与正常标准的差别,为患者制定合理的诊疗方案提供依据。

2. 工作程序

(1) 患者入院后由责任护士根据《生活自理能力评估单》(见附件 6-16)评估患者运动、自理、交流等一系列基本活动的分值。

(2) 评估

1) 患者生活自理能力评定量表(ADL)在四种情况进行评估,分别是入院(24 小时内)、转科(如果有,由转入科室 24 小时内评估)、出院时、护理级别更改时。

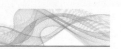

2）由责任护士进行评估,录入电脑后在病历首页显示入院评估得分。

3）患者自理能力评定量表评估得分后,要求:及时打印出来,作为各级护理质控检查护理分级情况资料备查,并在病例中存档。

4）当医嘱进行护理级别变更时,责任护士加评一次,如果自理能力符合相应护理级别则执行医嘱;如果自理能力尚未达到改变后的能力水平,由责任护士汇报护士长,由护士长通知主管医师修改护理级别。

5）评估流程见附件 6-17。

（3）分级:采用 ADL 评定量表对日常生活活动进行评定,对进食、洗澡、修饰、穿衣、控制大便、控制小便、如厕、床椅转移、平地行走、上下楼梯 10 个项目进行评定,将各项得分相加即为总分。根据总分,将自理能力分为重度依赖、中度依赖、轻度依赖和无须依赖四个等级(表 6-1)。

表 6-1 自理能力分级

自理能力等级	等级划分标准	需要照护程度
重度依赖	总分≤40 分	全部需要他人照护
中度依赖	总分 41 ~ 60 分	大部分需他人照护
轻度依赖	总分 61 ~ 99 分	少部分需他人照护
无须依赖	总分 100 分	无须他人照护

（三）压疮风险评估单

1. 目的 评估患者发生压疮的所有危险因素(内源性和外源性因素),并判断压疮预防的有效性及护理质量。

2. 工作程序

（1）评估

1）使用《住院患者压疮评估记录单》(见附件 6-18),对每一位新入院患者、转入患者或病情变化、皮肤变化的患者进行评估,及时识别有发生压疮风险的患者。>18 分,暂时无风险,记录在《住院患者压疮预防护理措施记录单》(见附件 6-18)中,病情变化或皮肤变化随时评估。

2）Braden 量表总分 23 分,最低 6 分,得分越低发生压疮的危险性越高。

3）≤18 分的患者,需采取预防措施。及时打印压疮评估及护理措施记录单,告知患者及家属,并签字,进行健康教育,指导患者加强营养,增加皮肤抵抗力。

4）床头使用防压疮标识,提示翻身。

（2）频次

1）>18 分,暂时无风险,病情变化或皮肤变化随时评估;

2）15 ~ 18 分提示风险低级,提示:1 周评估 1 次;

3）13 ~ 14 分提示中度风险,提示:1 周评估 2 次;

4）10 ~ 12 分提示高度风险,提示:1 天评估 1 次;

5）9 分以下提示极高危风险,提示:每班评估 1 次。

（四）管道滑脱风险评估单

1. 目的　评估患者发生管路滑脱的危险因素,并判断预防措施的有效性及护理质量。

2. 工作程序

（1）高危因素

1）意识状态出现昏迷、躁动;需要约束、未给予镇静的患者;

2）精神状态有焦虑、烦躁、抑郁、自杀倾向的患者;

3）ADL 评分≤40 分,完全依赖的患者;

4）1~3 岁或低依从性、不配合的儿童;

5）病情危重无家属陪伴的患者;

6）明确表示管路不耐受的患者;

7）未缝合;依靠贴膜或粘贴方式固定的管路;

8）置管超过三种时;

9）携带管路患者下地活动或外出做检查时。

（2）评估:使用《管道滑脱危险因素评估表》（见附件 6-19）从以下几方面进行评估:

1）患者的精神及意识状态;

2）患者管路的种类与固定方式;

3）患者是否需要药物进行镇静;

4）患者的耐受度;

5）患者依从性是否良好;能否配合;

6）患者及家属是否知晓保护管路的注意事项;

7）家属陪伴效果。

（3）频次

1）评分≤7 分的患者存在导管滑脱轻度危险,每周评估一次;

2）评分 8~12 分的患者为中度危险,每 3 天跟踪评估 1 次;

3）评分≥13 分的患者为高度危险,应采取相应的预防措施,同时悬挂高危警示标志,每天评估 1 次。

四、疼痛评估

（一）目的

正确适时的疼痛评估,为疼痛提供有效、正确的诊疗信息,增加患者舒适感,保障医疗质量和安全。

（二）工作程序

1. 疼痛筛查　住院患者入院后 2 小时内由护士完成《入院护理评估表》中疼痛筛查,并记录在体温单上。无疼痛时,住院期间至少每间隔 24 小时（护理人员于每日白班）进行一次

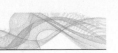

评估,并记录于体温单上。

凡筛查确定为有疼痛存在者,长期服用止疼药及住院期间出现爆发痛(≥4 分)者,使用《疼痛患者评估表》8 小时内完成评估(见附件 6-20)。执行《疼痛治疗管理规范》,给予治疗,并记录在病历中。

2. 疼痛程度及处理　按照疼痛对应的数字将疼痛程度分为:

轻度疼痛:1~3 分;

中度疼痛:4~6 分;

重度疼痛:7~10 分。

3. 疼痛评分≥4 分遵医嘱予以药物干预,护士填写《疼痛患者住院观察评估记录表》。(见附件 6-21)。重度疼痛(NRS 评分 7~10 分)时,医师与护士除分别在病程记录和《疼痛患者住院观察评估记录表》中记录病情变化及相关疼痛控制措施等,还需要医师、护士分别每班交接,并在《交班记录本》上记录。请麻醉科、院内或院外会诊。

4. 长期服用止痛药患者选择适宜评估量表,每日评估一次。

5. 疼痛评估得分≥4 分,选择适宜评估工具量表每日评估一次,连评 3 天,并将得分绘制于体温单上;连续 3 天疼痛评估得分<4 分,停止评估。

6. 疼痛评估得分≥7 分,选择适宜评估工具量表每班评估一次每天 3 次,连评 3 天,并将得分绘制于体温单上;连续 3 天疼痛评估得分<4 分,停止评估。

7. 疼痛评估工具　根据患者的病情、年龄选择适当的评估方法。

8. 评估要求

(1) 全面评估应当在 8 小时内完成。

(2) 要相信患者主诉。

(3) 根据患者实际情况选择合适的评估工具。

(4) 患者手术后、跌倒后、侵入性操作后再评估。

(5) 药物干预时,口服止痛剂 1 小时后评估;应用止痛针剂 30 分钟后再评估一次。

(6) 癌痛患者自控镇痛(PCA)治疗,应每日评估并记录。当评分≥4 分或出现不良反应时及时通知麻醉科医师会诊。

9. 癌痛患者出院随访

(1) 癌痛患者出院一周内进行首次电话随访,之后改为两周一次电话随访,使用《癌痛患者出院随访记录表》(见附件 6-22)。连续两次随访日电话联系无应答者,即视为失访。

(2) 终止随访:患者连续 3 次疼痛评分<3 分、再次入院、失访、死亡即终止随访。

五、交接班制度

(一) 目的

防止医务人员因沟通、衔接工作不到位而导致意外事件的发生。

（二）工作程序

1. 口头及书面交接班

（1）一般情况:交班人员在《护士值班报告》中填写住院患者总人数及出入院、转科、转院、分娩、手术、死亡人数并向接班人员口头交班。

（2）特殊事宜:对于新患者、危重患者、手术前后患者、特殊处置患者（检查、操作、治疗）及其他有病情变化的患者,交班人员须在《护理记录单》中记录患者的诊断、病情、治疗、药物、护理措施、注意事项等,并向接班人员交接清楚。

（3）特殊药品及物品交接:对毒、麻、抢救药品及物品、常用仪器设备的数量及完好度进行交接。

2. 床旁交接班 对新患者、危重患者、手术后患者、特殊处置患者（检查、操作、治疗）及其他有病情变化的患者还应在巡视病房时使用《护理工作日志》（见附件6-23）进行床旁交接班,具体内容包括:

（1）简要病情;

（2）输液及穿刺周围有无渗漏、红肿;

（3）查看全身皮肤,有无发红、皮疹、破损、压疮、烫伤等;

（4）检查各种导管是否通畅及有无脱出,观察引流液的颜色、性状和量;

（5）检查敷料包扎、渗出情况;

（6）手术情况。

六、患者转诊规范

（一）目的

更好的给患者提供医疗服务,增强医院内外工作的有效协调性。患者需转本院其他科室治疗时,应请有关科室医师会诊同意后方能按商定时间转科。

（二）工作程序

1. 主管医师须告知患者或其家属转科或转床的原因。

2. 责任护士通知患者或其家属转科或转床,并协助整理个人物品。

3. 转科患者处理流程

（1）主管医师开具转科医嘱。

（2）由护士确认转科时间,通知住院处结算本病区费用,电话通知转入科室应做的准备工作。

（3）责任护士转运前评估患者并记录于《转科病人交接单》（见附件6-24）,检查护理记录是否完整,准备合适的转运工具。

（4）责任护士携带患者的所有医疗护理记录护送患者转运,责任护士与转入病区的护士交接。

（5）转入科室护士立即通知医师,并立即评估患者,记录评估结果。

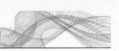

附件6-1 介入手术患者交接单

姓名　　性别　　出生日期　　　年龄　　病案号　　科室　　诊断

术前交接核对内容	
患者交接内容	带入物品交接
拟行手术名称:	
患者信息、腕带确认:□无 □有	病历:□无 □有
过敏史: □无 □有 过敏物为:_____	知情同意书签署:□无 □有
听说障碍:□无 □有	X线片: 张;CT: 张;MRI: 张
活动障碍:□无 □有	术中带药:
术前医嘱执行情况:□禁食水 小时 药物过敏试验: □阴性 □阳性 术前用药: □无 □有 药物名称:_____	静脉通路:□无 □有 部位:□左上肢 □右上肢 □颈内 □股静脉 其他管路:
入室方式:步行□ 轮椅□ 平车□	腹带:有□ 无□
其他:	
病房护士签名: 年 月 日 时 分	
手术室护士签名: 年 月 日 时 分	
术中护理内容见:微创介入手术护理记录单	
术后交接核对内容	
患者核对内容	带出物品
实施手术名称:	
患者信息、腕带确认:□无 □有	病历□
生命体征监测: 神志情况:□清醒 □未清醒 皮肤情况:□完整 □破损 面积为:_____ □血肿 □烫伤 □冻伤 伤口敷料:□干燥 □渗血 □渗液 足背动脉:□正常 □异常 不适主诉:□无 □有 主诉_____	X线片: 张;CT: 张;MRI: 张 引流管: □无 □有 名称:_____ 外露长度:_____ cm 植入物: □无 □有 名称:_____ 数量_____ 静脉通路: □无 □有,且通畅 腹带: □未用 □使用 沙袋: □无 □有 压迫止血器: □无 □有
其他:	
手术室护士签名: 年 月 日 时 分	
病房护士签名: 年 月 日 时 分	

备注:核查内容如相符在□内"√"标注。

附件6-2　手术安全核查表

患者姓名：_____　性别：_____　年龄：_____　科别：_____　床号：_____

病案号：_____　术前诊断：_____　麻醉方式：_____　手术方式：_____

术者：_____　手术日期：_____

麻醉前（Sign In）	破皮前（Time Out）	患者离开手术室前（Sign Out）
患者姓名、性别、出生日正确：　是□　否□	患者姓名、性别、年龄正确：　是□　否□	患者姓名、性别、年龄正确：　是□　否□
手术方式确认：　是□　否□	手术团队成员确认彼此姓名与角色：□	实际手术方式确认：　是□　否□
手术部位：　左侧□　右侧□　双侧□　无左右之分□	手术医师陈述：　手术方式确认：□　手术部位与标志确认：□	手术用药、输血的核查：　是□　否□
手术部位标记：　是□　否□　人形图□	手术体位确认：□　手术切口清洁等级确认：Ⅰ级□　Ⅱ级□　Ⅲ级及以上□	手术用物清点正确：　是□　否□
手术知情同意：　是□　否□	预计手术时长：□	手术标本确认：　是□　否□
麻醉知情同意：　是□　否□	预计失血量：□	皮肤是否完整：　是□　否□
麻醉方式确认：　是□　否□	失血超过500ml的可能：　有□　无□	各种管路：中心静脉通路□　动脉通路□
影像设备安全检查完成：　是□　否□	术前备血：　有□　无□	气管插管□　伤口引流□
困难插管风险评估：　有□　无□	手术关注点：□　应对方案：□	胃管□　尿管□　其他____
麻醉评估完成：　是□　否□	麻醉医师陈述：麻醉关注点：□　应对方案：□	患者去向：恢复室□　病房□
皮肤是否完整：　是□　否□	手术护士陈述：物品灭菌合格□　仪器设备□　应对方案□	ICU病房□　急诊□　离院□
术野皮肤准备正确：　是□　否□	术前术中特殊用药情况：抗生素□　其他□	确认麻醉恢复与术后护理注意事项：□
静脉通道建立完成：　是□　否□	是否需要相关影像资料：　是□　否□	与接收方交接：□
患者是否有过敏史：　是□　否□		
抗菌药物皮试结果：　有□　无□		
传染性疾病：　有□　无□　假体□/体内植入物□　影像学资料□		
其他：____	其他：____	其他：____
三方确认手术医师签名：____技师/麻师签名：____护士签名：____确认时间：____	三方确认手术医师签名：____技师/麻醉医师签名：____护士签名：____确认时间：____	三方确认手术医师签名：____技师/麻醉医师签名：____护士签名：____确认时间：____

附件6-3　口头医嘱记录单

患者姓名：_____　出生日期：_____　病案号：_____

日期	时间	医嘱内容（药品或检验检查项目等）

医师签名：_____　执行人签名：_____　记录人签名：_____

160

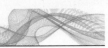

附件6-4　介入手术术中护理记录单

手术日期:_____　患者姓名:_____　性别:_____　年龄:_____　科别:_____　床号:_____　住院号:_____

<table>
<tr><td rowspan="9">入室情况</td><td colspan="4">诊断:</td><td colspan="3">拟手术名称:</td><td colspan="2">影像引导方式:</td></tr>
<tr><td colspan="4">手术类别:□常规　□急诊</td><td colspan="5">传染病:□无　□有(病种:　　　　　　)</td></tr>
<tr><td colspan="4">意识状态:□清醒　□嗜睡　□恍惚　□浅昏迷　□深昏迷　□烦躁</td><td colspan="5">呼吸困难:□无　□有</td></tr>
<tr><td rowspan="3">皮肤评估</td><td colspan="6">(穿刺处):□完整　□破损(部位:　　　面积:　cm)</td><td colspan="2">血型:　　　　RH</td></tr>
<tr><td colspan="6">(非穿刺处):□完整　□破损　□压伤　□液体外渗</td><td colspan="2">过敏史:□无　□有</td></tr>
<tr><td colspan="6">□红肿　□水疱　□破溃部位</td><td colspan="2">过敏药物:</td></tr>
<tr><td rowspan="2">术前准备</td><td colspan="3">个人卫生:□良　□差</td><td colspan="3">备皮:□良　□差　□不需要</td><td colspan="2">入室时间:</td></tr>
<tr><td colspan="3">胃管:□无　□有</td><td colspan="3">留置尿管:□无　□有</td><td colspan="2">入室核对护士:</td></tr>
<tr><td colspan="8">心理状态:□平静　□紧张　□焦虑　□恐惧;　配合能力:□良　□差;</td></tr>
</table>

生命体征:体温____℃ 脉搏____次/分 呼吸____次____/分 血压____/____mmHg

手术开始时间:　　　　　麻醉方法:□局麻　□全麻　□其他_____

手术体位:□仰卧位　　□俯卧位　　□左侧卧位　　□右侧卧位　　□其他

电极板:□无　□有　　位置:_____ 皮肤保护措施:□无　□有　位置:_____

引流管:□无　□有　名称:_____ 数量:_____ 其他:_____

手术标本:□无　□有　件数:____个　介入血管入经:□股动脉　□股静脉　□桡动脉　□其他

止血方法:□压迫　□血管止血夹　□血管缝合　□其他:

实际完成手术名称:_____

吸氧:□无　□有(□鼻导管吸氧　□面罩吸氧　□吸氧流量_____升/分)

手术医生姓名:　　　辅助医生姓名:　　　护士姓名:　　　技术员姓名:

术中配合	术中生命体征监测					术中用药				
	时间(时:分)	意识	心率(次/分)	血压(mmHg)	呼吸(次/分)	SPO₂(%)	给药时间	药名	剂量	给药途径	护士签字

术后观察要点:□伤口　□呼吸　□血压　□心率　□心律　□过敏　□神志　□其他

离室时生命体征:脉搏____次/分　呼吸____次/分　血压____/____mmHg　SPO₂____%

其他:

手术结束时间:　　　　　　　　　　　　　　护士签字:

附件 6-5　介入治疗抢救护理记录单

姓名　　　　性别　　　　年龄

时间(时:分)	生命体征							瞳孔			心电监护	治疗用药			抢救措施					其他	护士签名	医生签字
	体温(℃)	脉搏(次/分)	心率(次/分)	呼吸(次/分)	血压(mmHg)	血氧饱和度(%)	意识	左	右	面色		药名	剂量	用法	气管插管	电击除颤	心脏按压	吸氧	吸痰	病情变化 其他处理措施		

注:意识清醒"√";嗜睡"±";模糊"+";昏睡"2+";浅昏迷"3+";深昏迷"4+";深昏迷"5+";瞳孔大小:以mm记录;对光反射:灵敏↑迟钝↓消失○;液体:以ml记录。(此单仅限于抢救时使用,记录后另行保存)

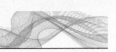

附件6-6 可追溯性耗材(高值、植入)记录表

使用科室		手术时间	
患者姓名		年龄	
性别		住院号	
床号		诊断	
手术名称		患者身份	医保□ 农合□ 自费□ 军免□ 其他
术者		护士、技师	
高值(特殊)材料使用记录			
粘贴条形码或手写耗材名称、数量			

附件6-7 医用耗材销毁记录单

序号	交接日期	交接时间	耗材种类		重量	来源科室	去向	经办人		
			感染性	损伤性				来源科室	收集者	运送者

附件 6-8 入院护理评估单

科别：＿＿＿＿　　　　　　　年

姓名	性别 □男 □女　　年龄　　住院号　　床号
入院日期	时间
入院方式	□步行 □轮椅 □平车
生命体征	体温 ℃　脉搏 次/分　呼吸 次/分　血压 mmHg
诊断	
意识	□清醒 □嗜睡 □模糊 □呆滞 □昏迷
沟通	□正常 □失语 □发音困难 □其他
能力	□无法了解他人所说 □其他
皮肤 颜色	□正常 □苍白 □潮红 □其他
皮肤 黄染	□无 □有
行动	□正常 □无法行动
皮肤 水肿	□无 □有　需辅具:□拐杖 □助行器 □义肢
皮肤 皮疹	□无 □有
嗜好	吸烟:□无 □有　饮酒:□无 □少量 □大量
皮肤 完整性	□完整 □不完整(伤口类别＿＿＿) 部位＿＿ 大小＿＿
假牙	□无 □有 □活动 □固定
食欲	□正常 □增加 □下降 □其他
疼痛	0　2　4　6　8　10 无痛　轻微疼痛　轻度疼痛　中度疼痛　重度疼痛　剧痛
排泄	小便:□正常 □尿频 □尿多 □尿黄 □其他　大便:□正常 □便秘 □腹泻 □腹污 □黑便
手术史	□无 □有
其他	□无 □腹胀 □乏力 □恶心 □呕吐
自理能力	□自理 □轻度依赖 □中度依赖 □重度依赖
过敏	□无 □食物 □药物 □其他
睡眠习惯	□正常 □失眠 □药物辅助
对疾病的认知	□了解 □部分了解 □不了解
入院指导	□环境介绍 □安全指导 □心理指导 □饮食指导 □订餐指导 □请假制度 □探视制度 □检查指导
资料来源	□病人 □家属 □其他　　责任护士 护士签名

164

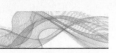

附件 6-9 住院患者护理记录单

科室   姓名   性别   年龄   床号   住院号   入院日期   诊断

日期 时间	意识	T ℃	P 次/分	R 次/分	BP mmHg	SPO %	吸氧 t/min	血糖 mmol/L	皮肤 情况	入量 名称	入量 ml	出量 名称	出量 ml	出量 颜色 性状	出量 引流管	管路护理 尿管	管路护理 深V 置管	病情观察	签名

附件 6-10 特殊人群患者个性化初始评估单(入院 6 小时内完成)

患者类别	评估项目
儿童	身高状况:年龄 身高 cm 体重 kg
	身体发育:肢体运动:自如□ 异常□ 精细运动:正常□ 异常□ 语言沟通:正常□ 异常□
	跌倒坠床风险 有□ 无□ 烫伤风险 有□ 无□ 误吸风险 有□ 无□
	学籍情况:居家□ 幼儿园□ 小学□ 中学□
	监护人及家属对疾病治疗的期望:
	有无遭受歧视、忽视现象:有□ 无□ 配合治疗程度 能□ 否□
年老体弱的老人(70岁以上)	神志:清楚□ 混乱□ 精神状态:正常□ 异常□
	沟通交流能力:正常□ 异常□ 定向力:正常□ 异常□
	自理能力:正常□ 降低□ 家庭成员间关系融洽与否:是□ 否□

患者类别	评估项目
临终期患者	心理表现:接受□ 否认□　身体舒适状况:是□　否□
	与家庭成员的关系:良好□　一般□　心理需求和宗教信仰:有□　无□
	患者对支持性治疗的需求:有□　无□　姑息性治疗的需求:有□　无□
	授权家属情况:　　　　　　　　　良好□　一般□ 精神心理:　　　　　　　　　　　良好□　一般□ 对患者的救治态度:　　　　　　　良好□　一般□ 对患者遗体/器官捐赠意愿:　　　 有□　　无□
化疗患者	恶心、呕吐:　　　有□　无□　　　　　　脱发:有□　　无□
	接受化疗的心态:良好□　一般□
情绪或精神混乱者	神志:清楚□混乱□　情绪:稳定□异常□　自伤/伤人现象:有□无□　定向力:正常□异常□　精神科就诊史:有□无□　与家庭成员关系:良好□一般□较差□
	与家庭成员关系:良好□一般□较差□
疑似药物和(或)酒精依赖者	既往服用药物的原因:
	名称:　　　　　剂量:　　　　　　服用时间:
	饮酒的原因:　　　　饮用量:　ml 频次　　次/日　年限
	接受药物、戒酒治疗的情况
应用免疫抑制剂患者	患者的体温:正常□　异常□　患者皮肤:完整□　异常□
	排异药物的血药浓度:正常□　异常□
	移植器官功能(如:肝功能、肾功能等)
感染性疾病患者	感染源:人□　家禽□　动物□
	感染途径:呼吸道□　消化道□　血液体液□　接触□　其他途径□
	感染后症状:体温正常□　异常□　皮肤:完整□　异常□　其他症状:

附件 6-11　住院患者营养风险筛查表

姓名:　　　　年龄:　　　出生日期:　　　病案号　　　科室:　　　　　诊断:

身高(cm)	目前体重(kg)	平时体重(kg)	体质指数(BMI)		
营养筛查时间	营养筛查内容		筛查结果	风险评估	筛查人签字
年　月　日　时(营养初筛)	①BMI<18.5 ②1 个月内体重下降≥5 ③经口进食,一周食物摄入量少于平常量的1/2		□无　□有 □无　□有 □无　□有	□无　□有	

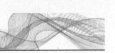

续表

身高(cm)	目前体重(kg)	平时体重(kg)	体质指数(BMI)		
年 月 日 时(营养复筛)	①BMI<18.5 ②1 个月内体重下降≥5 ③经口进食,一周食物摄入量少于平常量的1/2		□无 □有 □无 □有 □无 □有	□无 □有	
年 月 日 时(营养复筛)	①BMI<18.5 ②1 个月内体重下降≥5 ③经口进食,一周食物摄入量少于平常量的1/2		□无 □有 □无 □有 □无 □有	□无 □有	
年 月 日 时(营养复筛)	④BMI<18.5 ⑤1 个月内体重下降≥5 ⑥经口进食,一周食物摄入量少于平常量的1/2		□无 □有 □无 □有 □无 □有	□无 □有	

备注:①每名患者入院时须进行营养初筛,出院时须进行营养复筛,且要求 24 小时内完成;②无营养风险者住院期间出现病情变化时,随时进行营养复筛。

附件6-12 住院患者跌倒(坠床)风险评估记录单

科室: 姓名: 性别:男□ 女□ 年龄: 病案号: 诊断: 出生日期:

		日期					
	评估内容	时间					
年龄	<65 岁	0					
	≥65 岁	1					
跌倒病史	无	0					
	有跌倒经历(过去一年)	1					
意识状态	清醒或完全昏迷	0					
	偶尔或持续意识模糊	1					
活动能力	活动正常或卧床无法自行活动者	0					
	有活动功能障碍,需他人或辅助器协助	1					
行为	正常或卧床无法自行活动者	0					
	躁动不安、沮丧	1					
排泄	可自行处理或卧床完全由他人处理	0					
	如厕需协助、尿频、腹泻、大小便失禁	1					
步态、平衡	步态稳健平衡	0					
	步态不稳健平衡	1					
沟通能力	可表达及了解所说	0					
	无法表达或无法了解所说	1					

		日期							
眩晕、直立性低血压	无;或卧床无法自行活动者	0							
	有	1							
特殊药物	未使用任何药物;或完全卧床不动者	0							
	24 小时内使用一种及以上特殊药物 药名:	1							
家属或其他人员陪伴	有	0							
	无	1							
	得分								
	护士签字								

备注:①标准 morse 评估量表,风险评估得分越高表示跌倒风险越大;②≥60 分为极高危险,每日评估一次;③≥45 分为高危险,每 3 天评估一次;④25 ~ 44 分,为中度危险,每周评估一次;⑤0 ~ 24 分,为低度风险,每周评估一次;⑥转科、术后、产后、使用麻醉药、抗组胺药、抗高血压药、镇静催眠药、泻药、利尿药、降糖药、抗抑郁抗焦虑药,重新评估一次

附件 6-13 住院患者跌倒(坠床)护理记录单

科室: 姓名: 性别:男□ 女□ 年龄:
病案号: 诊断: 出生日期:

措 施	日期								
	时间								
一般措施	向患者介绍医院环境,告知危险因素,及防范措施,知情签字								
	地面无水渍、病室及走廊无障碍物,固定病床								
	指导患者穿长短合适的衣裤及防滑鞋								
	指导患者缓慢起床、站立,需要协助及时呼叫								
	床边或卫生间照明良好								
	卫生间设置防滑垫,水杯、卫生纸、便器等放在患者可及处								
	嘱患者穿防滑鞋,不穿拖鞋外出								
高危措施	告知家属活动时要有人陪伴,陪护床靠近床边								
	告知患者无力或行走不稳时,及时靠墙或蹲下,呼叫他人								
	交接班,呼叫系统通畅,放于可及处								
	使用特殊药物,观察用药后反应,有头晕症状,嘱其卧床休息								

续表

措　施	日期							
	时间							
高危措施	管路、仪器线路安置妥当,防止绊倒							
	使用助行器、平车、轮椅、病床固定良好							
	协助患者大小便、夜间加强巡视							
	将两侧床挡抬起,床头使用"防跌倒"标识							
	将患者安置在距离护士站较近的病房							
	使用①床挡。②保护性约束,沟通并签字。③助行器。④轮椅							
效果	①未发生;　②跌倒;　③坠床							
	护士签字							

附件 6-14　实施保护性约束知情同意书

姓名		性别	□男　□女	科室名称	
病案号		年龄		出生日期	
诊断		约束时间:年　月　日　时至年　月　日　时			
使用约束用具名称:					
约束目的	□ 保障患者配合治疗与护理,防止患者自行拔出治疗相关管路 □ 保护患者安全,防止因意识障碍造成的自我伤害,如坠床 □ 在特殊操作期间的临时制动,如深静脉穿刺				
可能的意外	□ 直接损伤:局部红肿、瘀紫、勒伤 □ 间接损伤:破溃、感染、肌力减低、骨折、或不可预知的意外 □ 心理反应:焦虑、烦躁、违拗 □ 约束无效				
措施	1. 保障患者肢体处于功能位置,安全及舒适,必要时进行局部按摩 2. 家属配合医护人员,理解保护性约束的必要性;协助观察患者皮肤与情绪,发现异常立即通知医护人员。未经医护人员评估、允许,不得擅自取下				
患者或亲属意见	我(我们)已经清楚了解该项操作的必要性和可能发生的后果,对于可能发生的上述情况,表示理解。 □ 同意　实施约束措施。约束期间,服从医护人员安排,未经医护人员允许,不会擅自取下。 □ 不同意　不同意原因: 患者签字:　　　　　　　　　年 月 日 时 分 委托代理人:与患者关系:电话: 年　月　日　时　分 医师/护士签名:　　　　　年　月　日　时　分				

169

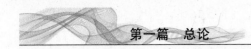

附件 6-15　患者使用约束用具观察记录单

科室：　　　姓名：　　　性别：□男□女　　年龄：　　出生日期：
病案号：　　诊断：　　约束用具名称：　　　首次应用时间：　　年　月　日　时　分

时间	约束原因					约束部位						观察要点						措施		解除时间	签名
	导管类支持	防坠床	意识障碍	伤人倾向	治疗护理不合作	左腕	右腕	左踝	右踝	胸部	膝部	血运良好	血运不良	皮肤完整	皮肤擦伤	肢体正常	肢体肿胀	观察	解除约束		

附件 6-16　ADL 常用评定量表

项目	评分标准	分数
进食	□ 独立,包括配戴辅助工具及进行相关预备活动	10
	□ 能独立,但在以下情况需要协助,如切肉,打开盒装牛奶,瓶盖	8
	□ 在监督下进食,要协助如糖、盐、抹黄油和其他预备活动	5
	□ 能操作食具,如汤勺,但要他人在进食过程中主动协助	2
	□ 依赖	0
转移	□ 自理;独立,包括锁轮椅、移脚踏	15
	□ 需要少量帮助(1 人)或语言指导,在监督下转移	12
	□ 在任何方面需他人协助	8
	□ 能参与,但需两人或 1 个强壮、动作娴熟的人帮助	5
	□ 完全依赖别人,需两人或机器协助转移	0

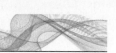

续表

项目	评分标准	分数
修饰	□ 患者能自行清洗脸、双手、梳头、刷牙,男性能使用任何剃须刀包括插入刀片,使用电插头,女性能涂上化妆品	5
	□ 完成所有个人卫生项目,但在完成操作之前或之后需要协助	4
	□ 在每一个或以上步骤需要协助	3
	□ 每一个步骤都需协助	1
	□ 不能进行整个过程,依赖	0
上厕所	□ 独立,包括转移、整理衣服及用便纸。如在晚间借助便具,并能自行清理	10
	□ 需监督。在夜间使用便椅或尿壶,需协助清理	8
	□ 整理衣服、转移或洗手时需协助	5
	□ 整个过程需协助	2
	□ 依赖	0
洗澡	□ 在没有他人在旁能自行洗澡,包括浴池、盆池或淋浴	5
	□ 在调节水温或转移时需要监督	4
	□ 在转移到淋浴处或浴缸、清洗需要协助	3
	□ 每一个步骤也需协助	1
	□ 依赖	0
行走平地	□ 使用或不使用辅具皆可独立行走 50m 以上	15
	□ 在帮助或监督下步行 50m	12
	□ 需协助抓住并操作助行器	8
	□ 能在一人不断协助下步行	5
	□ 依赖	0
上下楼梯	□ 独立上下一段楼梯,可使用扶手或助行器	10
	□ 整体不需协助,但因安全理由上需监督	8
	□ 患者上下楼梯时需监督及协助,拿助行器	5
	□ 整个过程需协助	2
	□ 无法上下楼梯	0
穿脱衣服	□ 可自行穿脱衣服、鞋子及辅具	10
	□ 需要轻度协助,如系纽扣、拉链、鞋带	8
	□ 协助穿上或脱掉衣服	5
	□ 患者有小量参与,但整体需要协助	2
	□ 需别人帮忙	0

171

续表

项目	评分标准	分数
大便控制	□ 完全控制排便,有需要时能自行使用栓剂或灌肠	10
	□ 能在监督下使用栓剂、灌肠。偶尔失禁	5
	□ 患者能配合合适位置,需协助进行通便或清洁。偶有失控现象	5
	□ 需协助摆放合适位置排便及进行通便之方法	2
	□ 失禁或昏迷	0
小便控制	□ 能控制。如需要借助外置或内置便具,能自理	10
	□ 大致能保持全日干爽。偶尔失禁或需轻度协助使用内置或外置便具	8
	□ 保持干爽除夜间外,需协助使用便具	5
	□ 失禁,但能协助运用外置或内置便具	2
	□ 失禁、昏迷或需要他人导尿	0
总　分		

附件 6-17　生活自理能力评估流程

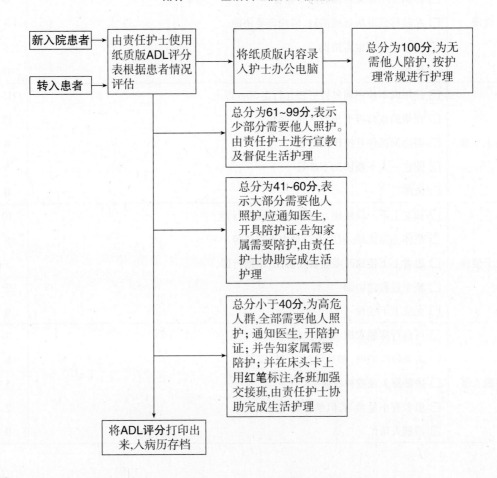

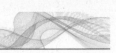

附件 6-18 住院患者压疮预防护理措施记录单

科室： 姓名： 性别:男□ 女□ 年龄：

病案号： 诊断： 出生日期：

护理措施	日期						
	时间						
告知患者及家属存在发生压疮的风险,知情签字							
告知家属陪护,补充营养							
指导患者及家属变换体位避免拉拖拽							
告知患者及家属使用防压疮气垫、减压敷料或贴膜保护							
使用警示标识提示注意							
协助日常活动、避免产生摩擦力							
更换床单位,保持清洁,平整							
温水擦浴,保持皮肤清洁、舒适							
观察皮肤;翻身并记录,交接班							
医师会诊、补充营养							
外科医师(造口师)会诊:清创、换药、伤口治疗							
体位:①左侧②右侧③平卧位④30°半坐卧⑤其他							
部位:①骶尾②肘部③髋部④踝部⑤足跟部⑥其他(写出)							
皮肤:①完好 ②面积 X*X							
分期:①1 期②2 期③3 期④4 期⑤不可分期⑥可疑深部							
效果:①带入②未发生③发生④无变化⑤进展⑥好转							
护士签字							

住院患者压疮评估记录单

科室： 姓名： 性别:男□ 女□ 年龄：

病案号： 诊断： 出生日期：

评估内容	日期						
	时间						
感觉:对压力相关不适的感受能力	完全受限						
	非常受限						
	轻度受限						
	未受损害						
潮湿:皮肤暴露于潮湿环境的程度	持久潮湿						
	潮湿						
	有时潮湿						
	很少潮湿						
活动力:身体活动程度	卧床不起						
	局限坐位						

续表

评估内容	日期						
	时间						
	偶尔行走						
	经常行走						
移动力:改变和控制体位的能力	完全不能						
	严重受限						
	轻度受限						
	未受限						
营养:日常食物摄取状态	非常差						
	可能不足						
	适当						
	良好						
摩擦和剪切力	有问题						
	有潜在问题						
	无明显问题						
评估得分							
护士签字							

附件 6-19　管道滑脱危险因素评估表

科室_____　床号_____　姓名_____　性别_____　出生年月_____
年龄_____　病案号_____　诊断_____

项　目		危　险　因　素	分值
危险因素评估	Ⅰ类导管	①胸管　②T管　③口鼻插管　④动脉置管　⑤气管切开管　⑥脑室引流管　⑦关节腔引流　⑧其他_____	3分
	Ⅱ类导管	①双套管　②深静脉置管　③三腔管　④造瘘管　⑤一次性负压引流管　⑥腹腔引流管　⑦其他_____	2分
	Ⅲ类导管	①导尿管　②胃管　③吸氧管　④空肠营养管　⑤其他_____	2分
	意识	①轻度烦躁2分;②意识不清2分;③中度烦躁3分;④重度烦躁5分;⑤其他_____	2~5分
	其他	①幼儿	5分
		②呃逆、③呛咳	2分
		④胖(颈部短)	2分

备注:评分≤7分的患者存在导管滑脱轻度危险,每周评估一次;评分8~12分的患者为中度危险,每3天跟踪评估1次;评分≥13分的患者为高度危险,应采取相应的预防措施,同时悬挂高危警示标识,每天评估1次。

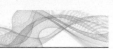

护理措施:

1. 妥善固定各管道

2. 躁动的患者给予适当的约束(肢体约束情况:□上肢□下肢□躯干)

3. 镇静镇痛

4. 给予心理疏导和宣教,指导患者及家属保护好管道

5. 班班交接管道的位置、刻度

6. 其他措施:_____

管道危险因素动态评估记录

日期	时间	Ⅰ类导管	Ⅱ类导管	Ⅲ类导管	意识	其他	得分	措施	签名

附件6-20　癌痛患者住院初始评估表

姓名_____　性别_____　出生日期_____　住院号_____

诊断_____　科室_____　床号_____

评估者_____　时间_____年___月___日___时___分____

1. 病因：□原发病相关；□并发症相关；□临床操作相关；□治疗相关；□手术

2. 患者疼痛的部位（请在下图中划出疼痛部位）

3. 疼痛程度：（无痛）0　1　2　3　4　5　6　　7　8　　9　10（最痛）

   （可根据患者的特点和病情选择合适的评估方法，见常用疼痛评估方法表）

4. 疼痛性质：

   □钝痛　□刺痛　□跳痛　□胀痛　□绞痛　□刀割样痛　□痉挛痛　□坠痛　□酸痛　□牵拉样

   痛　□麻木样痛　□烧灼样痛　□轻触痛　□放电样痛　□牵拉样痛　□电击样痛　其

   他_____

5. 使疼痛加重的因素：

   □活动　□体位变动　□进食　□咳嗽　□情绪激动　□排便　□无　□其他_____

6. 是否服用止痛药物：

   □是；□否。药物名称_____；

   用法用量_____；使用时间_____

7. 服药后疼痛程度：（无痛）0　1　2　3　4　5　6　　7　8　　9　10（最痛）

8. 服药后是否有以下情况：□便秘　□昏睡　□恶心　□呕吐　□头晕　□其他_____

9. 患者同意以下情况吗？

   □止痛药会成瘾　□止痛药会影响治疗　□止痛治疗不重要　□现在用止痛药还早，加重时再用

   □疼痛加重是病情进展的信号　□止痛药副作用太大，尽量不用。

10. 既往其他慢性疼痛疾病：

    □关节炎　□三叉神经痛　□偏头痛　□椎间盘突出症　□颈椎病　□肩周炎　□骨质疏松

    □骨质增生　□癌痛　□其他_____。

附件 6-21 癌痛患者住院观察评估记录表

病案号： 姓名： 出生日期： 年 月 日：年龄： 岁 性别：□男 □女 诊断： 科室：

疼痛部位								
疼痛性质	□牵拉痛 □胀痛 □痉挛痛 □钝痛 □电击痛 □刀割痛 □烧灼痛 □其他	□牵拉痛 □胀痛 □痉挛痛 □钝痛 □电击痛 □刀割痛 □烧灼痛 □其他	□牵拉痛 □胀痛 □痉挛痛 □钝痛 □电击痛 □刀割痛 □烧灼痛 □其他	□牵拉痛 □胀痛 □痉挛痛 □钝痛 □电击痛 □刀割痛 □烧灼痛 □其他	□牵拉痛 □胀痛 □痉挛痛 □钝痛 □电击痛 □刀割痛 □烧灼痛 □其他	□牵拉痛 □胀痛 □痉挛痛 □钝痛 □电击痛 □刀割痛 □烧灼痛 □其他	□牵拉痛 □胀痛 □痉挛痛 □钝痛 □电击痛 □刀割痛 □烧灼痛 □其他	□牵拉痛 □胀痛 □痉挛痛 □钝痛 □电击痛 □刀割痛 □烧灼痛 □其他
评估日期	___年_月_日_时_分	___年_月_日_时_分	___年_月_日_时_分	___年_月_日_时_分	___年_月_日_时_分	___年_月_日_时_分	___年_月_日_时_分	___年_月_日_时_分
疼痛程度(NRS数字分级法)	0 1 2 3 4 5 6 7 8 9 10	0 1 2 3 4 5 6 7 8 9 10	0 1 2 3 4 5 6 7 8 9 10	0 1 2 3 4 5 6 7 8 9 10	0 1 2 3 4 5 6 7 8 9 10	0 1 2 3 4 5 6 7 8 9 10	0 1 2 3 4 5 6 7 8 9 10	0 1 2 3 4 5 6 7 8 9 10
处理措施	□健康指导、继续观察 □镇痛干预： □芬太尼贴 □注射药名___ 剂量___ □口服药名___ 剂量___ □使用止痛泵 □其他	□健康指导、继续观察 □镇痛干预： □芬太尼贴 □注射药名___ 剂量___ □口服药名___ 剂量___ □使用止痛泵 □其他	□健康指导、继续观察 □镇痛干预： □芬太尼贴 □注射药名___ 剂量___ □口服药名___ 剂量___ □使用止痛泵 □其他	□健康指导、继续观察 □镇痛干预： □芬太尼贴 □注射药名___ 剂量___ □口服药名___ 剂量___ □使用止痛泵 □其他	□健康指导、继续观察 □镇痛干预： □芬太尼贴 □注射药名___ 剂量___ □口服药名___ 剂量___ □使用止痛泵 □其他	□健康指导、继续观察 □镇痛干预： □芬太尼贴 □注射药名___ 剂量___ □口服药名___ 剂量___ □使用止痛泵 □其他	□健康指导、继续观察 □镇痛干预： □芬太尼贴 □注射药名___ 剂量___ □口服药名___ 剂量___ □使用止痛泵 □其他	□健康指导、继续观察 □镇痛干预： □芬太尼贴 □注射药名___ 剂量___ □口服药名___ 剂量___ □使用止痛泵 □其他

续表

不良反应	□便秘 □恶心 □皮 □肤瘙痒 □呕吐 □头晕 □尿潴留 □其他___	□便秘 □恶心 □皮 □肤瘙痒 □呕吐 □头晕 □尿潴留 □其他___	□便秘 □恶心 □皮 □肤瘙痒 □呕吐 □头晕 □尿潴留 □其他___	□便秘 □恶心 □皮 □肤瘙痒 □呕吐 □头晕 □尿潴留 □其他___	□便秘 □恶心 □皮 □肤瘙痒 □呕吐 □头晕 □尿潴留 □其他___
效果评价	□缓解 □未改变 □加重	□缓解 □未改变 □加重	□缓解 □未改变 □加重	□缓解 □未改变 □加重	□缓解 □未改变 □加重
评价时间	__年_月_日_时_分	__年_月_日_时_分	__年_月_日_时_分	__年_月_日_时_分	__年_月_日_时_分
签名					

附件6-22　癌痛患者出院随访表

随访编号

姓名:	性别:□男 □女	年龄:	病历号:	诊断:	出院日期:	电话:

出院时疼痛评分:　爆发痛评分:　疼痛加重因素:

住院期间服药及带药情况:

住院期间不良反应:□便秘;□昏睡;□恶心;□呕吐;□头晕;□皮肤瘙痒;□尿潴留;□其他___

疼痛性质:
1. 酸痛　　2. 胀痛　　3. 刺痛
4. 痉挛痛　5. 麻刺痛　6. 钝痛
7. 电击痛　8. 刀割痛　9. 牵拉痛
10. 烧灼痛　11. 搏动性疼痛
12. 其他

随访日期	年__月__日__:__时	年__月__日__:__时	年__月__日__:__时	年__月__日__:__时	年__月__日__:__时	年__月__日__:__时
疼痛程度	0 1 2 3 4 5 6 7 8 9 10	0 1 2 3 4 5 6 7 8 9 10	0 1 2 3 4 5 6 7 8 9 10	0 1 2 3 4 5 6 7 8 9 10	0 1 2 3 4 5 6 7 8 9 10	0 1 2 3 4 5 6 7 8 9 10
疼痛部位						
服药情况						

续表

姓名：	性别：□男　□女	年龄：	病历号：	诊断：	电话：	出院日期：
不良反应	□便秘；□皮肤瘙痒；□恶心；□呕吐；□头晕；□尿潴留；□其他____	□便秘；□皮肤瘙痒；□恶心；□呕吐；□头晕；□尿潴留；□其他____	□便秘；□皮肤瘙痒；□恶心；□呕吐；□头晕；□尿潴留；□其他____	□便秘；□皮肤瘙痒；□恶心；□呕吐；□头晕；□尿潴留；□其他____	□便秘；□皮肤瘙痒；□恶心；□呕吐；□头晕；□尿潴留；□其他____	□便秘；□皮肤瘙痒；□恶心；□呕吐；□头晕；□尿潴留；□其他____
控制满意度	□满意　□一般　□不满意	□满意　□一般　□不满意	□满意　□一般　□不满意	□满意　□一般　□不满意	□满意　□一般　□不满意	□满意　□一般　□不满意
不满意原因						
处理意见						
备注						
签名						

179

附件6-23 护理工作日志

年 月 日

（第一条记录）

床号： 姓名： 年龄： □男 □女 诊断： □病危 □病重 □Ⅲ □Ⅱ □Ⅰ

餐前胰岛素 □测血糖 □治疗：
□记引流量 □记尿量 h/d
测血压：□Qd □Bid
h/d
□在院 □外出检查 □请假
□手术中 □待手术

静脉置管：□左 □右；通畅：
□是 □否 □PICC □留置
针 □锁穿 □输液港
穿刺部位：□正常 □红肿
□外渗 □其他
引流管：□无 □有____根；评
估____分
名称1 □拔除 □通畅 □渗出
名称2 □拔除 □通畅 □渗出
名称3 □拔除 □通畅 □渗出
名称4 □拔除 □通畅 □渗出

今日手术情况
□DSA下 □CT □B超
□核磁
□TACE □引流 □支架 □其他
□活检 □脾栓
□RFA □微波 □氩氦刀
明日行____手术；____检
查
通知：□是 □否
禁食：□是 □否

□危险 □Brader □ADL □疼痛
分
生命体征：□已用药 □未用药观察
神志：□清醒 □嗜睡 □浅昏迷 □昏迷
皮肤：□完整 □压红 □破损
面积：____cm²

夜班交班
生命体征：
神志：□清醒 □嗜睡 □浅昏
迷 □昏迷
皮肤：□完整 □压红 □破损
面积：
管路：□通畅 □渗出 □在院 □外出检查
□手术
皮肤准备：□已完成 □未完成
过敏试验：□阴性 □阳性
未做
特殊交班：

交班____；／接班____

（第二条记录）

床号： 姓名： 年龄： □男 □女 诊断： □病危 □病重 □Ⅲ □Ⅱ □Ⅰ

餐前胰岛素 □测血糖 □治疗：
□记引流量 □记尿量
测血压：□Qd □Bid
h/d
h/d
□在院 □外出检查 □请假
□手术中 □待手术

静脉置管：□左 □右手术情况：□
是 □否 □锁穿
□PICC □留置针
□输液港
穿刺部位：□正常 □红肿
□外渗 □其他
引流管：□无 □有____根
名称1 □拔除 □通畅 □渗出
名称2 □拔除 □通畅 □渗出
名称3 □拔除 □通畅 □渗出
名称4 □拔除 □通畅 □渗出

今日手术情况
□DSA下 □CT □B超
□核磁
□TACE □引流 □支架 □其他
□活检 □脾栓
□RFA □微波 □氩氦刀
明日行____手术；____检
查
通知：□是 □否
禁食：□是 □否

□危险 □Brader □ADL □疼痛
分
生命体征：□已用药 □未用药观察
神志：□清醒 □嗜睡 □浅昏迷 □昏迷
皮肤：□完整 □压红 □破损
面积：____cm²

夜班交班
生命体征：
神志：□清醒 □嗜睡 □浅昏
迷 □昏迷
皮肤：□完整 □压红 □破损
面积：
管路：□通畅 □渗出 □在院 □外出检查
□手术
皮肤准备：□已完成 □未完成
过敏试验：□阴性 □阳性
未做
特殊交班：

交班____；／接班____

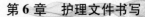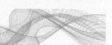

附件6-24 转科病人交接护理记录单

入院日期： 年 月 日 转出科室： 转入科室： 病案号：

姓名：	性别:□男 □女	年龄：	科室：	床号：

转出诊断：

转出情况：

1. 护理级别:□一级护理 □二级护理 □三级护理 □特级护理
2. 转出方式:□平车 □轮椅 □步行 □其他:＿＿＿＿＿＿＿＿＿＿
3. 患者神志:□清醒 □嗜睡 □昏迷
4. 皮肤情况:□完整 □不完整 部位:＿＿＿＿＿＿＿＿＿＿＿＿＿＿＿＿＿＿＿

　　压疮: □无 □有 部位:＿＿＿＿＿＿＿＿＿＿＿;面积:＿＿＿＿＿＿cm²

5. 静脉通路: □无 □有

　　PICC: □无 □有 部位:＿＿＿＿＿;封管:□无 □有 通畅:□否 □是

　　CVC: □无 □有 部位:＿＿＿＿＿＿＿＿＿＿ 通畅:□否 □是

　　留置针: □无 □有 部位:＿＿＿＿＿;封管:□无 □有 通畅:□否 □是

　　头皮针: □无 □有 数量:＿＿＿＿＿;部位:＿＿＿＿＿＿＿＿＿

　　穿刺局部: □正常 □不正常 □红肿 □外渗 其他:＿＿＿＿＿;面积:＿＿＿cm²

　　静脉泵: □无 □有

6. 曾 药: □无 □有 药物种类:＿＿＿＿＿种
7. 管路情况: □无

　　　　□有 □气管插管 □通畅 □堵塞＿＿＿＿＿＿＿＿＿＿＿＿＿＿＿＿＿

　　　　　　□胃管 □通畅 □堵塞＿＿＿＿＿＿＿＿＿＿＿＿＿＿＿＿＿

　　　　　　□尿管 □通畅 □堵塞＿＿＿＿＿＿＿＿＿＿＿＿＿＿＿＿＿

　　　　　　□引流管 ＿＿＿＿＿根

　　　　　　名称:＿＿＿＿＿＿＿＿＿ □通畅 □堵塞 引流管颜色:＿＿＿＿＿＿＿

　　　　　　名称:＿＿＿＿＿＿＿＿＿ □通畅 □堵塞 引流管颜色:＿＿＿＿＿＿＿

　　　　　　名称:＿＿＿＿＿＿＿＿＿ □通畅 □堵塞 引流管颜色:＿＿＿＿＿＿＿

　　　　　　名称:＿＿＿＿＿＿＿＿＿ □通畅 □堵塞 引流管颜色:＿＿＿＿＿＿＿

8. 其他：

9. 护理记录:＿＿＿＿＿＿＿＿＿＿＿＿;

　　　　转出科室护士签字:＿＿＿＿＿＿＿＿＿＿转入科室护士签字:＿＿＿＿＿＿＿＿

　　　　　　　　　　　　　　　　　　　　　　　　　年 月 日 时

7 第7章 核医学病房规划和布局

第1节 核医学治疗的发展和现状

近几年来,随着医学的不断发展,核医学治疗已经广泛的应用于临床当中。放射性核素治疗是指采用放射性药物对人体进行治疗,在病灶组织或特定部位有选择性的聚集或分布,从而达到内照射治疗的目的。"组织间内照射"作为恶性肿瘤的治疗方法之一,疗效好、创伤小、并发症少。近10年来,我国核医学界大力推广放射性核素治疗,在放射性核素治疗方面,尤其是放射性核素治疗甲状腺疾病取得了很好成效。据中华医学会核医学分会2012年普查统计,2011年全国开展核素治疗的医疗机构有513所,治疗36.9万人次,其中^{131}I治疗甲亢18.1万人次,治疗分化型甲状腺癌2.4万人次。目前,放射性核素治疗已经成为核医学发展的热点,新的治疗核素和治疗方法不断涌现。

核医学是利用开放型放射性核素诊断和治疗相关疾病的一种新型的方法,现已经达到临床最主要的治疗项目之一。在国际上医疗范围内,核医学治疗已经被广泛地应用,随着中国的核医学学科的不断发展,在我国大中型医院约有60%均设有核医学科,并且部分医院的核医学科室还组建了核医学病房。对于防护病房是一种开放型放射性的工作场所,当患者服用放射性药物治疗后,已经是一个放射源,他会对家属、其他人群以及周围环境造成一定的伤害,因此核医学放射防护管理在护理工作具有至关重要的作用。

第2节 核医学病房的规划与设置

一、放射性核素防护病房

1. 核素病房的地点选择   目前认为,核医学科病房多属第3类开放型放射性工作单位,可建立在医院的一般建筑物内,不过应当集中分布在医院建筑的一端或一层,与其他非放射性工作科室进行相对隔离,必须设立单独的出入口,并且加强对患者的管理和保护。

2. 放射性核素病房布局设计   核医学防护病房应当分为无活性区、活性区和高活性区三个区域:无活性区主要是医护人员工作区;活性区为已接受放射性核素治疗的患者病房;高活性区又称污染区,主要放置放射性污染用品,是放射性核素储存和分装场所。三个区域之间应有严格的缓冲带和过渡通道。一般将活性区和高活性区设在楼房底层为宜,室内顶板应加防护层,防止对楼上对应室内有较大污染。在无活性区、活性区、高活性区应当设立醒目的电离辐射标识和清楚醒目的诊疗导示。

3. 核素防护病房的内部设施

(1) 每间病房均有呼叫系统、电视监控系统、通风机排气孔、电视机、饮水机等。

(2) 设立废水处理池和净水系统,为患者大小便处理所专用,患者大小便需经 4 次净化衰变处理,在排入下水道之前应设取样监测,检测污水的放射性浓度达到国家排放标准后,排放到医院的公共污水池,进一步稀释后自然排放到下水道。

(3) 活性区和高活性区墙壁四周必须有足够的厚度,进行防护设计时,屏蔽厚度计算方法参考国家标准。墙壁和门窗应加铅板防护,以推拉门为宜,地砖上面铺塑料地板,利于核素药物泄漏地面后清洗(药物泄漏在地砖上容易渗透,不易挥发及清洗),同时要重视屋顶的防护。

二、护理人员管理

1. 建立行之有效的管理制度　放射性核素病房与其他的普通病房不同,除具备普通病房的制度外,还应根据专科特点及工作性质制定相应的规章制度,包括:放射性核素的订购、签收、保管和使用制度;注射室操作规则;储源室安全管理制度;查对制度、工作场所的防护监测;放射性事故的应急处理制度、资料管理制度、放射性废物的管理制度和核素的常规使用操作程序等。做到有制度可循、凭制度管理。在核素病房工作的护理人员,要做到合理防范射线,又不惧怕射线;应当具备专业的工作技能,具备高度的责任心和良好的思想素质,严格执行医疗护理操作常规,认真落实各项规章制度,要做到在认真完成工作的同时又要保护了自身健康。以确保各项护理工作的质量和安全。

2. 业务技能专业化　核素病房工作的主要人员为护士,提高护理质量、预防医疗纠纷的关键就是护士的综合素质。科室应当以理论学习和实践操作相结合的形式不断巩固和考核护士的综合技能,通过定期组织继续教育讲座、专题讲座和业务学习,集中组织护士反复进行空白预实验操作,认真总结工作经验从而提高护士操作熟练性,缩短受照时间。另外,科室内部也应定期对护士进行核素理论基础知识、放射性防护的原则、核素治疗的相关知识和放射性废物处理等内容进行培训。做到在保证配合核素治疗质量的同时尽量缩短护士接触放射性药物的时间,提高给放射性药物的速度,尽可能减少放射性元素对护士职业的损害。

三、人员管理

1. 患者防护　随着核技术在医疗卫生行业的广泛应用,接受核医学诊断和治疗的患者越来越多。因此,如何对患者进行有效的防护,降低其受照剂量,已成为当前核护理人员的重要课题。确定患者进行核医学诊疗后,在保证核医学诊疗效果的同时,尽可能选用毒性低、半衰期短,放射性核素用量小的放射性药物;给药剂量必须准确,按计划严格分装药量,经活度计测量后,再经双人核对无误才能给患者施药;患者受药后自身受到内照射,又可作为放射源照射其他人员,因此管理好服药患者十分必要,如建立治疗患者单人专用病房,规定给药后离院时间等;受治疗者排出的痰液、唾液、呕吐物及大小便等。应即刻按放射性污染物收集,清理与处理。

2. 护理人员　严格按照辐射防护安全规范进行操作,工作中充分利用时间防护、距离防护和屏蔽防护,提高自我防护能力。调查显示,部分护士在进行核素操作时没有很好地利用屏蔽防护,其中只有69.57%的护士正确戴铅帽,65.22%的护士正确穿铅衣,多数护士仅戴一次性聚氯乙烯手套,只有52.17%的护士正确的戴铅手套;进入开放型核素操作场所时应佩戴辐射个人报警仪,当报警仪连续报警时应尽快操作完毕并快速离开,60.87%的护士佩戴辐射个人报警仪,而没有佩戴辐射个人报警仪的护士则不能正确利用时间防护;每次操作结束后均应洗脸、洗手,以减少空气中核素释放的粒子在身体皮肤的残留,以降低辐射对身体皮肤的损伤,仅有58.52%护士在操作后洗脸和洗手;严防操作中的撒、滴、漏事故,

操作完毕后正确处理放射性废物,避免发生核素污染,一旦发生,应注意保护现场,严防污染扩散,采取净化、通风、屏蔽、放置衰变等有效方法将辐射源清除,尽量减少人员受到意外照射。调查还显示,有91.30%的护士在处理核素污染时采取正确有效的方法。

建立工作人员健康档案,核医学护士应每年进行1次体检,体检不能流于形式,仔细检查血常规、肝功能、肾功能、甲状腺功能、B超、眼晶状体等,以监测护士的身体健康状况,如有异常,立即进行调整,将危害降到最低,将体检结果存留并及时反馈。鼓励护士加强营养摄入,加强体育锻炼,保持身体健康。

合理安排工作时间,核素操作尽量集中进行,避免反复接触核素,减少受照射的时间;核医学科各护理岗位应轮流交替,避免同一护士长时间接触核素,减少受照辐射剂量。合理安排放射休假。

第8章
8 肿瘤微创介入护士培训

目前,国内肿瘤微创介入护士培训在师资配置、课程设计、教材选择和培训后考核上都没有统一的规定,而是由各个培训单位根据自身的条件结合国内外已有的经验自行设计。

第1节　肿瘤微创介入护士培训方案和培养计划

一、肿瘤微创介入护士培训方案

（一）护理人员职级分级：

N0:0~1年新护士

N1:1年以上未晋升初级职称者(护士)

N2:具有初级职称(护师)

N3:具有中级职称(主管护师)

肿瘤微创介入护士培训工作分为工作第一年的肿瘤微创介入规划培训和以后的各能级护士的继续教育培训。N0、N1级护理人员注重规范化和基础培训。N2级护理人员注重实际操作能力和独立工作能力的培训。N3级护理人员注重临床教学、质量管理、科研工作能力培训。通过建立分级,分层次培训制度,使肿瘤微创介入护士形成良好的专业素质,熟悉肿瘤微创介入护理工作制度,掌握微创介入、肿瘤专科、放射专业等护理知识。熟练掌握肿瘤微创介入护理技术操作和专科手术配合护理常规。具备独立工作能力,能够胜任和其他级对应的肿瘤微创介入护理工作。科室根据各能级护士的工作要求和需要,结合专科发展,统一安排组织培训内容,主要的培训方式以自学和不断的临床实践为主。要求科室护理人员参加课内组织的对应层次教育培训率达标,并与个人当年考核挂钩(做成表格)。

二、N0护士规范化培训

（一）培训目标

1. 肿瘤微创介入护士规范化培训率、达标率达100%。

2. 完成护理部组织的护士规范培训,培训率、达标率达100%。

3. 通过为期一年的培训和护理实践,掌握肿瘤微创介入护理工作制度及各班各岗工作任务和质量标准。掌握肿瘤微创介入专业基础理论知识和基础护理操作,掌握肿瘤微创介入常见手术的配合,掌握各种常见应急问题的处理,通过 N0 级护士独立能力工作评估考核。

(二)培训对象

新入职第一年的注册护士。

(三)培训方法

1. 集体授课、小组讨论、情景演练、操作示范、案例实践、口头交流、实际操作、导师一对一带教等形式。

2. 肿瘤微创介入入职岗前培训。

3. 上岗后培训 跟随导师完成临床实践培训及阶段理论培训。

(四)培训内容

1. 岗前培训 医院规章制度、各项护理工作制度、各班各岗工作制度、医院感染预防与控制、职业暴露、质量标准等。

2. 实践能力培训 完成岗前培训后,经考核合格跟随专科导师进入临床实践阶段培训。

(1)理论培训:肿瘤、介入、放射等专科护理知识培训。

(2)技能培训:基础护理操作和介入专科操作。

(五)培训要求

1. 培训师资:工作满 3 年取得护师资格的 N2 及以上护士。

2. 课件:由教学组组稿,集体讨论,备课及审核。

3. 参培率不少于总课时的 85%。

4. 进入实践能力培训阶段后,完成病房、微创介入手术室、微创重症监护室等轮转。肿瘤微创介入轮训需重点掌握肿瘤微创介入手术室的布局、微创介入设备的操作及注意事项、介入诊疗过程中护士的配合、护士对患者的管理等。介入病房轮训需掌握患者围术期的护理,病情观察,并发症的观察及处理,用药、饮食、活动指导及康复锻炼指导等。轮转结束前,须通过出科考试,成绩合格者进行下一个科室轮转培训。

三、肿瘤微创介入 N1-N2 护士的培训方案

(一)培训目标

肿瘤微创介入 N1-N2 护士培训率、通过率达 100%

(二)培训对象

具备 2 年及以上临床护理工作经验的注册护士。

(三)培训方法

根据培训要求和内容不同,实行分层次分级培训,培训形式不限,读书报告、集体授课、小组讨论、情景演练、操作示范、案例实践、护理查房、早会提问等形式均可。

(四)培训内容

1. 介入护理学的形成、发展及现状,介入护理工作的任务、范畴和护士素质要求。

2. 常用介入治疗设备的工作原理、使用要求以及医务人员的自我职业防护。

3. 常用介入治疗药物的一般使用情况、作用特点、药理作用、临床用途、药物不良反应及注意事项。

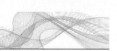

4. 各种常用的介入诊疗技术,包括该项技术需要使用的仪器设备、手术适应证、禁忌证、术前准备、术中配合、术后转运与交接。

5. 常用介入临床护理技术的目的、操作要点、护理要点、健康教育内容。

6. 各种常见疾病的临床护理,包括基本知识、影像学与实验室检查、常见的治疗方式方法以及如何进行护理评估、采取正确的护理措施和有效的健康教育。

7. 三基培训　重点对象为工作十年内的护士,围绕临床工作与优质护理相关的重点内容进行培训,以核心制度、应急预案、急救技能、护理管理制度作为全年常规培训内容;对参加三基理论及操作薄弱的护士重点监控。

（五）培训要求

1. 参培对象　N1-N2 护士。

2. 岗位培训　应结合岗位需求和岗位特点,采取多种形式,建立以岗位培训为主、集中授课和自学为辅的培训体系,按能级体现分层次分级培训的原则,注重实效,注重护理人员综合素质和实际工作能力的培养,以提高专业技术队伍整体素质。

3. 师资要求　由教学组成员或外请专业老师授课。

4. 课件　由教学组组稿,集体讨论,备课及审核。

5. 参培率不少于总课时的 85%。

四、肿瘤微创介入 N3 护士的培训方案

（一）培训目标

肿瘤微创介入 N3 护士培训率、通过率达 100%

（二）培训对象

肿瘤微创介入 N3 护士。

（三）培训方法

根据培训要求和内容不同,实性分层次分级培训,培训形式不限,读书报告、集体授课、小组讨论、情景演练、操作示范、案例实践、护理查房、早会提问等形式均可。

（四）培训内容

1. 专科知识　肿瘤微创介入护理新知识、新技术、新技能。

2. 专业能力　护理管理、护理教育、护理科研等。

3. 继续教育　重点是参与院内护理部、大科组织的专科进展、优质护理内涵建设相关的内容培训。其次可以拟定计划派遣护士外出参加专科的继续教育学习班的理论与实践的学习。相关学习培训内容记录在护士培训手册中。

（五）培训要求

1. 参培对象　N3 护士。

2. 岗位培训　应结合岗位需求和岗位特点,采取多种形式,建立以岗位培训为主、集中授课和自学为辅的培训体系,按能级体现分层次分级培训的原则,注重实效,注重护理人员综合素质和实际工作能力的培养,以提高专业技术队伍整体素质。

3. 师资要求　由教学组成员或外请专业老师授课。

4. 课件　由教学组组稿,集体讨论,备课及审核。

5. 参培率不少于总课时的 85%。

第2节 肿瘤微创介入护士培训 效果追踪和评价机制

为确保肿瘤微创介入护理人员培训方案有效实施,培养计划能够落实,并能达到预期培训目标,必须建立肿瘤微创介入护士培训效果的追踪和评价机制。

1. 由肿瘤微创介入护士长、副护士长、教学骨干、癌痛护士、肿瘤护士共同组成教学组。

2. 由肿瘤微创介入教学组负责,严格按照肿瘤微创介入护理人员培训方案和培养计划完成各级护士的培训,并负责培训效果的追踪和评价。

3. 肿瘤微创介入护士培训分为理论、操作、临床实际工作能力三部分,理论考核:优秀 90~100 分,合格 80~89 分,不合格 79 分以下;操作考核:优秀 90~100 分,合格 80~89 分,不合格 79 分以下;临床实际工作能力:优秀 90~100 分,合格 80~89 分,不合格 79 分以下;培训合格率要求达到 100%。

4. 培训效果追踪由护士长及副护士长负责,教学骨干、癌痛护士和肿瘤护士配合完成各能级护理人员的入职培训考核,轮转出科考核,季度培训考核,年度培训考核,专项培训考核,独立工作能力评估等。通过考核成绩对培训效果作出分析和评价。

5. 建立技术档案,按计划完成各能级护士的培训要求,并定期考核。各能级护士考核成绩和个人绩效工资挂钩,培训考核成绩记录在个人技术档案中。

6. 肿瘤微创介入教学组每半年对培训效果进行综合分析评价,及时调整培训方式及方法,有针对性地进行持续质量改进,确保培训效果。

7. 每年总结培训成效,对存在问题进行分析,修改制定下一年度培训方案和计划。

8. 实现培训工作的持续质量改进。

第9章
9 肿瘤微创介入治疗循证护理

第1节 循证护理的提出和发展

循证护理(Evidence-based nursing,EBN)是受循证医学的影响而产生的新的护理观念,它既是循证医学重要的组成部分,又是一独立的实践和研究领域。循证医学是从20世纪90年代在临床医学领域内迅速发展起来的一门新兴学科,是一门遵循科学证据的医学,是"任何医疗卫生方案、决策的确定都应遵循客观的临床科学研究产生的最佳证据",从而制订出科学的预防对策和措施,达到预防疾病、促进健康和提高生命质量的目的。1991年Guyatt最先使用循证医学这一术语(Evidence-based medicine,EBM);1992年Sackett正式提出循证医学的概念核心思想:"是审慎地、明确地、明智地应用当代最佳证据,对个体患者医疗做出决策。";1993年Cochrane英国成立了Cochrane协作网,对医学文献进行系统评价。中国Cochrane中心于1998年在成都华西医科大学成立,它是目前亚洲唯一的Cochrane中心,标志着我国临床医学正在走近EBM。目前,循证医学已发展为循证卫生保健(Evidence-based healthcare,EBHC),不仅在医疗领域,而且在护理、公共卫生领域也发展了依据实证来决策的新理念。

加拿大McMaster大学护理系Alba Dicenso教授1991年提出循证护理时,其观点迅速得到广泛的关注和发展。1996年澳大利亚的Joanna Briggs"循证护理"中心(Joanna Briggs Institute,JBI)成立,JBI是目前全球最大的循证护理中心,在全球有64个协作中心,遍布大洋洲、欧洲、亚洲和非洲。中国有3个JBI循证实践分中心,分别是:香港中文大学JBI循证护理分中心(1997年),复旦大学JBI循证护理分中心(2004年),中国台湾"国立阳明大学"JBI循证护理分中心(2006年)。复旦大学JBI循证护理分中心作为国内第一个循证护理中心,致力于推广循证护理实践,进行证据转化、证据传播、证据应用、翻译并传播"最佳护理实践临床指南",标志着我国循证护理已步入一个新阶段。

在过去几十年里,护理学科发生了巨大变化:开展以患者为中心的整体护理用评判性思维(临床思维)寻求最佳护理行为,实施全面护理质量改进程序,以最低的成本提供最优质的服务,有关临床实践和健康服务的护理研究论文增多,护士掌握了计算机文献检索方法等。

第2节　循证护理的概念和内涵

循证护理既遵循证据的护理,以"实证"为基础的护理,是循证医学在护理学领域的重要应用,是护理研究和护理实践的有机结合,是遵循证据的护理科学,根据现有的、最好的研究结果,为临床实践制定出完整的护理方案,是一种科学、有效地提高护理实践的方法。护理人员在计划其护理活动过程中,审慎地、明确地、明智地将科研结论与其临床经验及患者愿望相结合,获取证据,作为临床护理决策的依据的过程。核心思想是运用现有的最好研究证据为患者提供服务。

实证:可以证明或推翻某一结论的证据、事实或信念。特点:可探知、可认同。实证必须首先是可以被公众了解的现象,同时它还必须是获得公众的认同和接受;是科研结果、临床经验、患者需求三者的有机结合。临床实证的分类见表9-1。

表9-1　临床实证的分类

级别	证据来源	实用性
一类实证	系统文献回顾(systematic literature review)研究趋势分析(Meta-analysis)	可推荐给所有医院
二类实证	至少一项随机控制的实验性科研	可推荐给医院
三类实证	类实验性科研	可推荐给符合条件的医院
四类实证	定性研究或描述性研究、护理专家的临床经验、专家组的报告	可供医院参考

第3节　循证护理的意义和程序

（一）开展循证护理的意义

1. 对护理学而言　循证护理将护理研究和护理实践有机结合起来,有利于护理专业的发展,加强了护理科学性。

2. 对患者而言　循证护理可以为患者提供标准的、经济的、当前最好的、最有效的护理服务,即使在边远山区或者护理发展落后的国家也同样如此。

3. 对医疗而言　目前循证医学已成为医疗领域发展的主流,循证护理使护理人员以最新最科学的方法实施治疗方案,加强了医护间的协调。

4. 对社会而言　为成本-效益核算提供依据,节约医疗资源。

（二）循证护理实践程序

循证护理模式包括4个连续的过程:循证问题(evidence triggered)、循证支持(evidence supported)、循证观察(evidence observed)、循证应用(evidence based)。

1. 循证问题　分实践问题和理论问题。实践问题由护理实践提出的对护理行为模式的疑问,如:静脉留置针的封管使用肝素好还是生理盐水好、对特殊人群的疼痛管理方法。理论问题是指与实践有关的前瞻性的理论发展。"提出一个好的问题,用可靠的方法回答这个问题。"是提高临床研究质量的关键,研究的设计时,提出的问题是否恰当,关系到其研究课题是否有重要的临床意义及决定着整个研究设计方案的制定。

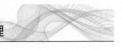

2. 循证支持　针对问题进行实证文献检索,得到与临床、经济、决策制定相关的证据。检索循证资源:英文文献(Medline、PubMed、EMBASE、CINAHL)和中文文献(中国期刊全文数据库、中文科技期刊数据库、万方数据资源系统等)。

3. 循证观察　设计合适的观察方法并在小范围内实施试图改变的实践模式,要求护士应熟练掌握医学统计学中有关实验方法的设计与实践知识,才能具备观察方法的设计与实施素质,更好地完成 EBN 模式中个性化的循证观察。

4. 循证应用　在循证支持和循证观察所获得的信息基础上,对所要改变的护理干预或行为进行批判性的分析。如"是否是最佳的护理行为方式? 它基于什么证据?"。这一阶段,护理人员有责任将结果及时在医院内部或在国家和地区间交流,也可以出版相关文献的方式进行交流与推广。

第 4 节　肿瘤护理的循证实践
——以"放化疗患者口腔黏膜炎的预防和处理"为例

口腔黏膜炎是肿瘤患者放化疗过程中一种常见的并发症,10% ~25% 的肿瘤患者会出现口腔黏膜炎,接受常规放疗或放化疗同时进行的头颈部肿瘤患者口腔黏膜炎的发生率可高达 80% 左右。口腔黏膜炎主要是由于化疗药物的全身性细胞毒作用,以及放射治疗对口腔黏膜的损伤所引起,临床表现为黏膜发红、溃疡、出血、牙龈肿胀、疼痛等。放化疗所致的口腔黏膜炎,一方面使得患者疼痛明显,影响进食,致使患者额外使用镇痛剂、肠外营养、抗感染药物等,增加患者的经济负担;另一方面会影响患者对放化疗的耐受能力,降低放化疗的治疗效果,甚至影响患者对治疗的信心。因此,关注与探索肿瘤放化疗患者口腔黏膜炎的最佳防治策略已成为临床肿瘤实践领域的重要研究课题。

一、临床病例

患者,男性,55 岁,无明显诱因出现右上腹持续性钝痛,以夜间明显,疼痛不向肩背部放射,不伴有发热及恶心、呕吐等症状。经检查,诊断为"原发性肝癌"。在化疗过程中,患者逐渐出现口腔黏膜发白,有齿痕,继而出现数个米粒大小的出血点及血疱、黏膜逐渐破溃糜烂,形成多个直径约 0.2 ~0.5cm 的小溃疡,溃疡周围红肿、疼痛,严重时舌面、颊部、上腭等处黏膜多处糜烂,疼痛明显,严重影响进食、语言交流与睡眠。

二、护理问题

1. 如何预防肿瘤患者出现口腔黏膜炎?
2. 出现口腔黏膜炎后,如何处理?
3. 如何帮助肿瘤患者减轻因口腔黏膜炎所引起的疼痛?

三、检索证据

中文检索词:"肿瘤 OR 恶性肿瘤"AND"口腔黏膜炎"

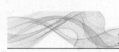

英文检索词:"cancer"AND"oral mucositis"

检索中文数据库:中国生物医学文献数据库、CNKI 中国期刊全文数据库、万方数据库。

检索英文数据库:Cochranne 循证医学数据库、OVID 循证医学数据库、美国国立指南数据库。

四、相关证据

(一) 病因和发病机制

肿瘤患者口腔黏膜炎的发生是由直接或间接的放化疗毒性反应引起:

1. 破坏了口腔黏膜上皮细胞的 DNA 结构,产生大量超氧自由基,从而破坏细胞正常代谢,导致细胞坏死,引发口腔黏膜炎;

2. 损伤了黏膜上皮细胞,尤其是基底干细胞,使黏膜细胞的分裂补偿机制受到影响,黏膜厚度降低、脆性增加,进食等微小的机械性刺激使口腔黏膜受损概率增大;

3. 抑制唾液腺分泌,唾液流量及质量均大大降低,口腔自洁及免疫功能受限,导致口腔卫生不良,pH 值下降,口腔内细菌增殖活跃,毒力增强,菌群平衡失调,引发黏膜炎;

4. 外周血白细胞减少,造成免疫能力低下,易感染,患者自身抵抗力及组织修复能力都较差,易发生口腔黏膜炎且难愈合。

5. 同时,大量抗生素及糖皮质激素的使用,使口腔正常菌群受抑制,某些致病菌、真菌异常繁殖,引发感染。

(二) 口腔状况评估

每天评估患者的口腔状况,对预防和治疗口腔黏膜炎具有十分重要的作用。在患者进行肿瘤治疗期间,持续评估和监测口腔状况不仅有助于及时发现问题,采取相应的干预措施,还可引导患者主动参与到病情监测和自我护理中。

口腔状况评估表(Ⅱ级证据)及分级标准(Ⅰ级证据)见表 9-2 和表 9-3。

表 9-2　肿瘤患者口腔状况评估表

类别	评分		
	1 分	2 分	3 分
A 声音	正常	声音嘶哑	谈话困难/疼痛
B 吞咽	正常	吞咽疼痛	吞咽困难
C 口唇	光滑湿润,呈粉红色	干燥/裂痕	溃疡/出血
D 舌头	光滑湿润	有一层舌苔,出现乳头发亮,表面发红	水疱或水疱破裂
E 唾液	稀薄	稠厚/黏性	无唾液
F 口腔黏膜	湿润粉红	发红/有一层白膜,无溃疡	溃疡,伴/不伴出血
G 齿龈	粉红、斑点	水肿,伴/不伴发红	自发出血/压迫出血
H 牙齿	干净,没有碎屑	斑点/碎屑,局限在局部	斑点/碎屑泛发,沿着齿龈线

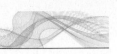

表 9-3　肿瘤患者口腔黏膜炎的分级标准

来源	0 级	1 级	2 级	3 级	4 级
WHO 世界卫生组织	无症状	疼痛±红斑	红斑,溃疡,能进食固体	溃疡,只能进食流质	无法进食
NCI（放疗）美国国家肿瘤研究所	无症状	红斑	形成片状假膜,直径≤1.5cm	假膜融合,直径>1.5cm	坏死,或深溃疡
NCI（化疗）美国国家肿瘤研究所	无症状	无痛的溃疡,红斑,或无黏膜损伤的中度疼痛	伴疼痛的红斑,水肿,或溃疡,但能进食	伴明显疼痛的红斑,水肿,或溃疡,需要静脉补液	严重的溃疡和疼痛,需要全部/部分胃肠外营养
OAG 口腔评估指南	–	–	嘴唇和口角正常,光滑,红润,潮湿;舌面光滑没有裂缝,没有突出的乳突,红润潮湿;唾液稀薄;黏膜红润潮湿;牙龈正常,牙齿清洁,没有坏齿;发音正常;吞咽正常	嘴唇和口角干燥,有裂口,肿胀;舌苔厚或完全没有舌苔,多涎;黏膜发红,可能出现溃疡和念珠球菌感染;牙龈红肿;出现牙菌斑或坏牙;发音低沉、嘶哑;吞咽困难	嘴唇、嘴角、舌面、黏膜出现溃疡,可能伴出血,舌面有裂痕并出现坏死组织;唾液黏稠或没有唾液;牙龈自发性出血,牙菌斑积聚在牙根线;不能发声;流涎,完全不能吞咽
RTOG 肿瘤放射治疗协作组织	无症状	充血,有轻微疼痛,不需用止痛剂	片状黏膜炎,伴有炎性血清血液渗出,中度疼痛,需用止痛剂	融合性纤维性黏膜炎,剧痛,需用麻醉药	溃疡,出血或坏死

（三）口腔黏膜炎的预防、治疗与护理

1. 口腔护理程序　对于口腔黏膜炎的高危肿瘤患者,需要制订一套标准化的口腔护理程序,以保持患者的口腔清洁,减少因黏膜损伤而引发感染的机会（Ⅳ级证据）,具体见表 9-4。

表 9-4　口腔黏膜炎高危肿瘤患者的口腔护理程序

时间	护理内容
放化疗前	（1）治疗龋齿和其他牙齿疾病 （2）对患者进行关于口腔卫生重要性的健康教育,内容包括如何维持口腔清洁 （3）为患者制订日常的口腔护理常规
放化疗期间及放化疗后	（1）由患者和专业照护人员规律地检查口腔,及时汇报异常情况 （2）根据患者的适应情况,选用软毛牙刷或棉签,在每餐后和睡觉前清洁牙齿和牙龈,刷牙后使用不含酒精的漱口液（例如生理盐水）漱口 （3）每日有规律地漱口,每 2~3 小时用生理盐水漱口,以保持口腔湿润 （4）如果有义齿,应每日取下清洗,并在入睡前取下义齿 （5）避免疼痛刺激,例如烫的食物和饮料,辛辣食物以及烟酒等 （6）提供舒缓保护性措施,例如,润滑嘴唇,局部麻醉和镇痛 （7）积极治疗黏膜炎的症状和口腔感染 （8）保持良好的营养状态

2. 口腔局部处理方法 为缓解口腔黏膜炎的局部症状和疼痛,可使用漱口液、抗菌抗病毒制剂、黏膜保护剂、表面麻醉剂、局部止痛药、冷冻疗法、激光等。具体见9-5。

表 9-5 口腔黏膜炎的局部处理方法

处理方法	具体药物名称	作用
漱口液	别嘌醇漱口液	化疗患者坚持每天4~6次使用,可以预防由化疗药物如氟尿嘧啶引发的口腔黏膜炎(Ⅱ级证据),其效果随着别嘌醇漱口液浓度的增加(1mg/ml、5mg/ml、16mg/ml)而增加
	混合型漱口液 主要成分是苄达明(消炎灵)	苄达明具有退热、消炎、镇痛和抗菌作用。采用1.5mg/ml的浓度,漱口的频率从每天4次到每2小时1次不等。对于头颈部肿瘤进行放疗的患者,使用苄达明的患者口腔黏膜炎的严重程度及症状均有所减轻(Ⅱ级证据)。同时,还可明显减轻口腔黏膜炎的疼痛程度
	氧化电位水(EOW)	EOW既可以清洁创面,又能杀菌消毒,还有促进组织再生的作用,即具有止血、止痛、消炎、消肿、创面愈合快等特点。使用EOW含漱辅助治疗化疗引起口腔溃疡的效果良好
抗菌制剂	制霉菌素	制霉菌素是一种广谱抗真菌剂,将制霉菌素、氢化可的松及盐酸苯海拉明的混合剂可以减轻口腔黏膜炎的症状(Ⅱ级证据)
	抗微生物锭剂(Ⅱ级证据)	抗微生物锭剂在口腔内溶化后,起到清除口腔黏膜内有害微生物的作用,并被广泛用于治疗黏膜炎引起的口腔感染。锭剂内含有多粘菌素E、妥布霉素和两性霉素B,这些都是广谱抗细菌、抗真菌药物,最常用的有PTA锭剂。对于接受放疗的头颈部肿瘤患者,PTA锭剂能够明显减轻口腔黏膜炎、吞咽困难的严重程度,减小了黏膜炎的分布及面积,同时减少了口腔内的酵母菌(非革兰阴性菌)
黏膜保护剂	硫糖铝	质地较稠,能在服用后几个小时内将受伤的黏膜与外来的刺激隔绝,因此对口腔黏膜炎的发生有预防作用(Ⅰ级证据)。
	蜂蜜	呈高黏滞性、酸性、高渗、吸水性强,富含矿物质和维生素;其中的葡萄糖氧化酶能将葡萄糖转化为葡萄糖酸和过氧化氢。因此,蜂蜜具有抑制细菌生长和促进伤口愈合的作用。蜂蜜价格低,安全,使用简单,是预防和治疗口腔黏膜炎的良好选择(Ⅰ级证据)
	芦荟	含有多种抗炎和促进伤口愈合的药性成分。芦荟液被认为对黏膜炎具有预防、缓解症状和镇痛的作用(Ⅰ级证据)
表面麻醉剂、局部止痛剂	利多卡因	当口腔黏膜炎的患者出现严重口腔疼痛时,建议使用含有利多卡因的漱口液缓解疼痛。(Ⅱ级证据)

续表

处理方法	具体药物名称	作用
	地塞米松	将地塞米松加入利多卡因漱口液中,能更有效地减轻口腔黏膜炎所致的口腔疼痛
	辣椒碱	辣椒碱是红辣椒中的一种活性成分,用辣椒碱对神经元进行脱敏治疗,可以起到暂时减轻疼痛的作用。含有辣椒碱的糖果可作为化疗诱导的口腔黏膜炎患者的止痛治疗方法之一(Ⅱ级证据)
冷冻疗法		口含冰块 20～30 分钟,使口腔迅速冷却,局部血管收缩,减缓了口腔局部的血流速度,减少了口腔局部的血流量。某些半衰期短的抗肿瘤药物,如氟尿嘧啶,通常采用静脉注射的方法给药。在注射此类药物时,配合使用冷冻疗法,能减少抗肿瘤药物达到口腔黏膜的量,因而减少此类药物的局部细胞毒作用引发的黏膜炎(Ⅰ级证据)
激光		低能量激光能促进黏膜细胞增生和伤口愈合,抗炎镇痛,对于口腔黏膜炎具有预防和治疗的双重作用(Ⅱ级证据)
粒细胞集落刺激因子(G-CSF)		放化疗通常会造成粒细胞减少。G-CSF 能促进中性粒细胞的增殖、成熟及其在口腔黏膜上皮中的活化;G-CSF 尚能促进口腔黏膜上皮的迁徙、增殖及角化细胞的增殖。因此,G-CSF 能够预防口腔黏膜炎,并能缩短口腔黏膜炎的病程(Ⅰ级证据)

3. 全身用药　在放化疗的同时,配合使用保护细胞、促进表皮细胞生长的药物等,有助于预防和减轻口腔黏膜炎的症状,具体见表 9-6。

表 9-6　口腔黏膜炎的预防和治疗性全身用药

药物名称	具体作用
维生素 E	维生素 E 具有抗氧化和细胞保护作用,并在肿瘤患者中推荐使用维生素 E,作为改善口腔黏膜炎的饮食补充,能明显减少口腔黏膜炎的发病率(Ⅱ级证据)
盐酸氮斯汀	盐酸氮斯汀有稳定细胞膜和抑制白细胞活性的作用。在细胞毒性药物治疗期间每天给予患者 2mg 有效剂量的盐酸氮斯汀,在缩短口腔黏膜炎患病时间、减轻其严重程度方面疗效显著(Ⅱ级证据)。
氨磷汀	氨磷汀是一种细胞保护药物,为半脱氨酸衍生物硫磷酸盐,进入体内后形成 WR-1065,WR-1065 对正常组织比对癌细胞有更高的选择性,进入正常细胞后能灭活氧自由基、活化的铂类及烷化剂,因此能在化疗中选择性地保护正常细胞,预防口腔黏膜炎的发生(Ⅰ级证据)
谷氨酰胺	谷氨酰胺是黏膜上皮细胞主要的能量来源,并可通过减少致炎细胞因子和与其相关的凋亡而抑制黏膜屏障损伤。它也可以通过提高愈合过程中起重要作用的成纤维细胞和胶原的结合力而增加黏膜的修复能力,从而加快黏膜保护屏障在创伤后的愈合(Ⅰ级证据)

续表

药物名称	具体作用
角质细胞生长因子(KGF)	KGF能促进各类组织表皮细胞的生长,对口腔黏膜炎有预防和治疗的作用(Ⅰ级证据)
镇痛剂	口腔黏膜炎引发的严重疼痛,需要采取积极的干预措施,一般采用全身性的止痛药,如阿司匹林、布桂嗪等,必要时可以静脉输注阿片类镇痛剂
阿昔洛韦	疱疹病毒是免疫抑制的肿瘤患者口腔黏膜炎感染的常见病毒,阿昔洛韦具有较强的抗疱疹病毒活性。在对病毒易感的患者中预防性使用阿昔洛韦(放化疗期间每天一次或每天两次,口服800mg),可有效减少易感患者疱疹病毒口腔黏膜炎的发生,急性坏死性牙龈炎及口腔感染也明显减少(Ⅰ级证据)

五、评价证据

口腔黏膜炎是肿瘤患者放疗或化疗后出现的一种常见并发症。上述内容所涉及的证据强度多数在Ⅲ级以上。经过证据检索,发现近年来陆续有针对肿瘤患者口腔黏膜炎的临床研究报道,但各研究间存在一定的异质性。由于本节循证实践内容多来自系统评价、最佳实践信息报告、证据总结报告以及推荐的循证实践内容,证据较为集中,在整理、归纳上述证据内容的过程中,需要对证据等级和推荐分级进行详细比较和归纳,并最终生成、综合得出相关证据。因此,本实践内容的证据强度相对较稳定,有利于对其进行推广和临床应用,但需注意的是,应结合实践情境和文化差异进行综合考虑、选择和应用。

附件9-1 本节所依据的是JBI循证卫生保健中心证据分析系统(2010年)

证据水平	证据的来源	推荐级别
Ⅰ级	同质性实验性研究的系统评价(如实施分配隐藏的RCT) 具有较窄可信区间的单项或多项大样本的实验性研究	A级:证据极有效,强烈推荐
Ⅱ级	单项或多项小样本、可信区间较宽的RCT 类实验性研究(如:非随机对照研究)	B级:证据中等有效,可考虑推荐
Ⅲ级	Ⅲa级:队列研究 Ⅲb级:病例对照研究 Ⅲc级:没有对照组的观察性研究	
Ⅳ级	专家意见,或依据生理学基础研究、专业共识	C级,不推荐

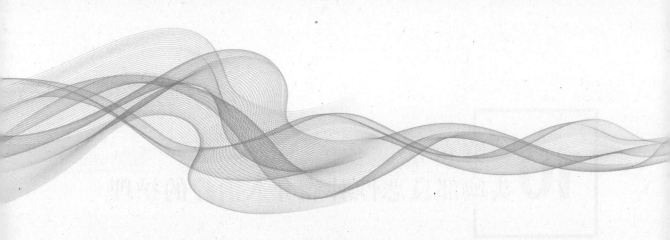

第二篇　肿瘤血管介入治疗护理

第10章
头颈部良恶性肿瘤介入治疗的护理

10

第1节　头颈部肿瘤围术期护理

一、概述

（一）疾病概述

头颈部重要器官集中,解剖关系复杂,其良恶性肿瘤种类繁多,根据流行病学的调查,我国近年头颈部恶性肿瘤的年发病率为15/10万,占全身恶性肿瘤的4.45%。发病前几位的头颈恶性肿瘤的发病率依次为喉(32.1%)、鼻咽(14.9%),头颈部恶性肿瘤从病理类型上讲以鳞状细胞癌为主,约占所有肿瘤的90%。头颈部恶性肿瘤与吸烟和酗酒密切相关,烟酒消费高的国家发病率也高,在性别上以男性居多。介入治疗最常见的头颈部良性肿瘤是鼻咽血管纤维瘤,是富血供的血管源性良性肿瘤。

头颈部是各种器官集中的部位,它包含眼、耳、鼻、喉、咽、口腔内各器官、颌骨、涎腺及颈部的肌肉、血管、神经、甲状腺等,所以头颈部为多学科集中和交叉的部位,头颈部结构复杂互为联系,往往某一部位或器官发生的肿瘤同时也会涉及其他部位或器官。对于T1-2N0期患者,接受单纯手术或放疗的疗效类似;对于Ⅲ-Ⅳa、Ⅳb期患者,则主要以放疗和挽救性手术为主的综合治疗。

（二）介入治疗方法

介入治疗作为综合性治疗的方法之一,包括血管内介入治疗和非血管介入治疗。血管内介入治疗主要包括动脉插管区域性灌注化疗和栓塞治疗。对于一些对放化疗疗效不佳晚期患者,动脉内灌注化疗具有重要价值;对于一些肿瘤合并症,例如肿瘤压迫气道引起的呼吸、吞咽困难,局部动脉插管持续性灌注化疗往往能迅速改善患者临床症状;对于肿瘤浸润和破溃导致的急性出血、放射治疗后大出血,动脉栓塞能够挽救患者生命。国外多个研究证实动脉灌注化疗对于头颈部肿瘤具有良好疗效:Nakamura等使用20ml稀释对比剂对头颈部肿瘤患者进行动脉区域灌注,然后使用MRI进行扫描,发现肿瘤区域强化较正常组织明显增高;Furusaka等报道对19例舌癌患者使用多西紫杉彤+顺铂动脉灌注联合5-FU静脉用药,其中位5年生存率为94.74%,远较顺铂+5-FU静脉化疗方案为好(5年生存率20%);Mitsudo等对30例T3和T4期患者进行动脉灌注化疗(多西紫杉彤+顺铂)同步放射治疗,其中1、3、5年生存率分别为96.7%、83.1%和70.2%。对于良性肿瘤,鼻咽血管纤维瘤主要用

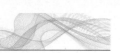

于手术前栓塞治疗。

非血管介入治疗主要包括射频消融、氩氦刀冷冻治疗和超声聚焦刀等,但由于头颈部结构的复杂性和重要性,非血管治疗在肿瘤减容和缓解症状上有一定价值,无法做到根治性治疗,因此临床应用受到一定限制。

1. 适应证　尽管国外多个临床试验已经证实,颈外动脉灌注化疗对头颈部恶性肿瘤能够取得良好疗效,尤其是对于舌癌治疗能够大幅度提高生存率,但由于样本量相对较小,并且多数临床试验未达到双盲随机对照的要求,因此目前动脉灌注化疗仍然作为多颈部恶性肿瘤综合治疗的辅助性治疗方法,而不是首选和主要的治疗方法。根据国内外文献报道,结合我们和相关医院的临床实践,认为以下情况适合介入治疗:

（1）头颈部肿瘤无法手术切除或切除后复发者。

（2）头颈部肿瘤放疗和静脉化疗后疗效不佳。

（3）作为头颈部肿瘤综合治疗的组成部分。

（4）头颈部肿瘤并发大出血,需急性止血。

（5）良性肿瘤手术前栓塞治疗。

2. 禁忌证

（1）影像学检查显示肿瘤与邻近组织、重要器官有明显吻合支,甚至与颅内血管有吻合支,且经过介入性操作不能闭塞吻合支。

（2）有显著的心、肝、肾功能不全,营养不良,感染或其他不适合行化疗的情况存在。

（3）既往有对比剂过敏者。

（4）有不适合介入治疗的其他情况,如凝血功能障碍、血管解剖入路困难、术前高血压控制不佳(>180/110mmHg)等。

3. 手术操作

（1）术前要常规访视患者,进行系统的查体并记录,尤其要注意肿瘤病变侧脑神经功能、吞咽功能、肢体活动及听力,肿瘤侵犯范围,有无出血等,为术后疗效评估提供依据。

（2）介入栓塞手术一般在局麻下进行。常规术前准备,包括连接心电监护、建立静脉通路、消毒、铺无菌巾、连接灌注线等。

（3）全面了解肿瘤血供情况。由于头颈部肿瘤供血丰富,因此治疗前要进行双侧颈外动脉造影,肿瘤较大、侵犯范围较广泛时还要进行颈内、椎动脉及甲状颈干造影。

（4）对于有明确颅底或颅内侵犯者,要常规准备抗癫痫药物,或术前预防性使用抗癫痫药物。

（5）需要栓塞的患者,要仔细分析造影表现。若有明确的颅内外吻合支,要先对吻合支进行处理,吻合支闭塞后方能对肿瘤进行栓塞;或有可疑颅内外吻合支但不明确,可先进行利多卡因激发试验,若激发试验阳性,除非抢救性治疗,否则不宜栓塞,以免造成严重后果。

（6）动脉内灌注化疗药物时,将导管插至颈外动脉、颌动脉或舌动脉等,尽量超选至肿瘤供血动脉,这样既可以提高药物浓度,又能够降低并发症和术后反应,目前常用的动脉灌注药物以铂类为基础。Furusaka 及 Mitsudo 使用多西他赛+顺铂的动脉灌注化疗方案,联合5-FU 静脉化疗,5 年生存率为 92.7%;Mitsudo 使用多西他赛+顺铂的动脉灌注化疗方案,联合放射治疗,5 年生存率为 70.2%;Tohnai 对 31 例患者联合动脉灌注化疗和同步放疗,临床

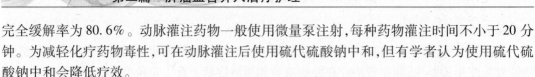

完全缓解率为80.6%。动脉灌注药物一般使用微量泵注射,每种药物灌注时间不小于20分钟。为减轻化疗药物毒性,可在动脉灌注后使用硫代硫酸钠中和,但有学者认为使用硫代硫酸钠中和会降低疗效。

(7) 对于血供非常丰富或有出血倾向的患者,可在化疗完成后对肿瘤供血血管进行动脉栓塞治疗。动脉栓塞时尽量使用超选择插管,若导管在肿瘤供血动脉内,可选用直径较小栓塞剂;若导管超选择程度不够,则栓塞剂直径不宜太小,谨防异位栓塞。栓塞后再次造影观察栓塞情况。

(8) 术后再次进行详尽的神经系统查体,并与术前查体进行比较。若发生脑神经功能障碍,可能是由于栓塞剂栓塞了脑神经的滋养动脉所致,一般经过保守治疗能够恢复;若患者除脑神经障碍外还伴有肢体运动、感觉障碍、意识改变,则可能栓塞剂进入颅内,要进行颅脑 MRI 检查,并进行积极的内科治疗。

4. 并发症

(1) 听力降低:由于铂类药物本身的耳毒性,再加上动脉灌注的高浓度,可能会导致听力减退,动脉灌注化疗后使用硫代硫酸钠有可能会降低听力衰退的发生率。Charlotte 对比铂类动脉灌注+硫代硫酸钠解毒和铂类静脉化疗对听力的影响,发现前者能够减少10%听力功能减退的发生率。对于已有听力功能障碍的患者,可能会加重听力障碍。

(2) 栓塞后综合征:对于栓塞的患者,最常见的栓塞后症状为疼痛,若脑膜动脉和颞浅动脉栓塞可导致偏侧头痛;栓塞上颌动脉可导致患者张口困难、咀嚼疼痛,影响进食。栓塞后还可出现面部肿胀、发热等反应。这些并发症经过一段时间一般能够恢复。

(3) 急性栓塞性事件:血栓或栓塞剂进入颈内动脉或椎动脉系统均可导致脑梗死,若栓塞重要脑功能区可导致肢体功能障碍,严重危及生命。术中仔细分析有无危险吻合、必要时利多卡因激发试验和肝素化能够减少脑栓塞性事件的发生。

(4) 化疗药物相关并发症:主要是化疗药物的副作用所致,包括术后恶心、呕吐、肝肾功能损害、骨髓抑制等。这些并发症主要依靠术前患者的评估和术后使用相应的药物来减轻或避免。

(5) 手术操作相关并发症:血管痉挛、血管内膜损伤、血管夹层、颈动脉斑块脱落、颅内动脉穿孔、穿刺部位血肿等,这些并发症的发生主要和治疗过程中操作粗暴所致,因此提高介入操作技术是避免产生此类并发症的关键。

二、护理

(一) 术前护理

1. 心理护理　由于进行动脉灌注化疗的患者,大部分为Ⅲ、Ⅳ期恶性肿瘤患者,往往临床症状较重,生活质量低下,产生悲观厌世情绪。对于这些患者要对其进行鼓励,并且解释介入治疗的优点,使他们建立战胜病魔的信心。

2. 术前常规准备　术前嘱患者练习在床上排尿,术前 4 小时禁食、禁水,腹股沟区备皮,抗生素皮试。术前使用镇静药物,地西泮10mg 或苯巴比妥钠100mg 肌内注射。

3. 药物准备　头颈部恶性肿瘤的化疗药物一般为卡铂、顺铂、多西他赛,其他药物使用较少。除化疗药物外,还需准备地西泮、尿激酶、吗啡或哌替啶、利多卡因、罂粟碱等。

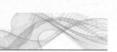

（二）术中护理

1. 协助医师完成术前准备 摆正患者体位，连接心电监护仪，吸氧，开通静脉通路，准备并配好肝素、利多卡因等常用药物。按要求将化疗药物配制好，准备好药物微量泵。

2. 配合手术医师对患者进行神经系统查体，包括双侧脑神经和躯体感觉运动神经功能，尤其要注意检查视力和视野情况。要对神经系统查体情况进行书面记录，以便与治理后和随访期进行比较。

3. 打开手术包，协助医师穿手术衣，消毒，铺无菌手术单，做好手术护理记录单。

4. 术中常规准备吸痰管。头颈部肿瘤尤其是口腔癌患者，往往分泌物较多，加之气道狭窄，要预防分泌物堵塞气道的可能。

5. 灌注化疗完成后，再次对患者进行全面的神经系统功能检查，并与术前检查结果比较，以便及早发现急性栓塞性并发症和及时处理。

6. 协助介入治疗医师完成对患者的压迫止血及穿刺点包扎，并向患者及家属交代术后的注意事项。

（三）术后护理

1. 常规介入术后护理 患者返回病房后，立即给予吸氧、心电监护，了解患者血压、脉搏、血氧饱和度等情况。

2. 定期观察穿刺点有无渗血或血肿形成、足背动脉搏动情况，防止局部形成血肿压迫或包扎过紧导致的下肢供血不足，或深静脉血栓形成。

3. 栓塞的患者术后往往会出现头面部疼痛、咀嚼食物疼痛、张口困难。要向家属解释发生这些情况的原因，并告知经过短期治疗能够好。患者饮食可改为流质，必要时留置胃管行肠内营养。

4. 要定期观察患者口腔内情况。比较表浅的肿瘤在栓塞后可出现表面破溃，面部缺血严重也可出现口腔内溃疡，发生这些情况要进行必要的口腔护理。

5. 注意患者术后听力变化，若听力减退明显应及早告知医生，进行相应药物治疗。

6. 其他并发症的护理

（1）血肿的护理：血肿的形成常见于穿刺不顺利，反复穿刺损伤动脉壁，可能产生局部血肿。患者出现血肿后，前 3 天给予冷敷，以后热敷，一般经过 1 周的治疗和周密护理，血肿可吸收。

（2）尿潴留的护理：部分患者由于习惯或心理因素，术后卧床的情况下往往小便不易解出，加之术后补液量较大，产生尿量较多，患者可出现尿潴留。此时可嘱患者放松，给予膀胱区热敷，有助于小便的解出。必要时可给予留置导尿。

（3）癫痫的护理：开放血-脑屏障或灌注化疗药物时可能出现癫痫发作，有癫痫病史的患者发生率更高，多数为局灶性癫痫，少数可出现全身性癫痫。癫痫发作时要制动四肢，防止患者从床上掉下摔伤，给患者垫牙垫防止舌咬伤。发作停止后，可将患者头部转向一侧，以利于分泌物流出，防止窒息。必要时要使用药物控制癫痫的发作。

（4）急性脑水肿的护理：有研究显示开放血-脑屏障后可导致脑内水含量增加，加之化疗药物对组织的毒性作用，术后有可能出现急性脑水肿，对于占位效应明显、术前颅内压较高的患者甚至可能诱发脑疝。对于怀疑有脑水肿的患者，要密切观察患者意识、瞳孔、生命体征。呕吐的患者要预防呕吐物进入气道窒息；意识模糊、烦躁的患者，要注意加用床档或给予适当约束,防止坠床等意外伤害;术后出现高热的患者,可给予冰帽和物理降温,有助于降低脑代谢、减轻脑耗氧量,必要时可使用人工冬眠;若患者出现双侧瞳孔不等大、呼吸不规则等脑疝征象,要及时汇报医生,必要时行外科处理。

(5)脑卒中患者的护理:在灌注化疗时可因急性血栓形成而产生脑卒中。患者卒中后要绝对卧床,不要大幅扳动,给予24小时心电监护,间断性低流量吸氧。做好生活护理,防止压疮发生。需行外科手术的,转入外科。

三、健康教育

晚期头颈部恶性肿瘤的患者,由于肿瘤累及的多个功能结构,常导致进食、呼吸、语言等多种功能障碍,生活质量较差,因此患者往往悲哀沮丧,痛苦绝望,情绪低落。在护理工作中首先要理解和针对不同情况对患者进行心理指导、生活指导和康复训练指导,帮助患者建立积极乐观的生活态度和战胜病魔的信心。

1. 心里指导 术后可能出现暂时性面瘫,应向患者及家属说明,轻者半个月、重者一般3~6个月会逐渐恢复。由于肿瘤部位原因造成术后永久性面瘫者,要鼓励患者树立战胜疾病的信心。

2. 合理膳食 忌食酸性食物和药物。

3. 定期随访 出院后定期复查。恶性肿瘤患者,视病情可行放射治疗或化学治疗。

4. 功能锻炼 注意口腔卫生,进食后要漱口;适当加强锻炼。

第2节 脑膜瘤栓塞治疗的护理

一、疾病概述

脑膜瘤又叫蛛网膜内皮瘤,是成人常见的颅内良性肿瘤,在颅内肿瘤中发病率为16%~77%,仅次于神经上皮肿瘤而居第2位,是中枢神经系统内常见的原发性肿瘤。其发病的年龄高峰为45岁左右,男:女为1:1.8;常见发病部位为:大脑凸面、矢状窦旁、大脑镰、鞍结节、蝶骨嵴、嗅沟、侧脑室、小脑幕、小脑脑桥角、斜坡和枕骨大孔;其中60%~70%脑膜瘤沿大脑凸面、大脑镰(包括矢状窦旁)或蝶骨(包括鞍结节)生长,28%儿童脑膜瘤发生于脑室内。临床症状因肿瘤部位的不同而异,可出现头痛、视力下降、视野缺损、嗅觉和听觉障碍等症状,大约40%的脑膜瘤患者会出现癫痫症状。近年来脑膜瘤的检出率逐步增高,这与医学科学的发展、CT、磁共振等检查的提高有一定的关系。

脑膜瘤起源于蛛网膜颗粒的内皮细胞和成纤维细胞,组织学分型颇多,80%~90%的脑膜瘤为良性(WHO I级),此类瘤细胞形态多样、排列形式多样,细胞分化较好;5%~15%的脑膜瘤属于非典型性(WTO II级),组织学上可见细胞密度增加,小细胞性,可出现较多核分裂,细胞核异型,该类型肿瘤复发率较高(7%~20%)。1%~3%脑膜瘤属于分化不良型(WTO III级),组织学上细胞明显异常,核分裂指数高,复发率为50%~78%,通常在诊断后2年内死亡。

脑膜瘤一般属于良性肿瘤,治疗主要是手术切除。由于脑膜瘤大多数血供丰富,部分脑

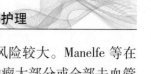

膜瘤发生于蝶鞍旁、斜坡、海绵窦、桥小脑角等部分,手术难度较高,风险较大。Manelfe 等在 1973 年最早提出了术前肿瘤栓塞的技术。脑膜瘤术前栓塞能够使肿瘤大部分或全部去血管化,肿瘤质地变软,从而不但减少术中出血,还能够使肿瘤易于切除,从而降低手术风险,提高肿瘤切除率。对于肿瘤较大、部位较深、手术风险较大的脑膜瘤,还要辅助放疗、化疗,以提高术后生存率,降低复发率。另外有实验证明,无论体外还是体内生长激素受体拮抗剂、生长抑素激动剂以及多巴胺 D_2 受体激动剂对脑膜瘤都具有一定的抗肿瘤增殖作用。

　　脑膜瘤的术前栓塞作为手术的一种辅助治疗手段,国内外文献均未见有明确的适应证及禁忌证的报道。综合国内外文献,结合我们和相关单位的实际工作,初步探讨适应证和禁忌证如下:

(一) 适应证

1. 脑膜瘤体积较大,一般直径>3cm。

2. 术前检查显示脑膜瘤供血丰富,且为颈外动脉供血为主。

3. 脑膜瘤位于颅底或邻近重要神经结构、考虑术中出血较多或与正常解剖结构分离困难。

(二) 禁忌证

以下情况认为不合适术前栓塞:

1. 肿瘤供血血管以颈内动脉或椎动脉系统供血为主。

2. 造影可见的颈外动脉与颈内动脉或椎基底动脉间有吻合者。

3. 有不适合介入治疗的其他情况,如凝血功能障碍、重要脏器功能不全、血管解剖入路困难、对比剂过敏、不能控制的高血压(>180/110mmHg)。

二、手术操作

1. 术前要常规进行详细的神经系统查体并记录,包括患者意识、语音,双侧肢体的运动、感觉,尤其要注意脑神经的功能。

2. 介入栓塞手术一般在局麻下进行。常规术前准备,包括连接心电监护、建立静脉通路、消毒、铺无菌巾、连接灌注线等。

3. 进行全面的脑血管造影,了解肿瘤血管情况。一般脑膜瘤以颈外动脉供血为主,最常见脑膜中动脉、脑膜副动脉、枕动脉、颞浅动脉供血,颈内动脉参与供血者以脑膜垂体干供血多见。

4. 微导管超选择性插管进入肿瘤供血血管,微导管内造影了解有无危险吻合。若无危险吻合可进一步进行利多卡因激发试验,一般以2%的利多卡因溶液 1ml 稀释后缓慢沿微导管注入,然后再进行神经系统评估。若为阳性则进一步调整微导管位置。有危险吻合者要尽量将微导管超过危险吻合,若不能超过,原则上不进行栓塞治疗。

5. 使用栓塞剂对肿瘤血管进行栓塞。常用栓塞剂有 NBCA 胶、ONYX 胶、PVA 颗粒、明胶海绵等,必要时可辅以弹簧圈。国外文献报道中使用 PVA 颗粒较为常见。

6. 颈内动脉系统供血者栓塞要慎重,椎动脉系统供血者尤其要慎重,稍有不慎就会导致灾难性后果。

7. 术后再次进行详尽的神经系统查体,并与术前查体进行比较,若发生脑神经功能障碍,可能是由于栓塞剂栓塞了脑神经的滋养动脉所致,一般经过保守治疗能够恢复;若患者除脑神经障碍外还伴有肢体运动、感觉障碍、意识改变,则可能栓塞剂进入颅内,要进行颅脑MRI 检查,并进行积极的内科治疗。

三、并发症

除介入手术操作共有的并发症,例如腹股沟血肿、血管内膜损伤等,主要并发症来自于异位栓塞。颅内外危险吻合的存在是引起脑神经和脑组织缺血的重要因素。Manelfe 等较早提出了危险吻合的存在,如在眼动脉和脑膜中动脉之间,海绵窦段的颈内动脉和脑膜中动脉、脑膜副动脉之间,椎动脉和咽深动脉之间,椎动脉和枕动脉之间,均存在危险循环。此外,在脑膜中动脉上有滋养血管发出供应面神经,在咽深动脉上有分支供应后组脑神经,这是颈外动脉栓塞可能引起脑神经障碍的一个非常重要的原因。因此,微导管应尽量接近肿瘤,以使栓塞剂更好地进入肿瘤的毛细血管床,达到较好的栓塞效果。常见并发症包括:

1. 栓塞剂通过危险吻合或反流进入脑血管内,导致脑梗死;或栓塞视网膜动脉,导致视力障碍,严重者可失明。

2. 栓塞剂栓塞头皮供血动脉,导致头皮坏死,用液态性栓塞剂发生的可能性更大。一般来说,头皮组织供血丰富,固体栓塞剂不会导致头皮组织缺血坏死。使用液体性栓塞剂有导致头皮坏死的可能。

3. 脑神经滋养动脉栓塞,导致一过性或永久性脑神经功能障碍。一般来说,脑神经滋养血管细小,栓塞剂不易到达末梢,因此不易导致永久性神经功能障碍。

4. 栓塞后肿瘤内出血,导致肿瘤体积迅速增大,神经功能恶化,部分需紧急手术处理。

5. 栓塞后局部组织缺血,导致术后头痛,一般经过改善微循环、止痛等对症处理后能够缓解。

四、护理

(一) 术前护理

1. 心理护理　患者入院后,主动热情向患者介绍病区环境、主治医师及主管护士,使患者尽快熟悉住院环境。应耐心解释手术的基本原理、必要性及并发症的预防、术前术后的注意事项,取得患者、家属的积极配合,使患者以最佳的状态接受手术治疗。

2. 术前常规准备　术前嘱患者练习在床上解小便,术前 4 小时禁食、禁水,腹股沟区备皮,抗生素皮试。术前使镇静药物,地西泮 10mg 或苯巴比妥钠 100mg 肌内注射。

3. 癫痫的预防　运动区、颞叶等部位脑膜瘤,特别是已有癫痫病史者,需要围术期使用抗癫痫药物治疗。术前无癫痫发作的患者,要备好抗癫痫药物,以防术中发作。

4. 备好术中抢救可能使用的药物　这些药物包括:急救药物(心脏、呼吸兴奋剂),解痉药(罂粟碱),脱水剂(甘露醇),抗癫痫药物(地西泮、德巴金),溶栓药物(尿激酶等),止血药物(巴曲酶),肝素中和剂(鱼精蛋白)等。

(二) 术中护理

1. 协助医师完成术前常规准备,如摆正患者体位、连接心电监护、开通静脉通路、连接

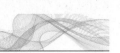

导管灌注装置,准备并配好肝素、利多卡因等常用药物。肝素的配制:肝素 1 支(12 500U)使用生理盐水稀释至 12.5ml 即 1000U/ml。导引导管放置到位后,按 100U/kg 体重静脉注射全身肝素化,并准确记录肝素注射时间。将 5000U 肝素加入 500ml 生理盐水中用来冲洗介入器械。

2. 配合手术医师完成术前神经系统查体,对术前患者的神经功能检查结果进行详细记录,包括双侧脑神经和躯体感觉运动神经系统功能,尤其要注意记录双眼视力,面神经、动眼神经和三叉神经感觉运动功能。

3. 在进行栓塞前先行激发试验及栓塞过程中要严密观察患者生命体征和神经功能变化。由于介入治疗医师术中为无菌操作,且精力高度集中,不方便或忽略患者的术中的神经功能变化。这时护士要时刻注意患者语言、意识的变化,提醒医师并进行必要的神经系统检查。

4. 栓塞完成后,再次对患者进行全面的神经系统功能检查,并与术前检查结果比较,以排除因栓塞可能导致的并发症。

5. 协助介入治疗医师完成对患者的压迫止血及穿刺点包扎,并向患者及其家属交代术后的注意事项。

(三) 术后护理

1. 一般护理　病人术后返回病房后,立即吸氧,心电监护,了解患者血压、脉搏、呼吸有无异常。定时监测血压、脉搏、呼吸、体温变化,并认真做好记录。有变化时及时汇报医师,积极配合抢救。

2. 神经功能监测　密切观察患者意识状态、精神、语音,定时观察患者脑神经功能、肢体的运动和感觉功能。尤其要注意视力有无变化,定时观察瞳孔的大小、形态及对光反射,两侧是否等大等圆,面神经、三叉神经运动和感觉功能,因为这些都是栓塞中容易造成损害的神经。若患者出现剧烈恶心、呕吐,意识水平降低,双侧瞳孔不等大或反射迟钝,要及时通知相关医师并进行 CT 复查,以排除肿瘤内或颅内出血。

3. 术区护理　监测穿刺肢体的足背动脉搏动、皮温,穿刺点压迫部位有无渗血穿刺肢体若出现皮温降低、足背动脉搏动消失、肢体肿胀,应适当放松穿刺点的压迫,以防出现下肢的缺血和深静脉的血栓形成。

4. 对症处理　术后出现一般程度的恶心、呕吐,不伴有剧烈头痛、颈强直、瞳孔改变、意识改变,可能为脑血管造影后的反应,可对症处理后密切观察生命体征;若患者伴有上述情况,需进一步 CT 扫描排除肿瘤内出血及大面积梗死情况。术后患者可出现头痛,可能主要与栓塞后局部脑膜缺血有关,若不伴有神经功能障碍也可止痛治疗后观察。部分患者平卧体位小便不易解出,多为心理性因素,可嘱咐患者放松,或使用膀胱区热敷,多能自行解出,必要时可进行留置导尿。

五、健康教育

患者入院后,要向患者及家属介绍脑膜瘤的临床特点、介入治疗的基本原理、介入栓塞和手术治疗脑膜瘤的必要性以及手术前后需要注意的事项,以取得患者及家属的信任,从而能够积极配合介入栓塞治疗。出院后坚持按医嘱服药,特别是抗癫痫的药物,需长期服药,按医嘱减量或停药。出院后合理、卫生饮食,多吃含蛋白质、维生素的食物。有神经功能障碍的患者每天要坚持适当的锻炼,注意劳逸结合,出院后定期随访。

第 3 节　颅内恶性肿瘤动脉灌注化疗的护理

一、疾病概述

颅内常见的恶性肿瘤包括颅内胶质瘤、转移瘤、脑原发性淋巴瘤、生殖细胞肿瘤等。该类肿瘤手术治疗困难,但肿瘤往往生长迅速,急剧的占位效应和快速进展过程所致的进行性颅内高压,给患者带来巨大的痛苦。原发颅内恶性肿瘤手术后容易复发,必须辅以化疗和放疗。转移性颅内肿瘤以放疗或化疗为主。

动脉内灌注化疗治疗颅内原发性和转移性肿瘤的研究开始于 20 世纪 50 年代,其目的是将化疗药物以更高浓度送入肿瘤细胞,提高细胞内药物浓度,从而提高对肿瘤细胞的杀伤力。因为颅内肿瘤均为脑动脉供血为主,因此动脉内灌注化疗适用于大部分颅内恶性肿瘤。动物实验和临床试验均已经证实,颈动脉灌注化疗能够明显提高肿瘤及其周围脑组织内药物浓度,并且与静脉给药比较,并不增加神经系统的毒性。根据数据模型推测,以浓度—时间积分为衡量指标,动脉灌注对药物的输送效率是静脉给药的 5 倍。

但是,由于颅内肿瘤总体发病率较低,并且在技术方面颈内动脉灌注化疗需要先进的血管造影机、专业的神经介入医师和多学科的合作,这导致临床研究中很难进行大样本的随机对照试验,从而导致在治疗的疗效、并发症等方面不能取得高级别的证据,从而阻碍了其在临床应用的推广。Angelov 等对原发性中枢神经系统内淋巴瘤(PCNSL)进行的动脉灌注化疗的多中心研究中,对 149 例患者使用甲氨蝶呤动脉灌注化疗的结果显示,患者显效率为 81.9%(CR+PR),中位生存时间为 3.1 年,中位无进展生存时间为 1.8 年。Doolittle 等对 221 例颅内恶性肿瘤患者的动脉灌注化疗的研究中,75% 的淋巴瘤完全缓解,79% 的恶性胶质瘤获得稳定以上的效果。还有部分关于动脉灌注化疗治疗颅内恶性肿瘤的研究,但样本量相对较小。

目前虽然部分医院已经开展颅内恶性肿瘤的动脉灌注化疗技术,但在开放血—脑屏障、药物的使用和化疗方案上仍有较大的分歧。

(一) 适应证

1. 中枢神经系统淋巴瘤。
2. 无法进行手术切除的颅内恶性胶质瘤和胶质瘤术后复发者。
3. 颅内转移性肿瘤放化疗疗效欠佳者。

(二) 禁忌证

1. 严重心、肺、肝、肾功能损害。
2. 严重骨髓抑制,恶病质的患者。

二、手术操作

1. 术前详细了解患者病情,包括肿瘤的病理类型,肿瘤的大小、部位、范围、强化程度、

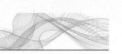

瘤周水肿情况,患者以前的治疗情况、原发病灶情况等。

2. 对患者进行全面的神经系统查体,包括患者意识、肢体运动和感觉、脑神经功能,重点检查患者视力、视野,使用卡铂的患者还要检查患者听力。

3. 介入栓塞手术一般在局麻下进行。常规术前准备,包括连接心电监护、建立静脉通路、消毒、铺无菌巾、连接灌注线等。

4. 进行全面的脑血管造影,了解肿瘤血供情况。主要包括肿瘤染色程度、范围、供血血管的情况。对于没有肝素禁忌证的患者,脑血管造影完成后进行治疗前,常规全身肝素化。对于单支供血的单发病变,可使用微导管超选择插管;对于多支供血的血管一般无须超选择插管。

5. 开放血-脑屏障(BBB)。开放血-脑屏障的方法:将 25% 的甘露醇加热到体温,以 3 ~ 4ml/s 的速度经导管动脉灌注,持续时间 30 秒。Newolt 等指出快速灌注甘露醇后,CT 强化扫描可见皮质的增强密度远较单纯强化扫描时高,说明 BBB 已开放,而速度过慢 BBB 未能开放。应当指出,国内多采用术前快速静脉滴注甘露醇,而国外研究静脉滴注甘露醇不足以开放血-脑屏障。国外还有使用缓激肽及其类似物 RMP-7、尿素、阿拉伯糖开放血-脑屏障的研究。

6. 动脉内灌注化疗药物。动脉灌注药物一般于甘露醇灌注完成后 5 分钟开始,使用微泵或高压注射器缓慢匀速注入,灌注时间一般不少于 30 分钟。对于颅内原发淋巴瘤,一般使用甲氨蝶呤(MTX)为基础的化疗方案:连续 2 日,术后使用亚叶酸钙解毒。对于胶质瘤、转移瘤及其他相对少见肿瘤的治疗,动脉化疗药物的使用并不统一:文献最多报道的是卡铂、替尼泊苷、依托泊苷和卡莫司汀(卡氮芥)四种药物,单一或联合使用。其中国外文献中以卡铂和依托泊苷单药灌注为主;国内文献则多用替尼泊苷、卡莫司汀和铂类,单药或联合用药。国外有学者认为,卡莫司汀为脂溶性药物,容易透过血-脑屏障,开放血-脑屏障后灌注卡莫司汀能大大增加正常脑组织的药物吸收量,从而增加神经毒性,现在应用较少。

7. 术后再次进行灌注区域的脑血管造影,观察血管是否通畅,以及早发现急性血栓事件,尽早处理。

8. 术后再次进行详尽的神经系统查体,并与术前查体相比较,观察肌力、视野、瞳孔等神经功能有无改变。

三、并发症

动脉内灌注化疗的并发症主要包括药物相关并发症和手术相关并发症两大类,其常见并发症主要有:

1. 介入操作导致的并发症 血管痉挛,血管内膜损伤,血管夹层,颈动脉斑块脱落,颅内动脉穿孔,穿刺部位血肿等,这些并发症的发生主要是由于治疗过程中操作粗暴所致,因此提高介入操作技术是避免产生此类并发症的关键。

2. 急性血栓 由于在药物灌注过程需要的时间较长,且部分肿瘤患者本身处于高凝状态,术中有形成血栓的可能。因此术中患者应当常规肝素化,使用微导管还需连接灌注线。若术中出现造影可见的栓子并且位于比较重要的功能区,应当进行溶栓治疗,以减少梗死范围。

3. 局灶性癫痫发作　在动脉灌注甘露醇开放血-脑屏障和动脉灌注药物时,可能是由于高浓度甘露醇或药物刺激所致。Angelov 等报道开放血-脑屏障动脉灌注化疗的临床研究中,局灶性癫痫的发生率为 9.2%。这些癫痫通过药物治疗大多能够控制。

4. 一过性神经功能障碍　表现为一过性的肢体肌力下降、头晕等,可能为药物刺激所致,一般能够恢复。

5. 眼部症状　若导管置于眼动脉以前进行灌注,患者可出现胀痛不适、结膜充血、视物模糊、幻视等眼部症状,严重者可出现视力下降。眼动脉远端灌注药物可避免眼部并发症的发生。

6. 脑疝形成　有研究证实甘露醇开通血-脑屏障后,能够使脑内水分增加 2%。对于术前肿瘤较大,已经有中线位移的患者,进行血-脑屏障开放和动脉灌注化疗要尤为小心,颅内压较高,中线位移明显的不建议进行此治疗。

7. 化疗药物相关并发症　主要是化疗药物的副作用所致,主要包括术后恶心、呕吐,肝肾功能损害,骨髓抑制。尤其要注意开放血-脑屏障后,动脉灌注卡铂可能导致听力下降。术后使用硫代硫酸钠能够降低卡铂的听神经损害。

四、护理

(一) 术前护理

1. 心理护理　由于该化疗方法与常规的化疗方法不同,部分患者及家属思想上有顾虑。我们把此方法的优点及特点给患者及家属讲解,让他们以积极的态度配合治疗,向他们解释在治疗中可能感到的一些不适,消除心理上的压力。术前由于紧张而入睡困难者,可给予镇静催眠药物。

2. 术前药物治疗　有癫痫发作病史者,术前常规使用抗癫痫药物;术前患者有高颅压症状的,可静脉滴注甘露醇 250ml,2 次/天,以降低颅内压,静脉滴注地塞米松 10mg,以减轻脑水肿。

3. 介入治疗术前常规准备　术前一天抗生素皮试,双侧腹股沟区备皮,术前 4 小时禁食;由于化疗中应用高渗性脱水剂,患者在化疗中不能活动,化疗前给予留置导尿管;术前给予地西泮 10mg 或苯巴比妥钠 10mg 肌内注射。

4. 药物准备　除化疗所用的药物外,还需准备治疗可能发生的并发症的所需药物:甘露醇、地西泮、罂粟碱、尿激酶、巴曲酶等。

(二) 术中护理

1. 协助医生完成术前准备　摆正患者体位,连接心电监护,开通静脉通路,准备灌注线,准备并配好肝素、利多卡因等常用药物。需要开发血-脑屏障的需要将甘露醇提前放入恒温箱,将其加热至 37℃左右。

2. 术前查体　配合手术医生对患者进行全面的神经系统查体,包括双侧脑神经和躯体感觉运动神经功能,尤其要注意检查视力和视野情况。对于使用卡铂灌注的患者,术前要注意检查听力情况。要对神经系统查体情况进行书面记录,以与治疗后和随访期进行比较。

3. 打开手术包,协助医生穿手术衣,消毒,铺无菌手术单,做好手术护理记录。

4. 病情观察　在开放血-脑屏障及灌注化疗药物过程中,随时观看心电监护,密切注意

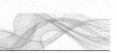

生命体征,观察患者面色、意识变化。重点要观察患者的肢体活动、语音、视力、瞳孔等改变。肢体活动情况,并询问患者在灌注过程中有无异常不适感觉。发现异常,马上告知医生,及时配合医生救治。

5. 患者在开放血-脑屏障及灌注化疗药物时可出现以下症状:灌注侧出现一过性眼部胀痛不适、流泪、结膜充血、幻视,一般灌注停止后可自行缓解;局灶性癫痫发作,表现为单侧、单肢或一侧面部的抽搐,多不伴有意识障碍,可立即静脉缓慢注射地西泮 10mg 一般能缓解,术后回病房后可继续使用抗癫痫药物 2 ~ 3 天;患者术中恶心、呕吐,可能为血-脑屏障破坏后一过性脑水肿加重或药物刺激呕吐中枢所致,此时马上将患者头偏向一侧(防止呕吐物吸入气管),整理呕吐物,嘱患者全身放松,张口深呼吸,同时给予氧气吸入。

6. 灌注化疗完成后,再次对患者进行全面的神经系统功能检查,并与术前检查结果比较,以及早发现急性血栓性并发症并及时处理。

7. 协助介入治疗医生完成对患者的压迫止血及穿刺点包扎,并向患者及其家属交代术后的注意事项。

(三)术后护理

1. 常规介入术后护理 患者返回病房后,立即给予吸氧,给予心电监护,了解患者血压、脉搏、血氧饱和度等情况。

2. 术区观察 定期观察穿刺点有无渗血或血肿形成、足背动脉搏动情况,防止局部形成血肿压迫或包扎过紧导致的下肢供血不足,或深静脉血栓形成。

3. 观察神经系统功能变化 密切观察患者的意识水平、精神、语音,定时检查患者四肢运动感觉功能,检查患者瞳孔大小、形态、及对光反射,检查有无视力下降、视野缺损情况。使用卡铂的患者要注意检查患者的听力。脑动脉插管给药,由于流程短,速度快,药物在血流中的分布极不均匀,可能会有过高浓度的药物流至脑血管的某个分支而造成脑组织的损害,而插管部位越高,血管就越细,药物在血流中的浓度越高,对肿瘤细胞产生大量杀伤,对正常脑组织也产生相应毒性。

4. 患者若术后出现胃肠道反应,应当区分以下两种情况:一种情况为化疗药物导致的胃肠道反应,这种情况主要见于铂类化疗药物,一般使用止吐药物后能够缓解;另一种情况为颅内压增高导致的恶心、呕吐,患者常伴明显头痛、视乳头水肿、血压升高、心率缓慢,还可伴有意识和瞳孔改变。若怀疑颅内压升高所致的呕吐,要及时行颅脑 CT 检查,以排除急性脑水肿、脑疝、瘤内出血等导致的急性颅内压升高。

5. 并发症的护理

(1)血肿的护理:血肿的形成常见于穿刺不顺利,反复穿刺损伤动脉壁,可能产生局部血肿。患者出现血肿后,前 3 天给予冷敷,以后热敷,一般经过 1 周的治疗和周密护理,血肿可吸收。

(2)尿潴留的护理:部分患者由于习惯或心理因素,术后卧床的情况下往往小便不易解出,加之术后补液量较大,产生尿量较多,患者可出现尿潴留。此时可嘱患者放松,给予膀胱区热敷,有助于小便的解出。必要时可给予留置导尿。

(3)癫痫的护理:开放血-脑屏障或灌注化疗药物时可能出现癫痫发作,有癫痫病史的患者发生率更高,多数为局灶性癫痫,少数可出现全身性癫痫。癫痫发作时要制动四肢,防止患者从床上掉下摔伤,给患者垫牙垫防止舌咬伤。发作停止后,可将患者头部转向一侧,

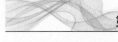

以利于分泌物流出,防止窒息。必要时要使用药物控制癫痫的发作。

（4）急性脑水肿的护理:有研究显示开放血-脑屏障后可导致脑内水含量增加,加之化疗药物对组织的毒性作用,术后有可能出现急性脑水肿,对于占位效应明显、术前颅内压较高的患者甚至可能诱发脑疝。对于怀疑有脑水肿的患者,要密切观察患者意识、瞳孔、生命体征。呕吐的患者要预防呕吐物进入气道窒息;意识模糊、烦躁的患者,要注意加用床档或给予适当约束,防止坠床等意外伤害;术后出现高热的患者,可给予冰帽和物理降温,有助于降低脑代谢、减轻脑耗氧量,必要时可使用人工冬眠;若患者出现双侧瞳孔不等大、呼吸不规则等脑疝征象,要及时汇报医生,必要时行外科处理。

（5）脑卒中患者的护理:在灌注化疗时可因急性血栓形成而产生脑卒中。患者卒中后要绝对卧床,不要大幅扳动,给予 24 小时心电监护,间断性低流量吸氧。做好生活护理,防止压疮发生。需行外科手术的,转入外科。

五、健康教育

对于恶性颅内肿瘤的患者,由于长期受到疾病折磨和治疗带来的痛苦,往往身心俱疲,难免产生悲观厌世的情绪。患者家属心情很复杂,悲哀沮丧,痛苦绝望,情绪低落。作为护理工作者首先要理解同情,针对不同的心理采取不同的知道方法。对患者要多加关心、鼓励。让患者感受到温暖,增强战胜病魔的信心。对家属要安慰,让其认识到疾病发展的规律、疗效和预后。出院后要指导家属做好家庭护理,定期随访肝肾功能、血常规、颅脑 CT 等检查。出院后按治疗方案坚持服药,按时来院行下一疗程的治疗,以巩固疗效。

第11章
胸、腹部肿瘤介入治疗的护理

第1节 肺癌介入治疗的护理

一、概述

（一）疾病概述

原发性支气管肺癌简称肺癌，是当前最常见的恶性肿瘤之一。肺癌的肿瘤细胞源于支气管黏膜和腺体，常有区域性淋巴结转移和血行播散，早期常有刺激性咳嗽、痰中带血等呼吸道症状，病情进展速度与细胞生物特性有关。发病率一般自50岁后迅速上升，在70岁达到高峰。

（二）临床表现

肺癌早期症状常较轻微，甚至可无任何不适。中央型肺癌症状出现早且重，周围型肺癌症状出现晚且较轻，甚至无症状，常在体检时被发现。

1. 咳嗽 为常见的早期症状，以咳嗽为首发症状者占35%～75%。肺癌所致的咳嗽可能与支气管黏液分泌的改变、阻塞性、胸膜侵犯、肺不张及其他胸内合并症有关。典型的表现为阵发性刺激性干咳，一般止咳药常不易控制。对于吸烟或患慢支气管炎的患者，如咳嗽程度加重，次数变频，咳嗽性质改变如呈高音调金属音时，尤其在老年人，要高度警惕肺癌的可能性。

2. 痰中带血或咯血 痰中带血或咯血亦是肺癌的常见症状，以此为首发症状者约占30%。由于肿瘤组织血供丰富，质地脆，剧咳时血管破裂而致出血，咯血亦可能由肿瘤局部坏死或血管炎引起。

3. 胸痛 以胸痛为首发症状者约占25%。常表现为胸部不规则的隐痛或钝痛。大多数情况下，周围型肺癌侵犯壁层胸膜或胸壁，可引起尖锐而断续的胸膜性疼痛，若继续发展，则演变为恒定的钻痛。持续尖锐剧烈、不易为药物所控制的胸痛，则常提示已有广泛的胸膜或胸壁侵犯。肩部或胸背部持续性疼痛提示肺叶内侧近纵隔部位有肿瘤外侵可能。

4. 胸闷、气急 约有10%的患者以此为首发症状，多见于中央型肺癌，特别是肺功能较差的患者。

5. 声音嘶哑 有5%～18%的肺癌患者以声嘶为第一主诉，通常伴随有咳嗽。声嘶一般提示直接的纵隔侵犯或淋巴结长大累及同侧喉返神经而致左侧声带麻痹。

6. 体重下降 消瘦为肿瘤的常见症状之一,肿瘤发展到晚期,患者可表现为消瘦和恶病质。

7. 发热 肿瘤坏死可引起发热,多为低热。

（三）治疗方法

1. 气管动脉灌注化疗药物(BAI) 肺癌主要由支气管动脉供血,即使是肺转移瘤,主要供血动脉仍是支气管动脉。动脉灌注其基本原理是以较小的药物剂量在局部靶器官获得较高的药物浓度,从而提高疗效、减少药物不良反应,减少正常组织损伤及肿瘤耐药性的形成,达到抑制肿瘤生长、延长患者生存期及改善患者生存质量的目的。

2. 气管动脉化疗栓塞术(BACE) BACE 可以阻断肿瘤的血液供应,使处于分裂期、静止期的肿瘤细胞缺血坏死,同时混于碘油内的化疗药物缓慢释放,大大延长化疗药物与肿瘤的接触时间,提高对局部转移病灶的作用。

3. 肺动脉灌注化疗术(PAI)及经支气管动脉和肺动脉双重灌注化疗术(DAI) 根据肺癌双重供血理论,通过供血动脉直接灌注化疗药物达到肿瘤局部高浓度化疗作用,同时可减少抗癌药物与血浆蛋白结合,增加游离药物浓度,提高化疗药物的细胞毒性作用,与选择性支气管动脉灌注比较,具有总用药量少,全身不良反应少,见效快等特点。PAI 不仅直接作用于肿瘤局部,也可达到肺门和纵隔等处的淋巴结。

（四）适应证

1. 各种类型的肺癌,以中晚期不能手术者为主。

2. 有外科禁忌证和拒绝手术者。

3. 作为手术切除前的局部化疗,以提高手术的成功率,降低转移发生率和复发率。

4. 手术切除后预防性治疗,以降低复发率。

5. 手术切除后胸内复发或转移者。

（五）禁忌证

1. 出现恶病质或有心、肺、肝、肾衰竭者。

2. 有高热、感染迹象及白细胞少于 $4 \times 10^9/L$。

3. 有严重的出血倾向和碘过敏造影禁忌者。

4. 支气管动脉与脊髓动脉共干或吻合交通者相对禁忌证。

二、护理

（一）术前护理

1. 术前沟通 根据患者的心理承受能力和家属的意见,与患者或者家属进行术前宣教和指导。选择恰当的时机和语言将手术流程及注意事项告知患者,讲解手术部位,术前用品准备,加强患者心理护理,减少患者术前焦虑紧张的情绪。

2. 术前准备

（1）按血管性介入术前护理常规,检查血常规、凝血象、肝肾功能。

（2）正确地清理毛发:只有手术部位毛发影响手术时才进行备皮,且使用剃须刀脱毛是不合理的,应采用不损伤皮肤的脱毛方法(如医用脱毛膏),备皮时间应尽可能接近手术时间(根据《IDSA 医院感染预防指南》)。

（3）术前 4 ~ 6 小时禁食水,术前一小时给予止血药,半小时给予镇静药。根据化疗方案,准备化疗药物及其他的药物:如利多卡因、哌替啶、异丙嗪、生理盐水等。

3. 术前体位训练　手术采取平卧位,造影时患者必须保持不动,否则影响成像的清晰度,术后穿刺侧肢体一般应伸直制动 12 小时。应向患者讲述卧位的重要性,术前 1 天练习床上排便。

4. 心理护理　对患者的心理护理应该体现在介入治疗的全过程中,患者的心理状态对治疗的效果有直接的影响,应根据病情、年龄、性格等多种因素把患者区分为不同的心理反应类型,从而掌握其心理状态,并以此作为采取心理对策的依据。

5. 保持呼吸道通畅,改善呼吸状况
（1）创造舒适的病室环境,使其保持心情舒畅。
（2）注意休息,减少活动,以减少耗氧量,必要时给予氧气吸入。

（二）术中护理
1. 介入治疗的物品准备　导管器械包,手术衣包,大孔巾包,备用器械包,备用手术衣包,备用治疗巾包。
2. 手术步骤及护理配合。
（1）患者平卧于手术床上,双下肢分开并外展;建立静脉通路,连接多功能心电监护仪,密切观察生命体征。
（2）常规消毒双侧腹股沟上至脐部,下至大腿上三分之一部,暴露腹股沟,协助打开手术包,铺单。
（3）穿刺右侧股动脉,将导管插至病灶侧支气管动脉。
（4）支气管动脉造影,协助高压针管抽取对比剂,并予造影。
（5）药物灌注和（或）栓塞。
（6）拔出导管和导管鞘,协助包扎伤口,并用 8 字形加压包扎动脉穿刺点,压迫穿刺点 15 ~ 20 分钟,放置沙袋于穿刺处。

（三）术后护理
1. 一般护理
（1）拔管后加压止血 10 ~ 15 分钟,松手不出血后盖上 5 ~ 8 层纱布,十字交叉绷带包扎患者穿刺处,嘱患者平卧,12 ~ 24 小时绝对卧床休息,穿刺侧肢体制动 12 小时。重点观察穿刺部位敷料是否清洁、干燥,穿刺侧肢体足背动脉搏动情况,足部的皮肤颜色和温度。穿刺侧动脉搏动减弱或消失,皮肤变白或温度下降,说明供血障碍,应告知医生,及时检查诊断和治疗。要求患者避免引起腹压增高的动作,如咳嗽时用力按压动脉穿刺部位,缓冲动脉压力。
（2）监测患者生命体征的变化:心电监护 24 小时。注意患者有无胸闷、胸痛、咳嗽等反应,必要时给予吸氧。
（3）遵医嘱静脉补充液体和电解质:鼓励患者多饮水,促进对比剂排泄和缓解药物毒性作用。
（4）预防感染:遵医嘱给予静脉滴注抗生素 3 ~ 5 天。
（5）饮食护理:患者术后多出现恶心、呕吐、食欲减退,除应用镇吐药物外,应注意保持病室安静,空气流通,提供良好的进餐环境,饮食清淡、易消化、高蛋白质、高热量的食物,少食多餐。

2. 并发症的观察和护理

（1）出血：穿刺术后24小时内出现足背动脉不能扪及，提示可能发生血肿，应立即通知医生，进行止血处理。用消毒纱布压迫穿刺部位上方1.5cm处。出血停止3天后进行湿敷、理疗，以促进血肿的吸收。可采用50%硫酸镁湿敷于血肿处，并用红外线灯进行理疗，以利于血肿消散。

（2）胃肠道反应：术中灌注的化疗药物均可引起不同程度的消化道症状，一般术后给予半托拉唑80mg或者托烷司琼5mg静脉输入，并进行静脉补充液体，加强生活护理。

（3）脊髓损伤：是支气管动脉化疗栓塞最严重的并发症。约5%的脊髓动脉分支来源于支气管动脉和支气管动脉交通，如将高浓度具有神经毒性的对比剂或抗癌药物、栓塞剂经导管注入，就有可能损伤脊髓或引起脊髓根动脉水肿。表现症状有背痛，肢体麻木无力和下肢感觉异常、尿潴留，甚至截瘫。经治疗大多数能在数天至数月内逐渐消失，少数成为不可逆损伤。预防护理措施：①尽量使用非离子对比剂，推注对比剂时低浓度、小剂量、低流量；②化疗药物充分稀释，以免造成不必要的损伤；③一旦发生脊髓损伤，可静脉滴注右旋糖酐-40、地塞米松、甘露醇等。

（4）大咯血、咳痰：由于介入治疗后肿块坏死，可出现大咯血，大量排出脓痰，这时防止窒息，密切观察患者病情变化，必要时备好吸引器。

三、健康宣教

1. 宣传吸烟对健康的危害，提倡不吸烟，倡导戒烟，并注意避免被动吸烟。

2. 改善工作和生活环境，防止空气污染。

3. 对肺癌高危人群要定期进行体检，早发现，早治疗。

4. 指导患者加强营养，给予高热能、高蛋白、高维生素饮食，如鱼类、蛋类、肉类、奶制品及新鲜蔬菜、水果等，少量多餐。

5. 合理安排休息时间，保持乐观情绪。避免劳累，适当进行户外活动，加强锻炼，增强机体的抵抗力。

6. 患者应注意防寒保暖，防止感冒，若有呼吸道感染的早期征象，应尽早就医。

7. 患者术后出现疼痛后应予舒适环境加心理指导给予缓解；患者应掌握镇痛药以外控制疼痛的方法或技巧，以缓解疼痛。

8. 定期复查，出现特殊情况及时就诊。

第2节 乳腺癌介入治疗的护理

一、疾病概述

乳腺癌是女性最常见的恶性肿瘤之一。近年来，在我国尤其是上海、北京等发达地区已成为危害妇女健康的主要恶性肿瘤之一。乳腺癌的病因尚不十分清楚，发病机制比较复杂，影响乳腺癌发病的因素也很多，患者中约15%有乳腺癌阳性家族史，因此认为乳腺癌与遗传

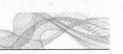

有较大相关性。流行病学研究表明与非家族性乳腺癌有关的危险因素主要有雌激素的长期刺激,如初潮年龄早,绝经年龄晚,月经周期短,无哺乳史等。

二、治疗方法

早期乳腺癌治疗以手术切除辅以放化疗、内分泌治疗为主,而晚期(Ⅲ期或Ⅳ期)乳腺癌则以化疗、放疗、内分泌等综合治疗为主,旨在使肿瘤降期,获得手术切除机会或者控制局部病灶,提高患者生活质量和延长生存期。乳腺癌是对化疗敏感的实体瘤之一,符合动脉灌注化疗三个基本要素:①肿瘤有明确的供血动脉;②肿瘤为血管丰富型;③肿瘤细胞对药物敏感。动脉内给药可以提高局部药物浓度,同样的药物和剂量,动脉内灌注化疗与全身化疗相比,具有较高的应答率和较低的不良反应率。

20 世纪 60 年代,Byron 等将腋动脉外科切开置管行晚期乳腺癌局部化疗,取得了一定疗效。这是乳腺癌的介入治疗雏形,然而这种方法不仅痛苦大,而且创伤大、并发症多。随后,外科出现了尺动脉插管法,也取得了较好的局部控制效果,但存在患肢疼痛、手指麻木感、患肢前臂肌肉轻度萎缩、患肢功能障碍等较为严重的并发症。随着介入放射学技术应用的日趋成熟,临床开始采用经皮穿刺股动脉,插管至锁骨下动脉或肿瘤供血动脉,进行局部灌注化疗药物及栓塞,临床实践显示这种方法较尺动脉途径并发症显著降低,可重复操作性强,导管定位准确,临床效果好。

1. 穿刺插管　穿刺插管以 Seldinger 方法经皮穿刺股动脉,插管至病变侧锁骨下动脉,先行锁骨下动脉造影,明确肿瘤供血动脉,然后超选择插管至肿瘤供血动脉。必要时可采用植入动脉药盒或埋入化疗泵的方法进行长期多次动脉给药。

2. 乳腺癌动脉灌注化疗药物选择　可选用的化疗药物有蒽环类药物、紫杉类药物,长春碱类药物、铂类药物、烷化剂和抗代谢药物。目前动脉内用药剂量尚无相关的药代动力学及毒理学标准,用量主要参考全身静脉用量,一般相当于单个疗程全身静脉给药量的70% ~ 80%。

3. 灌注方法　造影确认插管至肿瘤供血动脉后,将每种化疗药物稀释至100ml 左右,分别缓慢推注,推注过程中注意和患者沟通,了解有无头痛、皮肤疼痛等不适。对于肿瘤供血动脉超选插管困难或者病变广泛的病例,可将导管超越椎动脉开口,置于锁骨下动脉,然后将加压袖带束于患侧上臂靠近肩关节处加压,压力以完全阻断肱动脉的血压为标准,这样暂时阻断肱动脉血流后灌注,可使化疗药物充分进入肿瘤供血动脉,增加肿瘤及腋窝局部药物浓度,提高疗效,又可减少化疗药物对远端肢体的刺激。

4. 栓塞　在确保不会异位栓塞的情况下,可以采用碘油、微粒、明胶海绵等栓塞剂对肿瘤供血动脉进行栓塞,提高疗效。

三、适应证与禁忌证

(一) 适应证
1. 局部晚期乳腺癌治疗或术前辅助降期治疗。
2. 局部复发的乳腺癌治疗。

3. 不能承受大剂量全身静脉化疗或局部病灶放疗无效的患者。

（二）禁忌证

严重凝血机制障碍，对对比剂过敏，严重心、肾、肝等功能障碍，全身衰竭等为禁忌证。

四、护理

（一）术前护理

1. 开展护士术前访视。有利于介入治疗的护士全面了解患者的情况，能在术中及时发现和处理护理问题，并预防并发症的发生，同时加强了护患沟通，有利于减少患者的恐惧心理，使手术顺利实施。

2. 制订护理计划。根据患者的病情、介入治疗方法、年龄、性别、文化层次、心理状况以及患者现存、潜在或可能出现的护理问题，制定相应的护理措施，以保证介入治疗安全。

3. 治疗前要解除患者心理上的疑点和顾虑，向患者介绍介入治疗的原理、基本过程、疗效，让患者有充分的心理准备。

4. 做好皮肤护理、口腔护理等，以减少并发症。

5. 训练卧床排尿，预防术后尿潴留。

6. 完善必要的化验、检查，了解患者主要脏器功能状况、凝血功能及其他不利因素，并通过必要的检查尽可能明确病变的位置、大小、与周围结构的关系和病变的血供特征。

7. 做好治疗前的准备工作，如备皮、过敏试验、准备药物等。

8. 术前 4 小时禁食。遵医嘱肌内注射地西泮 10mg。

9. 手术室完善各种抢救药物、心电监护、氧气、吸引器、呼吸辅助装置等急救设备。

（二）术中护理

1. 手术在局麻下进行，患者始终处于清醒状态，患者虽然看不到手术的情况，但会全力去倾听和猜测手术的进展情况，因此术者之间尽量用专业术语交谈。护士随时观察患者的表情，主动询问患者有无不适，一方面分散患者的注意力，另一方面也给患者以心理支持，使手术能顺利进行。

2. 予以平卧位，上肢及左下肢适当约束，暴露穿刺部位，右下肢稍外展。经尺动脉插管者暴露穿刺侧前臂。

3. 严密监测血压、脉搏、呼吸的变化。持续低流量吸氧。患者头偏向一侧，以免术中的恶心、呕吐而误吸，保持呼吸道通畅。警惕因对比剂过敏引起的喉水肿及支气管痉挛而导致的呼吸困难、恶心、呕吐、烦躁、出冷汗、呼吸急促等过敏反应。推注对比剂前，静脉注射地塞米松 10mg，以减轻对比剂的副作用。如发现晕厥、胸痛、肢体活动障碍、肌力减退等症状，立即报告医生，及时处理以防并发症的发生。

4. 术中灌注化疗药前在患侧上臂绑扎血压计袖带加压至 180～220mmHg（也可注气至摸不到桡动脉搏动为止），阻断动脉血流，以保证治疗区药物浓度，并避免药物对上臂血管的刺激；期间注意观察局部皮肤变化。留置导管者应严格操作规程，每次固定好导管，防止导管滑脱，推药前应检查和测量导管在体外长度，以保证导管未发生移位。

5. 协助医生完成对患者的压迫止血及穿刺点包扎，并向患者及其家属指导术后的注意事项。

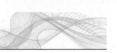

（三）术后护理

1. 一般护理 术后严密监测生命体征、穿刺点及术侧肢体的血运及活动度。水化解毒,记录尿量。乳腺癌患者晚期由于有腋下和(或)锁骨上淋巴结转移,导致淋巴液回流受阻而出现患侧上肢肿胀,严重者功能受限,护理时应将患肢抬高 20°～30°;严禁在患肢测血压、注射、抽血、输液;避免烫伤。

2. 并发症的防治与护理

3. 对比剂有关的并发症

（1）主要是对比剂过敏迟发反应,轻者表现为头痛、胸闷、恶心、呕吐,全身荨麻疹样皮疹、眼睑面颊水肿;严重的可出现呼吸困难、哮喘、面色苍白、四肢青紫、血压下降、心搏骤停、知觉丧失等。发生过敏反应者进行激素脱敏治疗、给氧、补充血容量。并密切观察生命体征变化。

（2）对比剂对肾功能的损害可以造成对比剂肾病,术后遵医嘱补液水化外,嘱患者多饮水,促进对比剂排泄,并注意排尿量,及时检测肾功能。

4. 与插管有关的并发症

（1）穿刺部位出血及血肿形成:常见于术后压迫不当、穿刺者技术不熟练、患者术后下床活动太早、肝素用量大,尤其是凝血机制障碍或伴有高血压及动脉硬化者。防治:①术前常规检查凝血酶原时间、血压,凝血功能异常和高血压者禁忌手术或纠正至正常范围方可手术;②术中尽量避免肝素用量过多;③提高一次穿刺成功率;④术后穿刺部位压迫 20～30 分钟,观察无渗血后穿刺点用绷带加压包扎,患者咳嗽、大小便时用手按压穿刺部位;⑤术后12～24 小时卧床休息,穿刺侧下肢或上肢不能过度弯曲;⑥小血肿多能自行吸收。出血者局部缝扎止血;有报道大血肿发生率约为 0.3%,用透明质酸钠血肿内注射促进吸收。

（2）血管内膜损伤及动脉栓塞:操作粗糙、导管导丝尖端过硬或不光滑、导管长时间留置血管内或强行通过迂曲有阻力的血管都可引起血管痉挛、血管内膜损伤。若伴有动脉粥样硬化、血液高凝状态、操作时间过长、肝素用量不足、导管内凝血块被推入血管内等因素,则可导致动脉内血栓形成,影响肢体远端血液供应。术中手法轻柔是减少血管内膜损伤的关键;尽量选用质量好、表面光滑的导管导丝,避免术中操作时间过长;术中用的导丝、导管应用肝素盐水冲洗,及时将导管内的凝血块抽出;留置导管者,每次推药前后用肝素生理盐水(肝素 12 500U 与生理盐水 1250ml)10ml/次冲洗,防止导管堵塞;避免血管内留置导管时间过长;术后严密观察患侧肢体皮肤颜色、感觉、足背动脉或桡动脉搏动情况,并注意保暖。血栓形成或血栓栓塞后,可立即经导管注入 25 万～50 万 U 尿激酶做溶栓治疗,必要时血栓消融、血栓抽吸等。

5. 感染 晚期乳腺癌患者自身抵抗力低下,容易发生局部或全身感染。介入是一种有创性治疗,尤其是血管内长时间留置导管者,更易发生感染。防治:①必须严格无菌操作;②术后预防性使用抗生素3～7天;③留置导管者,保持局部干燥、无渗血渗液,及时换药,每次灌注药物前后肝素帽均应严格消毒;④密切观察体温变化和穿刺点有无红、肿等炎症表现。一旦怀疑或确认感染,应及时进行血培养或根据血培养结果使用有效抗生素,补充液体,鼓励患者多饮水,保持室内环境清洁,加强患者生活护理;⑤减少探视,避免交叉感染。

6. 与灌注化疗药物、肿瘤血管栓塞有关的并发症

（1）局部剧烈疼痛:可能因大剂量、高浓度的化疗药和留置导管刺激血管痉挛有关。报

道留管多次灌注化疗引起肢体疼痛、麻木感发生率为18%。患者出现上肢、肩背部剧烈疼痛,难以忍受,不能入睡。给予解痉、扩张血管药物及止痛药物治疗缓解。防治:减少化疗药物剂量和浓度、缩短化疗疗程、缩短留管时间是预防此并发症的关键。安慰患者,消除紧张情绪;肢体麻木疼痛,可给予保护及扩张血管药物如丹参、低分子右旋糖酐等,症状较重者应给予血管解痉药物如:罂粟碱30mg,静脉注射,间隔4~6小时给药,可缓解症状;局部行普鲁卡因封闭、给予止痛剂均可减轻不适。

(2) 局部皮肤受损、肌肉萎缩:乳腺癌介入化疗后部分患者出现锁骨下动脉供血区域的皮肤(乳房、肩胛区、腋下)损伤。轻度表现为局部皮肤发红、疼痛,重者出现大片紫褐色斑块、水疱甚至皮肤坏死,可能与化疗药物影响局部皮肤末梢循环有关。防治:①化疗期间注意观察局部皮肤变化,如出现皮肤紫癜、色素沉着等皮肤受损现象应停止用药;②有水疱者给予暴露疗法及保持干燥,防止破损,2周后水疱一般能自行吸收;③留置导管者应严格遵循操作规程,每次推药前在患侧上臂扎血压计袖带加压至180~220mmHg(也可注气至摸不到桡动脉搏动为止)阻断动脉血流,以保证治疗区药物浓度并避免药物对上臂血管的刺激;④固定好导管,防止导管滑脱,推药前应检查和测量导管在体外长度,以保证导管不发生移位;⑤术后常规使用解痉和扩张血管的药物,对上肢肌肉萎缩者可应用保护血管、神经营养药物及理疗,可缓解症状。

(3) 脊髓动脉损伤:脊髓动脉损伤是乳腺癌肺转移经支气管动脉化疗栓塞可能出现的严重并发症,发生率0.43%~1.24%。支气管动脉与肋间动脉共干,T_4~T_6段脊髓前动脉来源于T_3~T_5肋间动脉发出的根动脉,此段脊髓血供差,侧支循环少,且约有5%的人支气管动脉与脊髓前动脉交通,故介入化疗时若导管和药物误入有脊髓动脉支的动脉,可发生血管痉挛或阻塞血流,导致脊髓损伤,严重者引起截瘫。防治:①术中仔细辨认脊髓动脉和支气管动脉与肋间动脉吻合支情况,询问患者感觉,如导管在支气管动脉,患者可有咽部烧灼感、发痒及咳嗽;②若患者有背部热灼感,提示该导管进入肋间动脉;③如患者有脊椎区灼痛感,应警惕进入脊髓动脉;④术后应注意观察四肢感觉、运动功能及皮肤颜色改变,一旦出现肢体麻木无力、背部疼痛,及时给予20%甘露醇静脉滴注,应用保护血管、神经营养药物及地塞米松等激素药物。术后48小时应加强患者肢体锻炼,促进肢体功能康复。

(4) 栓塞综合征:可见于乳腺癌肝转移经肝动脉介入化疗者,表现为腹痛、发热、恶心呕吐、骨髓抑制以及肝功能异常等,严重者可出现腹水、肝衰竭。原因是栓塞后器官缺血、水肿和肿瘤坏死所致,轻者不需要处理。腹痛伴呕吐较重者,可给予甲氧氯普氨、吗啡注射,呕吐严重可给予中枢性止吐剂等,作用强而不良反应轻。发热者,可物理降温,也可给予少量激素和使用抗生素治疗。骨髓抑制主要表现为白细胞计数和血小板计数减少,监测血常规,同时遵医嘱给予提高免疫力药物。预防感染。肝功能下降者应加强护肝治疗,及时补充白蛋白、支链氨基酸,给予营养丰富食物,一般2~3周肝功能可恢复正常。

(5) 消化道溃疡:可发生于乳腺癌肝转移经肝动脉介入治疗的患者,多数在术后1周内出现,轻者排柏油样便,严重者呕吐咖啡样物或呕血。这与栓塞或化疗药物反流进入胃右动脉或胃十二指肠动脉,导致胃黏膜充血、水肿、出血,甚至发生应激性溃疡有关。防治:①术中插管要注意超选择性,避免药物累及相邻器官;②术后暂禁食或给予温冷全流质饮食,避免口服酸性食物及药物;③给予保护胃黏膜的药物如奥秘拉唑、氢氧化铝凝胶等;④密切观察面色、脉搏、血压等生命体征,大便性状及呕吐物的变化。

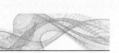

五、健康教育

1. 调整心态,正视疾病,消除不利健康的行为及负面心理效应,重建心理平衡。在身体许可的情况下,做一些力所能及的事,并积极参加有益身心的集体活动。

2. 改变不良的饮食习惯,国内外的许多研究都认为高脂肪、低蔬菜及豆类饮食、腌制食品与乳腺癌的发生存在关联性,奶制品的摄入为乳腺癌的保护因素。

3. 加强口腔护理,养成定时刷牙、饭前后漱口的良好习惯,有口腔溃疡前兆时,可用口泰漱口液含漱,每天 3 次,溃疡处涂溃疡膏,口唇外涂植物油,防止干裂,诱发感染。

4. 养成良好的生活习惯坚持循序渐进地锻炼身体,避免劳累,增强身体抵抗力。

5. 坚持乳房自我检查,做好自我护理。遵医嘱用药、定期复查。

第 3 节　原发性肝癌介入治疗的护理

一、疾病概述

(一) 病因

肝癌是严重危害人们健康的主要恶性肿瘤之一,在我国和亚洲以原发性肝癌多见,而在欧美地区则以转移性肝癌多见。每年全世界有 250 000 人死于肝癌,其中 40% 在中国。由于肝癌起病隐蔽,患者就诊时大多已属于中、晚期。80% 以上的患者合并不同程度的肝硬化,常伴随肝硬化失代偿和储备功能不良,能手术切除者仅占全部肝癌的 5.4% ~ 24.3%,40% ~ 60% 的肝癌在手术时已发生肝内转移,术后复发率高。肝癌的血管内介入治疗包括肝动脉化疗栓塞(TACE)、经肝动脉栓塞剂治疗(TAE)、肝动脉灌注大剂量化疗药物治疗(TAI)及经门静脉化疗或化疗栓塞。

(二) 常见的症状有:肝癌起病隐匿,早期多无症状,中、晚期方才出现症状

1. 腹痛,多在右上腹,也可在左上腹或下腹,为持续性钝痛。但在肝肿瘤破裂出血于薄膜时可有剧痛,出血至腹腔时可有腹膜刺激征。

2. 消瘦乏力,且呈进行性加重。

3. 消化道症状,如食欲减退、恶心、呕吐、腹胀、腹泻或便秘。

4. 上腹部发现包块。

5. 黄疸,可因胆管受压、阻塞引起的梗阻性黄疸,也可因肿瘤大量破坏干细胞性黄疸。

6. 发热,多为不明原因的低、中度发热,有时可高热。

7. 肿瘤近膈顶时,部分患者可有右肩痛,常被误认为肩周炎。

8. 转移灶及并发症状。

二、适应证

1. 不能手术切除的中、晚期肝癌。

2. 因其他原因不宜手术切除的肝癌。

3. 癌块过大,化疗栓塞可使癌块缩小,以利二期切除。

4. 肝内存在多个癌结节者。

5. 肝癌主灶切除,肝内仍有转移灶者。

6. 肝癌复发,无再次手术切除可能者。

7. 肝癌破裂出血不适于肝癌切除者。

8. 控制肝癌疼痛。

9. 行肝移植术前等待供肝者,可考虑行化疗栓塞以期控制肝癌的发展。

三、禁忌证

1. 肝功能损害严重,谷丙转氨酶明显增高,有明显腹水、黄疸。

2. 肝癌体积占肝脏 3/4 以上者。

3. 有凝血机制障碍、出血倾向者。

4. 严重的器质性疾患,如心、肺、肾功能不全者。

5. 严重的代谢性疾病,如糖尿病,或严重的代谢紊乱,如低钠血症未予控制者。

6. 门静脉高压中度以上胃底食管静脉曲张者。

7. 碘过敏、解剖变异,无法完成选择性肝动脉插管者。

8. 重度感染者。

四、护理

(一)术前护理

1. 术前访视　由于 TACE 是一种新的治疗方法,术中患者始终处于清醒状态,患者不仅要承受恶性肿瘤的心理压力和经济负担,还要面对可能出现治疗后并发症的心理压力。术前访视可减轻患者因强烈应激给机体带来的负面影响,有利于机体的康复。术前详细地向患者及家属说明手术的优越性、目的及意义,操作过程,配合要点,术中会有哪些不适,如何克服,使患者对手术过程有个大概的了解。通过护理,稳定患者情绪,使之处于接受治疗的最佳状态,最大限度地缓解患者的心理压力。

2. 全面了解病史　查看有关的实验记录,如肝肾功能、血常规、出凝血时间、心电图等,发现异常及时报告医生,并做好护理记录。

3. 术前指导　术前一天协助患者在床上训练排大小便,要耐心的向患者解释患者排尿训练的重要性,防止术后因不习惯床上排便而引起尿潴留。

4. 双侧腹股沟及会阴部备皮。

5. 指导患者进行屏气练习,即深吸一口气后,停止呼吸 10~15 秒,然后缓慢呼出,以备术中数字减影造影时,使血管的图像更清晰准确。

6. 术前 4~6 小时嘱患者禁食水,避免术中化疗引起恶心、呕吐。

7. 术前测量患者心率、呼吸、血压,无异常由护士送患者赴手术室行介入治疗术。

(二)术中护理

1. 麻醉方式　局部麻醉。

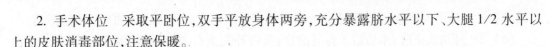

2. 手术体位　采取平卧位,双手平放身体两旁,充分暴露脐水平以下、大腿 1/2 水平以上的皮肤消毒部位,注意保暖。

3. 手术步骤及术中护理配合

(1) 协助患者平卧于手术台,连接心电图仪记录其脉搏、呼吸、血压,并建立静脉通路。认真检查导管导丝,防止术中出现断裂脱落、漏液等。局部皮肤常规消毒,铺无菌巾,在腹股沟韧带下方 1~2cm 股动脉搏动最强处皮肤、皮下组织用 2% 利多卡因做局部浸润麻醉。

(2) 将导管插至主动脉弓处,让导管成形,在腹腔干处行腹腔干造影。如肝动脉有变异,则再做肠系膜上动脉造影。

(3) 将导管、三通放于大放盘内,配制肝素盐水(0.9% 氯化钠 500ml 加肝素 0.5 支)并分别倒入 2 个无菌碗内。配合大夫进行药液的抽吸及化疗药物的配制。

(4) 在尽可能超选择性插管至肿瘤供血动脉后,根据医嘱选择灌注化疗药物或栓塞剂。

(5) 栓塞结束行肝动脉造影,了解栓塞情况。

(6) 拔出导管加压包扎:拔管后用手压迫穿刺止血点 10~20 分钟,观察伤口有无渗血,用无菌纱布加弹力绷带加压包扎并固定。

(三) 术后护理

1. 一般护理　术后 4~6 小时内密切观察患者生命体征变化,患者应平卧 24 小时。手术部位加压包扎,手压迫穿刺点 1 小时后用沙袋压迫 6 小时。术侧下肢制动,保持伸直为 12~24 小时,严密观察穿刺部位是否有血肿,足背动脉搏动是否良好。术后常规行保肝、抑酸、止血、抗感染治疗。

2. 化疗药物所致毒性反应的护理

(1) 胃肠道反应:最常见的胃肠道反应为恶心、呕吐、食欲缺乏,一般 2~3 天可缓解,严重者可持续一周。遵医嘱于术后给予止吐药物。呕吐时,应使患者头偏向一侧,以免误吸引起窒息或呛咳,并注意观察呕吐物性质、颜色、量,防止消化道出血。指导患者多食高蛋白、高热能、高维生素、易消化的食物。一般术后 3~4 天胃肠道反应基本消失,对于呕吐严重者,应加强止吐药物的应用,静脉补充营养。

(2) 发热:为肿瘤组织坏死、吸收引起的发热,常在术后 1~2 天出现,体温在 38~39℃之间。持续 3~4 天或一周后逐渐下降。嘱患者多喝水,给予物理降温或用吲哚美辛栓纳肛,注意观察患者有无虚脱,需要时及时补充水分。注意更换床单、被褥、衣服、保持皮肤清洁、预防受凉、及时添加衣物。常规应用 3 天抗生素预防感染。

(3) 腹痛:由于栓塞造成组织缺血、水肿和坏死引起;另一种情况是其他动脉的医源性误栓或栓塞剂逆、顺血流造成非靶器官的栓塞,最常见的是因胆囊动脉或胃右动脉的栓塞导致的胆囊炎、胆囊穿孔或应激性溃疡。一般术后 24 小时达到高峰,应注意观察疼痛的部位、性质、程度,并注意与其他疼痛相区分。对于疼痛耐受差的患者,可采取癌症患者三阶梯止痛治疗。护士多与患者交流或采取其他方式分散其注意力。

(4) 呃逆:由于化疗药物刺激膈神经,患者对疾病过度担心、精神紧张、抑郁;术后饮食欠佳,胃肠功能紊乱;手术刺激膈神经或迷走神经所致。较轻者,多可自行缓解、不予处理。对于顽固性呃逆应认真寻找病因并予以治疗。及时进行心理疏导,嘱患者连续吞服温开水。必要时给予阿托品 0.25mg 双侧足三里注射。

(5) 骨髓抑制:多数化疗药物对骨髓造血系统有抑制作用,其表现主要以白细胞、血小板减少多见。易出现感染、出血等症状。密切观察体温及血象,加强基础护理,预防感染。

（6）肝、肾功能下降:术后给予保肝治疗,及时补充蛋白,常规水化治疗3天,鼓励患者多饮水,使尿液稀释,加速药物随尿液排出体外。密切观察大小便情况、皮肤巩膜颜色变化及腹围大小变化,给予高蛋白质易消化饮食,2~3周后肝、肾功能恢复。

3. 并发症的护理

（1）穿刺部位出血、局部水肿:由于反复插管、拔管后穿刺点压迫不当、肝素用量大或者患者自身凝血机制障碍引起。拔管后,对于凝血功能异常的患者,要适当延长压迫时间和行加压包扎。嘱患者用力咳嗽或排便时应压迫穿刺点。术后注意对穿刺部位的观察,如有出血应重新加压包扎。出现小血肿可压迫止血,再用沙袋压迫6小时,术侧肢体制动24小时。大血肿可用无菌注射器抽吸,遵医嘱给予止血药物;24小时后可行热敷,以促进吸收。

（2）尿潴留:因患者术后股动脉加压包扎、沙袋压迫,且不习惯床上排尿引起。给予耐心解释和指导,消除患者在床上排尿的紧张心理;用温水冲洗会阴部,同时让患者听流水声或者热敷腹部、按摩膀胱,并适当加压,无效后给予无菌导尿术。

（3）上消化道出血:由于门静脉高压、患者术前肝功能差、化疗药物不良反应损害胃黏膜或术后恶心、呕吐致食管、胃黏膜撕裂出血。遵医嘱禁食、卧床休息,行止血、扩容、降低门静脉压力治疗;密切观察患者生命体征及大便、呕吐物的颜色、性质及量。出血停止后给予高热能、高蛋白、多种维生素、低盐、低脂流食或半流食,少量多餐。

（4）股动脉栓塞:是TACE术后最严重的并发症。术后每小时观察穿刺侧皮肤颜色、温度、感觉、足趾运动及足背动脉搏动情况,并与对侧对比。发现患肢肢端苍白、小腿疼痛剧烈、皮温下降、感觉迟钝,则提示有股动脉栓塞的可能,可进一步做超声检查确诊,同时抬高患肢并给予热敷,按医嘱给予解痉及扩血管的药物,禁忌按摩,以防止栓子脱落,必要时行动脉切开取栓术。

五、健康宣教

1. 定期复查 向患者解释肝癌治疗过程较长,部分患者需要多次行介入治疗,嘱患者出院后定期复查功能、血象、甲胎蛋白及做CT检查等。如有不适,随时回院就诊。

2. 指导患者遵医嘱按时、按量服药。

3. 饮食指导 应进食清淡、低脂肪、低胆固醇、高糖类、丰富维生素饮食,避免刺激性食物。鼓励患者多饮水,保持大便通畅。

4. 卫生宣教 注意休息,劳逸结合,避免重体力劳动,适当参加体育活动,如散步、打太极拳等。预防感冒,注意保暖,保持心情愉快,以利于身体恢复。

第4节 肝血管瘤介入治疗的护理

一、疾病概述

肝血管瘤是肝脏最常见的良性肿瘤,临床以海绵状血管瘤最常见,国内外学者普遍认为其为先天性血管畸形,而非真性肿瘤。其发病率为0.4%~7.3%,约占肝脏良性肿瘤的

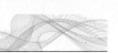

41.6%。可分为4种类型:海绵状血管瘤、毛细血管瘤、血管内皮细胞瘤、硬化性血管瘤,成人中以肝脏海绵状血管瘤发生率最高,婴幼儿则以血管内皮细胞瘤为多见。肝血管瘤一般无临床症状,体积较大的血管瘤可引起肝区疼痛,触诊可触及肝肿块。超声检查血管瘤呈局灶性高回声区,CT平扫时病灶呈低密度区,造影后呈特征性增强,即在几分钟内由周围向中央增强。MRI T_2 加权像呈高信号的"灯泡征"。通常依据上述影像学检查方法即可做出诊断,而很少采用血管造影技术进行诊断。绝大多数病例肿瘤生长缓慢,症状轻,临床上不需要特殊治疗。而少数巨大血管瘤或位于肝脏边缘(邻近肝包膜)的相对大的血管瘤因撞击可引起破裂出血而造成患者死亡,所以应引起重视,采取积极的治疗,控制其发展。

二、治疗方法

传统治疗方法以外科手术为主,但存在创伤大、花费高、副作用大的特点,随着介入放射学的发展,介入治疗已经成为对手术无法摘除的肝巨大血管瘤(直径大于5cm)、邻近肝门或大血管等特殊位置理想的治疗方法。肝血管瘤的介入治疗方式主要是肝动脉栓塞。

三、适应证与禁忌证

肝动脉栓塞治疗肝血管瘤的适应证:大于5.0cm的肝血管瘤,不论部位、范围、数量均可,5.0cm以下的血管瘤可不考虑治疗,但在瘤体位于肝脏边缘或瘤体对周围邻近器官有压迫症状时,则考虑进行栓塞治疗。再者,动态观察短期内病灶迅速增长的,应立即进行栓塞治疗。多发血管瘤可分期、分次、分支进行栓塞,原则以患者的耐受程度而定。肝动脉栓塞治疗肝血管瘤无绝对禁忌证,但严重肝、肾功能不全者慎用。

四、护理

(一) 术前护理

1. 术前访视　做好解释工作,让患者对此项手术有正确的认识,帮助患者消除紧张、恐惧心理,向患者讲清手术过程,指导患者配合医生手术。以良好的心态配合治疗,并注意与患者家属进行有效沟通。

2. 术前常规准备　术前要反复训练患者的呼吸及屏气,以配合手术治疗,并嘱患者练习在床上排尿,术前4小时禁食、禁水,腹股沟区备皮,抗生素皮试,做好碘过敏试验。遵医嘱术前使用镇静药物,完善术前各项检查,备齐术中用品及可能用到的抢救物品。

(二) 术中护理

1. 与患者沟通,取得理解。完善术前相关检查。

2. 介入栓塞手术一般在局麻下进行。常规术前准备,包括连接心电监护、建立静脉通路、消毒、铺无菌巾等。

3. 选择性的插管以高压注射器注射对比剂时,患者常感觉全身发热,放射至会阴部,并有排尿感,此时及时告知患者,使之消除恐惧心理。

4. 先进行肝脏血管造影,了解肿瘤血供情况。肝海绵状血管瘤主要是肝动脉分支供血,也可由肠系膜上动脉、胰十二指肠动脉供血,确定供血动脉之后,将导管超选择插入瘤体或尽可能接近瘤体的供血动脉,必要时可选用微导管超选择插管,以避免栓塞剂误栓正常组织。肝动脉栓塞是治疗肝血管瘤的有效方法之一。

5. 栓塞材料有超液化碘油+博来霉素、无水乙醇、鱼肝油酸钠、PVA 颗粒、明胶海绵等。也可混合使用。当用栓塞肝血管瘤供血动脉时感肝区胀痛、饱胀等不适,及时告知患者产生的原因,取得患者的理解和配合。

6. 术中随时观看心电监护仪,密切注意生命体征的变化,观察患者面色、意识变化。并询问患者在灌注过程中有无异常不适感觉。发现异常,及时通知医生,及时配合医生救治。

7. 栓塞结束行供血动脉造影,了解栓塞情况。拔出导管,压迫穿刺点,观察穿刺点无渗血后,用绷带包扎,砂袋加压,应观察足背动脉搏动,告知患者应制动穿刺下肢的注意事项。护送患者回病房后,交代病房当班护士,应注意观察穿刺侧肢体足背动脉,皮肤颜色、温度,穿刺点出血、渗血情况,观察病情变化,随时与医生取得联系。

（三）术后护理

1. 常规介入术后护理　患者术毕返回病房后,做好病情观察,必要时吸氧,心电监护,了解患者血压、脉搏、呼吸有无异常。定时监测血压、脉搏、呼吸、体温变化,并认真做好记录。有变化时及时汇报医生,积极配合抢救。监测穿刺侧肢体的足背动脉搏动、皮温,穿刺点压迫部位有无渗血。穿刺侧肢体若出现皮温降低、足背动脉搏动消失、肢体肿胀,应适当放松穿刺点的压迫,以防出现下肢的缺血和深静脉的血栓形成。

2. 心理护理　经动脉栓塞治疗肝血管瘤后可出现疼痛等不适,应及时做好心理护理,让患者了解肝血管瘤治疗后出现疼痛等不适的原因,对症治疗过程及作用,以配合治疗。

3. 并发症的预防及护理

（1）最常见为栓塞后综合征,表现为术后厌食、胃部不适、恶心、呕吐、发热,右上腹部胀痛和麻痹性肠梗阻,重者于栓塞当时或栓塞后短时间内出现面色苍白、脉搏缓慢、四肢厥冷、大汗淋漓和血压下降等应激反应。护理时一定要注意监测患者生命体征,有呕吐症状时要及时清除口腔污物,保持口腔清洁,预防误吸、窒息等意外发生。

（2）胆囊炎和胆囊坏死,多为栓塞剂经肝动脉（多为肝右动脉）误栓胆囊动脉而引起胆囊壁组织的缺血,造成胆囊炎甚至胆囊坏死,所以选择性插管一定要跨越胆囊动脉开口,推注压力一定要适中,以防反流;护理中要注意观察患者有无发生这些并发症的先兆表现,发现患者异常病情一定要通知医生。

（3）肺栓塞及胸腔积液。肝血管瘤常常存在动静脉瘘,栓塞剂特别是碘化油乳剂可通过瘘口进入肝静脉回流进入肺动脉,造成肺栓塞,重者可出现胸腔积液。护士应及时观察患者有无发绀、胸闷、憋气、胸部疼痛等症状,有无咳嗽及尿量等情况。部分患者可极度恐慌或发生濒死感,应做好必要的解释安慰工作,加强心理疏导,及时汇报医师,积极救治。

五、健康教育

1. 保持心情舒畅,切忌大怒暴怒,勿有太重的心理负担,可以做一些低强度运动,增强自身抵抗力。

2. 尽量多吃蔬菜、水果,保持大便通畅,防止便秘,因为经常便秘,可加重腹胀、嗳气等

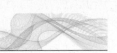

症状,严重便秘时用力排便,有发生巨大瘤体破裂的危险。

3. 应避免外力碰撞,忌剧烈体能运动或较强的体力劳动等,以免增加腹腔压力,引起瘤体破裂出血。

4. 定期随访。

第 5 节　胃癌介入治疗的护理

一、疾病概述

胃分为贲门部、胃底、胃体和幽门部四部分。上端与食管相接处为贲门,下端与十二指肠相接处为幽门。胃前壁右侧份邻接左半肝,左侧份上部紧邻膈,下部接触腹前壁,此部移动性大,通常称之为胃前壁的游离区。胃后壁隔着网膜囊与胰、左肾上腺、左肾、脾、横结肠及其系膜相毗邻,这些器官共同形成"胃床"。

由于胃与其周围组织特殊的解剖位置,使得在进行动脉化疗栓塞术时,化疗药物经胰十二指肠或脾动脉的胰背动脉分支进入胰腺组织可致急性胰腺炎,但较少发生。

二、治疗方法

胃癌的介入治疗依据病变的不同时期以及不同并发症的出现,可采用不同的介入治疗学方法,这些方法包括:

（1）胃癌的动脉灌注化疗;

（2）胃癌的胃动脉化疗栓塞术;

（3）胃癌合并上消化道出血的介入治疗;

（4）胃癌合并消化道狭窄的内支架扩张术;

（5）胃癌肝转移的肝动脉化疗栓塞术。

三、适应证与禁忌证

（一）适应证

1. 进展期胃癌手术切除前的介入治疗　包括可根治胃癌和不可根治胃癌的术前治疗,前者为术前的局部化疗和(或)栓塞,既可减少术中出血,又可减少和预防术后局部复发和转移。

2. 进展期胃癌手术切除后的介入治疗　包括术后预防、减少局部复发与远处转移的治疗和术后残胃复发癌或发生转移的治疗。

3. 不可根治胃癌的介入治疗　包括胃癌虽经影像学综合检查能够手术切除,但有手术禁忌证或拒绝手术者和晚期胃癌即胃癌检出时已发生其他部位转移而不能手术的姑息治疗。

（二）禁忌证

1. 碘过敏者。

2. 恶病质或有心、肺、肝及肾功能严重障碍者。

3. 有高热、感染及白细胞计数低于 $3 \times 10^9/L$ 者。

4. 发生严重腹腔及全身多脏器转移者。

5. 严重出血倾向者。

6. 巨大癌性溃疡。

四、护理

（一）术前护理

1. **心理护理**　胃癌对患者饮食影响较大，患者身心遭受折磨，需要家人及医护人员给予关爱和体贴。责任护士需根据其身心状态评估结果进行护理计划的制定与实施。观注患者的情绪变化，家人的支持，实施有效的心理疏导及松弛疗法，如听音乐、冥想等，减轻心理压力。根据患者的文化程度和信息接受能力提供疾病信息，针对性地向患者介绍手术的目的、意义及方法，麻醉方式、术中、术后的相关注意事项，药物的反应及应对措施等，使患者心态放松，情绪保持稳定，以确保术中顺利，减少术后并发症的发生。

2. **术前指导**　呼吸训练可以使肺部最大限度地扩张，改善肺功能，有助于麻醉后保持较好的血氧饱和度，同时可以预防术后肺部并发症的发生，尤其对合并有肺部疾病者尤为重要。指导患者做屏气训练方法：平静呼吸时深吸一口气，停止呼吸 10～15 秒，然后缓缓呼出，为术中减影做准备，也可用吹气球法进行练习。指导患者做床上练习大小便；教会患者术后翻身的技巧，下肢运动的方法，包括髋、膝关节及足部旋转运动，预防静脉血栓发生。术前 4 小时禁食（若消化道梗阻，则需禁食 12 小时）、2 小时禁水。触摸并记录双侧足背动脉搏动情况，便于术中、术后进行对照。进手术室前排空膀胱。

3. **术区准备**　督导患者及家属对手术区域的皮肤进行清洁，根据循证护理指南，术区备皮并不能降低感染，相反不仅会给患者带来痛苦和形象的改变，而且容易损伤术区皮肤，破坏皮肤的完整性，增加感染的风险。故不推荐术区皮肤的准备。

4. **其他准备**　完善心电图、实验室系列检查、上消化道钡剂造影、胃镜、CT、X 线等检查，明确肝肾功能。对高血压患者需先行降压治疗后再进行手术；高血糖患者应做好血糖的监测工作，由于术前需空腹，应警惕低血糖的发生。对于术前高度紧张的患者，除了常规术前心理护理外，必要时术前 30 分钟遵医嘱给予镇静剂。

（二）术中配合

1. **核对信息**　仔细核对信息，检查全身皮肤情况（术前术后均检查，防止发生压疮），注意保暖，防止坠床。

2. **术前用药**　予地西泮肌内注射镇静，山莨菪碱肌内注射减少腺体分泌，并予吸氧、心电监护、建立静脉通道。

3. **术中配合**　常规使用 Seldinger 穿刺法穿刺股动脉成功后置入 5F 血管鞘，先选择插管至腹腔干后外接高压注射器高压造影，如果靶血管管径较 5F 导管小或者 5F 导管超选择插管困难，则选用微导丝配合微导管进行超选择插管。针对胃底及贲门肿瘤常规行胃左动脉、胃短动脉造影；对胃体和小弯侧肿瘤则常规行胃左及胃右动脉造影；对于胃大弯侧肿瘤常规行胃十二指肠动脉、胃网膜右动脉造影；针对胃窦肿瘤常规行胃十二指肠、胃右动脉造影。根据造影观察肿瘤的血供并了解病灶的染色范围，从而决定动脉化疗栓塞的靶血管及

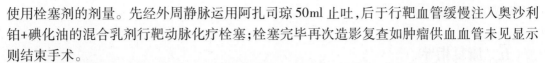

使用栓塞剂的剂量。先经外周静脉运用阿扎司琼 50ml 止吐,后于行靶血管缓慢注入奥沙利铂+碘化油的混合乳剂行靶动脉化疗栓塞;栓塞完毕再次造影复查如肿瘤供血血管未见显示则结束手术。

4. 术中观察　术中密切观察生命体征变化,术中患者如有恶心,应嘱其深吸气,并告知恶心系药物不良反应,以消除患者顾虑,一旦呕吐,头需偏向一侧,以防窒息,必要时给予甲氧氯普胺、昂丹司琼止吐对症处理。部分患者术中同时行靶血管栓塞治疗,引起腹部疼痛,如患者无法耐受,应遵医嘱给予吗啡等止痛处理。

（三）术后护理

1. 局麻后护理常规　患者回病室后,密切关注手术穿刺部位,减少切口张力,避免压迫手术部位。如有引流,注意保护和固定引流管,勿使其牵拉或滑脱。同时立即给予持续心电监护 4 小时,遵医嘱吸氧,密切观察患者生命体征、意识、瞳孔及肢体情况。并给予口腔护理。

2. 术区护理　穿刺肢体制动 24 小时,穿刺部位弹力绷带加压包扎 6 ~ 8 小时。避免咳嗽、打喷嚏等增加腹压的动作,指导家属配合。护士应密切观察穿刺部位有无渗血、渗液、辅料脱落、皮下血肿以及感染等情况,必要时及时更换敷料。观察足背动脉 30 ~ 60 秒/次,双足同时触摸,以便对照。穿刺肢体皮肤颜色、温度、知觉是否正常及足背动脉搏动情况。如有穿刺肢体皮肤颜色变紫或苍白、温度下降、肢体肿胀、麻木感、毛细血管充盈时间延长,足背动脉搏动消失,提示穿刺点包扎过紧或者可能有血栓形成,应立即通知医生,给予处置。

3. 疼痛护理　介入治疗后,患者疼痛、呕吐、发热等反应较大,加重患者焦躁心理,护士需与患者建立良好的护患关系,诚恳、耐心回答患者及家人的疑问,创造良好的心理环境。责任护士应根据疼痛评估表,及时动态评估患者疼痛的病因、诱因、性质、部位、持续的时间等,轻度疼痛可分散患者注意力,如看报纸、听音乐、聊天等,也可给予适当按摩,以减轻患者不适;中度疼痛时,可遵医嘱给予止痛剂,观察用药后反应并记录;重度疼痛时,除给予止痛药外,可应用自控镇痛泵治疗。

4. 卧位护理　术后患者采取平卧位,如有呕吐者,将头偏向一侧,预防窒息。肢体制动解除后可左右旋转或取健侧卧位。术后 24 小时可下床活动,下床活动前,可慢慢起身,在床上静坐 30 分钟,再缓慢下床,先沿床边缓慢走动,逐渐离床活动。

5. 饮食护理　胃癌介入术后饮食量应遵循由少至多,由稀到稠循序渐进的饮食原则,如米汤、牛奶、稀粥、软面条等,逐渐过渡到普食,注意少食多餐、细嚼慢咽、减轻胃负担。鼓励患者进高蛋白、高热量、高维生素、清淡易消化无刺激性食物。鼓励患者多饮水,减轻化学药物对肾脏的损害。如有恶心、呕吐者可暂缓进食。对于不能进食或禁食患者可以遵医嘱给予静脉营养治疗。

如果患者行支架植入术,饮食指导是术后的护理重点。术后先饮少量温热水,12 小时进食流食,3 天后改为半流食,1 周后无不良症状出现,则可改为普食,切记指导患者禁食冷饮、冷食,以防支架收缩移位。同时避免进食坚果类、富含纤维及黏性食物,如各类坚果、元宵、蹄筋等。

6. 预防压疮　患者术后平卧位,穿刺肢体制动 24 小时,受压部位极易产生压疮的危险,应保持床单清洁、干燥、平整,责任护士每 2 小时协助患者按摩受压部位,如肩部、背部、骶尾部、臀部、足跟等,移动患者时避免拖拽、推拉。患者营养状况较差者,适当应用防压疮用品如透明敷贴、气垫床等。

五、康复指导

1. 告知患者术后康复须注意的事项,取得理解及配合。教会其掌握疼痛的描述方法,减轻疼痛的非药物性措施。术后活动与功能锻炼的意义与方法。

2. 指导患者注意休息,保持心情愉悦,适度活动,避免劳累、受凉。饮食有规律,少量多餐,清淡易消化,免刺激性食物。

3. 协助患者做好生活护理,指导患者戒烟、酒,保持室内空气湿润。加强必要的功能锻炼,提高生活自理能力。

六、健康指导

1. 远期效应观察　患者出院后,遵医嘱定时复查或随访。一般术后一个月复查,保持大便通畅,并观察有无血便、黑便等,如有嗳气、恶心、呕吐、腹痛等症状及时就诊。

2. 功能锻炼　如患者出院则按照出院前医生指导的方法进行功能锻炼,每次活动不超过30分钟,循序渐进。保证足够的休息和睡眠,促进机体康复。

3. 活动、休息与饮食　根据患者的身体恢复情况,制定循序渐进的康复活动计划。活动量以不引起心悸为宜,如打太极拳,散步等,每次活动不超过30分钟,适当参加社会交往活动。患者每日保证充足的睡眠。饮食方面鼓励进高热量、高蛋白、高维生素、清淡、易消化软食,如鸡蛋、豆制品、肉、鱼、面条等。多吃新鲜蔬菜、水果,不吃或少吃腌制食物、霉变食物、烘、煎、炸、熏制食物,避免食用辛辣刺激性食物。穿舒适棉质内衣,加强保暖,预防感冒。

4. 服药指导　出院后遵医嘱服助消化剂,应定时、定量,用药期间如出现不良反应,应立即停药,与医生取得联系,不可擅自更换药物,以免加重病情。

第6节　大肠癌介入治疗的护理

一、疾病概述

大肠属于腹膜间位器官,分为升结肠、横结肠、降结肠和乙状结肠,其中降结肠和乙状结肠患癌概率较高。降结肠也属于腹膜间位器官,前面与两侧有腹膜覆盖。后面借疏松结缔组织与腹后壁相贴。乙状结肠属于腹膜内位器官,有系膜连于骨盆侧壁,乙状结肠系膜较长时,其活动度大,附着处可发生旋转或扭转。由于大肠的解剖结构,易导致肠梗阻和肠穿孔并发症的发生。

二、治疗方法

大肠癌是消化系统的常见恶性肿瘤,近年来其发病率呈上升趋势。随着局部介入治疗技术的日益成熟及化疗药物的发展,经导管肝动脉化疗栓塞术可以在血管末梢水平阻断肿

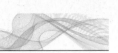

瘤的血供,促进其缺血坏死、诱导肿瘤细胞发生凋亡,同时可依赖局部高浓度的化疗剂杀伤瘤细胞。

三、护理

(一) 术前护理

1. 心理护理　患者术前常有焦虑或恐惧的心理,责任护士需观察评估患者的情绪变化,尊重其精神文化信仰,做好患者及家属的思想工作。根据患者的文化程度和信息接受能力提供疾病信息,并介绍手术及麻醉方式、术中、术后的相关注意事项等,也可以介绍手术成功案例帮助患者树立战胜疾病的信心,以及向患者介绍介入治疗的优势、方法和国内外治疗的现状及发展趋势等,通过倾听、移情等交流技巧,消除患者的顾虑,使其能够身心放松,以良好的心态积极配合治疗。

2. 术前指导　向患者和家人讲解大肠癌介入治疗相关知识,术后可能出现的不良反应及应对措施。对于老年人或合并有肺部疾病患者进行术前呼吸功能训练尤为重要。该训练可以使肺部最大限度地扩张,改善肺功能,有助于保持较好的血氧饱和度并可预防术后肺部并发症的发生。指导患者做屏气训练方法:平静呼吸时深吸一口气,停止呼吸 10 ~ 15 秒,然后缓缓呼出,为术中减影做准备,也可用吹气球法进行练习。指导患者做床上练习大小便;教会患者术后翻身的技巧,下肢运动的方法,包括髋、膝关节及足部旋转运动,预防静脉血栓发生。术前 4 小时禁食(若消化道梗阻,则需禁食 12 小时)、2 小时禁水。触摸并记录双侧足背动脉搏动情况,便于术中、术后进行对照。进手术室前排空膀胱。

3. 术区准备　指导患者及家属清洁手术区域皮肤的方法,根据循证护理指南,术区皮肤的准备并不能降低感染,相反不仅会给患者带来痛苦和形象的改变,而且会增加感染的风险。故不推荐术区皮肤的准备。

4. 其他准备　完善心电图、实验室系列检查、CT、肠镜、X 线等相关检查;明确患者的肝、肾功能;对高血压患者需先行降压治疗后再进行手术;高血糖患者应做好血糖的监测工作,由于术前需禁食 4 小时,应警惕低血糖的发生。对于术前高度紧张的患者,除了常规术前心理护理外,必要时术前 30 分钟遵医嘱给予镇静剂。

(二) 术中护理

1. 术前准备　根据季节调节好介入治疗室的温度,按手术要求准备导管、合适型号的鞘组、导丝等穿刺用的材料,准备好常规用的介入包、造影剂、局麻药、肝素、生理盐水等。

2. 心理护理　与交班护士认真核对医嘱,热情迎接患者并主动与之交谈,介绍介入室环境和医护人员所穿防护服的作用,以缓解患者的紧张情绪。

3. 协助摆放体位　安置患者于固定体位并尽量让其感到舒适,按需要建立静脉通路,确保必要时急救药品和对症药物的及时输注。做好心电监护,以便术中观察生命体征和了解血氧饱和度情况。

4. 术中配合　协助医生做好消毒、铺巾工作,冲洗穿刺血管所需的导管系列,配制肝素盐水,稀释术中所需的化疗药,及时准确传递用物,并监督无菌操作的进行。

5. 病情观察　严密观察病情变化,注意询问患者的感受,每次造影或灌注化疗药后,护士都要进入机房了解其他患者是否有不良反应的发生,观察静脉通路是否通畅,生命体征和

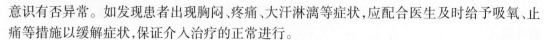

意识有否异常。如发现患者出现胸闷、疼痛、大汗淋漓等症状,应配合医生及时给予吸氧、止痛等措施以缓解症状,保证介入治疗的正常进行。

（三）术后护理

1. 局麻后护理常规 患者回病室后,指导家属给与配合协助搬运患者,避免压迫手术部位,减少切口张力。如有引流,注意保护和固定引流管,勿使其牵拉或滑脱。观察评估手术穿刺部位,同时立即给予持续心电监护4小时,遵医嘱吸氧,观察记录患者生命体征、意识、瞳孔及肢体情况。并给予口腔护理。

2. 术区护理 向患者及家属讲解穿刺部位肢体需制动24小时,穿刺部位弹力绷带加压包扎6~8小时。避免咳嗽、打喷嚏等增加腹压的动作,指导家属配合。护士应密切观察穿刺部位有无渗血、渗液、辅料脱落、皮下血肿以及感染等情况,必要时及时更换敷料。同时触摸观察双侧足背动脉30~60秒/次,以便对照。穿刺肢体皮肤颜色、温度、知觉及足背动脉搏动情况。如有穿刺肢体皮肤颜色变紫或苍白、温度下降、肢体肿胀、麻木感、毛细血管充盈时间延长,足背动脉搏动消失,提示穿刺点包扎过紧或者可能有血栓形成,应立即通知医生,给予处置。

3. 疼痛护理 介入治疗后,患者如有疼痛、呕吐、发热等反应,会加重患者焦躁心理,护士需诚恳、耐心回答患者及家人的疑问,创造良好的心理环境,与患者建立良好的护患关系。责任护士应根据疼痛评估表,及时动态评估患者疼痛的病因、诱因、性质、部位、持续的时间等,轻度疼痛可分散患者注意力,如看报纸、听音乐、聊天等,也可给予适当按摩,以减轻患者不适;中度疼痛时,可遵医嘱给予止痛剂,观察用药后反应并记录;重度疼痛时,除给予止痛药外,可应用自控镇痛泵治疗。

4. 卧位护理 术后患者采取平卧位,如有呕吐者,将头偏向一侧,预防窒息。肢体制动解除后可左右旋转或取健侧卧位。术后24小时可下床活动,下床活动前,可慢慢起身,在床上静坐30分钟,再缓慢下床,先沿床边缓慢走动,逐渐离床活动。

5. 饮食护理 告知患者充分营养对术后恢复的重要性。介入术后2小时无任何不良反应,可以开始进少量清淡流食,以后逐渐转为软食。教会患者在恶心或食欲下降时,可少量多餐,以清淡为主,多吃酸性食物和新鲜水果以刺激食欲。腹胀时不喝牛奶等胀气食物,禁食生冷、辛辣、油炸、硬固食品。持续恶心呕吐时遵医嘱应用止吐剂,缓解后进食。

6. 预防压疮 患者术后平卧位,穿刺肢体制动24小时,受压部位极易产生压疮的危险。应保持床单清洁、干燥、平整,责任护士每2小时协助患者按摩受压部位,如肩部、背部、骶尾部、臀部、足跟等,移动患者时避免拖拽、推拉。患者营养状况较差者,适当应用防压疮用品如透明敷贴、气垫床等。

四、康复指导

1. 告知患者术后康复须注意的事项,术后活动与功能锻炼的意义与方法。取得理解及配合。教会其掌握疼痛的描述方法及减轻疼痛的非药物性措施。

2. 指导患者注意休息,保持心情愉悦,适度活动,避免劳累、受凉。饮食有规律,少量多餐,清淡易消化,免刺激性食物。

3. 患者观察有无黑便、腹痛、呕血等症状,及时做便潜血试验,避免出血、穿孔等情况发生。

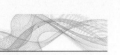

4. 患者做好生活护理,指导患者戒烟、酒,保持室内空气湿润。加强必要的功能锻炼,提高生活自理能力。

五、健康指导

1. 远期效应观察　患者出院后,遵医嘱定时复查或随访。一般术后一周责任护士电话随访一次,一个月患者回院复查,定期检测血象、肝肾功能,如有不适及时就诊。

2. 功能锻炼　如患者出院则按照出院前医生指导的方法进行功能锻炼,每次活动不超过 30 分钟,循序渐进。保证足够的休息和睡眠,促进机体康复。

3. 活动、休息与饮食　患者每日保证充足的睡眠,可做适当运动,活动量以不引起心悸为宜,以舒缓的有氧运动为主,如打太极拳、散步等,每次活动不超过 30 分钟。饮食方面鼓励进食高热量、高蛋白、高维生素、清淡、易消化软食,如鸡蛋、豆制品、肉、鱼、面条等。多吃新鲜蔬菜、水果,不吃或少吃烘、煎、炸、熏制食品,避免食用辛辣刺激性食物。

4. 服药指导　出院后仍需服药者,服药时需遵医嘱定时、定量。用药期间如出现不良反应,应立即停药,与医生取得联系,不可擅自更换药物,以免加重病情。

第 7 节　肾癌介入治疗的护理

一、疾病概述

肾为腹膜外器官,贴附于脊柱两侧的腹后壁。第 12 肋以下,则有肋下血管神经、腰大肌等,肾周围炎或脓肿时,腰大肌可受到刺激发生痉挛,引起患侧下肢屈曲。两肾前面的毗邻位置不同:右肾前上部是肝右叶,下部有结肠右曲,内临十二指肠降部。

由于肾的毗邻位,一旦感染,刺激神经引起下肢屈曲。由于肾毗邻十二指肠,如果栓塞剂误入十二指肠血管,易引起十二指肠坏死。

二、治疗方法

同原发性肝癌介入治疗。

三、适应证和禁忌证

(一) 适应证
1. 不适合开放性手术。
2. 需尽可能保留肾单位功能者。
3. 肾功能不全者。
4. 有低侵袭治疗需求者。
(二) 禁忌证
1. 肝功能损害严重,谷丙转氨酶明显增高,有明显腹水、黄疸。

2. 有凝血机制障碍、出血倾向者。

3. 严重的器质性疾患,如心、肺、肝功能不全者。

4. 严重的代谢性疾病,如糖尿病,或严重的代谢紊乱,如低钠血症未予控制者。

5. 碘过敏、解剖变异,无法完成选择性肝动脉插管者。

6. 重度感染者。

四、护理

(一) 术前护理

1. 心理护理　责任护士术前需主动与患者沟通,鼓励其诉说心里的感受,加以疏导,观察患者的情绪变化,及时提供相应的帮助。根据患者的文化背景和信息接受能力提供疾病相关信息,介绍国内外肾癌介入治疗效果、方法,并向患者介绍手术及麻醉方式、术中、术后可能出现的不适及配合要点,也可以介绍手术成功案例帮助患者建立战胜疾病的信心,以真诚热情的态度关心患者,消除患者及家人的心理顾虑,使其能更好地配合手术治疗。

2. 术前指导　向患者和家人讲解肾癌介入治疗相关知识,术后可能出现的不良反应及配合要点。对于老年人或合并有肺部疾病患者进行术前呼吸功能训练尤为重要。该训练可以使肺部最大限度地扩张,改善肺功能,有助于保持较好的血氧饱和度并可预防术后肺部并发症的发生。方法为:平静呼吸时深吸一口气,停止呼吸 10 ~ 15 秒,然后缓缓呼出,为术中减影做准备,也可用吹气球法进行练习。指导患者做床上练习大小便;教会患者术后翻身的技巧,下肢运动的方法,包括髋、膝关节及足部旋转运动,预防静脉血栓发生。术前 4 小时禁食、2 小时禁水。触摸并记录双侧足背动脉搏动情况,便于术中、术后进行对照。进手术室前排空膀胱。

3. 术区准备　指导患者及家属清洁手术区域皮肤的方法,根据循证护理指南,术区皮肤的准备并不能降低感染,相反不仅会给患者带来痛苦和形象的改变,而且会增加感染的风险。故不推荐术区皮肤的准备。

4. 其他准备　完善心电图实验室系列检查、CT/MRI、DSA、X 线等相关检查;明确患者的肝、肾功能;积极治疗患者原有合并症,如高血压、冠心病等疾病。高血糖患者应做好血糖的监测工作,由于术前需禁食 4 小时,应警惕低血糖的发生。对于术前高度紧张的患者,除了常规术前心理护理外,必要时术前 30 分钟遵医嘱给予镇静剂。

(二) 术中护理

1. 患者准备　协助患者取仰卧体位,接上心电监护仪,备好动脉导管、注射器、碘化油、明胶海绵和化疗药物等。协助铺巾和注射化疗药物及栓塞剂。

2. 术中配合　采用 seldiner 技术行股动脉穿刺,成功后采用 5F Cobra 导管,注入造影剂在数字减影血管造影(DSA)监视下行肾动脉造影,了解肿瘤的生长部位,大小,侵犯范围,确定肿瘤的供血动脉及其分支,注意是否存在动静脉瘘等情况。先用吡柔比星 30 ~ 60mg,氟尿嘧啶 0.75 ~ 1.0g 灌注,然后用无水酒精加碘化油(3∶1)进行肾动脉栓塞,加用钢圈,再次造影证实靶血管完全闭塞。

3. 病情观察　密切观察患者的血压、心率、呼吸和血氧饱和度等变化,及时询问患者有无不适。注意观察患者反应,询问患者感受,必要时轻握其手或鼓励患者,及时告知患者手

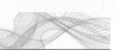

术进展,让其精神上得到支持,心理上得到放松,积极配合治疗。

4. 导管拔后,协助医生用股动脉压迫止血带对股动脉穿刺处进行加压包扎。

（三）术后护理

1. 局麻后护理常规　患者回病室后,应由 4 人协助搬运患者,密切关注手术穿刺部位,减少切口张力,避免压迫手术部位。如有引流,注意保护和固定引流管,勿使其牵拉或滑脱。同时立即给予持续心电监护 4 小时,遵医嘱吸氧,密切观察患者生命体征、意识、瞳孔及肢体情况。同时进行肾功能监测,严密观察并记录尿量、颜色及性状。嘱患者多饮水,保持尿量每小时>500ml,并给予口腔护理。

2. 术区护理　告知患者及家属穿刺部位肢体需制动 24 小时,穿刺部位弹力绷带加压包扎 6~8 小时,保持敷料干燥,无污染。护士应观察穿刺点有无出血、血肿;穿刺肢体皮肤颜色、温度、知觉是否正常及足背动脉搏动情况。如有穿刺肢体皮肤颜色变紫或苍白、温度下降、麻木感、足背动脉搏动消失,提示穿刺点包扎过紧或者可能有血栓形成,应立即通知医生,给予处置。

3. 疼痛护理　由于肾肿瘤栓塞后缺血或痉挛导致患者出现腰部疼痛症状,栓塞开始即可出现,持续约 6~12 小时,疼痛程度与栓塞程度成正比。因此,责任护士应立即评估患者疼痛情况,观察并记录疼痛性质、程度、发作规律等,动态观察疼痛的变化并根据疼痛程度给予镇痛措施,必要时遵医嘱给予镇痛药。

4. 卧位护理　术后患者采取平卧位,如有呕吐者,将头偏向一侧,预防窒息。术后 24 小时可下床活动,下床活动前,可慢慢起身,在床上静坐 30 分钟,再缓慢下床,先沿床边缓慢走动,逐渐离床活动。

5. 饮食护理　术后如无恶心呕吐症状即可进食,鼓励患者进高蛋白、高热量、高维生素、清淡易消化半流质软食,多食水果及蔬菜,同时忌油腻、过冷、过硬及辛辣、刺激食物。鼓励患者多饮水,减轻化学药物对肾脏的损害。如有恶心、呕吐者可暂缓进食。对于不能进食或禁食患者可以遵医嘱给予静脉营养治疗。

6. 预防压疮　患者术后平卧位,穿刺肢体制动 24 小时,受压部位极易产生压疮的危险,应保持床单清洁、干燥、平整,责任护士每 2 小时协助患者按摩受压部位,如肩部、背部、骶尾部、臀部、足跟等,移动患者时避免拖拽、推拉。患者营养状况较差者,适当应用预防压疮用品如透明敷贴、气垫床等。

五、康复指导

1. 因肾动脉栓塞后,坏死肿瘤细胞吸收导致患者出现发热症状,护士应耐心解释原因,教会患者掌握应对技巧。如体温超过 38.5℃遵医嘱予以物理降温或药物治疗。协助患者做好生活护理,预防感冒。

2. 及时为患者复查血常规,必要时作细菌培养,排除继发感染。嘱患者多饮水,减轻对比剂的毒性作用。给予患者心理疏导,加强功能锻炼,提高患者出院后的生活自理能力。

3. 远期效应观察　患者出院后,遵医嘱定时复查或随访。一般术后一个月复查,如有不适及时就诊。

4. 功能锻炼　如患者出院则按照出院前医生指导的方法进行功能锻炼,每次活动不超

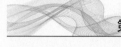

过30分钟,循序渐进。保证足够的休息和睡眠,促进机体康复。

5. 活动、休息与饮食　患者应生活规律,避免情绪激动,每日保证充足的睡眠,可做适当运动,每次活动不超过30分钟。饮食方面鼓励进高热量、高蛋白、高维生素、清淡、易消化软食,如鸡蛋、豆制品、肉、鱼、面条等。多吃新鲜蔬菜、水果,不吃或少吃烘、煎、炸、熏制食品,避免食用辛辣刺激性食物。

6. 服药指导　出院后仍需服药者,服药时要遵医嘱定时、定量,用药期间如出现不良反应,应立即停药,与医生取得联系,不可擅自更换药物,以免加重病情。

第12章
盆腔疾病介入治疗的护理

第1节　妇科恶性肿瘤介入治疗的护理

现代介入治疗技术应用于妇产科疾病的治疗最开始是妇科恶性肿瘤的治疗,主要是妇科恶性肿瘤的止血、肿瘤的姑息治疗。1976年Miller等应用选择性动脉栓塞技术控制盆腔恶性肿瘤大出血获得成功,解决了中、晚期宫颈癌出血的难题,随后广泛用于卵巢癌、宫颈癌、子宫内膜癌、输卵管癌及复发癌。

我国的妇产科的放射介入治疗起步于20世纪80年代,主要用于无法手术的中、晚期妇科恶性肿瘤的术前治疗和术后复发病例的姑息治疗。90年代得到了进一步发展,1992—1999年陈春林等开始系统的对宫颈癌、绒癌、产后出血、子宫肌瘤、子宫肌腺症、宫颈妊娠进行治疗和研究。并分别于2001、2003和2008年举办了3届全国妇产科介入治疗学术研讨会,并于2008年成立了妇产科介入治疗学组,标志我国妇产科介入治疗进入了一个新的开端。

一、宫颈癌介入治疗的护理

(一)疾病概述

子宫颈癌是最常见的妇科恶性肿瘤之一。多见于30~55岁妇女,本病的发病率有明显的地理差异,虽然近年来因为宫颈刮片细胞学检查的普及和推广,使许多癌前病变和早期癌得到早期防治,浸润癌的发病率较过去明显减少,5年生存率和治愈率显著提高。虽然子宫颈癌防治取得了瞩目的进展,但在我国仍占妇女恶性肿瘤之首。我国山区子宫颈癌的发生率高于平原地区3倍。子宫颈癌的好发年龄为40岁以上。

1. 病因　子宫颈癌的病因和发病机制至今未完全明了。一般认为与早婚、多产、宫颈裂伤、局部卫生不良、皮包垢刺激等多种因素有关,流行病学调查结果认为性生活过早和性生活紊乱与子宫颈癌发病密切相关,经性传播人乳头状肿瘤病毒感染可能是子宫颈癌致病的主要因素之一。某些癌基因和机体的免疫状态可能与人乳头状肿瘤病毒有协同作用,决定人乳头状肿瘤病毒是亚临床的潜伏感染,还是促进癌前病变以及癌的发生。近年来还发现本病与性接触传染的某些病毒有关,如单纯疱疹病毒Ⅱ型(HSV-2)、人乳头状瘤病毒(HPV)、人类巨细胞病毒(HCMV)。

2. 临床表现

（1）症状：早期可无症状和体征，类似慢性宫颈炎，可有接触性出血、不规则阴道流血、月经增多等，晚期可因肿瘤坏死、大血管侵蚀而致致命性出血。阴道排液多为水样、米泔样或脓血样，伴有恶臭。肿瘤侵犯盆腔组织及脏器可出现膀胱刺激征。还可出现肾积水、尿毒症、肛门坠胀、便秘、下肢肿痛、发热、消瘦、全身衰竭。

（2）体征：早期妇科检查时可见宫颈光滑或糜烂，进一步发展可见宫颈赘生物、溃疡，颈管膨大如桶状，肿瘤表面有灰褐色坏死组织，分泌物有恶臭味。双合诊扪及子宫两侧增厚、结节，肿瘤达盆壁时呈冰冻样骨盆。

3. 病理

（1）子宫颈的癌前病变：子宫颈癌前病变称为子宫颈上皮内瘤样变，是指一组疾病。它包括子宫颈上皮非典型增生及子宫颈原位癌。当宫颈上皮化生过度活跃，加之某些外来的致癌物质长期刺激，或多次妊娠使宫颈移行带反复变动，以及宫颈的损伤、炎症，移行带区活跃的未成熟鳞状细胞或鳞状上皮出现细胞分化不良、排列紊乱，细胞核深染、核异型、核分裂象，这就是子宫颈不典型增生。若导致不典型增生的因素持续存在，则病变可发展为原位癌，最后形成浸润癌。

（2）子宫颈浸润癌

1）子宫颈鳞状细胞癌：占子宫颈癌90%以上，可发生在宫颈阴道或宫颈管。镜下早期浸润癌是指在原位癌的基础上显微镜下见癌细胞显示团状、泪滴状、锯齿状穿透基底膜和间质浸润。子宫颈浸润癌指超出镜下早期浸润癌的范围。根据细胞分化程度可分为3级，即分化较好、中度分化、未分化。

2）子宫颈腺癌：占子宫颈癌的5%～10%。它可以为黏液腺癌、恶性腺癌、鳞腺癌。

4. 诊断　对子宫颈癌应有高度警惕，40岁以上的妇女，特别是有可疑病史和体征的，应采用子宫颈刮片细胞学检查，涂片用巴氏染色，结果分为5级：Ⅰ级正常，Ⅱ级为炎症，Ⅲ级为可疑，Ⅳ级为可疑阳性，Ⅴ级为阳性。如刮片结果在Ⅲ级以上者，应常规进行阴道镜检查，选择部位进行活检，可提高诊断率。其他检查方法有B超、CT等。

（二）治疗方法

1. 适应证

（1）术前辅助化疗：主要适用于具有局部高危因素的患者，如分期较晚或组织分化不良的患者。局部晚期宫颈癌（LACC）是指一组具有不良预后因素的高危宫颈癌。包括局部肿瘤巨大（直径≥4cm、组织分化差、宫颈鳞腺癌、黏液性腺癌等不同类型的腺癌、盆腹腔淋巴结转移、宫旁受侵、手术切缘阳性等。其目的是为达到：①消灭癌灶周边的微小转移灶，使手术切除更加彻底，提高患者的生活质量和生存率；②对于失去手术机会的妇科癌瘤，通过动脉化疗使肿瘤缩小，达到可手术切除的目的，为后续治疗创造条件。

（2）协同或增敏化疗：可与全身化疗和放疗合并使用，协同和增敏效果。

（3）术中化疗：减少术中癌细胞扩散。

（4）术后化疗：术后有局部残留需化疗者。

（5）对症治疗：①严重宫颈癌出血的止血；②宫颈癌所引起的髂内动静脉瘘的栓塞治疗。

（6）姑息治疗：手术或放疗后复发的治疗。

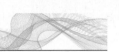

2. 禁忌证　子宫颈癌介入治疗无绝对的禁忌证,其相对禁忌证如下:

(1) 严重的心肺肝肾功能障碍或一般状况衰竭者。

(2) 白细胞低下或血小板计数低。

(3) 严重感染者。

(4) 严重动脉硬化。

(5) 妇科恶性肿瘤分身转移者。

(6) 精神病患者不能合作者。

(7) 妊娠期患者,可先作流产或引产。

(8) 过敏体质患者应慎用,对所用癌药过敏者忌用。

(9) 穿刺点皮肤感染等插管或造影禁忌者。

(三) 护理

1. 术前护理

(1) 术前健康指导

1) 术前访视:宫颈癌为恶性肿瘤,患者往往在心理上难以接受,由于患者多为老年人,易产生孤独感。应针对患者的心理特点进行术前宣教。及时与患者及家属沟通,告知介入手术的方法、目的、术中配合要点及有可能出现的情况,和对应方法鼓励患者建立信心,减少不良情绪。

2) 饮食指导:指导患者进食高蛋白,高热量,易消化,富含维生素的食物。

(2) 术前配合训练:向患者讲解卧位的重要性,造影时保持平卧不动。术前 1 天练习床上排便,避免增加腹压动作,术后穿刺侧肢体伸直制动 6~12 小时,以防并发症。指导患者床上翻身和肢体活动。

(3) 术前准备

1) 完善检查:遵医嘱协助患者完善各项化验,包括血尿便常规、凝血项、肝功能等,心电图,宫颈细胞学筛查。

2) 皮肤准备:术前一天完成个人卫生清洁,如沐浴等。手术区域皮肤准备,备皮范围双侧髂前上棘至大腿上 1/3,包括会阴部。备皮时仔细认真,注意局部皮肤有无破损和感染。备皮完毕在足背动脉搏动明显处做好标记,便于术中、术后观察。

3) 肠道准备:术前一天进易消化饮食,术前 6 小时灌肠,术前 4 小时禁食。

4) 其他:术前阴道冲洗并给予留置尿管,在患者左手建立静脉通道。

2. 术中配合

(1) 术前核查:核对患者信息,手术名称。

(2) 麻醉方式:穿刺点局部麻醉。

(3) 体位准备:平卧位。

(4) 物品准备:心电监护,氧气装置,介入手术包,介入治疗用物(高压注射器针筒,三通,动脉鞘,导丝,微导管,明胶海绵,微球,碘海醇,利多卡因,地塞米松,肝素钠,生理盐水,1ml、5ml、10ml、20ml 注射器,无菌手套,化疗药并备好急救药品等)。

(5) 术中观察要点:全程心电监护,观察患者生命体征、神志、尿量。保持静脉通道和尿管畅通并做好记录。

(6) 术中并发症的处理

1）下腹痛：术中患者出现下腹部一过性胀痛，属正常现象，护士应安抚患者，较严重者应遵医嘱给予止疼药物。

2）过敏反应：术中要注意对比剂所致的过敏性休克，特别是碘过敏试验阳性者，加强巡视，观察患者有无头晕、心慌、胸闷、荨麻疹等。术中发现患者有上述情况，立即告知医生停止手术进行救治。

3）血管痉挛：术中发现患者出现肢体疼痛、麻木、皮肤苍白应考虑血管痉挛。应对末梢血管采取保暖，可经导管注入利多卡因等，温盐水热敷也有一定效果，如痉挛时间较长应加用肝素抗凝治疗。

3. 术后护理

（1）常规护理

1）生命体征监测：患者术后返回病房后，护士应了解手术情况。术后每30分钟测生命体征一次，2小时后无特殊改为1小时测量一次，监测24小时。注意保持静脉通畅，观察尿量、色、性质。术后3~7天内可有轻度低热，应每日测体温三次，至正常后3天。鼓励患者多饮水，中度以上发热可给予物理降温或遵医嘱给予退热药或抗感染治疗。

2）体位护理：术后取平卧，保持穿刺侧肢体伸直，制动6小时，观察穿刺点有无出血，保持局部清洁干燥。6小时肢体方可左右旋转或取健侧卧位并避免增高腹压的动作。术后24小时方可下床活动。

3）术区皮肤护理：术后严密观察肢体颜色、温度及足背动脉搏动情况。若发现患者肢体出现"5P"症，即疼痛、麻木、运动障碍、无脉和苍白时，及时报告医生采取救治措施，防止肢体动脉血栓形成。

4）会阴部及留置导尿管的护理：每天擦洗外阴2次，并保持尿管的通畅。同时每天饮水>1000ml，保持一定尿量，发挥尿液自净作用。结合预防性使用抗生素，可有效预防并发症发生。

5）加强基础护理：①口腔护理：应保持口腔清洁、无异味，预防口腔炎性反应。进食前后及呕吐后及时用生理盐水漱口，刷牙应选用软毛刷；②皮肤护理：指导并协助患者经常擦身、更衣，保持皮肤清洁、干燥；③脱发：自我形象的改变，使患者很痛苦。护士应耐心劝导，告知脱发是暂时的，化疗结束后又可长出新发。

（2）并发症的观察与护理

1）化疗药物毒副作用的观察及护理：动脉介入新辅助化疗提高药物在肿瘤组织内的浓度，提高肿瘤的杀伤作用，并减少体循环和正常组织的药物分布，使全身不良反应降低。护士应观察介入化疗药后的副作用及时告知医生及时采取相应措施。联合化疗药物的主要不良反应是胃肠道反应、轻度骨髓抑制和肾毒性。①消化道反应：化疗期间有不同程度的恶心、呕吐、食欲减退等症状，鼓励勤漱口，恶心、呕吐者予甲氧氯普胺10mg，应少量多餐，给予高蛋白、高维生素、高热量、易消化饮食。环境清洁，避免刺激性气味，注意色、香、味搭配，以提高食欲，增强体质，饮食宜少食多餐，予随意饭，创造良好的进餐环境，不能自行进餐者，主动协助之。注意有无脱水和水电解质紊乱现象，有异常及时报告医生处理。②骨髓抑制：术后每3~5天复查血常规。当白细胞降至$3.0×10^9$/L，血小板降至$50×10^9$/L时，遵医嘱皮下注射粒细胞集落刺激因子或输注成分血。当白细胞小于$2.0×10^9$/L，应做好保护性隔离。③肾毒性：化疗药物多经肝脏代谢，肾脏排泄，为使药物在尿中的浓度下降，减轻毒性，术后连续水化 3～5 天,保证每日进入的总液量 3000～3500ml 以上,鼓励患者多饮水,记录 24 小时尿量,每小时尿量不能少于 100ml。如有尿量少,静注呋塞米加速排泄。每周定期监测肝肾功能和尿常规。

2)神经损伤和局部组织坏死:是髂内动脉灌注化疗最重要的并发症之一,与化疗药物的毒性和神经营养血管的堵塞有关,发生异位栓塞与造影剂、栓塞术的反流有关,可造成损害平面以下感觉和运动障碍。应注意观察全身皮肤受压及术后大小便情况。

3)肠炎患者的观察及护理:患者在化疗后认真记录每日排便情况,排便次数增加应报告医生,大便次数多及病情严重的患者密切观察患者的变化,注意水电解质平衡,防止脱水,并给予对症的抗生素。发现阴道活动性出血倾向者,饮食宜清淡、易消化,减少探视。

4)发热的护理:与动脉插管栓塞、灌注化疗药物、肿瘤组织缺血、坏死脱落吸收有关,体温在 37.6～38.5℃,做好解释工作,嘱患者多饮水,保持室内空气流通,注意保暖,加强营养,保持口腔清洁,定时测量并记录体温变化,预防性应用抗生素。

(3)心理护理:介入术后心理护理在患者配合后续治疗,依从性起着很大作用,针对术后并发症,关心鼓励患者,减轻孤独、焦虑情绪。主动与患者和家属沟通,以增加信心。

(四)健康指导

1. 注意个人卫生,保持外阴清洁。
2. 注意休息,劳逸结合,保持愉快心情。
3. 注意营养,合理搭配。如优质蛋白、水果蔬菜及富含铁的食物。
4. 出院 1 月后如出现轻微下腹痛,少量阴道流血、疲倦、厌食等为正常反应。
5. 妇科恶性肿瘤介入治疗后 4～5 天出院,术后一周复查血液常规,介入术后第四周可住院进行进一步治疗。2 个月后复查 B 超。

【病例 1】

×××,女,57 岁,已婚,于 2014 年 10 月 24 日主因外院"体检发现宫颈恶性肿瘤 2+月"收住院。病理切片我院会诊提示:(3-7-12 点钟)鳞状细胞癌,中分化,非角化型。妇科检查:外阴(-),阴道通畅,宫颈管宫颈外口可见一 4+cm 菜花样结节,触血(+),其他化验均正常,盆腔 CT 增强符合宫颈癌改变。患者为"宫颈鳞癌 I b2 期 G2(外生型)"。向家属交代病情,完善相关化验检查,均正常。治疗原则:考虑患者局部病灶较大,局部晚期,故先行 PT 治疗方案新辅助化疗(动脉介入)2～3 疗程。于 10 月 27 日新辅助化疗 1 疗程,行子宫动脉化疗栓塞术,栓塞 PVA500～700μm,顺铂 100mg,紫杉醇 90mg(图 2-12-1-1)。手术顺利,麻醉满意,患者生命体征平稳,无不适,安返病房,进一步观察。

术后患者按介入术后护理,制动 8 小时,尿量 3800ml,患者生命体征平稳,术后 1～2 天出现胃肠道症状,考虑化疗反应,继续给予水化、止吐治疗。术后第 3 天患者精神可,查体正常,可出院。进行出院宣教:①全休息 1 个月,注意休息,加强营养;②每周查 2 次血常规,1 次尿常规,每 2 周查一次肝肾功能,如化验异常,体温 38℃ 以上,腹泻>6 次/日,及时返院;③继续口服药物治疗;④化疗结束后 1 周,门诊复查,制定下一轮诊疗计划;⑤定期随访,不适随诊。

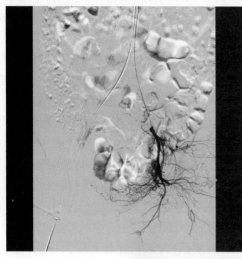
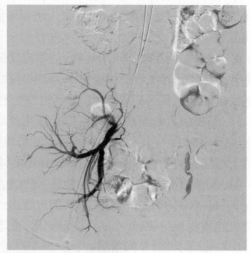
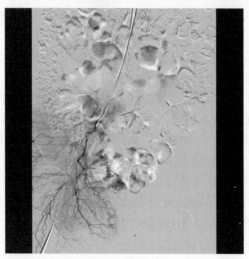

图 2-12-1-1 子宫动脉化疗栓塞术

二、妊娠滋养细胞肿瘤介入治疗

（一）疾病概述

滋养细胞肿瘤是一组高度恶性的妇科肿瘤,好发于年轻、生育期妇女,60% 继发于葡萄胎,30% 继发于流产,10% 继发于足月妊娠或异位妊娠。自 1987 年 Scarabellic 等报道介入治疗用于滋养细胞肿瘤,我国自 90 年代也不断有此方面的报道。

（二）治疗方法

介入治疗在妊娠滋养细胞肿瘤治疗中具有静脉化疗所不具备的优势:

急症止血,它具有止血迅速、有效、创伤小、相对安全的优点。为患者提供进一步化疗、治愈的机会。

动脉灌注化疗,药物直接进入肿瘤供血动脉,局部浓度高,作用集中,避免药物首先经

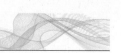

肝、肾等组织而被破坏、排泄。它还可缩短或减少静脉化疗疗程,减轻患者经济负担及痛苦。

动脉栓塞化疗,是先将化疗药物注入,再用可溶性栓塞剂,如明胶海绵颗粒等,栓塞肿瘤的供血血管,进一步达到使化疗药物集中于病灶,局部血药浓度高,且缓慢释放,作用持久的作用;阻断肿瘤血供,使肿瘤缩小;减少手术时出血;阻断肿瘤血供,手术时可避免扩散;肿瘤缺血坏死,对机体起抗原刺激作用,有可能改善机体的免疫功能;保护生育功能,介入治疗可使局限于子宫的病灶很快缩小、消失,避免切除子宫。

1. 适应证

(1) 经全身化疗效果不佳的难治性及耐药性的滋养细胞肿瘤。

(2) 原发妊娠滋养细胞肿瘤或转移破裂出血者。

(3) 原发或转移病灶供血丰富或有出血倾向,预防性栓塞。

(4) 肝转移者。

(5) 葡萄胎清宫后出血或预防性栓塞。

2. 禁忌证

(1) 对比剂过敏者。

(2) 急性炎症期或体温≥37.5℃的患者。

(3) 生命体征不稳定,不能搬动者。

(4) 合并严重凝血功能障碍者。

(5) 合并有严重心肺、肝肾、甲状腺功能亢进、糖尿病等疾病,病情未控制者属相对禁忌证。

(三) 护理

1. 术前护理

(1) 术前访视:患者由于大出血及对新技术不了解,易产生恐惧、焦虑、紧张等消极情绪,而过度的紧张易导致血管痉挛,造成插管困难,影响手术进程。遇有阴道出血者,护士首先应保持镇静,在暂时用纱布填塞阴道止血的同时,及时安慰患者,将介入治疗的原理、特点、手术方式、术后可能出现的反应及以往患者的治疗效果向患者及家属作通俗、简要的介绍,以减少顾虑、无助感。给予可以帮助患者减轻恐惧心态的言语安慰,以稳定患者情绪,保证手术的顺利进行。

(2) 密切观察生命体征变化:观察阴道流血量、颜色及性质。急性大出血者持续心电监护,面罩吸氧,备齐急救物品。即刻开辟静脉通路,采用 20G 留置针,快速补充血容量。

(3) 术前准备:患者入院后即禁饮、禁食。尽快完善出、凝血时间,血常规,肝肾功能等实验室检查。术前作碘过敏试验、青霉素皮试、普鲁卡因皮试;腹股沟区备皮,常规留置导尿管。

(4) 其他:遵医嘱术前给予镇静剂,如地西泮 10mg;于患者左手留置静脉通路。

2. 术中护理

(1) 物品准备:插管用物,无菌手术包,术中用药,心电监护,化疗药物、急救物品等(见宫颈癌介入手术护理)。

(2) 核查患者信息:使用两种方式识别患者身份(姓名、出生日期)。

(3) 体位准备:协助患者取平卧位。

（4）术中配合：在局麻下采用 Seldinger 技术，置入 5F 动脉鞘，经导管鞘送入 5F 子宫动脉导管于双侧髂内动脉造影。于双侧子宫内动脉行化疗灌注，灌注 5-FU 1.0g，超选择至靶血管用明胶海绵栓塞，撤出导管及动脉鞘，穿刺局部用动脉压迫止血器压迫止血。

（5）术中观察：观察生命体征，面色，保持静脉通道通畅，保持留置尿管通畅，注意尿量、颜色、性质等。观察术中有无并发症及阴道出血等如有异常停止手术。采取急救措施。

（6）职业防护：术中因动脉化疗灌注或动脉栓塞化疗，需接触化疗药物，注意个人职业保护。

3. 术后护理

（1）一般护理：24 小时内加强生命体征监测，应密切观察血压、脉搏、呼吸及血氧饱和度变化，注意有无阴道流血，观察尿量，继续补液。注意观察有无大量应用造影剂引发的迟发反应，轻者面色潮红、皮肤瘙痒、荨麻疹，重者可出现胸闷、气急、剧烈呕吐，甚至呼吸困难、寒战，出冷汗、脉搏加快、血压下降、神志不清等休克症状，发现异常立即报告医生配合治疗抢救。

（2）体位护理：指导患者休息与活动，介入术后给予平卧位，穿刺侧下肢伸直，绝对制动 6 小时。避免屈髋、用力咳嗽、打喷嚏，以免局部压力过高引起出血。术后 6 小时（排除穿刺点出血患者）指导患者床上活动，可以向未穿刺侧翻身，协助肢体活动，避免关节僵硬和肌肉紧张引发不适。术后 24 小时尽早下床活动，预防下肢深静脉血栓形成。术后 72 小时避免下蹲及增加腹压，防止因止血不彻底、肢体移动等导致穿刺处凝血块脱落引起继发性出血。

（3）穿刺部位护理：穿刺部位出血和血肿是介入治疗最常见的并发症。股动脉穿刺处应用动脉压迫止血器或砂袋，可有效止血，降低血肿的发生。密切监测下肢血液循环情况，观察远端肢体的感觉、温度、肤色、肌力及足背动脉搏动情况，同时与健肢比较，注意有无麻木、压迫、运动障碍及足背动脉减弱等血栓形成迹象，发现异常即刻报告医生处理。

（4）并发症护理

1）疼痛：一般表现为局部疼痛。子宫动脉栓塞术以下腹痛为主，少部分合并腰痛；若栓塞过程中出现严重的栓塞剂反流则可能出现臀部及下肢的疼痛。一般术后 6～8 小时疼痛剧烈，术后 3～7 天内表现为持续或间断性的下腹痛。加强巡视，及时评估疼痛程度，剧烈疼痛时遵医嘱给予哌替啶；对轻微下腹痛者，给予安慰疏导，可做深呼吸、转移注意力等。

2）发热：术后 7 天内有不同程度的发热，一般不超过 38℃，少数可达 38～39℃。多由于肿瘤组织缺血、坏死，毒物吸收或机体对化疗药物栓塞剂的刺激反应。一般无须特殊处理，护士要密切观察体温变化，嘱患者注意休息，发热期间多饮水，促进代谢产物的排泄。必要时遵医嘱应用解热镇痛剂，注意防止退热时大量出汗造成虚脱，及时擦干汗液，保持衣服、床铺清洁干燥，做好口腔护理和皮肤护理。合并感染者遵医嘱正确应用抗生素。

3）恶心呕吐：与栓塞反射引起迷走神经兴奋有关。保持室内空气清新，鼓励患者进清淡、低脂易消化饮食，化疗前后可遵医嘱给予止吐药以减轻胃肠道反应。因患者原有大出血史，护士应密切观察患者有无电解质紊乱，呕吐频繁者记录出入量。术后 24 小时内发生恶心呕吐时注意保护穿刺部位，避免腹压增高引发穿刺部位出血。

4）阴道不规则流血：子宫动脉栓塞后子宫动脉卵巢支的血供减少导致卵巢功能发生短

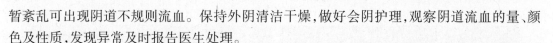

暂紊乱可出现阴道不规则流血。保持外阴清洁干燥,做好会阴护理,观察阴道流血的量、颜色及性质,发现异常及时报告医生处理。

5）皮肤损害:子宫动脉栓塞时少见,但存在反流时也可出现。表现为臀部皮肤红肿、硬结伴明显触痛。术后 6 小时及时协助患者翻身,局部按摩,若皮肤已经潮红应给予频谱照射,50% 硫酸镁湿热敷,缩短翻身时间,避免局部受压。

6）胃肠道反应及饮食护理:恶心、呕吐是栓塞术后常见的胃肠道反应,加上术后继续化疗,消化道反应较强,一般经静脉输液中加入维生素 B_6 200mg 后多有好转。而患者由于大出血,身体虚弱,需补充营养。护士应注意口腔黏膜的变化,协助口腔护理。鼓励患者进食营养丰富,清淡易消化的软食,反应严重者,可给予特种饮食,以增强抵抗力。

7）肾毒性:大剂量化疗药物可增加肾脏毒性,术后水化 1 ~ 3 天,每日液量控制在2500 ~ 3500ml,使用利尿剂或鼓励患者多饮水,以加速毒物排泄。准确记录 24 小时尿量,尿量应达到 >2500ml/d,定时检测肾功能。

8）心理护理:术后加强宣教,患者在介入手术后心理焦虑、恐惧持续存在,担心术后并发症、脱发等。加之恶性肿瘤又有出血症状,对疾病治愈缺乏信心,要与患者和家人多沟通,鼓励其增加战胜疾病的情绪。

4. 健康指导

（1）康复指导术后 3 个月内避免剧烈活动及重体力劳动。

（2）禁止同房;加强营养,进食高蛋白、高纤维、易消化的食物。

（3）保持外阴清洁、干燥,注意阴道出血情况,如有出血应立即就诊。

（4）注意休息,保持良好心情。

【病例 2】

×××,女,26 岁,主因"葡萄胎清宫术后 3 周,血 HCG 升高",门诊以"侵蚀性葡萄胎"于2014 年 9 月 23 日 12:17 入院。

入院 T 36.2,P 72 次/分,R 16 次/分,BP 100/64mmHg。妇科检查:外阴(-);阴道:通畅;宫颈:光;子宫:前位,常大,质软,活动可;双附件未及明显异常。平素月经规律 4 ~ 5 天/35 天;月经量中;痛经无;LMP 2014 年 7 月 1 日。停经 2+月,查血 HCG>200 000IU/L,因阴道出血于 9月 3 日行清宫术,术中清出绒毛水泡状,术后病理为"绒毛及蜕膜组织,绒毛间质水肿并水泡样变性,滋养液细胞轻度增生,符合水泡状胎块"。9 月 11 日 HCG 12 662.10mIU/L;B 超提示:肌层回声不均,前壁外突低回声结节,直径约 3.0cm,内膜厚度 0.4cm,回声不均,9 月 16 日阴道出血,量多,查血 HCG 29 638.50mIU/L。9 月 22 日查 B 超提示:子宫右侧壁间偏强回声并异常血流信号(滋养细胞疾病?)。行肺 CT 提示:无转移。9 月 22 日 HCG 68 301.20mIU/L。故考虑:"侵蚀性葡萄胎"。9 月 24 日完善各项化验,经查房会诊拟定治疗方案,向家属交代病情,表示理解,签署化疗同意书。当日给予 BEP 方案化疗。9 月 25 日化疗第 2 天晨,出现阴道出血,多于月经量,于止血药无明显好转,急查血常规,备血,完善化验拟立刻行双子宫动脉栓塞术+造影术(图 2-12-1-2)。向家属交代病情及介入治疗相关风险,患者及家属表示理解,签署知情同意书。手术顺利,麻醉满意,术中生命征平稳,安返病房。术后生命体征平稳,无合并症,继续按医嘱进行进一步治疗。

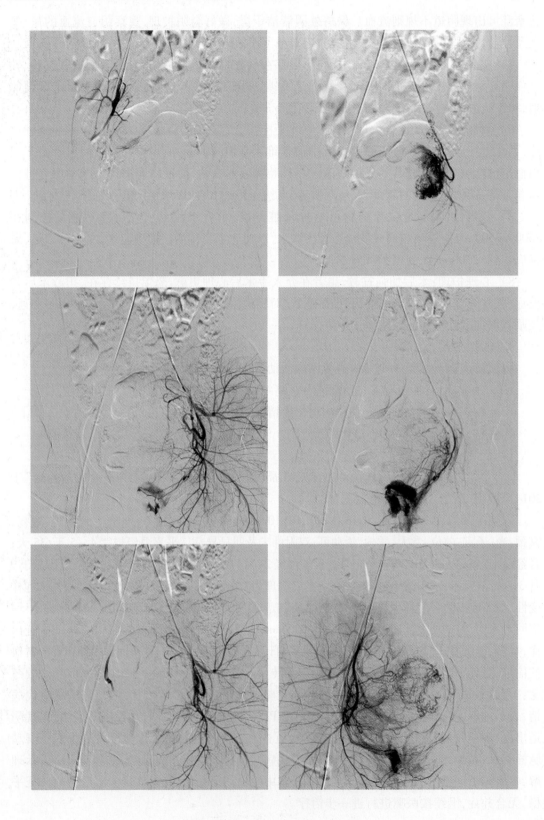

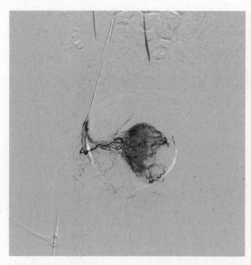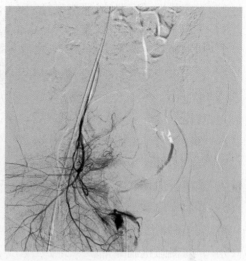

图 2-12-1-2　双子宫动脉栓塞术+造影术

第 2 节　子宫肌瘤介入治疗的护理

一、概述

（一）疾病概述

子宫肌瘤是育龄妇女最常见的良性肿瘤，多见于 30～50 岁妇女。子宫肌瘤表现为月经异常、异常阴道排液、腹部包块、下腹坠胀不适和不孕等。

（二）治疗方法

传统治疗方法有手术和药物治疗。近几年采用血管性介入治疗取得了很好的疗效。1990 年法国医学家 Ravina 首先研究子宫动脉栓塞术（UAE）对子宫肌瘤的治疗作用。国内介入治疗的研究开始于 20 世纪 80 年代，UEA 被认为是可以避免子宫切除的治疗子宫肌瘤的方法。已有经子宫动脉栓塞后成功妊娠和正常分娩的报道。UAE 治疗子宫肌瘤通过栓塞肿瘤动脉的血管床，达到阻断肿瘤的永久供血的目的，使肿瘤缺血，瘤细胞液化坏死，肌瘤内纤维组织形成，从而使症状缓解或消失。为了确保治疗效果，术前恰当的评估和筛选患者是必要的。不愿意接受传统治疗方法的症状性子宫肌壁间瘤患者非常适合子宫动脉栓塞治疗；子宫术后复发的患者，由于存在盆腔粘连形成的可能，再次行子宫切除术或子宫肌瘤切除术存在一定困难，介入治疗是适于这种情况的理想办法，此方法只需要经子宫动脉输入栓塞剂，阻断子宫肌瘤的血液供应，使子宫肌瘤缺血坏死，出现纤维化收缩，体积缩小，不必行子宫肌瘤切除术。子宫浆膜下肌瘤和子宫黏膜下肌瘤应慎行介入治疗。

1. 适应证

（1）育龄期妇女，绝经期之前。

（2）子宫肌瘤诊断明确且症状明显。

（3）保守治疗（包括药物治疗及肌瘤切除）术无效或复发者。

（4）无症状性子宫肌瘤,肌瘤直径>4cm。

（5）无症状性子宫肌瘤,肌瘤直径≤4cm,患者心理负担重,要求治疗者。

（6）体弱或合并严重内科疾病如糖尿病等不能耐受手术者。

（7）巨大子宫肌瘤行子宫切除术前的栓塞治疗,目的是减少术中出血。

2. 禁忌证

（1）妊娠。

（2）怀疑子宫平滑肌肉瘤者。

（3）与卵巢肿块无法鉴别者。

（4）浆膜下肌瘤、阔韧带肌瘤及游离的子宫肌瘤。

（5）子宫动静脉瘘。

（6）对多种对比剂过敏者。

（7）严重凝血机制异常。

3. 相对禁忌证

（1）穿刺部位感染。

（2）盆腔炎或阴道炎未治愈者。

（3）急性炎症期或体温在37.5℃以上者。

（4）心、肝、肾等器官严重功能障碍。

（5）严重动脉硬化及高龄患者。

（三）护理

1. 术前护理

（1）术前访视:多数患者担心子宫肌瘤为恶性肿瘤;患者对介入治疗后肌瘤坏死、吸收和复发不了解,担心介入治疗影响生育等。手术时间应避开经期,在其月经干净后 3 ~ 10 天给予介入治疗;患者进行手术前若带有节育环应提前取出;术前与患者沟通,讲解子宫肌瘤的相关知识及治疗方法、并发症及术中配合注意事项,并告之术中、后需长时间平卧位,应告之患者平卧位的意义并训练患者床上大、小便。

（2）完善常规检查:常规检查凝血四项、血常规、肝肾功能、心电图、B 超、胸片、宫颈刮片,确认患者无出血性疾患、合并卵巢肿瘤、子宫脱垂,无严重的心肾功能不全等禁忌证。

（3）碘过敏试验:详细询问患者有无碘过敏反应或药物过敏史,术前一天作静脉碘过敏试验,取30%的泛影葡胺 1ml 静脉推注,30 分钟后观察反应,无异常反应者为阴性。

（4）皮肤准备:术前一日清洁沐浴,备皮范围:双侧腹股沟及右侧大腿上 1/3 处,尤其注意双侧腹股沟穿刺部位有无皮肤疾患、破损感染。用标记笔在足背动脉搏动明显处作标记,以便术中、术后观察足背动脉的搏动情况。

（5）肠道准备:术前一日进易消化半流食,术前 4 小时禁食水;手术当日根据情况清洁灌肠。

（6）密切观察生命体征:术前测量血压、脉搏,观察造影剂副作用,注意有无发热、呼吸异常等,遵医嘱给抗生素预防感染。

（7）其他:术日晨常规建立静脉通道。术前半小时对患者进行留置导尿措施,从而帮助

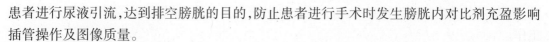

患者进行尿液引流,达到排空膀胱的目的,防止患者进行手术时发生膀胱内对比剂充盈影响插管操作及图像质量。

2. 术中护理

(1)物品准备:根据手术操作内容进行术中所需物品准备,如手术包、器械、导管、导丝、鞘等医用器材,手术中所使用的对比剂应首选非离子对比剂,PVA(500~700μm)栓塞剂以及明胶海绵等。

(2)患者准备:协助患者于手术床取平卧位。

(3)麻醉方式:穿刺点局部麻醉。

(4)术中配合

1)操作配合:采用 Seldingen 法对患者经皮右股动脉穿刺,放置导管鞘,选用 5F Cobro,超选择插入双侧子宫动脉内,尽可能选择插管至瘤体供血动脉分支内,并对患者进行子宫动脉造影,对患者肌瘤供血情况进行确定,之后用 PVA 颗粒+庆大霉素 8 万 U+明胶海绵颗粒在电视显示下,缓慢对患者动脉进行栓塞,直至体内肿瘤染色情况消失为止,手术完成后对患者进行 DSA 血管造影,并观察患者造影结果,退出导管,对穿刺局部进行 15 分钟以上压迫止血,给予加压包扎。

2)术中观察:术中护理人员应严密观察患者各项生命体征,如面色、脉搏以及血压变化等情况,若患者出现异常反应,应及时向医师汇报,并做好各项抢救准备。患者进行栓塞治疗后,常见反应为腹痛,因此护理人员可根据患者实际疼痛情况遵医嘱进行止痛剂给药,如肌内注射布桂嗪 100mg 或哌替啶 50mg 等。

3)穿刺处护理:手术完成后,对患者穿刺点进行 15~20 分钟压迫止血措施,并对手术伤口进行加压包扎,砂袋压迫,与病房护士进行详细交接后将患者送入病房。

(5)术中并发症观察护理

1)恶心、呕吐:患者出现恶心呕吐是栓塞肿瘤后最常见的消化道反应,主要与栓塞时反射性引起迷走神经兴奋及化疗药物副作用有关,可遵医嘱给予止吐药以减轻胃肠道反应。同时,嘱患者呕吐时头偏向一侧避免发生误吸。

2)疼痛:由于患者术中处于被动仰卧位,常出现腰酸、背痛、腿麻木等不适症状,适当帮助按摩,增加舒适感,多安慰患者,时刻注意患者各种生理变化。

3)对比剂过敏:对过敏体质患者,尽量减少造影剂用量,严格控制造影剂的浓度和注射速度,两次注射造影剂间隔时间应延长,术中加强观察,以便及时处理。在注入造影剂后应时刻与患者保持联系,一旦发现异常应立即停止注入造影剂,并根据患者出现的反应,立即给予相应的处理。

3. 术后护理

(1)一般护理:患者手术结束返回病房后应给予常规心电监护,每隔半小时对其进行血压、脉搏的测量,若患者一切平稳,可于手术后 6 小时改为每隔 2 小时测量一次;若患者生命体征正常,可于术后 24 小时停止测量。保持静脉、导尿管通畅。

(2)卧位护理:返回病房后为防止患者因肢体活动而发生穿刺部位渗血或皮下血肿,术后应指导患者进行卧床休息,并对患者进行 24 小时的肢体制动;保持患者床单位干净、整洁、清洁,指导患者进行纵轴翻身,防止因长期卧床发生压疮;做好管路的护理,做好交接班工作。

(3) 穿刺点护理:术后腹股沟穿刺处砂袋压迫6～8小时。每隔2小时对患者穿刺部位观察一次,主要内容为观察穿刺部位是否有渗血或皮下血肿发生,严密观察肢体远端血运情况,观察术侧足背动脉搏动是否与对侧一致,防止股动脉栓塞。同时观察有无造影剂引起的副作用。24小时后方可下床活动。

对远端肢体的血运情况进行密切观察。

(4) 术后并发症观察护理

1) 阴道出血:患者经子宫动脉栓塞术治疗后,阴道可能出现少量血性排出物,此种情况属正常反应,系子宫供血不足以维持内膜生长及肌瘤缺血变性,肌瘤组织脱落而引起出血;黏膜下肌瘤时此种现象较为多见,但排出物含量一般不超过月经量,出现1～3天即可停止,出血量较少,一般不需做特殊处理。注意会阴部卫生,给予会阴冲洗一日2次。患者发生阴道出血期间应经常更换会阴垫,并指导患者禁止盆浴,避免患者进行增加腹压的动作,每日对患者进行外阴清洗,清洗液为1:5000高锰酸钾,每日清洗2～3次,从而保持外阴部清洁。

2) 恶心呕吐:恶心呕吐是栓塞治疗后的常见反应,栓塞引起迷走神经兴奋引起,遵医嘱给予维生素B_6或甲氧氯普胺。

3) 发热:瘤体的血液供应中断后,瘤体逐渐发生坏死、萎缩、液化,这个过程可导致体内炎性介质的合成与释放增多,引起发热。实施介入治疗后的1～3天中,密切观察体温变化,术后嘱患者多饮水。以利降低体温和造影剂的排泄。切实做好健康教育,告之术后发热原因,减轻患者的思想顾虑。配合医务人员渡过术后发热这一关。一般在38℃左右,无须特殊处理。必要时遵医嘱口服解热药。在降温的同时,密切观察血压、脉搏、心率的变化,防止体温骤降,出现虚脱。

4) 疼痛:由于栓塞剂应激反应,栓塞后综合征(瘤体缩小,引起子宫收缩,无菌性坏死)等原因,子宫肌瘤介入治疗术后可出现腹痛、骨盆痛、肢体痛等。遵医嘱给予止痛解痉后缓解,一般3～5天恢复。

5) 假性动脉瘤:少数患者存在外周血管粥样硬化改变,局部股动脉多次穿刺,术后虽压迫止血,仍出现局部疼痛,及时报告医生处理。

4. 健康指导

(1) 休息:术后注意休息,术后一周建议大量摄入水分,同时服用止疼药和抗感染药物并采取措施防止便秘。5日内不要浸泡穿刺点处。

(2) 饮食:注意营养,进食高蛋白食物,高纤维食物。

(3) 卫生宣教:注意保持个人卫生,术后1个月要避免同房,保持会阴部清洁,每日清洁,如发生宫腔感染的症状以及如有异常及时就医。指导患者自我观察术后月经时月经量是否变化,以及是否伴有疼痛。

(4) 复诊与随访

1) 术后1、3、6个月来院复查妇科B超,观察瘤体缩小情况,有特殊情况及时复诊。叮嘱患者若在日常生活中如有腹痛、阴道出血、发热不适等情况随诊。

2）子宫肌瘤患者介入治疗后,出现下列症状及时就诊:①白带增多,浓稠有臭味;②阴道内有肿物脱出;③阴道流血过多;④明显腹痛;⑤下肢疼痛,活动受限;⑥小便异常。

【病例】

×××,女,37 岁,已婚。主因"月经量多 2 年余,体检发现子宫肌瘤半年余"门诊以"子宫肌瘤"于 2014 年 10 月 8 日 9:53 入院。

主诉:平素月经规律,量多 2 年余,无痛经。体格检查:T 36.5℃,P 70 次/分,R 16 次/分,BP 144/64mmHg。心、肺、肝脾无异常,妇科检查:子宫如孕 5+周,余(−)。完善化验,B超等。经向患者及家属交代病情,拟行子宫动脉栓塞术,患者及家属表示理解,签署知情同意书。于 10 月 9 日晨术前准备,13:00 行经子宫动脉栓塞术,术中造影见:双侧子宫动脉迂曲呈螺旋状,子宫形态不规则,子宫动脉走行分支杂乱,实质期可见多发子宫肌瘤染色,大者直径约 6.0cm,血供丰富(图 2-12-2-1)。手术顺利,麻醉满意,术毕安返病房,术后生命体征平稳,给予抗炎对症支持治疗,并严密观察护理。

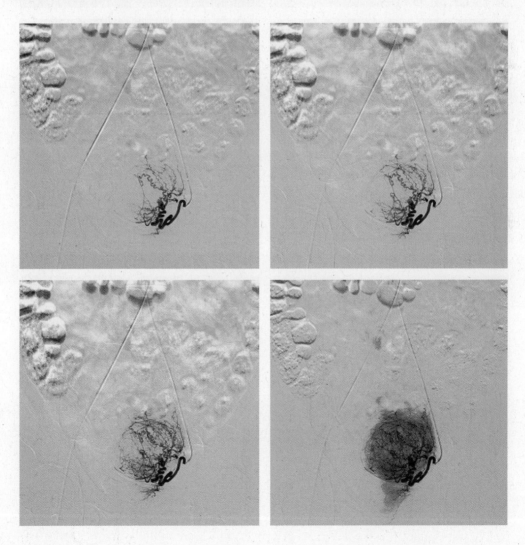

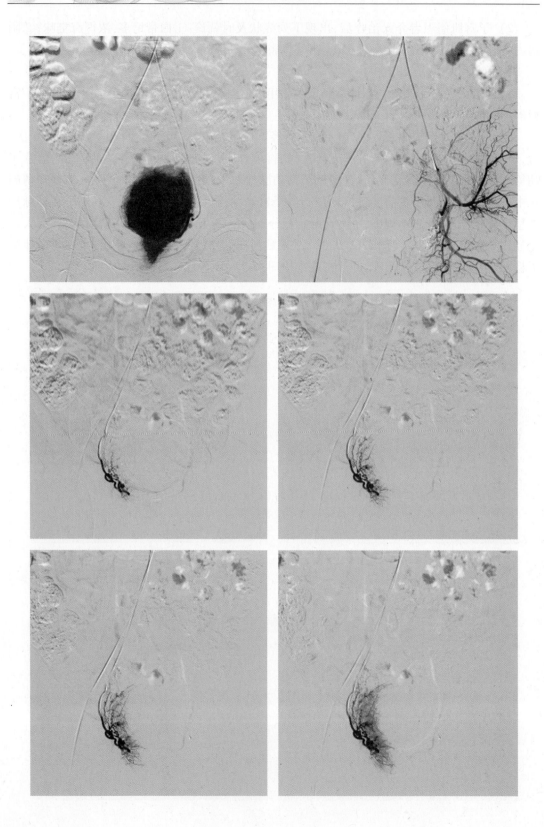

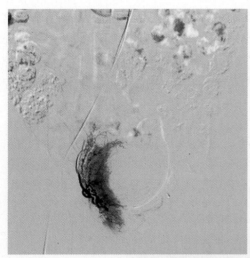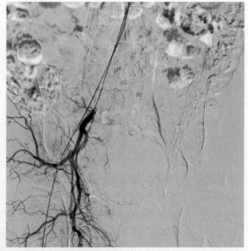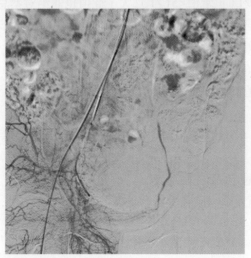

图 2-12-2-1   经子宫动脉栓塞术术中造影

第 3 节   异位妊娠介入治疗的护理

一、疾病概述

异位妊娠(宫外孕)是受精卵在子宫体腔以外着床。按种植部位分为:输卵管妊娠、卵巢妊娠、腹腔妊娠、阔韧带妊娠、宫颈妊娠。子宫特殊部位妊娠有子宫残角妊娠、剖宫产瘢痕妊娠。1997 年笪坚等首次将血管性介入技术运用于输卵管妊娠,为输卵管妊娠保守治疗又开辟了一条新途径。

二、治疗方法

随着剖宫产率的上升,子宫瘢痕妊娠发病率逐年上升,宫颈妊娠多见于临床。二者在流产或清宫时常出现难以控制的大出血,可导致失血性休克,危及患者生命,传统上行子宫全切术是唯一的措施。近年来采用子宫动脉化疗栓塞治疗,临床上取得了满意效果。用介入方法灌注药物 MTX(甲氨蝶呤)杀死胚胎,子宫动脉栓塞使胚囊血流彻底阻断,达到治疗目的。异位妊娠的介入治疗已广泛得到认可,它与传统治疗手段相比,介入治疗风险小、疗效确切,患者生命体征稳定,均可选用介入治疗。

三、适应证

1. 未婚或有强烈生育要求,自愿接受放射性介入治疗输卵管妊娠者。
2. 停经时间<70 天,未破裂型输卵管妊娠,生命体征稳定。
3. 破裂型或流产型输卵管妊娠有腹腔内出血,但生命体征尚稳定者。
4. 血 HCG<10 000U/L(正常值<5U/L),大于此值也非绝对禁忌。
5. B 超提示附件混合性包块直径<8cm,未出现心管搏动的输卵管妊娠者。
6. 子宫瘢痕或宫颈妊娠清宫前的预防性介入治疗。
7. 子宫瘢痕或宫颈妊娠在清宫中或术后发生大出血者。
8. 适合保守治疗的宫角或肌壁间妊娠者。

四、禁忌证

1. 生命体征严重不稳定、无法搬动者。
2. 凝血功能障碍及心、肺、肝、肾等器官功能严重障碍者。
3. 过敏试验阳性者。

五、护理

(一) 术前护理

1. 术前访视 患者多为生育期,异位妊娠往往有负罪感,担心介入治疗损坏生殖器官,影响生育。主动及时与患者及家属交流沟通,介绍介入治疗的目的、方法及预后。交流时要做到态度和蔼、亲切,尊重关心体贴患者,耐心倾听患者的诉说,及时解答患者疑问,建立信任的护患关系,消除患者及家属的思想顾虑,鼓励患者愉快地接受介入手术治疗。告知患者介入术后注意事项,术后制动 8 小时及腰、臀不适或疼痛的原因,使患者有心理准备。

2. 完善常规检查 协助患者做好必要的辅助检查,如血常规、凝血功能检查、血型、肝肾功、心电图等术前检查,备皮等准备,术前一餐进流质饮食。取下首饰、活动义齿(假牙)等。

3. 术前准备 遵医嘱患者术前一餐进流质饮食,当日术前 4 小时禁食、禁水;开放静脉,保持液体通畅;留置尿管,保持通畅。注意检查穿刺部位远端动脉搏动情况。做好标记,便

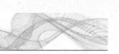

于术中、后观察动脉搏动情况。

4. 物品准备　准备监护仪、氧气、沙袋、铺好麻醉床。

（二）术中护理

1. 物品准备　心电监护仪、手术包、各种插管用物、化疗药（MTX）及急救物品。（具体见产后大出血介入治疗护理）

2. 患者准备平卧位。

3. 麻醉方式　穿刺点局部麻醉。

4. 术中配合全程心电监护,观察生命体征,阴道出血情况,尿量、色及患者面色等。

（三）术后护理

1. 一般护理　术后 24 小时内严密监护生命体征变化,密切观察腹痛及阴道流血情况,如发现阴道流血色鲜红、多于月经量,须立即报告医生。（具体护理同产后大出血介入治疗术后护理）

（1）加强基础护理:加强营养,术后 2 小时进食流质,逐渐到无刺激、营养丰富易消化的普食,少量多餐,多饮水,满足机体需要量和蛋白质需要,促进康复。

（2）加强口腔护理:注意观察口腔黏膜是否完整,出现溃疡者可涂甲紫溶液或溃疡散。

（3）导尿管护理:留置导尿管 24 小时,保持尿管通畅,观察尿液性状、颜色及量,每日更换尿袋 1 次。

（4）会阴护理:保持外阴清洁,擦洗会阴每日 2 次。在患者臀部放置软垫,协助翻身,给予局部按摩,防止发生压疮。

（5）体位护理:见产后大出血介入治疗术后护理。

（6）穿刺点护理:见产后大出血介入治疗术后护理。

（7）饮食护理:指导患者进食含铁量高、高热量、富含维生素、高蛋白、易消化为主。

（8）心理疏导:介入术后患者担心影响生育,针对患者的生育年龄特殊性,结合手术后成功妊娠的病例进行宣教,讲解避孕相关知识等;消除患者担心,焦虑情绪,减少自卑情绪,增加疾病治愈的信心,使其积极配合。

2. 术后并发症护理

（1）术后疼痛、恶心、呕吐、发热等(见产后大出血介入治疗术后护理)。

（2）化疗药物治疗的护理:采用经皮子宫动脉灌注化疗药物甲氨蝶呤。由于甲氨蝶呤的毒副作用主要是肝功能损害和黏膜损伤,介入术后告知患者每天进餐前及睡前用注意口腔护理,可用生理盐水漱口,并注意有无溃疡性结肠炎的发生。术后复查肝功能,发现异常给予保肝治疗。

六、健康指导

1. 休息　注意休息,保持会阴部清洁;避免重体力劳动及盆浴。

2. 饮食　合理饮食,加强营养。多进食高热量、高蛋白质、低脂肪、高维生素、多纤维食物以增加营养并保持大便通畅。

3. 卫生指导 禁性生活和盆浴 1 个月。指导患者建立健康的生活方式,严格避孕半年,如有不适随时就诊。讲解受孕过程及有效避孕措施。如突然出现下腹疼痛、阴道流血量增多等,立即就诊。

4. 复诊与随访 术后 2 天复查血 HCG,术后 2~3 天复查阴式超声。出院后每周复查血 HCG 至正常,首次月经干净后 3~7 天复诊,并指导患者选择合适的避孕方法。用过米非司酮及甲氨蝶呤的患者 5~7 天查血常规和肝功,必要时彩超检查了解子宫情况。

【病例 1】

×××,女,已婚,35 岁,主因"停经 80 余天,阴道少许出血 40 天"门诊以"不全流产,瘢痕子宫,轻度贫血",于 2014 年 11 月 18 日收住院。

患者 2014 年 8 月 24 日停经 34 天,血 HCG 提示早孕,因黄体酮低保胎治疗,10 月 3 日开始阴道流血,鲜红色,少于月经量,伴腹痛,自述排出大块组织,10 月 4 日来院就诊,见 5cm×3cm 胎囊组织堵塞于宫颈口,排出后,B 超提示子宫前壁下段肌层较薄处厚约 0.7cm,沿宫腔走行见非均质回声带,宽约 0.9cm,血 HCG 4747mIU/L,后患者一直阴道少许流血,口服益母草膏 2 周,反复小量阴道出血。入院体检:生命体征平稳,B 超提示:剖宫产切口处可见非均质低回声,范围 0.7cm×0.6cm×0.5cm,其余正常。于 2014 年 11 月 19 日在全麻 B 超下行宫腔镜宫内异物(残留胚物)清除术+清宫术,术中出血多于月经量,诊断:流产后出血(300ml),即行局麻下双子宫动脉造影+栓塞术+动脉化疗术(图 2-12-3-1)。术中顺利,麻醉满意,出血 5ml,术毕安返病房。回室后,生命体征平稳,予对症支持治疗,术后无阴道出血,无合并症出现,于第 6 天出院。嘱按时复诊。

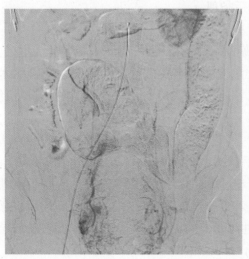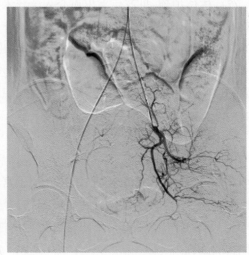

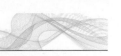

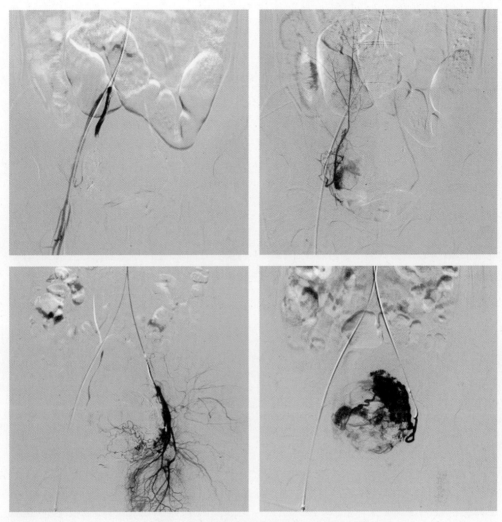

图 2-12-3-1　双子宫动脉造影+栓塞术+动脉化疗术

【病例 2】

×××,女,33 岁,因"停经 40 天,B 超发现瘢痕妊娠 1 天"于 2013 年 4 月 10 日 15:10 急诊入院。查体:宫颈光滑,常大,宫颈口闭合,无出血,宫颈举痛(−),子宫后位,饱满,质中,活动好,无压痛,双附件区未扪及包块、压痛。B 超提示:异位妊娠(子宫下段瘢痕处妊娠可能),考虑瘢痕妊娠可能性大。患者宫内节育器避孕 4$^+$年,B 超提示宫内节育器,诊断成立。患者发现梅毒阳性 5$^+$年,已正规治疗,辅助检查:TP 阳性。考虑该诊断成立。于 2013 年 4 月 16 日在局麻行子宫动脉造影+子宫动脉栓塞术(图 2-12-3-2),手术顺利,患者安返病房,嘱患者右下肢制动 24 小时。

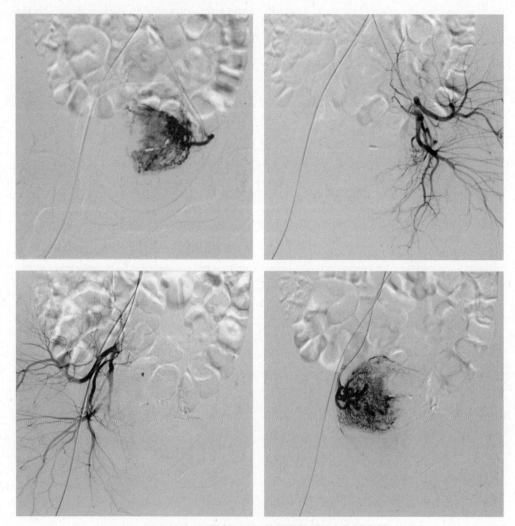

图 2-12-3-2　子宫动脉造影+子宫动脉栓塞术

第 4 节　子宫腺肌病介入治疗的护理

一、疾病概述

子宫腺肌症又叫做子宫腺肌病,又叫做内源性(内在性)子宫内膜异位症。是子宫内膜异位侵入子宫肌层引发的一种良性病变。临床主要表现为继发性加重的痛经,月经量增多或者经期延长,子宫自大,不孕。一般发病年龄段在 30～50 岁左右经产妇女,尤其是多产妇女,约有半数的患者合并子宫肌瘤,约有 15% 左右的患者合并外在性子宫内膜异位症。约有 25% 左右的子宫腺肌症患者无明显表现症状。

子宫腺肌症的发病原因及发病机制不十分清楚,一般认为与以下几种因素有关:

1. 创伤,包括各种宫腔手术。

2. 卵巢功能失调,激素分泌失调导致的。

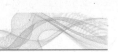

3. 遗传。

子宫腺肌症是内在性子宫内膜异位症的一种。今年来国外用手术剥离子宫内膜来治疗本病,但是术后可造成突发性子宫大量出血及盆腔子宫内膜种植等。药物在治疗子宫腺肌症上效果不明显。

二、治疗方法

子宫腺肌病的治疗分手术治疗和药物治疗两大类。选择哪一类疗法应取决于患者的症状、年龄及有没有生育要求。手术治疗中子宫切除术是主要方法,可以根治痛经及月经过多,但多数子宫腺肌病患者较年轻,尚无法接受子宫切除手术,故手术切除适用于年龄较大、无生育要求者;对于渴望保全生育功能的患者来说,介入治疗是目前最佳选择。虽然每一例子宫腺肌症患者均可介入治疗,但子宫腺肌病治疗有效率波动于 90% 左右,影响其成功率的是盆腔子宫内膜异位症,它是可以引起月经异常伴子宫痉挛、疼痛等症状的疾病。这部分患者不适宜介入手术。对于一个渴望保留生育能力的子宫腺肌病患者,介入治疗应谨慎,要充分评估其对患者生育能力的影响。

子宫腺肌症介入治疗的本质是应用栓塞剂栓塞病灶血管床,阻断通向子宫异位内膜病灶缺血坏死并被吸收,从而使异位内膜病灶在经期不再发生出血,达到治疗的目的。介入治疗可降低子宫腺肌病异位病灶组织复发概率。

三、适应证

1. 有典型的经期腹痛和月经量增多,超声或 MRI 诊断明确者。
2. 年龄<50 岁的已婚已育经药物等保守治疗无效且不愿切除子宫者。
3. 有多次盆腔手术史,或因盆腔粘连估计子宫切除手术困难的患者。
4. 合并有严重心肺疾病、甲亢、糖尿病、精神病等不适宜行子宫切除手术的疾病,但经期腹痛和经量过多等症状严重者。
5. 接受药物治疗但不良反应大,无法继续药物治疗者。
6. 特殊血型或合并重度贫血但拒绝输血的患者。

四、禁忌证

1. 对比剂过敏者。
2. 急性炎症期或体温≥37.5℃的患者。
3. 合并妊娠或可疑妊娠者。
4. 合并可疑或已确诊生殖器癌变疾病者。
5. 子宫短期内快速增大,可疑子宫肉瘤者。
6. 合并有严重心肺、肝肾、甲亢、糖尿病等疾病,病情未控制,生命体征不稳定,不能搬动者。
7. 合并严重凝血功能障碍者。

五、护理

(一) 术前护理

1. 术前访视　患者心理负担大,由于临床症状,影响患者的生活质量,且经历了多种治疗无效的,而产生内心焦虑,思想包袱重;患者对生活质量要求高,要求保留子宫,希望了解子宫和性生活的相关知识。想了解介入治疗对生育的影响等。应对不同心理问题进行有针对性的宣教,使患者情绪稳定,利于配合手术。

2. 术前准备

(1) 术前完善各种化验检查:血常规、凝血功能、肝肾功能、乙肝五项及 B 超检查,宫颈液基细胞检查筛查宫颈病变,宫腔镜检查并诊断性刮宫术排除宫内膜病变,做碘敏试验阴性,签署同意书。

(2) 肠道准备:术前一天进易消化饮食,术前 6 小时灌肠,术前 4 小时禁食。

(3) 皮肤准备:术前一天完成个人卫生清洁,如沐浴等。手术区域皮肤准备,备皮范围双侧髂前上棘至大腿上1/3,包括会阴部。备皮时仔细认真,注意局部皮肤有无破损和感染。备皮完毕在足背动脉搏动明显处做好标记,便于术中、术后观察。

(4) 手术当日:手术时间为月经干净 7 ~ 10 天,术前均肌注哌替啶 75 ~ 100mg;手术当日建立静脉通道,保留导尿。

(二) 术中配合

1. 准备物品　无菌手术包、无菌手套,插管用物(导管、导丝、微球、明胶海绵,PVC),生理盐水、利多卡因、注射器、碘海醇、急救物品、氧气化疗药物等。

2. 体位准备　协助患者取平卧位,给予心电监护,观察患者面色及一般情况、保持静脉通道及尿管是否通畅,术中巡视,随时遵医嘱添加物品。

3. 术中观察尿量及性质、色等,做好记录。严格执行无菌操作,注意职业保护。

(三) 术后护理

1. 一般护理　术后 24 小时内严密观察患者生命体征、及排尿情况注意尿量及颜色,鼓励患者多饮水,利于对比剂的排出。

2. 体位及穿刺点护理　见宫颈癌介入术后护理

3. 不良反应的护理　子宫动脉介入栓塞术后的主要不良反应及术后并发症:术后 1 ~ 3 天出现栓塞后综合征:发热,体温在 37.5 ~ 38.5℃,腹痛、腰骶部疼痛、恶心、呕吐等。遵医嘱采取措施,进行处理。

4. 心理护理　对子宫腺肌病患者尤为重要。要热情关心患者,耐心劝告其配合治疗,在治疗中仍有严重痛经等表现并经检查后给予对症处理以减少患者痛苦。告知患者子宫动脉栓塞后有可能出现子宫性闭经,卵巢性闭经,泌尿系损伤等,鼓励患者诉说不适,及时发现问题并报告医生采取相应措施。

六、健康指导

1. 子宫腺肌病介入治疗后,术后 3 个月内少数患者痛经会加重,不必惊慌,3 个月后

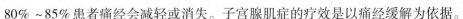

80% ~85%患者痛经会减轻或消失。子宫腺肌症的疗效是以痛经缓解为依据。

2. 术后 1、3、6、12 个月随访复查。观察患者月经量变化,痛经改善程度,复查 B 超观察子宫大小及腺肌瘤变化。

3. 注意休息,加强营养。

【病例】

×××,女,35 岁,已婚,内蒙古人。患者月经量增多 1+年,痛经半年多,致贫血(中度),同仁医院 B 超提示子宫腺肌病。于 2 周前来我院妇科就诊,月经初潮 15 岁,规律 4 ~ 5 天/30 天,痛经(+),LMP2015 年 1 月 13 日。20 岁结婚,G3P1,初产年龄 25 岁,末次生产 2000 年 1 月 3 日。诊断:子宫腺肌症。随转入放射介入治疗科,拟行血管放射介入治疗。向患者及家属解释介入治疗的方法,目的及注意事项。其表示理解并同意手术,完善术前各项化验。于 2015 年 1 月 22 日晨行双子宫动脉造影术+栓塞术+动脉化疗术。患者 8:00 入室常规插尿管、静脉输液平衡液 500ml。心电监护,按常规协助患者平卧位,局部麻醉,术中患者生命体征平稳,麻醉满意,尿量 200ml,术中用 PVA 500 ~700μm 2 个,700 ~900μm 1 个。手术顺利,9:15 术毕。10:00 患者主诉腹痛遵医嘱给帕瑞昔布钠(特耐)40mg 入壶,氯化钠 500ml,静脉滴注。12:45 疼痛好转,继续观察至 16:00 离室。

第 5 节　膀胱癌介入治疗的护理

一、概述

(一) 疾病概述

膀胱癌是尿路上皮性肿瘤中最常见的肿瘤,高发年龄 50 ~70 岁,男女比例为 4:1;肿瘤 84% 发生在膀胱的侧壁和后壁,40% 在膀胱三角区;约 70% 以上为浅表性癌。膀胱肿瘤可先后或同时伴有肾盂、输尿管和尿道肿瘤。病理分类大致上分为移行细胞癌、未分化癌、鳞状细胞癌和腺癌等。临床首发症状为间隙性无痛性全程血尿,先后出现膀胱刺激症状及其他转移症状。

膀胱癌分级:

Ⅰ级:分化良好,移行上皮层次多于 7 层,核导型稍异于正常,核分裂偶见。

Ⅱ级:上皮增厚,细胞极性消失,中等度核异型性出现,核分裂常见。

Ⅲ级:属不分化型,与正常上皮无相似之处。核分裂多。一般来说,恶性度与浸润性成正比。

(二) 治疗方法

外科手术是膀胱癌的主要治疗手段,但对于已失去手术机会的晚期膀胱癌和复发性膀胱癌,介入栓塞术具有显著的治疗效果。选择髂内动脉灌注化疗药,可使膀胱癌及盆腔区域的局部组织对药物摄取增多,浓度增高,作用时间延长,同时又减少了化疗药对全身其他器官的损坏,毒副作用明显减少。术前介入治疗可有效控制血尿,争取手术时间,并且由于栓塞区域缺血、组织水肿、肿瘤界面清晰,有利于提高膀胱癌的切除率,减少术中出血。术后再实施介入治疗,有利于手术切除残留肿瘤的处理及避免因全身化疗的副作用给患者康复带来的不利影响。对于Ⅱ ~Ⅳ期膀胱癌患者,也可利用此方法,使肿瘤病灶缩小,提高手术切除率,减少复发率。

（三）适应证

1. 凡准备手术切除的病例术前均可介入治疗。
2. 手术不能切除的膀胱癌。
3. 手术后复发的膀胱癌。
4. 膀胱癌并发不可控制的出血。

（四）禁忌证

一般无特殊禁忌证。严重肝、肾、心功能不全及碘过敏者不宜采用。凝血功能障碍,无法纠正者。严重的泌尿系感染患者。

二、护理

（一）术前护理

1. 术前访视　术前主动与患者沟通,鼓励其诉说内心的想法,及时提供相应的帮助。介绍病情,手术方法,手术的目的及意义,操作过程,配合要点,术中可能出现的不适如何克服,预后情况及有益于患者治疗的护理和医疗信息。以真诚热情的态度关心患者,消除其紧张、恐惧心理。通过护理,稳定患者情绪,使之处于接受治疗的最佳状态,以取得最好的治疗。

2. 术前常规准备　双侧腹股沟区备皮,术前4小时禁食,术前30分钟按医嘱给予镇静药,留置导尿,查看各项辅助检查是否完善等。

（二）术中护理

1. 核对患者资料　核实患者基本信息,需要穿刺的部位。

2. 体位准备　按手术要求采取平卧位,双手放于身体两侧,充分暴露脐水平以下、大腿1/2水平以上的部位,注意保暖。连接心电监护,开放静脉通路,准备好肝素、利多卡因等常用药。备好常用器材和物品。观察手术侧足背动脉搏动情况,并做好记录。

3. 护理配合

（1）打开手术包,协助医生穿手术衣、消毒皮肤、铺无菌手术单。及时递送手术所需器械。

（2）在局麻下采用Seldinger技术行股动脉穿刺,双侧髂内动脉造影,观察肿瘤供血动脉的分布、走行及侧支循环情况。明确供血动脉后,应尽量避开正常组织分支,将导管超选择插入肿瘤血管,然后将化疗药及栓塞剂缓慢注入。通常用化疗药物为顺铂、多柔比星、丝裂霉素等;常用栓塞剂为明胶海绵、金属弹簧圈、碘油等。

（3）栓塞后再行髂内动脉造影,了解栓塞情况。栓塞治疗时可能出现组织缺氧性疼痛,对轻微疼痛者给予安慰、鼓励,对疼痛程度较重者,根据医嘱给予哌替啶、利多卡因等药物,以减轻患者的痛苦。

（4）术中注射对比剂时,应密切观察患者有无过敏反应,一旦发生过敏反应应立即停止注射,并静脉注射地塞米松、盐酸肾上腺素等药物。

（5）治疗结束拔除导管、动脉鞘,穿刺点压迫止血,伤口无渗血后,用无菌纱布和弹性胶布加压包扎。

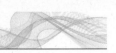

（三）术后护理

1. 常规护理

（1）卧位护理：告知患者手术部位制动 6～8 小时，24 小时内卧床。观察穿刺侧下肢血液循环情况，注意观察术侧足温、足背动脉搏动是否与对侧一致。告知术后可能出现的症状、原因及解决的方法。

（2）监测生命体征：24 小时内应持续心电监护，密切观察患者生命体征变化。

（3）穿刺点的护理：密切观察穿刺部位有无渗血、出血及皮下血肿形成。保持穿刺部位敷料干燥，防止感染。

（4）肾功能监测：观察尿量、颜色、性状，并准确记录 24 小时出入量，以了解肾功能情况；定期挤压导尿管，以免膀胱内凝血块堵塞导尿管；嘱患者多饮水，减轻对比剂的毒性作用。

（5）防止腹压增高：保持排便通畅，避免剧烈咳嗽，预防穿刺点出血。

2. 术后并发症护理　一般来说膀胱癌的髂内动脉灌注化疗无严重的特殊的并发症，可能发生的不良反应为：

（1）栓塞后综合征：如恶心、呕吐、食欲缺乏，鼓励患者多食高营养、易消化、清淡的饮食和酸性水果。呕吐严重和不能进食者应遵医嘱补液、用止吐药，防止发生水、电解质紊乱。

（2）发热：为动脉栓塞后常见反应，是坏死肿瘤细胞被吸收所致。遵医嘱给予物理和药物降温，合理使用抗生素。

（3）臀部疼痛：与化疗药或栓塞剂反流入臀上动脉有关，造成局部血运障碍，也可能插管时间过长，导管内或周围形成的血栓进入动脉分支所致。介入治疗时，导管头尽量进入肿瘤供血动脉，避开正常血管。此症状一般持续 5～6 天，对症处理即可缓解并逐渐消失。随着药物的排泄和肢体循环的建立，症状可改善并逐渐消失。疼痛剧烈者可进行以下护理：保持病室安静，减少探视；调整体位于舒适的位置以减轻疼痛；加强巡视，密切观察患者疼痛的部位、规律、持续时间；做好心理疏导，消除忧虑；也可局部热敷，遵医嘱给予止痛剂并观察用药后效果。

三、健康教育

（一）健康指导

指导患者树立坚定的信心，保持乐观的情绪，以助调整自身的免疫功能和抗病能力。养成良好的生活习惯，避免过度劳累，保证充足的睡眠和休息。指导患者家属平时要注意在精神上对患者进行引导，多关爱患者，让患者树立起战胜癌症的信心，乐观地面对病情，面对生活。

（二）饮食指导

多进食营养丰富的高蛋白、高维生素、低脂肪及易消化的食物。少食多餐，戒烟、戒酒及不食霉变、烟熏食物、刺激性食物。宜多吃抗癌的食物，如海带、蘑菇等，

（三）运动与休息

患者可以进行一些适当的运动，如散步，适量的运动可以提高患者的体质，提高患者的免疫力。

（四）复诊和随访

指导患者坚持服药治疗,注意药物的不良反应。膀胱癌术后,防止复发转移同样是不容忽视的问题。术后第1、3、6个月按时复查,如有不适及时就诊。膀胱癌患者术后膀胱和尿道容易出现感染或者其他病变,影响患者的排尿,患者容易出现尿血或者尿潴留,对于这种情况要及时去医院进行处理。

13 第13章 外周血管介入治疗的护理

第1节 巴德-吉亚利综合征介入治疗的护理

一、疾病概述

巴德-吉亚利综合征(Budd-Chiari syndrome,BCS),又称布-加综合征,是各种原因引起的下腔静脉肝段和(或)肝静脉流阻塞造成的一组下腔静脉高压和/肝后型门静脉高压症状,主要表现为双下肢水肿、胫前区色素沉着、肝脾肿大、顽固性腹水、躯干浅静脉曲张以及便血呕血等。

(一) 临床表现

临床表现取决于阻塞的部位、程度以及侧支循环的状况。轻度阻塞可无明确的症状或为原发病变的症状所掩盖;一旦完全阻塞,症状和体征很典型。下腔静脉下段的阻塞所引起的症状,主要是下腔静脉高压状态。临床中可分为急性型、亚急性型和慢性型。

1. 急性型 多为肝静脉完全阻塞而引起,阻塞病变多为血栓形成。起病急骤,突发上腹部胀痛,伴恶心、呕吐、腹胀、腹泻,酷似暴发型肝炎,肝脏进行性肿大,压痛,多伴有黄疸、脾大,腹水迅速增长,同时可有胸腔积液。暴发性者可迅速出现肝性脑病,黄疸进行性加重,出现少尿或无尿,可并发弥散性血管内凝血(DIC)、多器官功能衰竭(MOSF)、自发性细菌性腹膜炎等,多数在数日或数周内可以因循环衰竭(休克)、肝衰竭或消化道出血而迅速死亡。腹水、肝大和迅速出现的 MOSF,是本病的突出表现。

2. 亚急性型 多为肝静脉和下腔静脉同时或相继受累,顽固性腹水、肝脏肿大和下肢水肿多同时存在,继而出现腹壁、腰背部及胸部浅表静脉曲张,其血流方向向上,黄疸和肝脾肿大仅见于1/3 的患者,且多为轻或中度。不少病例腹水形成急剧而持久,严重者引起全身性生理紊乱,出现少尿和无尿。

3. 慢性型 病程可长达数年以上,病情多较轻,但多有引人注目的体征,如胸腹壁粗大的蜿蜒的怒张静脉,色素沉着见于足靴区,有的出现慢性溃疡。虽可有不同程度的腹水,但多数趋于相对稳定。尚可有颈静脉怒张,精索静脉曲张,巨大的腹股沟疝、脐疝、痔核等。食管静脉曲张常不能引起患者注意,多在突发呕血、黑便或发现脾脏肿大而就医时,经内镜或X 线造影才被证实。此型患者肝大多不如亚急性者明显,但硬化程度有所增加,脾大多为中等程度。

（二）疾病病因

目前 BCS 的病因尚未十分明确,归结为以下病因:

1. 血栓形成学说　大量临床资料说明,本病与血液的高凝状态有关,如真性红细胞增多症,阵发性睡眠血红蛋白尿,各种疾病产生的内毒素及外源性毒素(如含生物碱的植物及重金属)中毒,妊娠晚期或围生期和口服避孕药的妇女以及胃肠道的急慢性疾病等,发生 BCS 的相对危险值明显增高。

2. 隔膜形成学说　日本,印度,南非和我国的病例资料中,隔膜性 BCS 占总病例数的1/3 ~ 2/3。不少学者认为病变隔膜发生部位固定,组织学结构与下腔静脉壁相似等可能是胚胎发育异常所致。但多数学者认为此等发育异常只是血栓形成的参与因素。

3. 其他学说

1) 非血栓性阻塞:下腔静脉的原发性肿瘤,外伤及介入性检查损伤或异物等。

2) 外压性因素:肝脏肿瘤,脓肿,血肿,囊肿,肝结核,肝梅毒,树胶样肿,腹膜后肿瘤等压迫肝静脉或肝段下腔静脉,亦可引起 BCS。

3) 罕见因素:某些结缔组织疾病,化学,放射性损伤,过敏性血管炎,特发性坏死性肉芽肿性血管炎,白塞综合征等。

（三）适应证

1. 下腔静脉血栓形成慢性期患者,经积极内科治疗病情无明显好转者。

2. 下腔静脉肝后段膜性或阶段性阻塞。

3. 下腔静脉和肝静脉阻塞合并血栓形成。

4. 恶性肿瘤引起,并可能切除原发灶,保存或重建下腔静脉者。

（四）禁忌证

1. 肝衰竭者。

2. 恶性肿瘤无法切除或已转移。

3. 全身情况差不能耐受手术者。

4. 症状轻、病程较长,全身情况较佳者,手术应慎重考虑。特别是下腔静脉-右心耳旁路移植术创伤大,可发生肝、肾衰竭;部分胸壁侧支静脉又遭破坏;凝血机制差可造成纵隔血肿,术后回心血量猛增还可导致急性心力衰竭等。

二、护理

（一）术前护理

1. 术前访视　评估患者的心理状态,采取相应的心理护理措施。患者因病程长,症状重,对介入治疗了解甚少,容易产生焦虑和恐惧而表现心理压力较重。因此,在积极治疗的同时,要做好患者的心理护理,告知患者介入治疗的方法、疗效、术中配合、术后注意事项,减轻患者的焦虑和恐惧,使其稳定情绪,积极配合治疗与护理。

2. 术前指导

(1) 预防上消化道出血:合理休息与适当活动,避免过度劳累。禁烟酒,少喝咖啡喝浓茶,避免进食粗糙、干硬、带骨渣或鱼刺、油炸及辛辣食物。

(2) 减少腹水形成或积聚:注意休息,限制液体和钠的摄入,少食含钠食物,如咸肉、酱

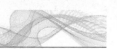

菜、酱油、罐头和含钠味精等。每天测量腹围和体重。

（3）防止腹压升高：防止剧烈咳嗽，嘱患者尽量减少活动，卧床休息，注意保暖，戒烟，减少呼吸道刺激。保持大便通畅，预防便秘。

（4）下肢水肿与溃疡护理：可抬高患肢减轻水肿。去除下肢溃疡的不洁覆盖物，定期给溃疡表面消毒、换药。

3. 病情观察　应注意观察患者的尿量及腹同情况的变化。每日记录尿量，每周测量腹围。输液从上肢输入，尤其对双下肢水肿者，应禁止从下肢输液。对于腹壁静脉曲张者嘱患者要保护曲张的静脉，避免穿较粗糙及过紧的衣物，以免摩擦致血管破裂。保持床单位整洁干燥。

4. 完善术前准备

（1）协助完成血常规、血液生化、出凝血时间检查及心、肝、肾等重要脏器的功能检查。

（2）介入治疗前 1 ~ 2 天，遵医嘱口服阿司匹林、双嘧达莫（潘生丁），预防血栓形成。

（3）术前 1 天沐浴，根据穿刺部位做相应的皮肤准备；遵医嘱做碘过敏试验，并记录。

（4）术前指导患者训练床上排便。

（5）术前晚保证充足睡眠，必要时遵医嘱给予镇静药。

（6）术前 6 小时禁饮食，避免术中呕吐。

（7）讲解术后注意事项。

（8）赴手术室前排空大小便。

（二）术中护理

1. 术前核查　患者身份确认；陪同患者进入导管室并协助患者平卧于导管床上。连接心电监护，建立静脉通路，做适当的解释，严密监测生命体征。

2. 术中配合

（1）协助医生右股静脉穿刺区及右颈静脉穿刺区消毒铺巾。采用 Seldinger 法分别行右股静脉及右颈静脉穿刺，留置导管鞘。

（2）股静脉放置导管鞘后，为避免血栓形成，遵医嘱全身肝素化。根据患者体重计算肝素用量，24 小时总量为 500U/kg。准确记录肝素用药时间和剂量。

（3）溶栓护理：术中常用尿激酶，用量 30 万 ~ 60 万 U，密切观察用药后有无出血情况。在破膜及球囊扩张时注意患者有无胸闷、胸背痛、呼吸困难等症状并给予心理护理。

3. 病情观察

（1）密切观察有无造影剂不良反应，密切配合医生手术。术中应密切观察患者的反应，应用多功能监护仪监护。在破膜、扩张时注意患者有无胸闷、胸背痛、呼吸困难等误穿心包或胸腔出血的症状。术中定时经导管注入 25% 肝素钠生理盐水，预防血栓形成。

（2）防止肺栓塞：在造影或开通静脉闭塞过程中，可能会出现血栓脱落造成肺栓塞。因此要协助手术医师观察，如突然出现胸痛、发绀、气急、呼吸困难、咯血、休克等症状，要考虑到肺栓塞，立即配合医师急救。

（3）防止心衰：下腔静脉或肝静脉开通后，梗阻突然解除，回心血量增加，容易发生急性右心衰竭，应控制液体滴速，持续心电监护，必要时吸氧及强心、利尿。

（三）术后护理

1. 一般护理　术后常规吸氧 2 ~ 3L/min、心电监护、血氧饱和度监测。为防止穿刺部位出血,指导患者术后取平卧位,禁止穿刺侧下肢屈曲;卧床休息24小时后可适当床上活动。术后进食少量易消化的软食。使用软毛牙刷刷牙,避免抓破皮肤、挖鼻孔等动作。注意术后有无发热等感染症状,遵医嘱合理应用抗生素预防感染。

2. 穿刺部位的观察和护理 患者从手术室返回病房后严密观察穿刺点有无出血和血肿;穿刺侧肢体局部置沙袋常规压迫6小时,术侧肢体制动24小时;严密观察远端肢体动脉搏动情况、皮肤温度及颜色,防止因穿刺点压迫过度而引起下肢血液循环障碍和血栓形成。如有出血立即按压穿刺点并告知医生及时处理。

3. 饮食指导 鼓励患者正常饮食,保证热能供给,可给予高蛋白、高维生素、低脂肪、少渣、容易消化的饮食;必要时静脉输注氨基酸、白蛋白等。

4. 观察记录小便排出量 下腔静脉和肝静脉再通后,回心血量增加,长期积聚在体内的液体在术后快速通过小便的形式排出,因此,需要观察尿量。注意小便的次数和量的记录,尿量的记录以小时为单位,而腹水量的变化以日为单位。术后第2天应每日测量体重;注意保持出入量的平衡,如出现少尿,应及时报告医生。

5. 注意出血倾向 术中局部穿刺插管对血管的损伤及术中全身肝素化使机体凝血机制受到破坏均可导致术后出血。尤其对使用肝素钠溶栓者易引起穿刺和出血。因此术后患者穿刺处局部除要加压包扎、制动24小时外,应严密观察生命体征,每15～30分钟测量并记录血压、脉搏情况。若发生出血,应予遵医嘱使用止血药。

6. 应用抗凝药物 严格遵医嘱给予抗凝治疗,抗凝治疗期间密切观察皮肤、黏膜有无出血点和大小便颜色。告知患者抗凝治疗的重要性。定期检测凝血功能,如发现异常及时通知医师,调整药物用量。出院后可口服阿司匹林、双嘧达莫。

7. 并发症的观察与护理:

(1) 心功能不全:下腔静脉和肝静脉阻塞使回心血量减少,右心功能减退。下腔静脉和肝静脉再通后,瞬间内回心血量突然增加,使右心负荷增大,可发生心力衰竭。表现出右心功能不全的症状和体征。

术后护理要点:

1) 观察心力衰竭症状、体征;

2) 指导患者取半卧位,减少回心血量,预防或减轻心力衰竭;

3) 氧气吸入,提高血氧饱和度,改善呼吸困难,减少活动,降低机体耗氧量;

4) 指导患者进低盐易消化饮食,控制输液量及速度;

5) 遵医嘱给予心肌收缩药、血管扩张药、利尿药,并观察其疗效。

(2) 胸腹腔和心包腔出血及引流管护理:极少数患者在介入治疗过程中可能发生血管损伤而出现胸腹腔和心包腔出血,经皮经肝穿刺通道也可能出现腹腔出血,患者回到病房后,应密切观察有无活动性出血,若胸腹腔或心包腔留有引流管,应观察和记录引流量颜色,并注意引流管的护理,防止引流管的脱落。

三、健康教育

1. 注意休息,避免劳累和较重的体力劳动。

2. 饮食应营养丰富,易消化,禁烟、酒,少喝咖啡、浓茶。

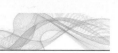

3. 生活要有规律,劳逸结合,适当锻炼。增强机体抵抗力。

4. 保持心情愉快,注意个人卫生。

5. 按时复查,术后1、3、6个月复查1次,以后1年和2年各复查1次,了解疾病恢复情况,并指导患者遵医嘱服用阿司匹林、双嘧达莫抗凝治疗3~6个月,以防血管再狭窄或闭塞。

患者出院后养成规律的生活习惯,避免过度劳累,嘱其低盐低脂饮食,多食新鲜蔬菜、水果,保持大便通畅,保持心情舒畅。遵医嘱按时服用抗凝药物。术后抗凝治疗对预防急性和亚急性血栓形成有重要意义,常规华法林2.5mg,每天次,服药期间,注意有无出血倾向,每周查凝血四项。术后2~4周进行超声及血常规检查,下腔静脉造影检查,观察腔内血管介入效果。情况好转6~10个月复查1次,监测肝、肾功能及症状、体征改善情况。患者一般情况情况良好,肝、脾脏明显缩小,WBC及PLT在正常范围。下腔静脉血流良好。

第 2 节　下肢深静脉血栓介入治疗的护理

一、概述

下肢深静脉血栓形成(lower extremity deep venous thrombosis,LEDVT)是血液在下肢深静脉内不正常凝结引起的疾病,血液回流受阻,出现下肢肿胀、疼痛、功能障碍。血栓脱落可引起肺栓塞(pulmonary embolism,PE)。DVT和PE合称为静脉血栓栓塞症(venous thrombo-embolism,VTE)。LEDVT如在早期未得到有效治疗,血栓机化,常遗留静脉功能不全,称为血栓后综合征(postthrombosis syndrome,PTS)。

(一) LEDVT 的病理分型

1. 周围型　股浅静脉下段以下的深静脉血栓形成。

2. 中央型　髂-股静脉血栓形成。

3. 混合型　全下肢深静脉血栓形成。

重症 LEDVT:①股青肿:下肢深静脉严重淤血;②股白肿:伴动脉痉挛持续存在。

(二) LEDVT 的临床分期

1. 早期

(1) 急性期:发病后7天以内。

(2) 亚急性期:发病第8天至30天。

2. 慢性期　发病30天以后。

3. 后遗症期　出现PTS症状。

4. 慢性期或后遗症期急性发作。

1960年Greenfield开始在X线透视下采用静脉切开后导管抽吸血栓。1984年Sniderman开始用经皮穿刺导管抽吸术,成为介入治疗血管腔内血栓形成的首创。目前,介入治疗LEDVT的方法主要有:介入性溶栓治疗,介入性血栓清除术,深静脉腔内成形及支架植入术。

对LEDVT实施介入治疗宜从安全性、时效性、综合性和长期性等四方面考虑:①安全性:在对长段急性血栓作介入治疗前植入腔静脉滤器可有效预防肺动脉栓塞。采用机械性血栓清除、介入性药物溶栓,可明显降低抗凝剂和溶栓剂的用量,减少内脏出血并发症。②时效性:急性 LEDVT 一旦明确诊断,宜尽快作介入处理,以缩短病程,提高管腔完全再通比率,避免或减少静脉瓣膜粘连,降低瓣膜功能不全、血栓复发的发生率,尽量阻止病程进入慢性期和后遗症期。③综合性:常采用几种介入方法综合治疗深静脉血栓,如对急性血栓在介入性药物溶栓的基础上,可采用导管抽吸、机械消融等介入性血栓清除;对伴有髂静脉受压综合征或伴有髂静脉闭塞的 LEDVT 者,可结合使用 PTA 和支架植入术,以迅速恢复血流,提高介入治疗的疗效。④长期性:在综合性介入治疗后,宜继续抗凝 6 个月以上,定期随访、复查,以减少 LEDVT 的复发。

二、适应证和禁忌证

(一) 介入性溶栓治疗

1. 适应证
(1) 急性期 LEDVT。
(2) 亚急性期 LEDVT。
(3) LEDVT 慢性期或后遗症期急性发作。
2. 禁忌证
(1) 伴有脑出血、消化道及其他内脏出血者。
(2) 患肢伴有较严重感染。
(3) 急性期髂、股静脉或全下肢深静脉血栓形成,血管腔内有大量游离血栓而未作下腔静脉滤器植入术者。

(二) 介入性血栓清除术

1. 适应证
(1) 大腔导管抽吸:适用于急性期 LEDVT。
(2) Amplatz 血栓消融器(Amplatz thrombectomy device,ATD,Helix):适用于长段急性期 LEDVT。
(3) Roterax 血栓清除系统:适用于急性期或亚急性期髂股静脉血栓。
2. 禁忌证
(1) 慢性期 LEDVT。
(2) 后遗症期 LEDVT。
(3) 膝下深静脉 LEDVT。

三、手术操作

(一) 术前准备

1. 观察、测量并记录双下肢和会阴部、腹股沟部肤色、浅静脉显露情况及回流方向、肤温、肢体周径。
2. 检查并记录 Homan 征及 Neuhof 征、软组织张力、髋及膝关节主动和被动活动幅度。
3. 血浆 D-二聚体测定 酶联免疫吸附法(ELISA)检测,>500μg/L 对诊断急性 DVT 有

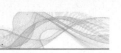

重要参考价值;凝血功能测定,包括凝血酶原时间(PT)、纤维蛋白原(FIB)、活化部分凝血活酶时间(APTT)、凝血酶时间(TT)。

4. 完善下肢静脉相关检查　Doppler 超声、下肢深静脉加压超声显像、顺行性静脉造影、下肢静脉 CT/MRA。

5. 抗凝治疗　常用低分子肝素和华法林,也可应用普通肝素和华法林。

（二）介入性溶栓治疗

溶栓剂一般选用尿激酶,常用剂量为每日 25 万 ~ 75 万 U。

1. 顺流溶栓

（1）经患肢足背浅静脉或大隐静脉起始段穿刺插入导管针或留置针,给药时小腿、膝上下间断性扎止血皮条。

（2）经股、腘静脉穿刺插管并保留导管进行溶栓。

2. 逆流溶栓

（1）经健侧股静脉插管至患侧髂股静脉,保留导管进行溶栓。

（2）经颈内静脉插管至患侧髂骨静脉,保留导管进行溶栓。

3. 经动脉留管顺流溶栓

（1）经健侧股动脉插管至患侧髂股动脉内,保留导管进行溶栓。

（2）经患侧股动脉顺流插管至同侧股动脉远端留管溶栓。

对局限于股静脉中、上段的急性血栓,推荐经腘静脉穿刺,作顺流溶栓;对全下肢深静脉急性血栓形成,推荐作逆流溶栓或经动脉留管顺流溶栓。

（三）介入性血栓清除术

1. 大腔导管抽吸　大腔导管包括各种 6F ~ 12F 导管鞘和大腔导引管,沿导丝插至血栓处,以 50ml 或 30ml 注射器反复抽吸。

2. Amplatz 血栓消融器(ATD、Helix)　植入 7F 导管鞘,插入 4 ~ 5F 普通造影导管。注入对比剂了解血栓的位置和范围后,用导丝配合导管穿过血栓。经导管鞘将 ATD 导管缓慢插入,在透视监视下,将 ATD 导管推进至近血栓处,启动 ATD 导管进行血栓消融。

3. Roterax 血栓清除系统　穿刺成功后插入 8F 或 9F 导管鞘,插入 4F 或 5F 猎人头或单弯导管,注入对比剂造影。明确狭窄或阻塞的部位、性质与程度。

经导管插入 0.018inch 金属导丝,退出导管,旋切导管通过导丝抵达血栓近端,开始旋切,新鲜血栓可以每秒钟推进 1cm,陈旧血栓需 3 ~ 4 秒推进 1cm。

（四）静脉腔内成形术及支架植入术

1. 静脉腔内成形术

（1）对髂总静脉及髂外静脉上段阻塞推荐从同侧股静脉穿刺入路。

（2）对累及髂外静脉下段、股总静脉及股静脉上段的阻塞,推荐从同侧腘静脉穿刺入路。

（3）髂静脉腔内成形术推荐使用 10 ~ 12mm 球囊导管,股总静脉和股静脉腔内成形术推荐使用 8 ~ 10mm 球囊导管。

（4）推荐使用压力泵充盈球囊,至球囊命名压后维持 1 ~ 3 分钟。

2. 支架植入术

（1）髂股静脉支架植入术推荐在球囊腔内成形术后进行。

（2）髂总静脉及髂外静脉的上段推荐使用 12～14mm 自膨式激光雕刻支架。

（3）髂外静脉下段及股总静脉(跨髋关节时)推荐使用 10～12mm 自膨式网编支架。

（五）并发症

1. 出血和溶血　　在抗凝溶栓过程中,要注意有无皮下及黏膜出血,还要注意观察有无内脏出血征象。由介入性血栓清除术所导致的创伤性溶血常为一过性,一般不需特别处理。

2. 血管壁损伤　　导管、导丝、血栓清除器械及球囊均可造成血管壁损伤。如造影发现组织间隙有对比剂滞留或弥散,可确定为血管损伤破裂。在导管导丝探寻通过狭窄或闭塞的静脉时,宜尽可能使用较为柔软的超滑导丝导引。发现血管壁损伤时,下肢部位可采取体表局部按压止血,髂静脉可采取暂时性球囊封堵,必要时可考虑植入覆膜支架。

3. 残留血栓和血栓复发　　溶栓治疗及介入性血栓清除术往往难以完全清除静脉腔内血栓。血栓复发多与基础病变造成血液高凝状态和血栓清除术及成形术致静脉内膜损伤有关。在介入操作过程中,宜同时注入肝素抗凝。介入操作术后,宜皮下注射低分子肝素。经保留导管溶栓或顺流溶栓 5～7 天。

4. 肺栓塞　　在药物溶栓、血栓清除术、血管腔内成形术过程中,患者如出现呼吸困难、发绀、胸闷、咳嗽和咯血、休克、血氧饱和度降低等症状,应考虑为肺栓塞。在作介入治疗前,对下腔静脉、髂股静脉内存在新鲜血栓或漂浮性血栓者,植入下腔静脉滤器阻挡脱落的血栓是预防发生肺栓塞的有效方法。对未植入滤器者,宜采用单纯性抗凝治疗而不作溶栓、血栓清除和血管腔内成形术。一旦发生肺栓塞,可视具体情况选择进行综合性介入治疗。

5. 腔内成形和支架植入术后血管阻塞和再狭窄　　在行介入性腔内成形和支架植入术后,患者下肢肿胀疼痛不减轻或症状复发、加重,应考虑为急性血栓形成,其诊断和处理同急性下肢深静脉血栓形成的介入治疗。术中及术后抗凝,腔内成形和支架植入后保留导管局部溶栓治疗可降低急性血栓形成的发生。腔内成形和支架植入后推荐长期口服抗凝剂和抗血小板药,以降低再狭窄的发生率和程度。

四、护理

（一）术前护理

1. 术前访视　　由于患者肢体肿胀、疼痛、功能障碍,易出现焦虑和恐惧。护理人员应主动、热情的向患者及其家属解释本病发生的原因、介入手术的意义和必要性,以及手术经过和注意事项,关心患者,减轻患者的紧张、恐惧心理,增强其战胜疾病的信心。必要时用成功的病例现身教育,以取得患者的合作,积极配合治疗。

2. 卧床休息

（1）急性期患者应绝对卧床休息 10～14 天,避免床上过度活动,禁止按摩患肢,以防血栓脱落。

（2）抬高患肢高于心脏平面 20～30cm,以促进血液回流,防止静脉淤血,减轻水肿与疼痛。

3. 饮食指导　指导患者进低脂、含纤维素丰富、易消化的食物,以保持大便通畅,避免用力大便致腹压增高,影响下肢血液回流。

4. 戒烟　劝患者禁烟,以防烟中尼古丁引起血管收缩,影响血液循环。

5. 病情观察　观察患肢皮肤颜色、温度、肿胀程度,每日测量患肢与健肢平面的周径并做好记录,以判断血管通畅情况,评估治疗效果。

6. 并发症的观察

(1) 肺动脉栓塞:观察患者有无胸痛、呼吸困难、咯血、血压下降等异常情况,如出现上述症状应立即嘱患者平卧,给予高浓度氧气吸入,避免深呼吸、咳嗽、剧烈翻动,并且立即报告医师。

(2) 出血:应用抗凝疗法治疗期间,观察患者有无牙龈出血、皮肤瘀斑、小便颜色改变、月经量过多等出血倾向,每日检查凝血功能,根据情况及时调整抗凝靠药物的应用。

7. 术前准备　除做好常规准备外,还应:①协助完善各项术前检查;②重点了解出凝血系统的功能状态,有无介入手术禁忌证。③术前训练患者床上排便,以防术后不习惯床上排便引起尿潴留,术前 2～3 天进少渣饮食。

(二) 术后护理

1. 常规护理

(1) 观察穿刺部位:密切观察穿刺部位有无局部渗血或皮下血肿形成。

(2) 观察穿刺侧肢体:在作介入性溶栓治疗期间和介入性血栓清除术、深静脉腔内成形术及支架植入术后,患肢宜抬高 30cm 或 20°,以利于患者血液回流和肿胀的消退。密切观察穿刺肢体足背动脉搏动情况、皮肤颜色、温度及毛细血管充盈时间,询问有无疼痛及感觉障碍。

(3) 心理护理:由于术后常在右颈部或腹股沟留置导管及导管鞘,使患者产生不适感,护理人员应给患者解释留置导管的作用及注意事项,关心体贴患者,使患者情绪稳定配合治疗和护理。

(4) 观察出血:出血为下肢静脉血栓介入治疗过程中的并发症,一旦发生内脏出血,特别是颅内出血可以导致患者的死亡,应给予高度重视。一旦发生穿刺部位、皮肤黏膜、牙龈、消化道、中枢神经系统等出血,应立即停止使用抗凝和溶栓药物。

(5) 生命体征的观察:加强生命体征的监护,术后遵循医嘱测血压、脉搏、呼吸直至平稳,同时观察有无对比剂反应及肺栓塞的发生。如果有异常现象,应协助医师及时处理。

(6) 溶栓导管的护理:妥善固定,防止脱出、受压、折曲和阻塞。溶栓导管引出部皮肤每日用 0.5% 碘伏消毒,并根据情况更换敷料,防止局部感染和菌血症的发生。按医嘱执行导管内用药,在治疗过程中要保持导管的妥善固定,必要时行超声或造影检查调整导管位置,以提高血栓内药物浓度,发挥理想疗效。自静脉或动脉内保留导管溶栓后的第 2～3 天开始,患者可出现轻度发热,其原因可能为血栓溶解所致,也可能为保留的导管本身带有致热源,或者两者兼而有之。常不需特殊处理,必要时可在严格消毒后更换导管。

(7) 足背静脉溶栓的方法和护理:当采取足背留置针静脉推注尿激酶时,可根据栓塞部位扎止血带,常用的是在大腿、膝关节上、踝关节上方各扎止血带一根,目的是阻断表浅静脉,让药物通过深静脉注入,以达到更好的溶栓效果,推注完毕后从肢体远端起每隔5分钟依次去除止血带。

（8）抗凝的护理:根据医嘱常规给予肝素或低分子肝素5000U皮下注射。并观察出凝血时间及有无牙龈和皮肤黏膜出血等现象。

（9）预防感染:术后遵医嘱应用抗生素治疗,保持穿刺点的清洁,密切观察体温的变化,预防感染的发生。

（10）卧床的护理:由于保留导管溶栓的患者需要卧床休息,对于年龄较大和肥胖的患者,应定时给予翻身和背部按摩以防压疮的发生。

（三）并发症的观察与护理

1. 肺栓塞　下肢静脉血栓形成最大的危害在于致命性肺栓塞,是由于栓子脱落堵塞肺动脉所致。主要表现为呼吸困难、胸痛、咯血、咳嗽等症状。为预防肺栓塞的发生,可使用下腔静脉滤器,并且在溶栓过程中动作要轻柔,防止栓子脱落。未放置滤器的患者,术后应让患者卧床;备好抢救药品及器材;严密观察病情变化,必要时检测心电图与血气分析。

2. 滤器并发症　下腔静脉滤器植入术后可能发生滤器移位、血栓闭塞或穿孔。护理人员应了解滤器的种类和型号,以便于对可能发生的并发症进行判断。滤器移位多移向近心端,一般无临床症状,若移位到肾静脉开口位置,可导致肾静脉血流受阻,如果滤器移位至右心房、右心室、肺动脉可引起心律失常和心脏压塞。若出现血压下降、心率增快、面色苍白及末梢循环障碍等休克表现及有腹痛、背痛等,立即通知医生进行抢救。术后1、6、12个月分别摄卧位腹部X线片,观察滤器的形态位置。

3. 下腔静脉阻塞　常发生在大量血栓脱落陷入滤器时,若血栓脱落至下腔静脉滤器内而阻断下腔静脉血液时,患者则出现由一侧下肢肿胀发展为两侧下肢肿胀。

五、健康教育

1. 对既往有周围血管疾病史的高危患者,应采取积极的预防措施,避免血栓形成。
（1）指导患者避免久站、坐时双膝交叉过久,休息时抬高患肢。
（2）术后、产后患者早期下床活动,经常按摩肢体肌肉,以促进血液循环。
（3）告知患者腰带不要过紧、勿穿吊袜和紧身衣物,以免影响血液循环。
（4）指导患者进行适当的体育锻炼,增加血管壁的弹性,如进行散步、抬腿、打拳等活动。
2. 控制饮食,减少动物脂肪的摄入,饮食宜清淡、易消化、戒烟、酒。
3. 要有自我保健意识,保持心情愉快。
4. 根据医嘱服用抗凝药,预防血栓再形成,告知患者用药的注意事项及与食物的相互影响,如菠菜、动物肝脏可降低药效,阿司匹林、二甲双胍合用增加抗凝作用等。
5. 定期复查,术后前4周,每周复查凝血酶原时间一次。每月复查一次多普勒超声、腹部CT等,如出现下肢肿胀,皮肤颜色、温度有异常情况,应及时复诊。
6. 髂股静脉支架植入后口服抗凝、抗血小板治疗至少6个月,术后1、3、6、12个月造影或多普勒超声复查支架通畅情况,以后每年复查1次。如发现支架内再狭窄或闭塞且患者出现下肢肿胀等症状,宜及时再次行支架内介入治疗。

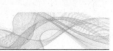

第 3 节　肺动脉栓塞介入治疗的护理

一、概述

（一）疾病概述

急性肺动脉栓塞（PTE）是指肺血栓栓塞为来自静脉系统或右心的血栓阻塞肺动脉或其分支所致的疾病,以肺循环系统和呼吸功能障碍为主要临床和病理生理的综合征。螺旋 CT 肺动脉造影（CTPA）是目前诊断肺栓塞首要手段,而急性肺动脉栓塞合并下肢深静脉血栓形成患者进行溶栓介入治疗是目前治疗这类疾患的重要手段之一。

（二）治疗方法

1. 导管内溶栓　理论上肺动脉内局部用药比经静脉的全身用药有优势,其起效迅速、剂量较小、出血可能性小,但 Werstraete 等对比了导管到达血栓处溶栓与静脉溶栓的疗效,发现血栓溶解的速度及肺动脉压的下降在两组无显著性差异肺动脉内局部用药特别是小剂量时可减少出血并发症。但局部治疗的不利方面是需要通过肺动脉导管,而后者在到达血管时增加出血的危险性,故现已多采用外周静脉给药方法。

2. 导丝引导下导管血栓捣碎术　Thomas SR 报告可用旋转猪尾导管进行碎栓。Zwaan M 进行了一组体外实验包括 4 种装置:猪尾导管、Clot Buster、Hydrolyser 导管以及改良的 Hydrolyser 导管,结果发现在肺栓塞的治疗中,这 4 种装置均有效。猪尾导管虽然较简便,但同其他三种装置比较而言,它相对费时、粉碎栓子的效果弱。

3. 部机械消散术　Amplatz 血栓消融术（Amplatz thrombectomy device,ATD）是一种机械性的血栓切除装置,利用再循环式装置可以将血栓块溶解成 13μm 的微粒。应用 ATD 进行的肺动脉血栓切除术适用于致命性 PE、循环低血压者、不伴低血压的急性右心扩张者、有溶栓禁忌证者,其最适于中心型栓子,对新鲜血栓有较好疗效且无须完全溶解血栓。

4. 球囊血管成形术　通过球囊扩张挤压血栓使得血栓碎裂成细小血栓,利于吸栓或溶栓。若急性肺栓塞合并肺动脉狭窄,球囊扩张还可使管腔扩大,必要时行支架植入术。

（三）适应证

急性大面积肺栓塞伴进展性低血压、严重呼吸困难、休克、晕厥、心搏骤停。

（四）禁忌证

溶栓禁忌证者;开胸禁忌证者和（或）伴有极易脱落的下腔静脉及下肢静脉血栓者。

二、护理

（一）术前护理

1. 术前访视

（1）心理护理:由于肺栓塞出现呼吸困难、胸痛等症状,患者因对经济状况和疾病的担心容易产生心理负担,易出现焦虑和恐惧。所以,要首先稳定患者的情绪,护理人员应主动、热情地向患者及其家属解释本病发生的原因、溶栓治疗的重要性和疗效,可能出现的并发症,以及手术经过和注意事项,介入治疗微创性等;详细解答患者提出的问题,并给予针对性的心理干预,初步纠正患者异常思维方法和行为,取得患者的合作,积极配合治疗。

（2）生命体征监测:患者入院后应绝对卧床,立即给予床旁多功能监护,持续监测其心率、心律、血压、氧饱和度;嘱其卧床休息,避免情绪激动、剧烈运动、用力排便以免发生血栓脱落形成梗死,进一步加重病情;持续鼻导管吸氧,患者无明显不适调节氧流量 2~3L/min;当患者出现发绀、气喘、氧饱和度下降等缺氧状况时可采用鼻导管或面罩吸氧,根据患者血气分析结果调整氧流量至 5~8L/min,待病情缓解后调节氧流量至 2~3L/min。

（3）病情观察:最有意义的体征是下肢深静脉形成所致的肿胀、压痛、僵硬。通过测量双侧下肢的周径来评价是否血栓形成,方法:大、小腿周径的测量点分别为髌骨上缘以上15cm 处,髌骨下缘以下 10cm 处;评价标准:双侧相差>1cm 即考虑。

2. 做好术前准备

（1）协助完善心、脑、肺、肾等重要脏器功能的检查。

（2）了解凝血系统的功能状态,有无介入手术禁忌证。

（3）术前训练患者床上排便,以防术后不习惯床上排便引起尿潴留。

（二）术中护理

1. 患者体位 对患侧进行妥善处理并固定,避免患者坠床;医护人员需协助患者取平卧位,将患者上肢平稳放于床边,患者输液侧手臂需用支架承托,并向患者讲解术中制动的必要性;建立静脉通路,连接心电监护仪,监测生命体征及血氧饱和度。

2. 药物及物品准备 准备好穿刺针、血管鞘、导管、导丝、滤器等;准备好抢救器材和急救药物。

3. 术中配合

（1）碎栓术

1）操作方法:使用导管、导丝的搅拌将堵塞在肺动脉内的血栓打碎,或使用球囊扩张挤碎血栓。迅速解除肺动脉的中心梗阻,重建肺动脉血流,术中即刻降低肺动脉压,改善右心功能。碎栓后联合溶栓可增加与栓子接触的药物,加速栓子溶解。适用于新鲜血栓。

2）器材选择:黑泥鳅导丝,猪尾巴导管,导管,球囊。

（2）抽吸术

1）操作方法:肺动脉造影明确肺动脉血栓部位后,将导管头定位的血栓体内,导管尾端注射器负压抽吸,反复多次进行。经抽吸术后可减少血栓容积,恢复肺动脉灌注,提高血氧浓度;使用普通导管,操作方法不复杂,易于普及。适用 24~48 小时内的新鲜血栓。

2）器材选择:8F 长鞘管、5~8F 右冠导管、20、50ml 注射器。

（3）导管溶栓术

1）操作方法:局部穿刺股静脉或颈静脉,将导管楔入肺动脉血栓内,经导管团注溶栓药物进行接触性溶栓。经导管肺动脉内溶栓局部用药比经静脉全身给药有起效迅速、剂量较小、出血可能性小等优点,肺动脉内局部用药特别是小剂量时可减少出血并发症。

2）准备药物:尿激酶,肝素等。

4. 术中监护及急救 密切观察患者的生命体征变化,注意患者有无呼吸困难、胸痛、咳嗽、咯血等症状,若出现异常需及时通知主管医生,对患者予以及时的对症治疗。

（三）术后护理

1. 常规护理

（1）术区观察：密切观察穿刺部位有无局部渗血或皮下血肿形成。密切观察穿刺侧肢体足背动脉搏动情况、皮肤颜色、温度及毛细血管充盈时间,询问有无疼痛及感觉障碍。

（2）心理护理：肺动脉栓塞发病急,病情重,常伴有剧烈疼痛,呼吸困难,有濒死感,患者易出现烦躁,焦虑甚至恐惧心理。护理人员应给予患者安全感,鼓励患者充分表达自己的情感;溶栓后患者临床上自觉症状减轻,均有不同程度的想下床活动的愿望,这时应使患者了解溶栓后仍需卧床休息,以免栓子脱落,造成再栓塞。

（3）生命体征监测：生命体征的观察加强监护,术后遵医嘱测血压、脉搏、呼吸,直至平稳,重点观察血氧饱和度和血气的变化,并根据血氧饱和度的指标给予持续或间断性吸氧。

2. 体位护理　急性期和溶栓治疗期 2 周内,患者应绝对卧床休息,以防止发生血栓脱落,引起危险卧床期间,定时更换体位,以保护皮肤完整性,并增加舒适度。若合并下肢静脉栓塞,可将患肢用软枕抬高 20°～30°,膝关节屈曲 15°,禁止按摩患肢及对患肢行冷热敷。护士在护送患者进行相应检查时要用平车运送,避免颠簸,注意保持合适体位,防止加重心肺负担。

3. 消除再栓塞的危险因素

（1）急性期：患者除绝对卧床外,还需避免下肢过度屈曲,一般在充分抗凝的前提下卧床时间为 2～3 周;保持大便通畅,避免用力,以防下肢血管内压力突然升高,要避免腹压增加的因素,如上呼吸道感染,要积极治疗,以免咳嗽时腹压增大,使血栓再次脱落形成新的危及生命的栓塞;卧床期间所有的外出检查均要平车接送。

（2）恢复期：需预防下肢血栓形成,如患者仍需卧床,下肢须进行适当的活动或被动关节活动,穿抗栓袜或气压袜,不在腿下放置垫子或枕头,以免加重下肢循环障碍。

（3）观察下肢深静脉血栓形成的征象：由于下肢深静脉血栓形成以单侧下肢肿胀最为常见,因此需测量和比较双侧下肢周径,并观察下肢有无肿胀、胀痛感,观察下肢循环情况,检查皮肤温度、颜色、感觉及水肿,浅静脉怒张,和肌肉有无深压痛及运动情况。

4. 碎栓、溶栓治疗后护理

（1）卧位：术后患者平卧,股静脉穿刺处加压包扎 4 小时,术侧肢体制动 4～6 小时,观察有无皮下血肿或出血,鼓励患者多饮水或补充液体,加快造影剂的排除,避免在下肢进行静脉穿刺输液。

（2）抗凝治疗：抗凝治疗作为急性大面积肺栓塞局部碎栓溶栓后的序贯治疗,可以防止血栓进一步扩大,并通过内源性纤溶活性溶解已生成的血栓。常用抗凝方法为低分子肝素加华法林,治疗期间应定时监测出凝血时间、血小板计数、凝血酶原时间、血氧饱和度等,注意观察有无出血倾向,观察术区刀口有无出血及渗血,注意皮肤、黏膜、牙龈及穿刺部位有无出血,是否有咯血、呕血、便血等现象,及时汇报医生调整药物剂量。

（3）病情观察：严密观察患者意识、瞳孔变化,一旦发现有头痛、呕吐症状,要及时报告医生,谨防脑出血症状发生。指导患者绝对卧床休息 2～3 周,掌握自我护理和预防出血的方法,避免身体碰撞,增加静脉穿刺后按压的时间等。

5. 并发症的观察与护理　出血：出血为肺动脉栓塞介入治疗过程中较为严重的并发症,一旦发生内脏出血,特别是颅内出血可以导致患者的死亡,应给予高度重视。一旦发生穿刺部位、皮肤黏膜、牙龈、消化道、中枢神经系统等出血,应立即停止使用抗凝和溶栓

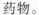

药物。

三、康复指导

（一）防止血液淤滞

1. 对存在发生下肢深静脉血栓危险因素的人,指导其避免可能增加静脉血流淤滞的行为,如长时间坐位,特别是架腿而坐、长时间站立不活动等。

2. 鼓励卧床患者进行床上肢体活动,不能自主活动的患者需进行被动关节活动,不能活动的患者,将腿抬高致心脏以上水平,可促进下肢静脉血液回流。

3. 利用机械作用如穿加压弹力抗栓袜、应用下肢间歇序贯加压充气泵等促进下肢静脉血液回流。

（二）降低血液凝固度

1. 适当增加液体摄入,防止血液浓缩。有高脂血症、糖尿病等导致高血液凝固性病史的患者应积极治疗原发病。

2. 血栓形成危险性明显的患者,应指导患者按医嘱使用抗凝制剂防止血栓形成。

（三）认识下肢深静脉血栓（DVT）和肺动脉血栓（PTE）的表现

介绍 DVT 和 PTE 的表现,长时间卧床的患者,出现一侧肢体疼痛、肿胀,应注意 DVT 发生的可能;在存在相关发病因素的情况下,突然出现胸痛、呼吸困难、咯血痰等表现时应注意PTE 的可能性,需及时告诉医护人员或及时就诊。

四、健康教育

护士应做好患者及家属的健康教育,让患者和家属认识并重视肺栓塞的发生,使其掌握预防血栓形成的有效方法。早期发现和预防是关键,高危人群要注意以下几点:

1. 改变生活方式,如戒烟,适当运动,控制体重,保持心情舒畅,饮食方面应减少胆固醇的摄入,多进食新鲜蔬菜。

2. 长期操作电脑,或者乘车,飞机长途旅行,应穿宽松的衣服及鞋袜,适当活动下肢。

3. 下肢外伤或者长期卧床,特别是老年患者,应经常按摩下肢,或者使用预防血栓形成的药物。肢体运动顺序应由被动运动到主动运动,促进肌肉收缩和血液循环。指导患者多饮水,进低脂、低糖、高纤维素饮食,并多吃蔬菜、水果,保持大便通畅,大便时采取坐位,避免用力,避免长时间久坐。

4. 孕产妇要保持一定的运动量,不要久卧床,长期服用避孕药的妇女,服药时间不要超过 5 年。

5. 曾有静脉血栓史的人（腿痛,下肢无力,压痛,皮下静脉曲张,双下肢出现不对称肿胀）定期接受检查。

6. 经过胸部及腹部大型手术,及膝部及髋部置换术,有髋部骨折,严重创伤,脊柱损伤,则需要使用抗凝药物和机械性预防措施（如弹力袜、序贯加压泵等）来预防深静脉血栓形成。

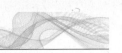

第 4 节　消化道出血介入治疗的护理

一、概述

（一）疾病概述

任何病因致消化道病变引起的出血,主要表现为呕血和便血,轻者可无任何自觉症状,重者可危及生命。

根据解剖部位可将消化道出血以屈氏韧带为界分为上消化道出血和下消化道出血。上消化道出血是指任何病因致屈氏韧带以上的消化道,包括食管、胃、十二指肠及肝、胰腺、胆道等病变引起的出血,包括胃肠吻合术后的空肠病变出血,排除口腔、鼻、咽喉部出血和咯血。下消化道出血是指任何病因致屈氏韧带以下的消化道病变引起的出血。

根据病因可将上消化道出血分为静脉曲张性和非静脉曲张性。上消化道出血的死亡率在最近的 40 年中仍维持在 8% ~ 10% 。

（二）病因

1. 食管疾病　食管静脉曲张破裂、食管异物、食管炎(反流性、憩室炎)、食管癌、食管损伤(物理损伤:食管贲门黏膜撕裂;器械检查;异物或放射性损伤;化学损伤:强酸、强碱或其他化学剂损伤等)。食管静脉曲张出血约占急性上消化道出血的 10% ,死亡率占急性上消化道出血的 15% 。如果不治疗,再出血率占 50% ,1 年的死亡率占 60% 。门脉高压性胃病出血占肝硬化患者的 20% 。

2. 胃及十二指肠疾病　溃疡病、糜烂出血性胃炎、肿瘤(胃癌、平滑肌瘤、平滑肌瘤肉、息肉、MALT 瘤、神经纤维瘤、壶腹周围癌等)、血管异常(血管瘤、动静脉畸形、胃黏膜下恒径动脉综合征又称 Dieulafoy 病)。十二指肠憩室炎、糜烂性十二指肠炎、胃术后病变(吻合口溃疡、残胃溃疡、残胃癌等)、其他病变如:钩虫病、胃及十二指肠克罗恩病、胃及十二指肠结核、胃及十二指肠异位胰腺等。

3. 肝及胆道出血　比较少见,感染、结石、肿瘤、蛔虫、手术后。胃底及食管静脉曲张破裂出血,肝脏及胆道疾病引起的出血,大量血液流入十二指肠,造成呕血或便血。如:肝癌,肝脓肿或肝动脉瘤破裂出血;胆囊及胆道结石,胆道寄生虫(蛔虫),胆囊癌,胆管癌及壶腹癌均可引起出血。

4. 胰腺疾病

（1）慢性胰腺炎:肿大的胰腺压迫脾静脉,脾静脉血栓累及门静脉及门静脉高压,胃食管静脉曲张破裂出血。

（2）急性胰腺炎:急性胃黏膜病变诱发出血。

（3）胃泌素瘤(胰腺非 β 细胞瘤):分泌大量促胃液素,刺激胃壁细胞分泌大量盐酸,诱发溃疡导致出血。

5. 全身性疾病　血液系统疾病、尿毒症、结节性多动脉炎、遗传性毛细血管扩张症、抗凝药过量、应急性病变如颅内疾病与严重损伤:Cushing 溃疡、烧伤 Curling 溃疡、多器官功能衰竭等。

（三）治疗方法

内、外科及内镜、常规 X 线检查往往很难发现出血及缺血部位。内科保守治疗止血困难,外科手术探查盲目性和危险性大。选择性动脉造影可及时发现出血部位或缺血部位,动脉血管造影能发现>0.5ml/min速度的出血病灶对于消化道血管性病变如动脉瘤、动静脉畸形等,动脉血管造影是明确诊断的金标准。急诊行数字减影血管造影(digiml subtraction angi-ography,DSA)检查并同时行介入治疗能及时挽救患者生命。

(四) 适应证与禁忌证

1. 适应证

(1) 急性消化道出血者不适合手术者。

(2) 各种原因引起的消化道出血,内科保守治疗无效者。

(3) 不明原因的消化道出血,不能明确出血部位者。

(4) 内镜未发现的病灶或新鲜出血灶。

(5) 因病情不能行内镜检查,但需明确诊断。

2. 禁忌证

(1) 休克者不能耐受血管造影者。

(2) 碘过敏不适合血管造影者。

(3) 肝、肾衰竭,凝血功能严重障碍者。

二、护理

(一) 术前护理

1. **休息与体位** 少量出血者应卧床休息,大出血时患者应绝对卧床休息,平卧位头偏向一侧,及时清除呕吐物。协助患者更换体位,注意保暖,保证患者的休息与睡眠。病情稳定者可取半卧位。

2. **保持呼吸道通畅** 呕吐时头偏向一侧,及时清除气道内的分泌物、血液、呕吐物,防止窒息,给予氧气吸入。

3. **严密观察病情变化** 大出血时应严密监测患者的脉搏、呼吸、血压和意识变化,30分钟1次,必要时行心电监护。准确记录出入量,特别应注意尿量的变化,应保持每小时尿量大于30ml。如患者出现面色苍白、心率加快、烦躁不安、皮肤湿冷,提示微循环血液灌注不足。注意观察呕吐物及大便的颜色、性质及量。定时监测血常规及电解质的变化,为治疗提供可靠的依据。

4. **急救处理** 迅速建立静脉通道,根据医嘱及时输液、输血、止血、吸氧、进行抢救,并观察疗效和不良反应。备好抢救药品和器材。

5. **心理护理** 关心安慰患者,说明安静休息有利于止血,抢救时做到忙而不乱,以减轻患者的紧张情绪,解除患者的恐惧心理。大出血时陪伴患者,使其有安全感,及时清除血迹、污物,以减少不良刺激。

术前访视:由于术中患者始终处于清醒状态。首先,对患者心理状态与个性进行评估,术前详细向患者及家属说明手术的优越性、目的及意义、操作过程、配合要点,告之术后积极配合治疗和护理,以及术后可能出现的并发症。

6. **饮食护理** 大出血时应禁食,少量出血无呕吐者,可进食冷流质,如冷牛奶、米汤。

7. 做好口腔护理。

8. 迅速做好术前准备,为介入治疗赢得时间。

(1) 双侧腹股沟及会阴部皮肤备皮,做好碘过敏试验。择期手术者训练患者床上排便;遵医嘱应用抗生素,术前应用镇静药。

(2) 做好辅助检查,急查出凝血时间。

(3) 下消化道出血的患者术前需要留置导尿管,以排除因尿潴留或对比剂滞留膀胱的干扰因素,使乙状结肠、直肠的病变便于观察。

(4) 备好术中用药。

(二) 术中护理

1. 患者体位　协助患者取平卧位,将患者上肢平稳放于床边,患者输液侧手臂需用支架承托,并向患者讲解术中制动的必要性;建立静脉通路,连接心电监护仪,监测生命体征及血氧饱和度。

2. 药物及物品准备　准备好术中造影和栓塞所用导管、栓塞材料,备好急救药品、物品。栓塞剂分为可吸收(自体凝血块、明胶海绵颗粒)和不可吸收(聚乙烯醇、弹簧栓子、无水乙醇)。

3. 术中配合　经股或肱动脉穿刺插管,作选择性腹腔动脉、肠系膜动脉造影,再进一步超选择行胃左动脉、肝动脉、胃十二指肠动脉等造影和介入治疗。

(1) 灌注药物治疗:发现出血血管后,经导管灌注血管加压素,$0.2 \sim 0.4$U/min 共 20 分钟。其机制是引起血管平滑肌收缩控制出血。其血流可减少20%以上,比静脉灌注迅速、效果显著。主要用于小肠出血。

(2) 栓塞治疗:注入栓塞剂堵塞出血血管。止血效果肯定,目前已广泛使用。

4. 术中监护　密切观察患者的生命体征变化,注意患者有无呕血,若出现异常需及时通知主管医生,对患者予以及时的对症治疗。

(三) 术后护理

1. 心理护理　关心、体贴、安慰患者,说明安静休息可防止再出血。与患者交流,鼓励患者说出所关心的问题,并给予诚恳的解答;告知患者术后可能出现的并发症及防治措施,使患者稳定情绪,积极配合各项治疗与护理。

2. 病情观察　消化道出血特别是大出血的患者,病情危重,术后并发症多。因此,术后24 小时内应持续监测其生命体征变化,每小时测血压、脉搏、呼吸 1 次,4～6 小时平稳后改为每 2 小时测量一次;观察患者有无呕血、便血,定时监测血常规,以判断出血是否停止或发生再出血,如发现再出血迹象,应立即通知医师进行处理。

3. 一般护理

(1) 术后常规护理:接待安置患者,交代注意事项,嘱患者平卧休息 24 小时,穿刺侧肢体制动 12 小时,穿刺处加压包扎,6 小时后去除;注意穿刺处有无出血或血肿形成。

(2) 休息:由于失血致患者贫血、原发病所致肢体消耗,使患者处于衰竭状态。因此,术后患者仍需要卧床休息,病情稳定后可轻微活动。

(3) 饮食:根据医嘱给予高蛋白、高热量、高维生素、易消化的清淡食物,从流质、半流质,过渡到普食。忌过冷、过热、过硬、油炸及刺激性食物。应少食多餐。

4. 消化道出血行药物灌注患者的护理

(1) 留置导管行药物灌注的患者行心电监护 48 小时,出血确已停止拔管后可停心电监护,但仍需要注意脉搏、血压的监测。

（2）遵医嘱严格控制血管加压素用量,一般以 0.4U/min 用微量输液泵持续灌注 12～16 小时,再根据病情将药物减至 0.1U/min,24 小时后血管造影及临床显示出血已被控制,应停止药物灌注,留管继续观察 12～16 小时,出血确已停止即可拔管。

（3）灌注过程中应妥善固定导管,用敷料加压包扎导管部位,嘱患者翻身时勿牵拉导管,以防脱出。

（4）血管加压素副作用的观察与处理。血管加压素局部副作用最常见的是腹痛和排便感,是血管加压素使血管平滑肌和肠道壁收缩所致。临床应用速度以患者感到轻微腹痛为宜,如腹痛持续 20 分钟以上并进行性加重,应考虑肠缺血所致。需要立即进行造影复查、调整导管位置、减少药物剂量等处理。抗利尿激素作用和心血管系统反应是血管加压素引起的全身副作用,表现为水、钠潴留,电解质紊乱,血压升高,心律失常,心绞痛等。因此,应密切观察用药情况,加强监护,准确记录尿量,出现上述症状应及时通知医师调整灌注剂量或停止灌注,并对症处理。

（5）观察出血是否停止,可以通过观察患者有无呕血或血便及生命体征变化。但在使用血管加压素的过程中,血压可能因为加压素的作用,而表现为正常,所以,还应该注意密切观察患者的口唇、指甲、睑结膜等有无贫血加重表现,或者呼吸困难加重。

5. 并发症的观察与护理

（1）栓塞后综合征:应向患者解释出现栓塞综合征的原因、持续时间。观察患者体温及恶心、呕吐、腹胀、腹痛等症状,症状严重者给予退热、止吐、镇痛等对症处理。及时清除患者的呕吐物,做好口腔护理,创造清洁、安静、舒适的环境。指导患者采用减轻恶心、呕吐、疼痛的方法,如深呼吸、放松术、分散注意力等。发热患者应多饮水,出汗后及时擦干汗液,更换内衣保持被服的清洁干燥,预防感冒。

（2）出血或血肿:指导患者卧床休息,注意观察皮肤、黏膜有无出血点、瘀斑,穿刺处是否渗血,有无呕血、黑便、尿血等内出血征象;定时检测血浆纤维蛋白原、凝血酶原时间、出凝血时间等。如发现异常及时报告医师,避免增加腹压的动作,如大哭、剧烈咳嗽、排便用力等,以防内脏出血。如穿刺部位出血立即压迫止血并通知医师,如血肿较大时协助医生用无菌注射器及时抽出,以免压迫周围组织。观察穿刺肢体远端血液循环是否良好。

（3）异位栓塞:由于栓塞剂反流造成邻近血管的栓塞,或者随血流冲至远端,造成非靶器官的误栓,误栓会使相应器官缺血并出现梗死。这是栓塞术最严重的并发症。对此关键在于预防,要求手术时注射栓塞剂的速度和压力应适宜,术者有高度的工作责任心和精深的操作技术,尽量超选择性插管,严格控制栓塞范围,使异位栓塞降低到最低限度。误栓轻者可通过血管再通、侧支循环建立,满足器官、组织的正常血液供应,无须进行临床处理。严重者,应给予吸氧、静脉应用激素及疏通和扩张血管的药物,以减少组织梗死的程度和范围。

三、健康教育

1. 积极治疗原发病,如胃溃疡、胃癌、肝硬化等。
2. 生活要有规律,劳逸结合,保持心情舒畅,保证充足的睡眠。
3. 饮食指导,食营养丰富,易消化的食物。禁烟酒,少喝咖啡、浓茶,避免粗糙、过硬、过热辛辣食物,以免损伤消化道黏膜,而引起出血。

4. 遵医嘱定时复查,如出现头晕、心悸等不适或呕血、黑便,应立即就诊。

第5节 大咯血栓塞治疗的护理

一、概述

(一) 疾病概述

喉及喉以下呼吸道或肺组织出血,经口腔咳出称为咯血。由于各种急慢性炎症侵蚀、病灶坏死形成空洞、肺循环高压等因素,使动脉管壁通透性增高,血液漏出,炎症病灶中的肺动脉常常闭塞,而支气管动脉往往扩张后破裂,适合进行支气管动脉栓塞。窒息致急性呼吸衰竭和失血性休克是大咯血死亡主要原因。

(二) 病因

1. 支气管扩张(40%)。

2. 结核(33%)。

3. 肺霉菌病(8%)。

4. 恶性肿瘤(8%)。

5. 慢性支气管炎(4%),先天性疾病(4%)。

6. 肺血管病变,动脉瘤。

7. 肺炎(肺脓肿)。

(三) 治疗方法

选择性动脉插管造影+栓塞对于咯血是一种安全、有效的抢救治疗手段,即时止血达76.6%～95%,近期以及中远期疗效显著。所有患者的选择性支气管动脉造影及出血动脉的栓塞治疗均在美国 GE INNOVA 3100 型数字减影造影机(digital subtraction angiography DSA)下进行,采用 Seldinger 改良技术右股动脉穿刺入路,选用 5F RH、Cobra 或胃左导管,根据临床提示行选择性或超选择性动脉造影,注意观察造影血管有无造影剂喷射、外溢及浓染等征象。发现出血靶血管后,栓塞时尽量将导管头超选至出血靶动脉;栓塞材料采用 PVA 颗粒、明胶海绵、弹簧圈等。

(四) 适应证与禁忌证

1. 适应证

(1) 作为急救措施,用药物治疗无效的各种病因所致的大咯血。

(2) 病因不明、出血部位及病变范围不明的大咯血。

(3) 对有手术适应证而在大咯血期间疑有麻醉危险或患者拒绝开胸手术者,可先行支气管动脉栓塞。

(4) 对病变广泛,心肺功能低下及中晚期肺癌的大咯血,作为对症治疗,必要时可反复栓塞。

(5) 反复或持久的咯血患者,咯血量虽不大,但药物治疗效果不佳者。

(6) 胸部外伤或支气管镜活检所致大咯血。

2. 禁忌证

（1）出血不是来自动脉,而是肺静脉或者广泛的血管性疾病如白塞综合征、凝血机制缺陷等。

（2）插管禁忌、有造影剂过敏。

（3）动脉和脊髓动脉吻合,有严重脊髓损伤可能。

（4）导管头端不能稳定地固定于靶动脉内,一旦反弹出靶动脉到胸主动脉可造成其他部位的误栓,引起严重后果。

二、护理

（一）术前护理

1. 急救处理　当患者大咯血,出血量在200ml以上,色鲜红,或急促咯血量多时,都易发生支气管阻塞、窒息甚至失血性休克,须及时抢救。此时要求患者向患侧静卧,以减少肺的活动,利于止血,避免窒息。床旁备吸引器、呼吸囊、抢救药品,留置针穿刺建立静脉通道,遵医嘱输止血药物、吸氧。

2. 心理支持　因患者出现反复咯血,咯血量大根据患者不同的心理状态和文化素质,给予科学的指导。向患者介绍具体的手术方法和治疗的效果,减轻患者及家属的紧张情绪,提高患者就医的依从性增强患者信心。

3. 术前准备　术前做好碘过敏试验和手术部位皮肤准备,备皮范围为两侧腹股沟及会阴部;转运患者前嘱患者排空小便,更换清洁衣服,留置针穿刺建立静脉通路。

4. 转运患者　带齐必要的资料和物品(氧气枕、吸引器、呼吸囊、便携式监护仪、抢救药品、患者相关资料),与医生一同护送患者入微创介入手术室。

（二）术中护理

1. 体位　协助患者摆放体位,取平卧位头偏向一侧或取患侧卧位;给予患者吸氧,心电监护以及血氧饱和度监护,建立静脉通道。协助患者正确的咯血。注意患者有无输液反应,造影剂过敏反应等。协助手术医师药物、器材的准备和供给。

2. 体征观察及处理措施　心电监护监测血压、心率、呼吸、血氧饱和度;察看足背动脉搏动强度(每10分钟1次);询问患者四肢感觉,及早发现脊髓损伤,如遇异常应及时提醒医生停止检查,及早处理;若出现造影剂过敏反应,予以吸氧、镇静、平喘,升压等处理,并监测生命体征;大咯血时暂停操作,头部偏向一侧,利于呕吐物排出,保证呼吸道通畅,以免窒息。

3. 操作要点及注意事项　常规动脉造影术前准备、特殊器械准备、栓塞材料准备。及时准确提供器械及药品,保证手术顺畅;必须严格遵守无菌操作原则;解释造影时出现的不适感,如胸部、皮肤灼热感,消除患者紧张感;注射栓塞剂的器械要严格与常规造影器械隔离,备专用器械台;注入的造影剂要适量,注射栓塞剂的压力要适当。

（三）术后护理

1. 穿刺部位的护理　术后协助医生压迫穿刺点15~20分钟,无出血后给予加压包扎。返病房后,砂袋压迫穿刺点4~6小时,穿刺侧下肢避免屈曲活动,患者平卧24小时,无出血去除加压包扎,床上轻微活动,48小时后床旁轻微活动,3天后可正常活动。期间定期检查血压、脉搏、穿刺部位有无渗血及血肿形成,注意双下肢皮温、色泽及双足背动脉搏动情况,发现异常及时报告医生处理。

2. 病情观察及护理指导　术后床头交接班；心电监测血压每 30 分钟 1 次,6 次后改为每 4 小时至 24 小时 1 次；观察是否再次咯血及性状、出血量等,并做好记录,有异常情况及时向医生汇报；少食多餐,进食高热量、高蛋白、高维生素、清淡易消化的营养丰富食品；多次少量饮水,以增加尿量,促进造影剂的排出,预防肾功能损伤；指导患者咳嗽,协助床上进食、排便等行为,病情需要时延长卧床时间,尤其是年老、体弱者,以防诱发再次出血。

3. 咳嗽的护理　鼓励患者咳嗽,将积聚在呼吸道内陈旧性血块轻轻咳出,并向患者进行科普宣教,消除其顾虑。

4. 预防尿潴留　因术后需卧床 24 小时。指导患者床上使用便器。术前帮助患者排空膀胱,术后不习惯床上排尿者,针对原因采取不同措施,如使用床隔帘遮挡患者,男性患者协助其身体向患侧倾斜 15°~30°,便器置于尿道口排尿,女性患者可抬高床头,下腹部热敷及按摩。

（四）并发症观察及护理

1. 脊髓损伤

（1）脊髓损伤的主要原因

1）支气管动脉与脊髓动脉有共干现象。

2）高浓度造影剂损伤脊髓。

3）支气管动脉与肋间动脉有共干,而胸段脊髓供血有 90% 来源于肋间动脉,而且各段吻合支少。

4）高渗透压的离子性造影剂进入肋间动脉脊髓分支凝血块引起血管血栓形成。

5）多次反复插管操作引起血管狭窄,以及脊髓根动脉水肿阻塞。

（2）脊髓损伤防治措施

1）造影选用低浓度的非离子型造影剂,并予以适当稀释。

2）导管不能过粗,操作动作要轻柔,避免多次反复插管。

3）动脉造影时,造影压力、速率选择不要过于保守,要根据供血动脉的粗细适当调整,避免因压力不够使脊髓动脉交通支漏显。

4）插入支气管动脉的导管尖端水平于脊髓前根动脉开口部以远处,避免造成脊髓前根动脉栓塞。

5）若注射造影剂时患者后背明显疼痛,应立即停止注射,并使用肝素生理盐水冲洗,防止血栓形成。

6）若出现脊髓损伤症状时,应立即给甘露醇快速静脉滴注,减轻水肿,局部灌注地塞米松 10~20mg 和静脉注射地塞米松 5~10mg,以减轻局部炎症和神经损伤,同时应用血管扩张剂（低分子右旋糖酐、丹参等）,以改善脊髓血液循环,并加用神经营养药。术中不时评价肢体感觉和运动功能。

7）应用微导管可缩短操作时间,减少血管痉挛,对支气管动脉血流影响小,栓塞剂易到达动脉末端。

此症为最严重的并发症,其表现为患者感觉障碍、尿潴留、偏瘫甚至截瘫。一旦发生,立即汇报给医生,给予低分子右旋糖酐、地塞米松,甲钴胺等治疗措施可减轻症状。绝大部分患者经治疗在数天至 2 个月内可逐渐恢复或部分恢复,亦有少数患者为不可逆性损伤。

2. 异位栓塞　观察患者是否有胸、腹痛及胸壁皮肤坏死等表现,如发现异常及时向医生汇报。

3. 栓塞后综合征　患者术后出现发热、胸闷、肋间痛、胸骨后烧灼感、吞咽疼痛等主要是由于纵隔和肋间组织缺血引起。根据医生的医嘱,给予对症处理。

4. 窒息　床边应备好吸引装置、抢救药品和物品,严密观察病情变化,遵医嘱继续用止血药物,患者取患侧卧位,氧气 3～5L/min 吸入。

5. 误栓　支气管与脊髓动脉、肋间动脉共干,易误栓脊髓动脉或肋间动脉,所以应尽可能降低造影剂浓度和用量。术后应严密观察双下肢活动、感觉、皮肤温度及小便自解情况,及时分析处理问题。

三、健康指导

(一) 出院指导

建立医患联系卡,指导患者增加营养,鼓励患者戒烟酒,适当锻炼,避免过度劳累,注意保暖,避免呼吸道感染,保持电话随访,3～6 个月后定期来院随访,告知需要注意原发疾病的治疗及预防。

(二) 预防下肢动脉血栓

术后严密观察穿刺侧下肢足背动脉搏动,观察皮肤颜色、温度、感觉,并与健侧比较,下肢在制动期间,做被动运动如按摩下肢、足背伸屈运动,以促进肌肉运动和静脉回流。

(三) 预防肾脏损伤

由于造影剂全部由肾小球滤过排出,有损害肾功能的可能。术后除密切观察血压、脉搏外,应严密观察尿量,监测血肌酐、尿素氮、电解质,同时积极补液扩容,鼓励患者多饮水,以利造影剂的排泄。

(四) 预防复发

一般下呼吸道是出血来源,可多部位出血,肺、体循环均可为出血来源,特别是造影表现和临床症状不相符合时,警惕有支气管动脉、异位膈动脉、主动脉弓的非支气管动脉供血。文献报道,这种患者一般有出血三次以上的历史,再咯血的机会增加应严密随访。

第6节　产后大出血介入治疗的护理

一、概述

(一) 疾病概述

产后出血是分娩期严重的并发症,是孕产妇死亡的最主要原因。分早期产后出血和晚期产后出血。早期产后出血是指胎儿娩出后 24 小时内出血量超过 500ml,超过 1000ml 则为重度产后出血。产后出血发生率占分娩总数的 3%～5%,产生原因为子宫收缩乏力、胎盘因素、软产道损伤及凝血功能障碍。晚期产后出血指产后 24 小时后至 6 周发生的出血,常见产后 1～2 周。产生原因为子宫复旧不良、感染及感染所致的切口裂开、胎盘胎膜的残留、子宫血管畸形(子宫动静脉瘘)、假性动脉瘤以及绒癌等。

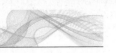

（二）出血处理原则

祛除病因,迅速止血,补充血容量纠正休克及预防感染。对于上述保守治疗无效的重度产后出血,传统方法为结扎子宫或髂内动脉,必要时切除子宫。1979 年,Brown 首次将子宫动脉或髂内动脉介入栓塞术应用于产后出血的治疗获得成功,1992 年国内的李选应用该方法成功治疗产后出血。有多数文献报道,栓塞治疗止血效果为 97% ～100%,治愈率为 92%～94%。血管性介入治疗技术结束了部分产妇因产后出血常规治疗失败不得不切除子宫的历史,开创了一种治疗产后出血的新技术,为重度产后出血的治疗提供了一个简单、方便、止血迅速而损伤小、可重复的方法,成为保守治疗产后出血失败后应首选的治疗方法。

产后出血介入治疗就是通过超选动脉的造影,明确出血范围及供血动脉,间接评估出血量,将栓塞剂注入出血动脉内,有针对性地动脉栓塞,新鲜的明胶海绵颗粒等栓塞剂可将出血动脉从末梢处开始栓塞主干,闭锁整个动脉管腔,即使有其他交通支也无大量血液通过髂内动脉向其供血,从而有效控制出血。

产后出血常为突发急症。大多数病例产科医生能完成一线治疗,保守治疗成功,但仍有一部分病例需急诊介入治疗。介入治疗保留了子宫和生育能力,介入治疗后月经恢复不会受到明显影响,同时也避免了开腹手术、麻醉并发症及对未来生活质量的担忧。国内外均有栓塞后正常妊娠、分娩的报道,所以栓塞是更为简单而且人性化的治疗方法,它具有安全性、有效性、可操作性和经济可行性。传统止血方式一旦失败后,有子宫切除的可能,严重影响患者的生活质量。近些年来,介入治疗方法的引入改变了这一状况,不仅减少了患者生理上的痛苦,也在一定程度上充分保证患者生活质量。因此动脉栓塞治疗不应作为患者处于危机情况下避免切除子宫的一种措施,而是应该作为一种常规的止血手段在传统保守治疗产后出血无效时尽早使用。

（三）产后出血可选择术式

1. 子宫动脉栓塞。

2. 子宫动脉及髂内前干栓塞。

3. 髂内动脉栓塞。对于选择何种栓塞方式,取决于产后出血的病因、患者的危重程度和术者的插管栓塞技术等因素。

（四）产后出血动脉栓塞术治疗机制

闭塞了出血动脉,使其内动脉压明显降低;血流缓慢,有利于血栓形成。栓塞出血动脉后,子宫平滑肌纤维缺血、缺氧而导致收缩加强,有利于止血。

（五）适应证

1. 经保守治疗无效的各种重度产后出血的患者,如:子宫收缩乏力所致的产后出血,药物治疗无效者;中央型前置胎盘合并宫内死胎引产;中央型前置胎盘伴多量阴道出血,胎儿尚不能存活者(孕周<28 周);严重软产道撕裂伤,缝合治疗失败;剖宫产术后出血;瘢痕子宫妊娠期出血。

2. 产后出血达 1000ml 以上,经保守后仍有出血倾向者。

3. 胎盘植入患者,由于胎盘娩出困难,易出现大出血。因此在胎盘娩出前行子宫动脉栓塞术可减少产妇大出血。

4. 晚期产后出血 1 次出血量达 500ml,经保守治疗后仍有出血倾向的患者。

（六）禁忌证

（1）合并其他脏器出血的 DIC 患者。

（2）生命体征极度不稳定,不适合搬动者。

（3）其他不适合介入手术的患者,如对比剂过敏等。

二、护理

（一）术前护理

妇产科介入治疗患者的护理是介入治疗的一个重要组成部分,其护理质量好坏对介入性导管操作的成败和患者的预后有着十分密切的关系,由于接受介入治疗患者有较多的心理问题,缺乏有关疾病知识的教育,而该项治疗的术前准备、术中配合、术后护理又都具有较强的专科特点,因此掌握并做好介入治疗的护理工作有着极其重要的作用。

由于血管性介入疗法作为一项新的诊疗技术尚未被人们普遍认识,大多数人缺乏对疾病治疗、康复进程及预后的了解,会产生种种心理问题从而影响对治疗的信心及效果,进行患者教育能有效减轻术前患者的心理问题,促进术后康复,减少术后不良反应的发生。现代医学模式是从医学整体论出发,强调生物、个人、家庭、社区、社会多层次关系导致的疾病和对疾病的影响。医学不仅要关注疾病本身,还应该关注疾病对人的心理和情感的影响。护士不仅关注疾病,更关注患者,给他们以更多精神上的呵护、心理上的宽慰和行为上的指导,关心患者的经济条件,体现人文关怀。放射介入手术是一项新的技术,患者尚不了解,做好心理护理是至关重要的。

1. 术前心理护理及健康指导　患者常见心理问题包括:焦虑、恐惧、忧郁对手术期望值过大等。这些心理问题造成患者术前过度关注手术的安全性、有效性,一旦出现身体不适或并发症时,就会怀疑治疗效果,加重不适感。应耐心向患者及家属解释介入治疗的优点及可能发生的并发症,使其了解该方法是一种微创、安全有效的,止血迅速的治疗方法,增加患者安全感和对医生的信任,使患者作好心理准备、配合介入治疗。因此护理人员应做好患者的心理疏导,消除各种心理问题,争取患者的积极配合。护士应了解患者的心理特点,做好心理疏导工作,及时提供信息,耐心解答患者提出的问题,讲解成功病例,消除恐惧心理。了解患者现病史、既往史及术前各项检查,加强与患者和家属的沟通解释病情,告之患者和家属介入治疗的大致过程和术后恢复规律。向患者介绍简单手术操作步骤,以取得其良好配合并签知情同意书。加强营养,纠正贫血,病情允许情况下提供高热量高蛋白、高维生素、易消化饮食。

2. 常规检查　术前检查血、尿、便常规。凝血时间,肝肾功能、胸片、心电图、B 超、过敏试验等。

3. 体位训练　介入手术为平卧位,告知应向患者讲述平卧的重要性,已取得患者的术中配合。术前留置导尿并训练患者卧床小便,以便术后能坚持平卧 6 小时。

4. 皮肤准备　剃去手术部位的毛发,范围是下腹部、腹股沟区、外阴、大腿上 1/2 段。

5. 胃肠道准备　术前 1 天进食易消化少渣食物,术前晚灌肠,术前 4~6 小时禁食。

6. 下肢血运情况的检查　注意检查穿刺部位的远端动脉搏动（主要是双侧足背动脉）

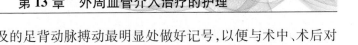

及皮温情况,两侧有无差异,在扣及的足背动脉搏动最明显处做好记号,以便与术中、术后对照作比较。

(二)术中配合

1. 麻醉方式　穿刺点利多卡因局部麻醉。

2. 体位准备平卧位。

3. 物品准备

(1)常规物品:心电监护仪、三通、无菌手套、高压注射器针筒、利多卡因、注射器、地塞米松、肝素钠、生理盐水、碘海醇、急救药品、抗生素等。

(2)插管物品:动脉插管导管、导丝(4.0 或 5.0F),微导管。

(3)栓塞剂的选择:新鲜明胶海绵颗粒、PVA 颗粒、三丙烯明胶微球。

(4)器械准备:无菌手术包(手术大单、治疗巾、小孔大腹单、弯盘、小药杯、剪刀、持物钳、不锈纲小盆、不锈钢碗、刀柄、刀片、小纱布、血管钳)。

4. 患者的准备　产科大出血往往是突发的,来势凶猛,护士应准备好抢救物品,摆好患者的体位,确保患者处于平卧位状态,在整个手术过程中,确保患者的呼吸道通畅,并时刻注意患者的生命体征。多数患者到介入室时已处于休克或休克前期状态,让患者平卧于数字减影血管造影床上,将其双手置于两侧,烦躁不安者适当给予肢体约束固定。

5. 术中观察要点　术中全程心电监护,严密观察患者生命体征、神志和出血量、尿量并保持尿管通畅,避免膀胱中残余尿过多影响影像效果。建立 2~3 条静脉通道,术中若出现胸闷、呼吸困难、低血压、心律失常,应立即报告医生并采取相应措施,配合抢救。对于重症患者给鼻导管给氧,流量为 4~6L/min,浓度为 40%。3 分钟测 1 次血压,保证血压稳定在 90~120/60~80mmHg。为患者保暖,定时监测体温,维持患者体温 36~37℃。迅速做好开台工作,协助手术医生洗手、穿衣、铺台,把手术需要的器材物品和药品妥善放在无菌手术台上便于医生取用。介入手术虽然创伤小,但由于是一项侵入性操作,术中要求医护人员严格执行无菌操作。随时了解手术进展情况,以便配合医生及时传递相应的用物。栓塞成功,退出导管并拔出动脉鞘后应配合医生进行股动脉穿刺点加压 10~15 分钟,然后用弹力绷带加压包扎固定后与病房护士交接送患者返回病房。

6. 术中并发症

(1)过敏反应:如出现潮红、恶心、呕吐、头痛、血压下降、呼吸困难、惊厥、休克和昏迷时应考虑为过敏反应,应引起高度重视。

(2)疼痛:术中由于栓塞剂到达靶血管,刺激血管内膜,引起血管强烈收缩,随着靶血管逐渐被栓塞,引起血管供应区缺血、出现组织缺血性疼痛,对轻度疼痛者,可给予安慰鼓励,对出现疼痛较重者,可应用止疼药。

(三)术后护理

1. 心理护理　介入手术后的心理护理对患者康复起着十分重要的作用。良好的心理护理可使患者愉快地接受治疗,积极配合治疗,使介入治疗达到最佳的效果。因此,要顺利地实施介入治疗并达到预期的疗效,不仅依靠医生娴熟的介入技术,还要依靠完善的临床护理和心理护理。术后的不适、疼痛、药物的不良反应、活动的受限,给患者造成一些心理压力,护士应及时与产妇沟通,解除其不适,协助生活护理,进行心理疏导。患者在介入术后由于肢体制动和栓塞后的不适而出现烦躁、焦虑,有些患者由于对手术期望值过高,在短时间内未显示理想疗效,就误以为手术失败而产生失望情绪。护士应及时与患者沟通,耐心解释术后肢体制动的必要性,协助患者取舒适卧位。对于有失望情绪的患者,应耐心解释可能出现的各种不良反应,特别强调症状的改善是一个渐进的过程,不可能马上消失,同时指导患者调整情绪,保证良好的休息和合理的膳食,使症状尽快得到改善。

2. 一般护理

(1) 生命体征的观察:患者术后返回病房后,护士应详细了解术中情况。每30分钟测血压、脉搏、呼吸一次,2小时后改为每小时一次,监测24小时。注意观察患者呼吸变化,有无发热,同时遵医嘱给予相应治疗。术后24小时内留置导尿管并观察尿液性质、颜色和量。尿量正常与否反映对比剂排泄情况。

(2) 术后常规抗炎输液治疗:严格掌握出入量,准确记录液体出入量,为临床医师提供可靠依据。

(3) 体位的护理:回病房后患者平卧位,保持穿刺侧肢体伸直,制动12小时,利于血管穿刺点收缩闭合,保持血流通畅,防止血栓形成,12小时后肢体可以左右旋转或取健侧卧位。避免屈膝、屈髋、咳嗽和打喷嚏动作,避免腹压突然增高而导致穿刺口出血,术后24小时后可下床活动。正确的翻身是:患者用手紧压穿刺处向健侧转动体位,避免屈膝、屈髋。

(4) 穿刺点和下肢血运的观察护理:术后24小时内严密观察穿刺部位有无出血和渗血,并保持敷料清洁干燥,观察穿刺侧肢体远端皮温、感觉及足背动脉情况,发现异常,及时处理。术后应观察肢体颜色、温度、感觉、肌力。还要注意穿刺侧下肢有无明显的疼痛、麻木、运动障碍。

(5) 拔管后的观察护理:术后24小时内应密切观察穿刺部位一有无渗血或皮下血肿形成,拔出导管后穿刺部位应立即用指压法压迫15~20分钟,解除指压后,用绷带加压包扎或置砂袋压迫6小时,注意沙袋不要移位,防迟发性出血,并向患者说明肢体制动的重要性。介入术后穿刺部位出血的常见原因:拔管后压迫止血的力度不够,或压迫时间过短,患肢过早屈曲及运动妨碍了穿刺点血痂形成或脱落引起。应拔出导管后局部立即压迫15~20分钟。如患者消瘦,皮下脂肪疏松、出凝血时间延长,反复穿刺者,压迫的力度要适度,解除压迫后伤口用弹力绷带固定。因为压迫过度会使血流阻断致血管远端血栓形成,无脉或局部皮肤苍白时,提示肢体动脉血栓形成,立即报告医生,采取相应措施。因此术后24小时观察护理尤为重要。

3. 术后专科护理

(1) 严密观察阴道出血量、颜色及子宫收缩情况,观察子宫底高度,切忌按压子宫。注意观察宫腔内积血及凝血块,对排出的血块和组织要仔细检查,确定排出胎盘大小,及时完成护理记录。

(2) 注意加强会阴护理,严密观察恶露量、颜色、气味,保持会阴清洁、勤换会阴垫,每天擦洗会阴2次。

(3) 乳房护理,保持乳房清洁,暂不能哺乳者,做好解释工作,定时用吸奶器吸出乳汁,保持泌乳,防止奶胀及急性乳腺炎的发生;如因病情不宜哺乳者,应做好回奶处理。

4. 术后并发症护理

(1) 预防感染:术后由于出血多,患者身体虚弱,抵抗力低下,是感染的潜在因素。护士应注意观察体温变化,定时测量体温并鼓励患者多饮水,加速肾脏造影剂,化疗药物及毒素

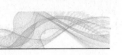

的排泄。部分患者术后出现发热,多发生在术后第 5 天内,一般不超过 38℃,少数达 38 ~ 39℃,由于栓塞剂、坏死组织吸收或感染引起,并找出原因,警惕并发症的发生。可遵医嘱给予物理降温,并合理使用使用抗生素。保持外阴清洁,及时更换会阴垫,预防感染。

(2) 疼痛的观察及护理:疼痛是栓塞术后常见并发症,因子宫动脉栓塞后,局部组织缺血、坏死,加之栓塞剂注入和子宫收缩引起。若栓塞过程中出现严重的栓塞剂反流,则可能出现臀部及下肢疼痛。一般术后 6 ~ 8 小时下腹疼明显,术后 3 ~ 5 天表现持续或间歇性下腹痛,部分合并腰骶部酸胀感,肛门坠胀感,患者有便意。护士首先应向患者讲明疼痛的原因及疼痛持续的时间,消除其恐惧心理。针对患者术后疼痛情况的不同,做针对性的处理。对于疼痛情况不严重的患者可以嘱咐其采用转移注意力的方式来缓解疼痛感;对于特别严重的患者遵医嘱给予镇痛药。注意观察疼痛的性质、程度、持续时间,与宫缩痛相区别,遵医嘱给予热敷、按摩等。若疼痛一周以上应警惕误栓、感染等术后并发症。

(3) 呕吐的观察护理:部分患者术后可出现恶心呕吐症状。多发生在术后 48 小时内。因栓塞后盆腔缺血性疼痛反射性引起迷走神经兴奋。轻者无须处理,可给患者漱口。呕吐严重者,遵医嘱给予止吐剂。术后数天也可出现乏力、疲倦、厌食等,与坏死组织吸收有关,可给予中药调理。

(4) 栓塞后综合征:术后患者若出现 5P 症:即疼痛、麻木、运动障碍、无脉、苍白,提示肢体动脉血栓形成。提醒医生采取相应措施处理。

(5) 术后迟发型过敏反应观察护理:主要表现,术后 2 ~ 7 天皮肤出现潮红、荨麻疹、瘙痒等症状,应做好解释安慰工作,减少患者焦虑情绪,遵医嘱给予抗过敏治疗。

5. 术后防跌倒护理　由于患者失血多,身体虚弱而出现晕厥、跌倒的危险、护士要心中有数,采取相应防范措施,提前预防。

6. 饮食护理　指导患者进食,应给予高蛋白、高维生素,清淡、易消化饮食。

三、健康指导

1. 注意个人卫生,保持外阴清洁,术后 1 个月内禁止性生活和盆浴,1 年内避孕。

2. 注意休息,劳逸结合,保持良好心情。

3. 注意营养,合理饮食。多食优质蛋白、新鲜水果、蔬菜及含铁食物。少食辛辣、腌制、油炸食品。

4. 出院 1 个月内出现下述不适症状,均属正常反应:轻微下腹痛或腰痛;少许阴道淋漓流血;疲倦厌食。当患者出现上述症状可做以下处理:服用出院带药,嘱患者大量饮水或服中药;出院 2 周内多休息,避免重体力劳动或剧烈活动。可适当配合物理治疗,如热敷等方法以减轻患者不适症状。坚持 4 ~ 6 月母乳喂养。

5. 产后出血介入治疗后,应注意以下事项:介入治疗虽然保存了子宫,但术后依然有出血的可能性,出院后发现阴道流血大于等于月经量或阴道流血呈鲜红色或远期并发症,应立即回医院就诊。

6. 定时复诊　出院 1 ~ 2 周和 3 个月进行门诊复诊。

附:首都医科大学附属北京妇产医院自 2005 年在东院区由张晓峰主任首例尝试用放射

介入方法治疗难治性产后大出血以来,给产后难治性大出血的产妇带来了保留子宫的福音,并提升了她们的生活质量。2011 年张晓峰主任在妇产医院西院区将数字减影血管造影(DSA)技术广泛用于妇科肿瘤、计划生育,产科等。产后大出血 40~50 例/年;剖宫产切口瘢痕妊娠 200 例/年;近两年来妇科肿瘤患者 100 例/年。达到技术成功率 100%,治疗有效率 95%。使放射介入治疗技术在妇产医院服务于临床,取得了很好的效果。为广大妇女的健康保驾护航。

【病例 1】

×××,女,31 岁,主因"G4 P 1 孕 38 周,头位,剖宫产再孕"入院。入院检查 T 36.7℃ P 76 次/分 R 22 次/分 BP 95/65mmHg,于 2014 年 9 月 25 日 9:10 在脊椎-硬膜外联合麻醉下行剖宫产术。胎儿娩出顺利,在缝合过程中见有活动性出血,经给予宫缩素,按摩子宫,卡前列素氨丁三醇宫体注射仍有出血,估计出血量 1000ml。遂向家属交代病情,在家属知情下要求行双子宫动脉栓塞术。穿刺一次成功,术后阴道出血不多,生命体征平稳,给予输液输血,抗炎,对症治疗。患者恢复良好,顺利出院。

【病例 2】

×××,女,33 岁,主因"G3 P 0　孕 36 周,头/臀位,双胎妊娠,IVF-ETSHU 术后,妊娠糖尿病,妊娠高血压,宫腔镜手术史,腹腔镜手术史",于 2014 年 1 月 26 日 18:02 在脊椎-硬膜外联合麻醉下行剖宫产术:子宫下段横切口+宫腔填纱术+手剥胎盘术。娩出一男婴和一女婴,因宫腔粘连,继发宫缩乏力,术中估计出血 1500ml。T 36.7℃,P 76 次/分,R 22 次/分,BP 96/60 mmHg,遂向家属交代病情,在家属知情下要求行双子宫动脉栓塞术。穿刺一次成功,术后阴道出血不多,生命体征平稳,给予抗感染,促宫缩,止血,输血补液,对症支持治疗。患者恢复良好,顺利出院。

【病例 3】

×××,女,32 岁,主因"产后 27 天,阴道出血 5 天"入院。患者于 2014 年 10 月 30 日于新世纪医院自娩一男活婴,分娩当日出血约 800ml。于分娩 3 天后出院。2014 年 11 月 22 日患者无诱因出现阴道出血,多于月经量,鲜红色伴血块及腹痛。10 分钟后停止,两天后再次阴道出血同前,于当日在回新世纪医院复诊 B 超提示宫腔内不均质高回声(胎盘残留并部分植入尚不除外),范围约 4.9cm×3.3cm×3.2cm,并再次阴道出血,急诊转入我院行双子宫动脉栓塞术,术中顺利,以晚期出血,宫腔残留? 胎盘植入?"收住院。入院后完善各项化验,予抗炎治疗病因轻度贫血给予输血治疗,于 2014 年 11 月 28 日行拔出股动脉置管,患者一般情况良好,无阴道出血。11 月 29 日:HCG 70mIU/ml,血小板计数 PL 258×10⁹/L。HCT(5 天)26.40。患者于 2014 年 12 月 1 日顺利出院。

第 7 节　肝癌合并门静脉高压介入治疗的护理

一、疾病概述

门静脉高压症(portal hypertension,PHT)是由于各种原因导致的门静脉及其主要分支压力增高,引起一系列临床症候群,肝硬化是引起 PHT 最常见的病因。PHT 是肝脏及其相关血管、胆管疾患导致门静脉压力升高而引发的一组综合征,临床表现为脾大、脾功能亢进、肝性脑病、腹腔积液、食管胃底静脉曲张出血和呕血等。肝癌患者中约 15% ~20% 同时合并有不同程度门脉高压症状,此类患者的手术风险大、术后并发症多、术后肝衰竭的概率明显增加。食管及胃底静脉曲张破裂大出血是门脉高压较为多见的严重并发症,常引起失血性休克,危及生命。此时行外科急诊手术,手术死亡率高达 50% 以上,而内科保守治疗的作用有限。经颈静脉肝内门体静脉分流术(TIPS),是治疗门脉高压、静脉曲张破裂出血的一种很有实用价值的介入性治疗方法。

二、治疗方法

门静脉高压症介入治疗主要有 3 种方法:经颈静脉肝内门体分流术(TIPS)、经皮肝穿胃冠状静脉栓塞术(PTVE)和部分脾动脉栓塞术(PSE)。

经颈静脉肝内门体分流术(TIPS)是采用特殊穿刺装置、球囊导管及血管内支架,经颈静脉进入,在肝静脉和肝内门静脉之间建立分流通道,以降低门静脉压力,控制和防止食管胃底静脉曲张出血,促进腹腔积液吸收。TIPS 的优点是损伤小、成功率高、致残率低;对急性出血控制率 97% 以上,腹腔积液消失率为 70.0% ~79.2% 。在 PHT 的现有治疗手段中,TIPS 是一种很有价值的实用技术,具有传统内外科方法无法比拟的优点。

经皮肝穿胃冠状静脉栓塞术(PTVE)是经皮肤、肝脏穿刺至门静脉分支,选择性地进行胃冠状静脉插管,用特种材料栓塞食管胃底曲张静脉和控制出血。近年来,临床研究证实 PTVE 在治疗 PHT 患者的食管胃底曲张静脉急性出血、抢救患者生命和降低病死率等方面有明显疗效。PTVE 的缺陷是尚不能有效降低门静脉压力,所以 PTVE 多与其他治疗方法联合应用,比如与 TIPS 联合应用,以提高综合治疗效果;与 PSE 联合应用,具有止血和降低门静脉压力的双重作用。

部分脾动脉栓塞术(PSE)作为一种新的方法被广泛用于治疗 PHT 患者的脾功能亢进。PSE 是采用 Seldinger 技术,经右侧股动脉穿刺,插管至脾动脉分支,注入吸收性明胶海绵,造成部分脾梗死,达到部分脾切除的效果。该方法保留了部分脾组织及脾功能,病死率低,优于传统的脾切除术。PSE 临床很少有危及生命的并发症,普遍认为是安全有效的非手术疗法之一。

TIPS 是目前技术难度和风险最高的外周介入手术之一。20 余年的临床应用过程中,TIPS 术前适应证的把握、肝内血管系统空间关系的评估、术中分流道位置选择和建立方式以及支架的选择均有了巨大改进,大大提高手术的成功率的同时,降低了术后并发症的发生。本节重点介绍经颈静脉肝内门体分流术(TIPS)围术期护理。

三、适应证与禁忌证

(一) 适应证
1. 门静脉高压症伴胃食管静脉曲张破裂出血(含急性大出血)。
2. 反复发作性静脉曲张破裂出血且经内科治疗无效者。
3. 门静脉高压症致顽固性腹水。
4. Budd-Chiari 综合征。

5. 肝移植术前的过渡治疗。

（二）禁忌证

1. 绝对禁忌证

（1）右心衰竭伴中心静脉压升高。

（2）肝脏多囊性病变。

（3）严重肝功能损害。

（4）巨大肝癌侵犯肝门，可能妨碍内支撑器置放。

2. 相对禁忌证

（1）肝内或全身急性感染。

（2）严重肝性脑病尚未得到有效控制者。

（3）门静脉血栓形成。

四、护理

（一）术前护理

1. 术前访视　在 TIPS 治疗手术前，介入治疗方法、年龄、性别、文化层次、心理状况以及患者现存、潜在或可能出现的护理问题，制定相应的护理措施以保证介入治疗安全。向患者讲解 TIPS 介入治疗的优点、必要性、注意事项等，减轻患者焦虑、烦躁和恐惧心理，增强战胜疾病信心。

2. 术前指导

（1）饮食指导：术前指导患者进食营养丰富的食物，禁食坚硬、粗糙的食物，戒烟、戒酒。对食欲差者，可遵医嘱静脉输注葡萄糖、氨基酸、脂肪乳等营养物质，以确保患者获得足够营养，提高机体免疫力，增加对介入治疗的耐受性。

（2）排泄训练：术前 1 天指导患者在床上排尿、排便，防止术后尿潴留。指导患者术后避免增加腹压的动作，如用力排便、咳嗽等，防止介入治疗穿刺点出血。

（3）呼吸训练：指导患者做好呼吸训练，告知患者当医生自肝静脉向门静脉穿刺时，应吸气后屏气不动，使医生容易进针成功。

3. 术前准备

（1）完善常规检查

1）常规检查肝、肾功能、出凝血时间、血尿常规、心电图等。

2）上消化道胃镜检查了解食管静脉曲张程度。

3）术前 1 周内同时作肝右静脉和经肠系膜上动脉间接门脉造影，采取不同体位摄片技术，以观察两者的空间关系。

（2）患者准备

1）指导患者术前 4 小时可少量进食一些易消化流质或半流质饮食，以便患者保持一定的体力。戒烟禁酒。详细询问患者有无药物过敏史，备好术中所需药物。

2）术前腹股沟、颈部及会阴部备皮，术前一晚沐浴。

3）术前晚要保证睡眠。

4）嘱咐患者进入手术室前排空膀胱。

（3）护士准备

1）消化道大出血，评估患者的失血量，密切监测患者的神志、血压、尿量、面色及末梢循环，积极配合医生抢救；完善急诊介入的术前准备及宣教指导。术前建立多条静脉通路，输注降低门脉压药物（如生长抑素、奥曲肽等）并调节好滴数，给予止血、扩容补液等治疗。

2）择期介入患者：①避免并消除引起腹压升高的因素，预防消化道出血；②遵医嘱术前用药，术前 2～3 天口服肠道不吸收的抗生素，减少肠道细菌量，用生理盐水清洁灌肠（忌用肥皂水灌肠），可用食醋加生理盐水或乳果糖保留灌肠，避免胃肠道残血被分解产氨，诱发肝性脑病；③做好皮肤护理、口腔护理等，以减少并发症；④对患者进行有利于介入的呼吸练习，如屏气、深呼吸、训练卧床排尿，预防术后尿潴留；⑤做好治疗前的准备工作，如备皮、过敏试验、备药物等；⑥精神紧张的患者，术前 30 分钟可给予镇静剂。

（4）手术室护士准备

1）手术所需的各种导管、支架、器械等准备妥当。

2）完善各种抢救药物、心电监护、氧气、吸引器、呼吸辅助装置等急救设备。

3）保持介入手术室清洁、安静，规范消毒，调节室内灯光，保持适宜的温度、湿度。

4）向患者简要介绍导管室的环境、仪器，消除患者的孤独和恐惧，并将手术进行过程中需要患者配合之处告诉患者。

（二）术中配合

1. 体位准备　协助患者仰卧于导管床上，一般经右颈内静脉穿刺插管，充分暴露穿刺部位，协助医生进行常规皮肤消毒及局部麻醉。

2. 病情观察　连接心电监护，嘱患者保持平静呼吸状态，避免咳嗽及大幅度运动，以减少出血的危险。密切观察患者有无不适，如血压、脉搏、面色及有无疼痛等，以便及早发现和处理并发症。

3. 配合操作

（1）常规准备后，选择右下颌角 2.5cm、胸锁乳突肌前缘处为穿刺点行颈内静脉穿刺。

（2）将 Pups-100 自右颈内静脉送入肝静脉开口部，调整 Pups-100 尖端方向穿刺进入门静脉，将超滑导丝通过肝内分流道送入门静脉主干或脾静脉，沿导丝插入导管行门静脉造影及测压，随后行肝内门脉分流道球囊扩张，送入金属支架释放系统，定位后释放。

（3）随后再次测门静脉压，门静脉造影后示分流道血流通畅。术后加压包扎，返回病房。

（三）术后护理

1. 常规护理

（1）卧位与休息：为防止患者穿刺部位出血，增加舒适感，指导患者平卧位或半卧位，减少颈部活动，保持伤口敷料干燥。绝对卧床 24 小时，48 小时限制活动，防止因过早活动而引发腹腔出血等并发症。

（2）病情观察：密切观察生命体征、意识、腹部症状和体征、肝功能、水及电解质平衡，记录 24 小时出入量。

（3）穿刺部位的护理：术后 24 小时内应严密观察穿刺部位有无渗血、出血及皮下血肿形成，并观察穿刺侧下肢皮肤的颜色、温度、肌力及足背动脉搏动情况，有无疼痛和感觉障碍，防止发生下肢动脉血管栓塞。TIPS 术后颈静脉穿刺点用沙袋压迫 2～4 小时，如局部出现血肿,应排除积血,重新压迫。

(4) 饮食指导:术后禁食 4~6 小时,从流质开始过渡到正常饮食,保证热量供给。上消化道出血者,出血停止后给予冷流质,逐渐过渡到半流质、软食,忌食粗糙和过烫食物,肝功能异常者,限制蛋白质和肉类的摄入。禁烟酒。

(5) 心理护理:肝癌门脉高压肝硬化患者病程较长,症状不易改善,预后较差,因担心治疗效果患者往往表现得情绪低落、焦虑等,护士应关心体贴患者,主动多与患者交谈,分散其注意力,缓解和消除不良情绪,加强巡视,护理操作应轻柔。加强环境管理。保持室内安静、清洁,营造一个舒适的住所,利于疾病恢复。

(6) 营养支持:患者体质虚弱,加之手术时间长,患者消耗大,术后食欲差,应加强静脉高营养。予以通便药物,保持大便通畅。

2. 并发症的护理

(1) 感染:体温变化是反映有无感染存在的客观指标,由于穿刺肝脏可以出现一过性的吸收热,术后 1~3 天可以有轻度体温增高。有肺部感染及合并败血症时体温可达 38.5℃以上。遵医嘱给予物理或化学降温,抗生素规范应用,严格执行无菌操作,保持室内安静、清洁、舒适,利于病情恢复。

(2) 腹腔内出血:观察患者有无心悸、气促、烦躁、脸色苍白,如患者突然心率加快,血压先升后降,或出现腹部剧痛、压痛、反跳痛、肌紧张,或短时间内腹围增大、移动性浊音范围改变、肠鸣音增强或减弱、血红蛋白下降、持续黑稀便等要警惕腹腔出血可能,做好应急处理。

(3) 肝性脑病:是 TIPS 最常见的并发症。严格观察有无意识、精神异常表现,如兴奋易激动、幻听、幻想、手足扑翼样震颤及步态不稳、烦躁不安,严重者可致昏迷。治疗原则以清除体内多余的氨为目的,同时纠正代谢性酸中毒:还应该注意限制蛋白质摄入,保持大便通畅,用乳果糖和稀醋酸溶液灌肠导泻,清楚肠内积血和含氨物质,静脉点滴精氨酸、支链氨基酸、大剂量的维生素 C 等,适当应用抗生素以减轻内毒素血症,防止肝肾综合征的发生。注意患者安全,留专人守护;禁用安眠、镇静、镇痛、麻醉类药物;做好基础护理,预防压疮。

(4) 急性心力衰竭、肝衰竭:加强心力衰竭症状、体征的观察;指导患者半卧位;吸氧,减少活动,减少机体耗氧量;记录出入水量,控制补液量及速度。

指导患者进低盐易消化的饮食;予以强心利尿扩血管药物,及时评估用药效果。加强对肝功能的监护,手术后要密切观察患者肝功能变化,采取一定的护肝措施。

(5) 肺动脉、脑动脉栓塞:由于患者原先就存在血栓或癌栓,同时导管在血管内的反复操作,均有可能诱发血栓。分流后,栓子随血流上行,易导致肺栓塞,亦有脑栓塞发生的报道。术后密切观察患者有无胸痛、呼吸困难、咳嗽、咯血及肌力下降、肢体活动障碍等症状发生,及时与医生沟通,做好抢救配合。

(6) 气胸:术后密切观察患者呼吸是否平稳,呼吸困难者应行急诊胸部摄片以明确诊断,有少量气胸而呼吸较为平稳者可待其自行恢复,肺压缩超过 30% 或呼吸困难明显者应立即穿刺抽吸,有张力性气胸者立即给予胸腔闭式引流。

五、健康教育

1. 保持稳定的情绪,以积极乐观态度应对较长的治疗过程。休息、饮食与门脉高压症

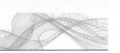

的发病有密切关系,注意休息,保证充足睡眠,避免劳累和重体力劳动,参加适当的锻炼,如打太极拳、练习瑜伽、散步等。

2. 禁烟酒,少喝咖啡和浓茶。避免粗糙、干硬、过烫、辛辣食物。保持大便通畅。

3. 保持室内环境清洁舒适,防止感冒咳嗽。

4. 遵医嘱服用保肝药,定期复查肝功能、血常规、电解质。

5. 定期门诊随访,如出现黑便、呕血、腹胀、下肢水肿等应及时就诊。

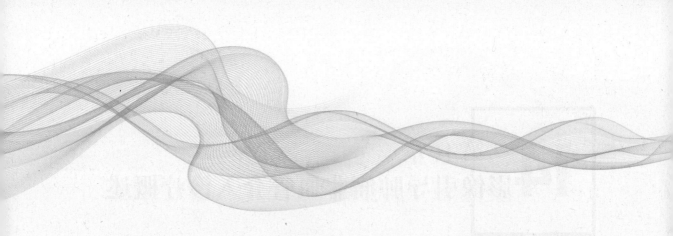

第三篇　肿瘤非血管介入治疗护理

第14章
影像引导肿瘤非血管介入诊疗概述

影像引导非血管性介入治疗包括：物理消融、化学消融、放射性粒子组织间植入治疗、腔道扩张成形及内支架植入术等，它们在临床应用中各具优势，互相补充，在适应证选择上更加宽泛，正逐渐广泛用于不能手术切除或不愿意接受手术治疗的肿瘤患者。

第1节　影像引导肿瘤消融术

肿瘤消融属于非血管性微创治疗范畴，这一概念由北美放射学会于1997年首次提出，是指通过影像引导直接将化学物质或热能作用于单个或多个肿瘤，以根除和实质性毁损肿瘤；穿刺路径可以是经皮肤穿刺，也可在外科腹腔镜或开腹手术中进行。消融方法中物理消融包括热消融和冷冻消融；化学消融包括无水酒精消融、醋酸消融等。消融治疗在我国已得到广泛应用，已成为实体肿瘤综合治疗中的一种重要手段。影像引导方式有：X线透视、US、CT和MRI等。X线透视引导因术中难以评估消融效果，操作者及患者均受到一定剂量的X线辐射，故不推荐X线引导；US引导可实时成像、多角度探测、安全、廉价，但存在分辨率低、有死角盲区、气泡伪影干扰等缺点；CT引导可实时成像、无死角及盲区、不受其他因素干扰、亚毫米级扫描、可实现三维立体重建，但不足之处存在一定的电离辐射；MR引导更加敏感和准确、无辐射，但手术器材及辅助设备需磁兼容、体内有起搏器和金属植入物者不宜使用，且价格较其他引导方式贵；目前临床多应用超声和CT引导及监控。

一、物理融术

物理消融包括热消融和冷消融。其中，热消融术主要包括射频消融术（radiofrequency ablation，RFA）、微波消融术（microwave ablation，MWA）、激光消融术、高强度聚焦超声（high-intensity focused ultrasound，HIFU）等。

（一）射频消融（radiofrequency ablation，RFA）

肿瘤消融治疗的实施方式有经皮穿刺、经腔镜手术和开放性手术三种。其中经皮消融需在超声、CT、MRI等影像学手段引导及监测下精确实施完成，创伤小、在精准清除肿瘤的同时最大限度保留人体正常组织器官功能，而且住院时间短、花费少、恢复快、可重复应用，较经腔镜途径和开放性手术途径更具微创优势，但其不能完全取代后两种途径。如消融邻近肠管和膈肌部位的肿瘤，为避免损伤肠管和膈肌，采用腹腔镜途径较为安全。

1. 原理　射频消融是在超声或 CT 引导下将射频电极插入肿瘤组织,射频电极电磁波使得肿瘤组织内部升温,细胞内外水分蒸发、干燥、固缩,以致无菌性坏死,从而杀灭肿瘤细胞,以达到治疗目的。RFA 是应用频率<30MHz(通常为 375~500KHz)的电磁波,使射频电极针周围形成高频交变电磁场,电极针周围的离子受到交变电流的激发而相互碰撞、摩擦产生热量,热能的沉积超过肿瘤组织的耐受程度而致其发生凝固性坏死;肿瘤组织周围小血管因热损伤而闭塞从而阻断肿瘤血供;从根本上看,射频消融引起的病灶坏死不同于经典的"坏死"。射频消融期间 80~110℃ 的温度可使电极附近组织直接凝固,其构成了射频消融灶的主体。受到热能影响的生命结构,尤其胞质性酶蛋白均会发生瞬间凝固。这种热能诱导的结构变性和酶蛋白功能失活决定了射频消融不可能发生经典坏死所具备的进行性酶性组织破坏或细胞降解。此外,RFA 的热效应还能增强机体免疫功能、抑制残留肿瘤细胞生长,增强肿瘤细胞对放、化疗的敏感性。

2. 适应证

(1) 单发肿瘤,最大径≤5cm;或肿瘤数目≤3 个,且最大直径≤3cm。

(2) 无血管、胆管和邻近器官侵犯以及远处转移。

(3) 肝功能分级为 Child-Pugh A 或 B 级,或经内科护肝治疗达到该标准。

(4) 对于不能手术切除的直径>5cm 的单发肿瘤,或最大直径>3cm 的多发肿瘤,局部消融作为姑息性综合治疗的一部分。

3. 禁忌证

(1) 病灶弥漫。

(2) 合并肝外血管、胆管癌栓。

(3) 肿瘤侵犯空腔脏器。

(4) 肝功能 Child-Pugh C 级。

(5) 不可纠正的凝血功能障碍。

(6) 患者处于急性感染状态,尤其是胆系感染;心、肺、肝、肾等重要脏器功能衰竭。

4. 射频消融的优点

(1) 微创:经皮穿刺治疗可以在局部麻醉下完成,患者反应轻微,大多在治疗当天即可下床活动和进食。一些合并重要脏器功能不全的患者,如肝肾功能不全、门脉高压出血、糖尿病,均能很好地耐受 RFA 治疗。

(2) 就目前的技术而言,直径小于 5cm 的肿瘤,治疗效果与手术切除相仿,可以达到局部根治的标准。

(3) 可反复多次治疗,对多发和复发性肿瘤有其优越性。

(4) 高温使肿瘤的某些抗原暴露,在灭活的肿瘤组织被清除的过程中可能会刺激机体的肿瘤免疫,产生所谓的"内源性瘤苗"作用;

(5) 可联合其他局部或全身治疗,如 TAE、TACE 等。

(二) 微波消融(microwave ablation,MWA)

1. 原理　微波是指频率在 30~300 000MHz 之间,波长很短(通常为 1~10mm)的电磁波,MWA 利用频率>900MHz(通常为 900~2500MHz)的电磁波,通过微波对生物组织的加热效应引起肿瘤组织变性坏死。微波加热属于内生热,肿瘤组织吸收微波后,组织内的极性分子(主要是水分子)随微波频率高速运动、互相摩擦产生热量。肿瘤组织吸收微波升温到

60℃以上时,肿瘤细胞的蛋白质变性凝固,导致其不可逆坏死而达到治疗目的。同时,肿瘤局部微波治疗后,可以提高机体免疫力,更有效地杀死残余的肿瘤细胞,防止肿瘤复发。

2. 适应证　实体肿瘤 MWA 的适应证、禁忌证与 RFA 等局部消融治疗基本相同,治疗目的可以是根治,也可以是姑息减瘤。MWA,尤其是经皮 MWA,最重要的优势在于可应用于肝、肾、肺等器官功能不全而无法行手术切除的患者,其可在实现损毁肿瘤的同时,保留正常的实质,因此可最大限度地保留器官的功能。

3. 禁忌证　MWA 的主要并发症与 RFA 术相类似,常见并发症包括出血、针道种植、肝管损伤、结肠损伤、肝功能损伤等,少见并发症包括肝衰竭、针道种植转移等。与其他消融方法相比,并发症的发生率并无明显差异。

(三) 激光消融

1. 原理

(1) 对肿瘤细胞的直接杀伤作用:热能作用于肿瘤细胞膜、细胞骨架与膜内结构,导致细胞膜流动性、通透性及细胞内环境发生变化,细胞膜转运蛋白质的功能及细胞表面受体功能受损;同时使细胞形态、有丝分裂器、细包内原生质发生改变,进而导致细胞骨架损伤;热效应还抑制细胞内 DNA、RNA 的合成和聚集,使细胞难以修复。此外,热效应使与 DNA 结合的染色体蛋白受到一定程度损伤,从而影响包括 DNA 复制、转录、修复及核内不均一核RNA(heterogeneous nuclear RNA,hn RNA)处理等多种分子功能。

(2) 肿瘤细胞及组织的间接杀伤作用:热效应可使肿瘤组织血流量很快下降,一方面因肿瘤组织的微环境发生障碍所致,另一方面是由于肿瘤周围正常组织血管反应性扩张,血流发生"改道现象",造成肿瘤组织血流相对减少。血流减少导致肿瘤组织的氧分压减低,使其无法进行有效的有氧代谢,无氧酵解加强,酸性代谢产物大量堆积,局部环境的 pH 急骤下降,使得肿瘤细胞对热损伤的敏感性显著增加。

(3) 提高机体免疫能力:研究表明激光消融可促进机体免疫细胞的活性及细胞因子的合成;淋巴因子可启动 LAK 杀伤细胞的活性增强巨噬细胞对肿瘤的吞噬作用,同时淋巴细胞增殖能力和淋巴细胞的细胞毒性均明显增高;此外可是外周血中具有刺激肿瘤免疫因子升高,如 IL-6、IL-8、TNF 等。

2. 适应证　目前激光消融的主要研究方向集中于肿瘤治疗,包括与其他治疗,如外科腹腔镜手术、开放手术及联合化疗、放疗、生物治疗、免疫治疗等综合应用。在治疗小肝细胞癌方面,目前认为激光消融的完全消融率与外科手术切除相似,对于肿瘤数目≤3、肿瘤直径≤3cm 的多发肿瘤或直径≤5cm 的单发肿瘤,肝功能 Child-Pugh A、B 级,无其他严重肝外系统疾病者,均可行激光消融治疗。激光消融在甲状腺肿瘤、肾上腺肿瘤的治疗上也有一些应用。对于其他器官系统肿瘤的应用尚无统一的适应证,一般对于直径≤3cm 的肿瘤,激光消融多可实现肿瘤的完全消融,消融后肿瘤残余与复发率很低。

(四) 高强度聚集超声(high intensity focused ultrasound,HIFU)

1. 原理　主要通过采用高强度聚焦超声(high-intensity focused ultrasound,HIFU)肿瘤治疗系统所进行的肿瘤治疗技术。系统由功率源、治疗控制、定位及实时评估、运动控制、水处理等部分组成。其治疗原理主要是利用超声波的传导性、可聚焦性,将体外的低能量超声聚焦于体内,利用焦点处的高强度超声瞬态产生的热效应、空化效应、机械效应,使治疗焦域处的组织发生凝固性坏死,焦域以外组织无显著损伤,凝固坏死组织最终可逐渐被吸收或瘢痕

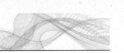

化。这种局部治疗肿瘤的新技术又称为热"消融",主要适用于治疗实体组织器官的良恶性肿瘤。是一种不需要切开皮肤,不需要穿刺就可以杀灭体内肿瘤的技术。HIFU 适用于治疗组织器官的实体肿瘤,主要目的是使肿瘤组织产生整块的凝固性坏死,其作为新兴的肿瘤综合治疗的方法是传统肿瘤外科手术的有效补充。根据肿瘤的分期及超声通道条件,应尽可能对肿瘤实施完全性热"切除",但也可用于中晚期肿瘤的局部姑息治疗,以达到缓解症状、提高患者生存质量、延长生存期之目的。

2. 适应证

(1) 肝脏肿瘤:肝脏良、恶性肿瘤。一般而言,可用于直径≤12cm 的单发巨块型肝癌;右肝巨块型肝癌伴右肝卫星灶(数目≤4 个);术后复发;肝功能 Child-Pugh A 或 B 级,双叶肿瘤主要位于右肝,左肝病灶数≤2. 建议先行 TACE 治疗,再行 HIFU 治疗;有肋骨遮挡者可通过切除肋骨或其他方法来改善超声通道。

(2) 骨肿瘤:除颅骨、脊柱、手骨肿瘤及严重溶骨性肿瘤以外的原发及继发性骨肿瘤,且无皮下组织和(或)皮肤广泛受累、无皮肤破溃、无皮肤有严重放射性损伤、无术后皮肤大量瘢痕、无病理性骨折未愈及经辅助治疗邻近关系活动严重受限伴畸形等情况者;一般要求患者年龄>15 岁,骨生长发育已成熟;Ⅱa 期、Ⅱb 期化疗反应好者;重要神经、血管未被侵犯或未被推移;肿瘤可完全切除;患者有强烈的保肢愿望;术后局部复发率及转移率不应高于截肢。

(3) 乳腺肿瘤:乳腺良、恶性肿瘤;一般用于Ⅰ、Ⅱ期乳腺癌及术后复发及Ⅳ期乳腺癌姑息治疗,而不适合于多中心乳腺癌、Ⅲ期及Ⅳ期乳腺癌、乳晕下乳腺癌。

(4) 胰腺癌:无黄疸或经过退黄治疗后的胰腺癌。

(5) 肾脏肿瘤:肾脏良、恶性肿瘤(有肾静脉和下腔静脉癌栓者除外),有肋骨遮挡者可通过切除肋骨或采用其他方法改善超声通道。

(6) 软组织肿瘤:软组织良、恶性肿瘤;一般用于 B 超能显示病灶、可耐受麻醉同时皮肤条件允许的患者,而四肢肿瘤已侵及主要神经且伴功能障碍;头颈部、胸部、纵隔内软组织肉瘤;腹腔、腹膜后已侵及含气脏器者不宜行 HIFU 治疗。

(7) 子宫肌瘤。

(8) 良性前列腺增生和前列腺癌。

(9) 具有良好超声通道的腹膜后或腹盆腔实体肿瘤。

3. 禁忌证

(1) 含气空腔脏器的肿瘤。

(2) 中枢神经系统的肿瘤。

(3) 治疗相关区域存在皮肤破溃或感染。

(4) 治疗相关区域皮肤接受过 45Gy 以上放射治疗。

(5) 超声治疗的信道中存在腔静脉系统栓子。

(6) 超声治疗的通道中存在显著钙化的动脉血管壁。

(7) 有重要脏器功能衰竭的患者。

(8) 有严重凝血功能障碍的患者。

(9) 不能耐受相应麻醉的患者。

(10) 机载定位影像系统不能清晰显示的肿瘤。

（11）弥漫性肝癌、伴有重度黄疸、腹水或恶病质。

（五）冷冻消融（cryoablation）

1. 原理　冷冻消融也称为冷冻手术或低温外科（cryosurgery）、冷冻疗法（cryotherapy）、冷冻外科消融（cryosurgical ablation）等，是利用超低温选择性原位灭活病变组织的方法。冷冻消融工作原理基于焦耳-汤姆逊理论，即当气体通过一个狭小的微孔从较高压力区域喷射进入较低压力区域时，将被节流。大多数气体遭遇节流后温度将下降，如氩气和氧气，而某些气体温度反而上升，例如氢气和氦气。冷冻消融利用氩气在冷冻针尖膨胀制冷消融肿瘤组织，并且利用氦气在针尖膨胀加热，冷热交替重复2～3个循环，增加对肿瘤组织的消融范围和消融效能。实验研究显示氩氦刀冷冻无论在消融靶区面积、肿瘤完全消融率方面均优于 RFA 和 MWA。其治疗肝癌的适应证同 RFA 和 MWA，但冷冻消融对肝功能有一定的损害，不良反应及并发症较其他消融手段多，目前多应用于不能切除的中晚期肝癌，对肝癌术后复发的治疗文献报道较少。

2. 适应证　氩氦刀操作简便，损伤少，不出血，对脏器功能影响小，能快速准确的灭活肿瘤细胞，消除肿瘤负荷，是这类肿瘤患者的理想治疗手段，对 2～10cm 的无淋巴结转移的实体肿瘤可以做到完全消融。

（1）肝癌和肝转移瘤：肝癌的冷冻消融是冷冻治疗术开展的最成熟的技术之一，冷冻治疗是不能手术切除的肝癌和肝转移瘤的理想治疗方法。对于肝转移瘤，如果病灶不是很多（≤5 个），也是冷冻的适应证。穿刺时应尽量经正常肝组织穿刺病灶，以利于氩氦刀的固定和术后止血。

（2）肾癌：一般用于不能手术切除的肿瘤的姑息治疗，一方面可以减轻患者的肿瘤负荷，另一方面可保存部分肾功能。肾癌的血供一般十分丰富，消融时应适当增加氩氦刀的数目和冷冻消融的时间，对肾上极的肾癌，穿刺时应尽量避免损伤胸膜。

（3）肺癌：主要适用于不能手术切除的周围性肺癌和累及大血管的中心型肺癌，术中冰球形成注意回避心脏及大血管，注意出血、气胸等并发症。转移性肺癌由于多呈多发性粟粒状转移结节，故多不便冷冻消融。

（4）脑肿瘤：氩氦刀可用于各种脑瘤的治疗，以胶质瘤和脑膜瘤最为常用。胶质瘤常呈浸润性生长，术中很难完全切除，术后复发率极高，且对放化疗均不敏感，患者的术后平均生存期不足 1 年。CT 或 MRI 引导下氩氦刀冷冻消融为胶质瘤的治疗开辟了新的途径，术中 CT 或 MRI 能清楚地显示病变的边缘情况及消融形成的冰球的大小，通过术前 MR 功能成像准确识别脑皮质功能区域，可以帮助我们尽可能的全部消融掉肿瘤而不破坏脑的功能区。手术创伤小，一般均可在局麻下进行，肿瘤消融彻底，术后患者恢复快，明显提高了患者的生存率和生存质量。脑膜瘤绝大多数为良性，手术切除是主要的治疗手段，但位于脑底的脑膜瘤，术中显示困难，出血较多，很难将肿瘤完全的切除。CT 或 MRI 引导下的氩氦刀靶向消融可将脑膜瘤等体积切除，由于热池效应和术中能精确定位而不会损伤正常的血管。

（5）其他实体肿瘤：如：耳鼻喉科肿瘤、甲状腺肿瘤、乳腺肿瘤、胰腺肿瘤及前列腺肿瘤等。

3. 氩氦刀的优点

（1）氩氦刀只在刀尖冷冻或加热，刀杆保持常温。

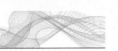

（2）氩氦刀可不开刀,经皮摘除体内病变组织,是无创或微创手术系统。

（3）利用冷热效应调变肿瘤抗原,激活抗肿瘤免疫反应。

（4）氩氦刀可控制输出能量,用氦气加热,达到准确定位、精确控温。

（5）氩氦刀具有超细刀(如 2mm 直径的),可获得良好的成功率和较低的并发症率。

（6）氩氦刀操作容易,且副作用小,患者反应轻,费用低,易于患者接受。

（7）可单独施行,也可与化疗、放疗或手术疗法结合使用。

二、化学消融

（一）原理

化学消融(chemical oablation)是指在影像引导下将化学消融剂通过经皮穿刺的专用针具直接注射到肿瘤内而原位损毁、破坏肿瘤组织的微创治疗方法。化学消融因操作简单,无须特殊设备、花费较小、并发症小的特点,在世界范围内广泛应用,在所有消融治疗方法中化学消融最简便易行。

（二）常用化学消融剂分类

1. 肿瘤细胞毒性剂及各种细胞毒性化疗药物　根据肿瘤的细胞学类型选择敏感的细胞毒性药物,将其与少量点化油按一定比例混合后经皮注入肿瘤或转移性淋巴结构,通过药物在瘤内缓解直接杀死肿瘤细胞。此法可提高肿瘤局部药物浓度,同时降低药物对患者其他组织器官的毒性损伤;但药物的精确用量、释放时间不易掌握,往往需要反复注射。

2. 蛋白凝固剂　常用无水乙醇(percutaneous ethanol injection,PEI)、冰醋酸和稀盐酸等。以无水乙醇的临床应用最为广泛,该方法起源于日本,因其安全、低廉、副作用少且可重复操作,目前仍为临床有效的肝癌治疗方法。无水乙醇直接作用于肿瘤细胞和肿瘤血管内皮细胞使其迅速脱水、蛋白变性凝固,小血管闭塞,导致肿瘤变性、坏死。但该治疗方法对于较大非均质肿瘤难以彻底灭活,瘤缘残存常导致肿瘤的复发;多次治疗易导致累积性乙醇肝损害;乙醇流向的不易操控易损害门静脉、胆管等结构。

3. 热盐水　是通过将其注射到瘤体内后提高瘤内温度而达到消融肿瘤的目的,Ohnishi等于 1993 年采用热盐水行实验治疗获得了较满意的肿瘤坏死效果,随后国内学者也报道应用热盐水治疗肿瘤取得了较满意的临床效果,但上述实践表明肿瘤内部温度难以精确掌控,且肿瘤坏死不够均匀。

（三）适应证

适用于全身各部位的原发性和转移性肿瘤,如肾上腺良恶性肿瘤、原发性肝癌、转移性肝癌、肺癌、盆腔肿瘤及恶性淋巴结转移等。适用于直径 3cm 以内的小肝癌及复发小肝癌的治疗,对于>3cm 以上不适合手术的肝癌或复发灶也可起到姑息治疗的作用。在临床上,有的癌灶贴近肝门、胆囊及胃肠道组织,热消融治疗(RFA 和 MWA)可能容易造成损伤。此时,可以考虑采用 PEI 或 PEI 与热消融并用,以防止并发症发生。

在过去的 20 年里,肝肿瘤局部微创治疗发展迅速,已成为继手术切除和肝移植后的第三大根治性治疗手段。治疗上,血管性介入栓塞治疗以减少肿瘤的血供和使肿瘤供养血管闭塞,增加肿瘤的坏死范围起到"饿死"肿瘤的作用;非血管性消融治疗运用物理和/或化学方法直接引起肿瘤组织的凝固性坏死。在小肝癌的治疗方面,微创介入疗效与手术切除相近,操作简便、安全性好;对于大肝癌及复发性肝癌,微创介入治疗也已成为重要手段,是肝肿瘤综合治疗中十分重要的组成部分。血管性介入栓塞和非血管性消融治疗方法具有微创、安全、治疗时间短、费用少等优点,且其疗效肯定,对提高肝肿瘤整体治疗水平以及延长患者生命具有重要的临床价值,在我国已得到广泛的应用。

第2节　放射粒子植入

放射粒子植入(brachytherapy)是将放射源(封装的放射性核素)经人体腔道置于肿瘤附近、插植到肿瘤体内、或放置在瘤体表面实施照射的一类放射治疗手段的总称。所谓"近距离"是指将放射性核素放置在距肿瘤组织5cm范围内,甚至在肿瘤组织内进行治疗,具有治疗靶点局部剂量高,周围正常组织受量低,照射时间短,可以连续照射或分次照射,安全、可靠、易于防护等优点。

(一) 原理

放射性粒子近距离治疗肿瘤是将微型放射源植入肿瘤内或肿瘤浸润的组织中,包括肿瘤淋巴扩散途径的组织,通过微型放射源(粒子源)发出连续低能量 γ 射线,持续对肿瘤细胞起作用,不断杀伤肿瘤干细胞,经过足够的剂量和足够的半衰期,使肿瘤组织遭受最大限度毁灭性杀伤,直至肿瘤细胞全部失去繁殖能力,从而达到较彻底的治疗效果,使正常组织不损伤或有微小损伤。粒子源经4个半衰期后完全衰变,可永久地留在患者体内。放射性粒子植入与外照射放射治疗。

我国放射性粒子植入术主要应用^{125}I粒子。这是由于其物理特性所决定的:

1. ^{125}I释放 γ 射线,其平均能量为28keV,属于低能放射性核素,有穿透到局部组织间的作用,疗效较好,损伤小;

2. ^{125}I半衰期较长,为60天,可提供200天左右的持续照射(3个半衰期),便于临床的使用和保存;

3. 半价层为0.003cm的铅,操作人员易于防护;

4. 靶治疗体积以外放射剂量迅速衰减。

(二) 适应证

1. 未经治疗的原发肿瘤。

2. 需要保留功能性组织或手术将累及重要脏器的肿瘤。

3. 不愿进行根治手术的病例。

4. 预防肿瘤局部扩散或区域性扩散者。

5. 转移性肿瘤病灶或术后孤立性肿瘤转移灶而失去手术价值者。

6. 无法手术的原发肿瘤。

7. 外照射效果不佳或失败的病例。

8. 外照射剂量不足,作为局部剂量补充。

9. 术中残存肿瘤或切缘距肿瘤太近(<0.5cm)等。

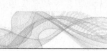

第 3 节　支架植入术

利用穿刺、导管、球囊导管扩张形成和金属内支架植入等技术,使狭窄、闭塞的血管或腔道扩张、再通,解决传统手术盲区的一种技术。具有创伤小、疗效高、风险低、并发症少、住院时间短等优点,为血管、腔道狭窄、闭塞开创了一条新路。包括:食管支架植入术、气道支架植入术、泌尿道支架植入、胃/十二指肠支架植入术、结肠/直肠支架植入术等。

一、食管支架植入术

通过口腔—咽—食管这一自然腔道,送入食管内支架输送器,在 X 线透视下定位病变的位置,释放支架的一种无创手术。食管支架由镍钛形状记忆合金纺织而成,具有优良的生物相容性和耐腐蚀性,同时具有稳定的记忆特性和超强弹性,能顺从食管的蠕动,从而既保持食管通畅,又无太多不舒适感。

（一）适应证

1. 对失去手术机会的晚期食管癌引起的食管狭窄造成进食障碍或伴食管、气管、纵隔瘘的患者。

2. 食管手术以后或放疗引起的瘢痕狭窄以及肿瘤复发引起的狭窄。

3. 部分良性食管狭窄,包括贲门失弛缓症,手术后吻合口狭窄以及化学灼伤。

（二）禁忌证

无绝对禁忌证,但如有以下情况应慎用:

1. 严重的心血管系统疾病,且病情不稳定者。

2. 严重恶病质,全身情况极差,肝肾功能不良,估计生存时间在数周到 1 个月内者。

3. 存在多发性消化道狭窄或梗阻。

4. 80 岁以上的老年患者。

二、气管支气管支架植入术

气管、主支气管狭窄是危及生命的急症。常规治疗不能直接解决气道阻塞症状,手术治疗创伤大且不能反复进行,经支气管镜植入气管支气管支架是一快速而有效方法。支架的植入使狭窄的气道得以不同程度的扩张,以保持正常呼吸功能,为原发病的进一步治疗获得了时间,故几乎所有气道内阻、外压原因所致的重度气管、支气管狭窄均适宜支架植入术。

（一）适应证

1. 恶性气管、支气管狭窄。

2. 不能或不愿手术的良性气管、支气管狭窄。

3. 炎症或结核导致的气管、支气管狭窄。

4. 气管、支气管软化症。

5. 其他疾病如脊柱后侧凸引起的气管扭曲变形、由于植入食管支架引起气管狭窄等,

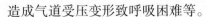

造成气道受压变形致呼吸困难等。

6. 支气管残端瘘。

（二）禁忌证

1. 婴幼儿及青少年的气管狭窄应该首选其他治疗方法,在迫不得已时才考虑支架治疗,因为气管会随着年龄的增长而发育,支架不能与之相适应。

2. 邻近声门的气管狭窄,植入支架一定慎重,避免影响声门甚至吞咽等,狭窄距声门以不小于1cm为宜。

3. 气管黏膜严重炎症者为相对禁忌,因为支架植入后可能会促使肉芽组织增生,造成再狭窄和不利于控制炎症。

三、泌尿道支架植入

输尿管支架管(双猪尾导管,或称D-J管)在泌尿外科手术中应用极为广泛,适用于肾结石、输尿管结石、肾积水、肾移植、肾及输尿管良性肿瘤等上尿路手术以及碎石机碎石、输尿管狭窄的扩张等治疗过程中,它植入输尿管后能起到引流尿液、防止输尿管狭窄和粘连堵塞的重要作用。临床应用的D-J管多为硅橡胶或聚氨酯高分子材料制成。

（一）适应证

1. 膀胱镜下插管失败和不宜开放性手术的泌尿系梗阻患者。

2. 外周肿瘤、瘢痕组织、变异的交叉血管对输尿管的压迫引起的泌尿系梗阻。

（二）禁忌证

1. 小肠膀胱瘘。

2. 尿失禁。

3. 肾脓肿。

第4节　经皮穿刺活检技术

1976年国外首次报道,国内1985年张雪哲率先应用于临床,近30年来随着影像设备更新换代,穿刺针的改进,影像引导下的穿刺技术可用于全身各个部位的病变诊断,同时也是影像引导下介入治疗的基础。

（一）适应证

1. 待证实的良恶性病变。

2. 实体脏器内结节、肿块、纵隔肿块、胸壁或胸膜的肿块。

3. 实体脏器局灶、或多发实变,需取得局部感染细菌学诊断。

4. 腹部脏器肿物、腹腔及腹膜后肿物活检。

5. 颈部、盆腔病变的活检。

6. 放、化疗前取得细胞组织学诊断。

7. 靶向药物治疗前取得基因检测。

（二）禁忌证

1. 有严重出血倾向的患者。

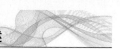

2. 一般状况极差,不能耐受本技术检查者。

3. 疑血管性病变,如动脉瘤、动静脉畸形者。

4. 严重肺气肿、肺大疱、弥漫性肺纤维化。

5. 肺循环高压、肺淤血、严重心功能不全。

6. 患者敏感,呼吸、体位等无法配合者,剧烈咳嗽不能抑制者。

7. 病变与大血管关系密切,难以避开者。

第15章
超声、CT引导经皮穿刺活检围术期护理

第1节 概　述

一、超声、CT引导经皮穿刺活检的特点

经皮穿刺活检术是临床上对肿瘤或新生物经常使用的一种微创性诊断方法；其操作方法是在影像设备引导下（诸如CT、超声等），用专用活检针或活检枪经皮穿刺病灶，取得病理标本后用以对疾病的定性诊断的技术；对于治疗方案的选择、制定，以及治疗后的随访、预后判断等方面均具有重要作用。

B型超声、彩色多普勒、能量多普勒、超声增强检查、淋巴结超声造影以及超声引导下的穿刺活检可对肿瘤及淋巴结的大小、形态、内部回声及其血供特点等进行多方面的分析，超声检查具备价格低廉，无创伤和实时性获得人体内组织图像等特点，有助于肿瘤的诊断，为临床治疗提供依据。

计算机体层摄影（computed tomography，CT）检查能提高肿瘤病变的检出率和诊断的准确性，了解肿瘤的大小和范围，还可以判断肿瘤与颈动脉鞘的关系，术前评估肿瘤分期，判断肿瘤手术切除的可能性。CT图像的密度及空间分辨率高，显著扩大了检查的范围，在病变的检出和诊断中发挥了至关重要的作用。但是CT也存在一些不足之处，如易受较高组织密度高扫描所形成的放射伪影的影响。

二、超声、CT引导经皮穿刺活检的适用范围

经皮穿刺活检是有价值的诊断方法，已应用于身体各部位、各器官病变。适用于病灶性质不明确，需活检定性者；或需要取活细胞做细胞培养、肿瘤免疫、药物实验等。

（一）经皮穿刺活检的导向方法

经皮穿刺活检是在影像导向下进行，不同于开放式和盲目活检。所用的导向方法为X线透视、超声、CT和MRI。

1. 透视简单，适用于能在透视下定位的病变，如肺部肿块、骨骼病变等。

2. 超声对实质器官的囊性或实体性肿物可进行实时监视，定向准确，且可显示活检针的针迹、进针的方法、进针深度以及针尖的邻近结构。超声具有导向成功率高、简便灵活、不

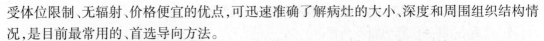

受体位限制、无辐射、价格便宜的优点,可迅速准确了解病灶的大小、深度和周围组织结构情况,是目前最常用的、首选导向方法。

3. CT 导向准确,但操作程序较超声导向复杂、且接受 X 线辐射量较大,多用于腹部、盆部和胸部病变活检。

4. MRI 无射线,能多轴面成像,利用 MRI 透视功能可以对浅表病变行活检导向,但要求无磁性的特殊穿刺设备,且价格昂贵,故临床上很少使用。

(二) 活检穿刺针

活检针的种类:经皮穿刺活检有三种方式,即细针抽吸活检、切割式活检与环钻式活检。三种活检所用活检针不同,适于不同部位病变的活检需要。

目前活检针的种类很多,可大致分为三种:①抽吸针:针的口径较细,对组织损伤小,只能获得细胞学标本,如千叶(Chiba)针;②切割针:口径较粗,针尖具有不同形状,活检时可得到组织芯或组织碎块,可行病理学诊断。这类针很多,如 Turner 针、Rotex 针等;③环钻针:主要用于骨组织病变的活检,针尖有尖锐的切割齿,便于穿过较硬的骨、软骨组织,取得组织学标本,如 Franseen 针等。

(三) 临床应用

已广泛用于诊断各系统、各器官的病变。

1. 胸部　诊断不明的肺内结节、肿块病变。以及已知为恶性病变,但组织类型不明,均适于经皮穿刺活检。针刺活检对恶性病变的准确率为 90%;良性病变为 95%。

2. 腹部　肝、胰、肾、腹膜后等部位性质不明的病变可经皮穿刺活检,尤其对胰腺癌与胰腺炎的鉴别诊断有价值。

3. 其他　骨关节、肌肉系统、盆部、乳腺、椎管内病变等均可行经皮穿刺活检。

第 2 节　头颈部肿瘤、淋巴结穿刺活检的护理

头颈部是指以胸骨的颈静脉切迹、胸锁关节、锁骨上缘和肩峰至第 7 颈椎棘突的连线以上的解剖部位。这些部位解剖结构复杂,可发生多种肿瘤。随着空气污染和病毒感染等因素,头颈部肿瘤发病率逐年呈增长趋势,成为严重危害人民生命健康、影响生活质量的重大疾病。由于临床及实验室检查缺乏特异的诊断指标,影像学检查在头颈部肿瘤的诊断及鉴别诊断中起着越来越重要的作用。

一、适应证与禁忌证

(一) 适应证

1. 为明确浅表肿大淋巴结的性质。对淋巴结病变提供有力的诊断佐证,有助于淋巴结、包块病变良、恶性的鉴别。

2. 区分炎症性淋巴结肿大和肿瘤性淋巴结肿大。

3. 对于甲状腺、唾液腺以及颈部淋巴结病变的定性有诊断意义。

4. 患者一般状况好,KPS 评分≥70 分。

（二）禁忌证

1. 严重心、肺、肝、肾功能不全者。

2. 凝血机制障碍，经过内科治疗不能好转者。

3. 有室管膜下或脑膜转移，肿瘤累及机体神经节核团者，肿瘤紧靠矢状窦者。

4. 眼球内有异物者。

5. 动脉瘤术后存留金属夹者。

二、护理

（一）术前护理

1. 术前访视

（1）护士仔细阅读病历，了解患者病史，注意有无过敏史。

（2）心理护理　在实施细针穿刺抽吸活检（FNAB）护理中，最为重要的是做好患者的心理护理，因颈部结构较复杂，多数肿大的淋巴结位置较深、紧邻大血管或重要器官，这就要求患者在穿刺术中要与医生进行很好的配合，保持安静，不要紧张，避免做吞咽动作、发声及咳嗽，对不同年龄段的患者，给予相应的心理护理和人文关怀，消除患者的紧张、恐惧心理。

2. 患者准备　患者穿刺前需要向护士提交超声穿刺活检预约单、病理申请单、近期相关超声检查报告单、血常规及凝血功能检查报告单，女性要避开月经期。为了便于患者准备资料，将上述所需资料和注意事项列成清单，在预约时与超声穿刺预约单一并交给患者，以便患者和家属逐一核对。穿刺前医生与患者进行交流沟通，患者签署"侵入性检查/治疗同意书"存档。

3. 护士准备

（1）术前完善血常规、凝血四项及肝、肾、心功能检查。

（2）心电图、脑电图及 X 线胸片常规检查。

（3）近期颅脑 CT 或 MRI 检查数据，如无近期影像则必须行颅脑 MRI 或 CT（平扫及增强扫描）检查，重点观察病变及周围重要结构，如重要的大血管及静脉窦；行 MRI 成像，明确病灶和重要脑功能区的关系。

（4）指导患者术前 6 小时禁食。

（5）术前半小时静脉快速滴注甘露醇 250ml 或静推呋塞米 20mg，以减低颅压。

（6）术前半小时肌注苯巴比妥钠 100mg 镇静和抗惊厥。

（二）术中护理

1. 体位准备　安置体位的原则是充分暴露穿刺部位，肩部垫枕头使颈部过伸位；甲状腺穿刺需充分暴露颈部穿刺部位。穿刺时的体位根据肿瘤的具体生长部位选择，一般协助患者采取侧卧位、仰卧位，既方便穿刺，又能使患者感到安全舒适，能耐受较长时间的穿刺，同时嘱患者全身放松，但不要自行改变体位。

2. 器械准备　采用彩色多普勒超声检查仪；物品包括：18G Bard 自动弹射式活检枪、无菌超声穿刺包 1 个、无菌外科手套 3 双、无菌橡皮圈 2 个、医用超声耦合剂 1 支、2% 利多卡因 5ml，安尔碘 60ml，无菌注射器、95% 酒精、标本瓶，同时备好氧气及抢救药品。

3. 操作配合

（1）穿刺路径及穿刺点的选择：短路程、远离大血管及重要器官、淋巴结皮质部血供丰

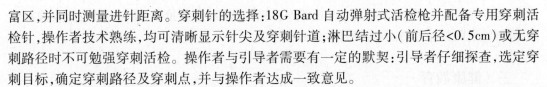

富区,并同时测量进针距离。穿刺针的选择:18G Bard 自动弹射式活检枪并配备专用穿刺活检针,操作者技术熟练,均可清晰显示针尖及穿刺针道;淋巴结过小(前后径<0.5cm)或无穿刺路径时不可勉强穿刺活检。操作者与引导者需要有一定的默契:引导者仔细探查,选定穿刺目标,确定穿刺路径及穿刺点,并与操作者达成一致意见。

(2) 穿刺:确定好穿刺途径后引导探头必须稳定,图像清晰;进针过程中,必须清晰显示针尖,不可盲穿;淋巴结较小或穿刺路径远程有重要结构时,穿刺针尖可在距离目标适当位置停止进针,固定肿块,调整穿刺针方向到预定射程,快速激发活检枪;当穿刺针与探头声束方向不在同一平面,可采用十字交叉法判定针尖位置并调整方向。

(3) 穿刺后:穿刺点加压数分钟后贴上无菌敷料,可防止出血,操作全过程用时数分钟,为保证取材成功,活检枪均只使用一次,不宜重复使用。

(4) 术中观察:术中心理护理:穿刺过程中密切观察患者的呼吸、心率、神志的变化,发现异常立即报告医生并配合医生做好抢救工作。嘱患者全身放松、不必紧张,如患者仍然紧张,可适当与患者交流,鼓励其表达自己的不适情绪转移注意力,以减轻不适感。患者主诉疼痛剧烈时,应嘱其作缓慢深呼吸,必要时根据医嘱增加麻醉药的剂量。

(5) 标本处理:穿刺结束,将穿刺物推至标本瓶中,用95%乙醇或1%甲醛固定,护士与操作者查对、确认标本后签字并送病理科进一步完成细胞学检查和诊断。

(6) 术区护理:由于头、颈部血管丰富,穿刺后容易出血,因此在穿刺结束后,应指导患者适当用力按压穿刺点 30 分钟以上,防止出血及血肿形成。

(三) 术后护理

1. 一般护理　术后护送患者返回病房,继续观察生命体征,必要时帮助患者压迫穿刺点,避免血肿形成,同时观察穿刺点敷料有无渗血以及穿刺点周围有无红肿。嘱患者绝对卧床 24~72 小时。术后 6 小时如无呕吐可进普食。

2. 病情观察　术后常规心电监护 24 小时,尤其注意血压瞳孔变化;注意观察患者有无头颈部神经损伤表现,如:面瘫、失语、偏瘫等症状,及早发现及早处理。

3. 术后用药　术后遵医嘱应用抗生素,以防止颅内感染。术后常规予以 20% 的甘露醇 250ml,每日 2 次,快速静脉滴注预防脑疝发生。

4. 穿刺部位的局部护理　穿刺毕,安尔碘棉签消毒,局部用无菌纱布按压止血数分钟,将医用脱脂纱布垫对折 2 次成小纱块,覆盖穿刺进针点,并用 3M 宽胶带局部妥善包扎,嘱患者或家属局部按压并观察半小时。穿刺后当天忌洗澡,不要抓挠,避免穿刺点感染。

(四) 并发症

1. 穿刺失败　穿刺时患者会因呼吸或者体位移动导致病灶移位或者穿刺针显示不清,这时需要及时调整穿刺针的方向和角度,否则易造成穿刺失败。

2. 疼痛　有些患者由于紧张、痛觉过敏、耐受性差、恶性肿瘤占位等,术后会感觉穿刺局部疼痛,告知患者一般不需要特殊处理,对于疼痛特别敏感者,可在医生指导下适当服用止痛药。

3. 出血和血肿　由于穿刺术对局部皮肤和组织的损伤,或者自身凝血障碍、压迫的时间力度不够,均可能会引起穿刺点出血、穿刺点周围血肿。按压手法是拇指外展,四指并拢,辅导患者按压针尖和针道位置。

4. 迷走神经反射综合征　如患者突然感头昏,面色苍白、恶心、出冷汗、出现四肢软弱无力、意识短暂丧失、呼之不应等,应立即停止操作,就地紧急抢救:予以吸氧、开放静脉通路、静脉注射阿托品等,并测血糖排除低血糖反应。

三、健康教育

1. 健康指导　头颈部肿瘤患者由于病变累及多个功能结构,常导致进食、呼吸、语言等功能障碍,生活质量较差,患者往往悲哀沮丧,痛苦绝望,情绪低落。护理上首先要理解,针对不同情况对患者进行心理、生活、饮食指导和康复训练,帮助患者建立积极乐观的生活态度和战胜疾病的信心。

2. 随访　关注患者的病理报告结果。以方便临床进一步给予患者相关治疗。做好电话回访工作,关注病情同时并提供人文关怀。嘱患者定期复查,如有不适及时就诊。

第3节　胸、腹部肿瘤穿刺活检的护理

一、肺穿刺活检的护理

医学影像设备和技术的发展,尤其是高分辨率电子计算机断层扫描(CT)的应用,对胸部病变的显示越来越精细,但有些病变仍然不能确定其性质,需作进一步的组织病理学检查证实。CT导引下经皮肺穿刺活体组织检查(活检)在很大程度上满足了病理学诊断的需求,对常规检查不能确诊的周围型肺占位病变正确诊断率达74%~99%,恶性病变的敏感用于临床,并有极高的临床诊断价值。采用CT引导下经皮肺穿刺活检对肺内占位性病变的病理诊断及鉴别诊断是目前最有效的方法之一。做好此项活检的护理配合,是提高穿刺成功率,减少并发症的重要因素。

（一）适应证与禁忌证

1. 肺穿刺活检的适应证
（1）肺部结节尤其是痰细胞学检查阴性者。
（2）支气管外中央型肺部占位。
（3）胸膜或胸壁肿块。
（4）肺部弥漫型病灶。
（5）放、化疗前取得病理学诊断。

2. 肺穿刺活检的禁忌证
（1）患者不能控制咳嗽或不配合者。
（2）有出血倾向的患者。
（3）穿刺针经过的部位有大疱性肺气肿者。
（4）患有严重的肺动脉高压者。
（5）一侧已经做过全肺切除或一侧为无功能肺,而另一侧肺内病变做穿刺活检者。
（6）肺内阴影怀疑棘球囊肿、动脉瘤或动静脉畸形者。
（7）其他,如心肺储备功能极差的垂危患者等。

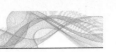

（二）护理

1. 术前护理

（1）术前访视

1）心理护理：大多数患者对此项技术不是很了解，存有不同程度的疑虑、恐惧和紧张等负性心理。术前应向患者说明穿刺的目的和注意事项。

2）术前准备：常规行血液学检查（包括乙肝五项、丙肝抗原抗体、艾滋病抗体、梅毒抗体、出凝血功能检测、肝肾功能、血常规及心电图检查）以确定适应证及禁忌证。患者准备已有的检查资料，如 X 线片、CT 片等。

（2）术前指导

1）指导患者术中配合，教会患者在穿刺中保持呼吸均匀、体位制动，禁咳嗽及运动。稳定患者情绪，积极配合治疗。

2）呼吸训练：术前需训练患者呼吸，要求呼吸平稳，每次呼吸幅度基本相同，并特别要求在术前每次行扫描及进针穿刺病变组织时需嘱患者屏息，目的是使病灶定位及穿刺时均处于相对固定位置，以免因受呼吸运动的影响而造成胸膜划伤或一次进针穿刺失败，进而导致并发症尤其是气胸的发生。指导患者做好屏气训练，即深吸一口气后，停止呼吸 10 ~ 15 秒，然后缓慢呼出。

2. 术中护理

（1）体位准备：根据病灶大小、部位协助患者取合适体位（仰卧、侧卧或俯卧），既要方便治疗，又要使患者舒适安全，嘱患者保持呼吸均匀、体位制动，禁咳嗽及运动。扫描定位片，确认定位准确后，在皮肤上用红色笔做标记，确认穿刺点。

（2）物品准备：准备手术中所需药品及心电监护仪，提前 30 分钟进入手术间，将各种仪器、抢救药品配备妥当。患者进入手术室后，应立即建立静脉补液通路，连接好心电监护仪，密切观察患者生命体征。

（3）操作配合：常规消毒、铺巾、2% 利多卡因局部麻醉，嘱患者屏住呼吸进行穿刺，进入病灶后，活检针按确定穿刺角度和进针距离迅速进针至病灶内，然后放枪、切取活检组织，活检标本以 1% 甲醛溶液固定后行组织学检查并细胞学涂片。患者术后立即行一次平扫检查，了解有无气胸发生。让其卧床休息 24 小时，减少活动，严密观察呼吸、脉搏、血压，避免剧烈咳嗽（图 3-15-2-1 ~ 图 3-15-2-6）。

（4）术中观察：嘱患者穿刺时注意屏气，体位始终保持不变。告诉患者进针时控制咳嗽，如有必要可使用镇咳药。密切观察患者生命体征，主要是脉搏、呼吸、表情等，如出现头晕、心悸、胸闷、面色苍白、出汗、咯血时及时告知操作医师处理；如出现突然性剧烈咳嗽时应行 CT 扫描观察有无气胸出现。

3. 术后护理

（1）常规护理：术后患者平卧休息 2 小时，尽量保持平静呼吸，术后常规予以氧气吸入，禁用力咳嗽及激烈运动或走动。

（2）病情观察：监测生命体征的变化，尤其是在术后 4 ~ 6 小时，每 1 ~ 2 小时测一次生命体征，注意观察早期有无胸闷、气急、胸痛情况，穿刺部位有无出血症状，避免剧烈活动。一旦发生胸痛、呼吸困难等，配合医生积极处理。注意观察呼吸频率和幅度，必要时行胸腔闭式引流术。

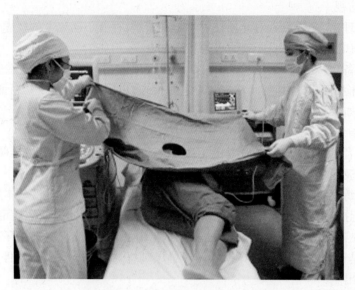

图 3-15-2-1　术前准备,协助患者摆体位

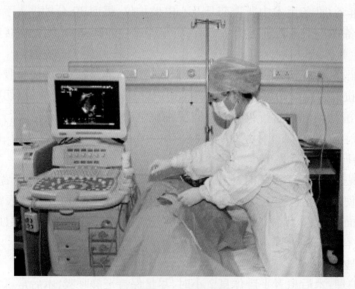

图 3-15-2-2　铺无菌巾

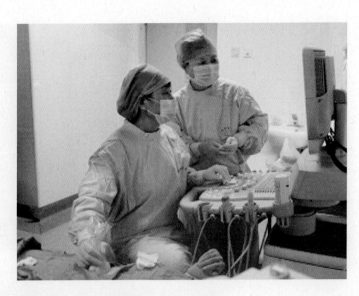

图 3-15-2-3　超声定位

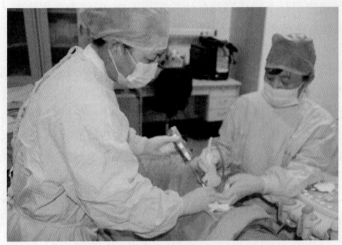

图 3-15-2-4　穿刺

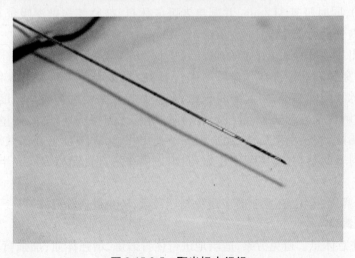

图 3-15-2-5　取出标本组织

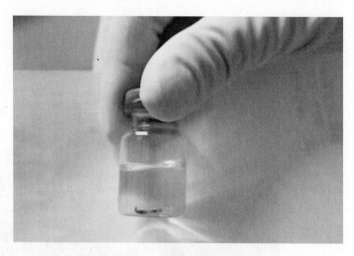

图 3-15-2-6　放入准备好的固定液中

（3）并发症的护理：虽然超声引导下经皮穿刺肺活检相当安全，但仍为有创检查。其并发症的发生多与病灶大小、病灶与胸壁距离、肺功能相关。

1）气胸：最常见的并发症是气胸，国外文献报道气胸发生率为 11.7%～40.0%。气胸的发生原因主要与以下原因有关：①与病变在肺内的深浅度有关，病灶越深，穿刺针在肺内走行距离越长，出现气胸的可能性就越大；②与病灶大小有关，病变越小，穿刺针在肺内再次调整进针方向的可能性越大，无疑诱发气胸可能性越大；③与病变位置有关，位于上肺野的病变，由于穿刺时患者吸气，上肺野呼吸动度较小，针尖划破肺实质造成气胸的可能性就小，位于下叶基底段的病变，由于肺野呼吸动度大，针尖划破肺实质造成气胸可能性就越大；④与穿刺次数有关；⑤与穿刺针是否经过叶间胸膜有关，如穿刺针经过叶间胸膜出现气胸的可能性就大大增加；⑥与患者肺内基础疾病及穿刺过程中咳嗽有关。绝大多数气胸在术后 2 天左右便可完全自愈。少量气胸给予安慰、止咳、镇静、注意休息，必要时吸氧。对肺压缩≥30% 的患者行胸腔持续性低负压吸引，通常负压的范围维持在 $-10～-8cmH_2O$，同时吸氧 3L/min，并嘱患者卧床休息，鼓励其多做深吸气和咳嗽动作，同时观察水封瓶内气泡排出情况。

2）出血：出血占肺穿刺并发症的第二位。原因：①与穿刺针刺破进针通路上的肺内血管有关；②与穿刺病灶是否富含血管有关；同时应尽量避免经肋骨下缘作为穿刺点，以免刺破肋间动脉和肋间神经，引起胸腔积血，胸壁血肿及穿刺后胸痛。轻度咯血及痰中带血时，给予患者解释及心理安慰，鼓励患者将其咳出，无须特殊处理，咯血量较大及胸腔积血则给予止血治疗，病情稳定后，在超声引导下抽出积血，并鼓励患者常做深呼吸，防止胸膜粘连。出血时暂时禁食，遵医嘱用止血药，出血停止后进食温凉流质或半流质，禁辛辣、刺激饮食。

3）空气栓塞：很少见，在穿刺时应避免剧烈咳嗽，防止进入肺静脉。

（三）健康教育

指导患者注意休息。避免劳累，适当地进行体育锻炼，增强体质，加强营养，促进身体康复。饮食以高热量、高蛋白、高维生素为宜，如鱼类、蛋类、肉类及新鲜蔬菜、水果等，少量

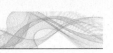

多餐。

二、肝穿刺活检的护理

肝脏穿刺活检是评估肝病性质、病变程度及治疗效果的特异手段。自 Menghini 报道"1 秒针穿刺肝穿活检"后,该操作得到了广泛应用。应用肝活检技术进行活体组织学检查,被国内外公认为是判断肝脏损害的"金标准"。

（一）适应证与禁忌证

1. 肝脏穿刺的适应证

（1）超声显示或疑有局限性或弥漫性实质性占位需要确诊者。

（2）肝癌患者放疗或肝动脉栓塞化疗前需经病例确诊者。

（3）不典型的肝脏含液性占位病变(如早期肝脓肿、肝囊肿继发出血、感染等)需除外恶性肿瘤者。

（4）临床或其他影像技术疑为肝癌,而超声仅有异常回声区者。

（5）原发部位不明的转移性肿瘤。

2. 肝脏穿刺的禁忌证

（1）有出血倾向的患者,如血友病、海绵状肝血管病、凝血时间延长、血小板减少达 80×10^9/L 以下者。

（2）大量腹水或重度黄疸者。

（3）严重贫血或一般情况差者。

（4）肝性脑病者。

（5）严重肝外阻塞性黄疸伴胆囊肿大者。

（6）疑为肝血管瘤者。

（7）严重心、肾、肺疾病或其功能衰竭者。

（8）右侧脓肿、膈下脓肿、胸腔积液或其他脏器有急性急患者,穿刺处局部感染者。

（9）儿童、老年人与不能合作的患者。

（二）护理

1. 术前护理

（1）术前访视:向患者讲解肝脏穿刺术的目的和必要性、方法、注意事项、不良反应及手术的可靠性及安全措施以及成功事例等,让患者消除顾虑,以良好的心理状态接受手术。

（2）术前准备:常规行血液学检查(包括乙肝五项、丙肝抗原抗体、艾滋病抗体、梅毒抗体、出凝血功能检测、肝肾功能、血常规及心电图检查)以确定适应证及禁忌证。患者术前半小时测血压、脉搏,排空膀胱。准备好腹带。遵医嘱术前静脉或肌内注射止血药,防止出血发生。

（3）术前指导:讲解并指导术中正确的呼吸动作和穿刺时屏气的技巧,以便配合手术顺利进行。指导患者练习床上使用便盆和尿壶,以保证术后能绝对卧床休息。

2. 术中护理

（1）体位准备:护士备齐用品,铺垫腹带,协助患者取左侧卧位,身体靠右侧床沿,双手或右手屈肘置于枕后或头顶,以张大肋间;协助患者暴露穿刺部位,女性患者注意保护隐私部位。连接心电监护仪记录其脉搏、呼吸、血压,并建立静脉通道。

（2）操作配合

1）术者在B超引导下定位。B超定位要点:在呼气末测量皮肤至肝包膜距离,再测量距离肝包膜最近大血管的距离,定好穿刺方向,尽量选择垂直方向,便于掌握,以右侧腋前线与腋中线之间区域第8～9肋间隙进针,选择穿刺部位时避开肝脏大血管、胆道、肺组织和膈肌。

2）护士协助术者在穿刺点皮肤上用记号笔作标记。

3）常规消毒、铺巾、2%利多卡因进行皮肤至肝包膜的局部麻醉;采用美国生产的TRU-CORETM Ⅱ型自动活检针,成人一般用16G穿刺针,嘱患者屏住呼吸进行穿刺,进入病灶后,活检针按确定穿刺角度和进针距离迅速进针至病灶内,然后放枪、切取活检组织,活检标本放入含有1%甲醛溶液小瓶中密闭保存,及时送检病理科,以行组织学检查并细胞学涂片。

4）穿刺局部消毒,无菌纱布覆盖穿刺点,扎紧腹带并用1kg沙袋压迫止血6小时,记录穿刺术完毕时间,平车推入病房。

（3）术中观察:护士应在床旁陪伴,穿刺过程中密切观察患者的反应,监测患者的呼吸、脉搏、血压等,穿刺过程中做好患者的心理护理,与患者交谈,安慰患者,转移患者注意力,消除其恐惧心理,同时了解患者在术中的症状,及时分析患者病情变化。注意观察患者的面部表情、呼吸、脉搏,如有不适可尽早处理。

3. 术后护理

（1）常规护理

1）卧位:①术后卧床休息24小时是减少并发症的一种有效的预防方案。护送患者安返病房后,告诉患者在其积极配合下手术很成功,向患者交代卧床休息重要性;②嘱其严格卧床休息1小时,腹带加1kg沙袋适当加压包扎,以减少局部呼吸运动,减轻疼痛,腹带包扎不要太紧,以免影响呼吸,6小时后去除沙袋;③避免高声谈笑及咳嗽,四肢放松,可在床上伸屈活动,避免因紧张引起周身酸痛等不适感。

2）生命体征观察:①肝穿刺术后需严密观察血压、脉搏等,术后回病房后立即测量,并与术前测量值对比,做好记录;②术后常规心电监护24小时,测脉搏、血压、呼吸1次/30分钟,连测4次,若正常改为1次/小时,监测6小时;③如有脉搏增快细弱、血压下降、烦躁不安、面色苍白、出冷汗等内出血现象,应紧急处理。

3）术区护理:密切观察穿刺点情况,有无出血、渗血、肿胀等。肝穿后局部敷以消毒纱布,用腹带绑紧,压上小沙袋。术后24小时无胸闷、憋气等不适,肝穿刺局部伤口无渗出,伤口愈合良好,揭去覆盖纱布,常规消毒皮肤,以输液贴贴敷局部伤口,并可下床活动。

4）疼痛护理:肝穿刺术后患者会有短暂的肝区痛或肝穿部位疼痛,一般反应轻微,不需处理,经过24小时可自行缓解。对轻微疼痛者,帮助患者分散对疼痛的关注,予以安慰性语言缓解紧张不安等情绪,耐心细致回答患者对疾病提出的每项疑问,告知疼痛术后8小时内会自行消失,解除患者的思想顾虑。必要时给予低流量吸氧、解痉、止痛剂。同时,观察病情生命体征,若疼痛剧烈,及时通知医生。疼痛重患者可按医嘱适当给止痛剂,在使用止痛剂前应注意观察腹部体征,防止因止痛而掩盖其并发症。

5）术后指导:术后24小时内禁止剧烈活动,一周内禁止剧烈运动及用力提重物等增加腹压的动作。预防感冒,保持大便通畅。

（2）并发症的观察和护理：虽然肝脏有丰富的血供，有关经皮肝穿刺的并发症并不多见。60% 的并发症发生在活检后 2 小时，96% 在 24 小时内。

1）出血：出血可在腹腔内、胸腔内或者肝脏内。腹腔内出血，虽少见，却是经皮肝穿刺的最严重的并发症，通常在术后 2~3 小时内逐渐明显，可因深抽吸引起的撕裂伤或肝动脉或门静脉的穿透伤所致。应密切观察患者生命体征，如果怀疑出血，立即准备血管造影和外科处理，可静脉输液、血制品以改善血流动力学。经积极的复苏处理后，血流动力学仍不稳定并持续数小时，应行血管造影以决定栓塞治疗或外科手术。

2）胆汁性腹膜炎：如发生肝脏胆汁外漏或者穿透胆囊可以引起胆汁性腹膜炎。多发生在活检后 3 小时内。胆汁性腹膜炎的症状变化较大，可表现轻度腹痛，也可表现明显的剧烈腹痛、肠梗阻、腹部包块、发热、少尿和休克等严重症状；可以突然发作，也可缓慢起病。由于胆盐的刺激作用，不仅使腹腔渗出液增加，也伴大量血浆渗入腹腔内。腹部可叩及移动性浊音。腹痛可随着体位而变化，尤其是从垂头仰卧位转变为平卧时，腹痛可以从右上腹部转移到右下腹部。可出现肠鸣音减弱或消失。以上临床表现为非特异性，但应结合病史高度怀疑有胆汁性腹膜炎的可能性。护理措施：立即让患者取半卧位或右侧卧位，以利于炎症局限，伴休克者取休克体位。禁饮食、持续胃肠减压。按医嘱给予抗感染、营养支持、维持内环境稳定等处理。密切观察患者病情，对病情不能控制需手术者做好紧急术前准备。

3）其他：少见并发症包括气胸、血胸、皮下气肿、气腹、阴囊气肿、膈下脓肿。

（三）健康教育

家庭干预、社会的支持是患者应对疾病和治疗过程中最有潜力的资源之一。对于患者来说，家庭成员的支持和帮助可以减轻其恐惧和焦虑心理，良好的家庭环境，耐心、细致的关心照顾，能使患者的自信心增强，各种负面情绪减弱。针对患者及其家属对疾病的认识及相关知识缺乏，医护人员通过交谈，告知患者肝活检的目的并向其介绍整个穿刺的过程，帮助患者树立战胜疾病的信心。肝穿刺术后指导患者注意休息，逐渐恢复活动，如肝穿刺术后 1 周内避免剧烈运动，合理膳食，加强营养，禁忌饮酒，禁止使用对肝脏有损害的药物，定期复诊。

三、乳腺穿刺活检的护理

乳腺癌是女性最常见的恶性肿瘤之一。近年来，在我国尤其是上海、北京等发达地区已成为危害妇女健康的主要恶性肿瘤之一。乳腺癌的病因尚不十分清楚，发病机制比较复杂，影响乳腺癌发病的因素也很多，患者中约 15% 有乳腺癌阳性家族史，因此认为乳腺癌与遗传有较大相关性。流行病学研究表明与非家族性乳腺癌有关的危险因素主要有雌激素的长期刺激，如初潮年龄早，绝经年龄晚，月经周期短，无哺乳史等。

检查方法包括钼靶乳腺摄影、超声、CT 和 MRI 等，有时仅靠影像诊断仍十分困难，需靠穿刺活检来确诊。超声引导下的粗针穿刺是近 10 年来在国际上普遍采用的乳腺病变组织学诊断方法，与手术切除病理诊断有很强的一致性，并具有费用低、痛苦小、操作简单等优点。

（一）适应证与禁忌证
1. 乳腺穿刺的适应证

（1）乳腺肿块良性、恶性鉴别。

（2）提供乳腺病变的进一步其他情况供制订治疗方案时参考。

（3）对临床上未能触及的乳腺病变做细针穿刺定位。

2. 乳腺穿刺的禁忌证

（1）乳腺炎症。

（2）严重凝血机制障碍,有出血倾向者。

（3）严重心、肾、肝等功能障碍,全身衰竭等为禁忌证。

（二）护理

1. 术前护理

（1）术前访视:患者术前都存有侥幸心理,不愿承认自己可能是肿瘤,术前主要心理问题是紧张、焦虑、敏感,而不良心理活动可影响手术效果及疾病转归。护士应详细向患者介绍与疾病有关的信息,让其了解诊断、检查、治疗的全过程,术前定位的重要性和必要性,充分做好两种心理准备,以良好的心理状态接受手术。并做好家属思想工作,给予患者积极的支持,减轻其多虑及恐惧心理,增强治疗信心。

（2）术前准备

1）患者准备:①穿刺最好安排在月经后 7 天左右为宜(此时腺体松软,压迫时易耐受);②术前 1 周停服阿司匹林等药物,近期服用药物应于术前告知医师;③手术当日衣着保持宽松舒适,携带手术申请单及乳腺片以及相关检查结果,提前 15 分钟至手术室。

2）护士准备:协助完善实验室检查(包括乙肝五项、丙肝抗原抗体、艾滋病抗体、梅毒抗体、出凝血功能检测、肝肾功能、血常规及心电图检查)以确定适应证及禁忌证。患者术前半小时测血压、脉搏,排空膀胱。准备好胸带。遵医嘱术前静脉或肌内注射止血药,防止出血发生。

3）手术室护士准备:彩色超声诊断仪,5 ~ 12MHz 线阵探头,无菌超声穿刺包 1 个,Bard Magnum 活检枪 1 把,一次性活检针 1 根(通常使用 16G),无菌外科手套 3 双,医用超声耦合剂 1 支,2% 利多卡因 5ml,安尔碘 60ml,5ml 注射器 1 副,标本瓶 1 个(内存标本固定液),备好氧气及抢救药品。

（3）术前指导:讲解并指导术中正确的呼吸动作和穿刺时屏气的技巧,以便配合手术顺利进行。为预防晕针,强调术前需进食。

2. 术中护理

（1）核查信息:核实患者姓名和需要穿刺的肿块部位(包括肿块位于哪侧乳腺及钟表定位法的准确位置)。

（2）体位:协助患者平卧或侧卧位(右乳包块需要左侧卧位,左乳包块需要右侧卧位),嘱患者双手自然上举,充分暴露患侧乳腺的穿刺术野。交谈时态度温和、语气温柔,给予患者心理疏导和适度安抚,以减轻患者紧张和焦虑情绪。

（3）穿刺点标记:利用超声诊断仪,对乳腺肿物的具体位置进行确定,对其肿物内部及周围的血流情况进行有效的观察,定位后尽量避开血管。确认定位准确后,协助医生确定肿块体表位置和标注进针穿刺点。测量穿刺点的原则是皮肤至病变的最短距离,设计最安全的进针路线和最佳进针角度。再次将体表进针部位置于扫描中心确认定位是否准确。

320

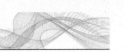

（4）穿刺配合

1）常规用安尔碘消毒皮肤，以穿刺点为中心，消毒范围>10cm。

2）铺无菌巾，协助医生用 2% 利多卡因行局部浸润麻醉，穿刺过程中避免无菌超声耦合剂直接进入穿刺点。

3）用自动活检枪将乳腺活检针通过穿刺孔刺入病灶后立即进行扫描，以确定针尖位置是否为预定穿刺点，快速放枪、切取活检组织，活检标本放入 1% 甲醛溶液标本瓶中固定后行组织学检查。

4）穿刺结束后，用安尔碘棉签按压穿刺点，并用 3M 宽胶带沿皮纹妥善包扎，嘱患者适度用力按压 30 分钟，3 天内保持局部干燥。

5）穿刺标本由护士与外送人员交接，确认标本瓶上的科室、床号、姓名、住院号、标本名称后签字，与病理申请单一并送病理科。

（5）术中观察：手术在局麻下进行，患者始终处于清醒状态，患者虽然看不到手术情况，但会全力去倾听和猜测手术的进展情况，因此术者之间尽量用专业术语交谈。

1）护士随时观察患者的表情，主动询问患者有无不适，一方面分散患者的注意力，另一方面也给患者以心理支持，使手术能顺利进行。

2）嘱患者保持呼吸均匀，体位制动，禁咳嗽及改变体位。

3）术中严密监测血压、脉搏、呼吸的变化。加强病情观察，积极对症处理术中并发症。

3. 术后护理

（1）常规护理

1）穿刺结束，帮助患者压迫止血 30 分钟，观察穿刺点无渗血后协助患者穿好衣服并护送回病房。

2）术后监测生命体征、穿刺点及术侧肢体的血运及活动度。术后患者会感觉穿刺局部轻微疼痛，一般不需特殊处理，对于痛觉敏感者可遵医嘱适当服用止痛药；指导患者注意休息，24 小时内勿做剧烈运动，同时嘱患者如感觉有任何不适立即通知护士或医生。

3）嘱咐患者上肢不要剧烈运动，同时忌洗澡，以防出血和感染。

4）及时告知患者病理诊断出具的时间及结果，让患者获得最大的心理满足感。

（2）穿刺点的护理：穿刺完毕无菌纱布包扎穿刺处，并加压 30 分钟，严密观察穿刺部位有无出血和渗血，保持敷料清洁干燥。

（3）并发症的防治与护理

1）穿刺部位出血及血肿形成：常见于术后压迫不当、穿刺者技术不熟练、患者术后下床活动太早，凝血机制障碍或伴有高血压及动脉硬化者。

防治：术前常规检查凝血酶原时间、血压，凝血功能异常和高血压者禁忌手术或纠正至正常范围方可手术；提高一次穿刺成功率；术后穿刺部位压迫 30 分钟。观察无渗血后穿刺点用绷带加压包扎，患者咳嗽、大小便时用手按压穿刺部位；术后 12～24 小时卧床休息；小血肿多能自行吸收。出血者局部缝扎止血；有报道大血肿发生率为 0.3%，用透明质酸钠血肿内注射促进吸收。

2）疼痛：术后密切观察疼痛的部位、性质、程度及伴随症状。如患者出现上肢、肩背部剧烈疼痛，给予解痉、扩张血管药物及止痛药物治疗缓解。同时做好心理疏导，消除忧虑。

3）气胸：操作过程中要严格控制穿刺方向和深度，尽可能与胸壁平行，以免发生气胸等并发症。

（三）健康教育

1. 调整心态，正视疾病 消除不利健康的行为及负面心理效应，重建心理平衡。在身边许可的情况下，做一些力所能及的事，并积极参加有益身心的集体活动。

2. 改变不良的饮食习惯 国内外的许多研究都认为高脂肪、低蔬菜及豆类食品、腌制食品与乳腺癌的发生存在关联性，乳制品的摄入为乳腺癌的保护因素。

3. 养成良好的生活习惯 坚持循序渐进地锻炼身体，避免劳累，增强身体抵抗力；坚持乳房自我检查，做好自我护理。遵医嘱用药、定期复查。

4. 随访 若为恶性病变，可及时进一步治疗。若为良性病变，遵医嘱半年复查 1 次，有利于早期发现病灶，尽早采取治疗措施。

第 4 节 骨及软组织穿刺活检的护理

骨与软组织肿瘤是一种严重危害患者身体健康与生命安全的疾病，近年来我国骨肿瘤发病率逐年增高，骨肿瘤隐蔽性高，临床症状不典型，骨肿瘤的术前诊断很困难。肿瘤穿刺是确诊肿瘤类型及分期的金标准，可以明确治疗方案，尤其在借助影像学设备的情况下进行穿刺引导确定患者肿瘤的部位、明确穿刺进针的方向和深度避免其他组织受到损伤提高了穿刺的安全。

1930 年，Martin 和 Ellis 首次报道 8 例骨骼肌肉系统的针吸活检。对患者进行及时诊断和有效治疗对获得良好的预后效果，挽救患者的生命具有重要的意义。穿刺活检用于诊断骨与软组织肿瘤的过程中，具有操作简便、局部污染小、并发症发生率低、诊断准确率高的优点，被认为是目前术前诊断骨与软组织肿瘤最有效也最重要的方法。随着 CT 引导下穿刺活检术的发展，现已经被广泛应用在各种骨骼系统病变的诊断中，有利于对其定性诊断。CT引导下经皮骨穿刺活检术具有花费少、创伤小、操作简便、定位准确、安全及诊断率高等优点。

一、适应证与禁忌证

（一）骨穿刺活检的适应证

（1）骨肿瘤。

（2）关节腔积液。

（3）肌肉、肌腱及软组织病变，如：脓肿、囊肿、肿瘤等。

（二）骨穿刺活检的禁忌证

一般无禁忌证。

二、护理

（一）术前护理

1. 术前访视 护士应详细向患者介绍与疾病有关的信息，让其了解诊断、检查、治疗的

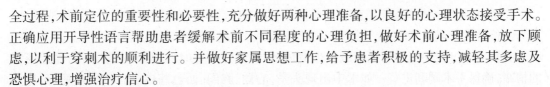

全过程,术前定位的重要性和必要性,充分做好两种心理准备,以良好的心理状态接受手术。正确应用开导性语言帮助患者缓解术前不同程度的心理负担,做好术前心理准备,放下顾虑,以利于穿刺术的顺利进行。并做好家属思想工作,给予患者积极的支持,减轻其多虑及恐惧心理,增强治疗信心。

2. 术前准备

(1) 患者准备

1) 术前一日沐浴清洁皮肤。

2) 手术当日衣着保持宽松舒适,携带手术申请单、影像资料以及相关检查结果,提前15 分钟至手术室。

3) 进入手术室前排空膀胱。

(2) 护士准备

1) 协助完善实验室检查(包括乙肝五项、丙肝抗原抗体、艾滋病抗体、梅毒抗体、出凝血功能检测、肝肾功能、血常规及心电图检查)以确定适应证及禁忌证。

2) 患者术前半小时测血压、脉搏,排空膀胱。

3) 遵医嘱术前静脉或肌内注射止血药,防止出血发生。

4) 根据特殊部位术前备皮,避免感染,部分患者可行术前导尿术防止术后尿潴留。

5) 对患者身体素质进行术前评估,对特殊患者给予对症或营养支持治疗。

(3) 手术室护士准备

1) 确保室温为患者舒适范围内,环境整洁,光线适宜手术进行。操作间常规空气消毒,操作时严格无菌技术,以防感染。

2) 备齐各种抢救药品、物品、局麻药物及穿刺所使用的器械及无菌物品等。

3. 术前指导　术前在与患者沟通中,强调在穿刺过程中固定体位的重要性,避免剧烈咳嗽,以免损伤大血管、神经、脊髓等重要结构。

(二) 术中护理

1. 核查信息　核实患者基本信息,需要穿刺的部位。

2. 体位摆放　根据病灶-体表就近原则选择不同的体位(仰卧、俯卧或侧卧位),并告知保持此固定姿势。如:胸骨及髂前上棘穿刺时取仰卧位。髂后上棘穿刺时应取侧卧位。腰椎棘突穿刺时取坐位或侧卧位等。使患者位于舒适且利于穿刺的最佳位置。根据 CT 扫描图像选择最佳穿刺层面及进针点、进针方向、角度和深度,同时考虑与外科手术入路一致的原则。

3. 穿刺配合　常规消毒皮肤、戴无菌手套、铺消毒洞巾,用 2% 利多卡因注射液作局部浸润麻醉直至骨膜。对骨皮质破坏缺损区采用切割式活检针;囊性病变采用抽吸式活检针;成骨及混合性病变尽量选取软组织有肿块或破坏部位取材,必要时先用骨活检针钻入骨皮质后行同轴式活检。将骨穿刺针固定器固定在适当长度上(髂骨穿刺约 1.5cm,肥胖者可适当放长,胸骨柄穿刺约 1.0cm),以左手拇指、示指固定穿刺部位皮肤,右手持针于骨面垂直刺入(若为胸骨柄穿刺,穿刺针与骨面成 30° ~40° 角斜行刺入),当穿刺针接触到骨质后则左右旋转,缓缓钻刺骨质。穿刺结束时用 50ml 注射器接于穿刺针柄上在负压状态下迅速拔针,按压片刻用无菌胶布贴敷针眼处,外敷无菌消毒纱布,拔针后再次扫描,了解有无异常损伤情况,术后常规应用抗生素预防感染。

4. 术中观察　术中嘱患者配合医生操作,保持手术体位,勿自行随意改变体位或移动。如当活检针进针至皮下时,要告知患者吸气后屏气,待进针到所需要的深度时嘱患者平静呼吸;同时,穿刺过程中应密切观察患者生命体征,并做好必要时的解释、安慰工作,稳定患者的情绪,确保手术顺利进行。如术中出现头晕,心悸、胸闷、面色苍白、出冷汗、疼痛等,应及时报告医生,停止穿刺。

（三）术后护理

1. 常规护理

（1）卧位护理:穿刺完成后,立即行穿刺部分及邻近区域扫描,以观察有无渗血、血肿等并发症的发生。穿刺结束后,使用无菌纱布块覆盖穿刺部位,将穿刺点加压覆盖或协助患者改变体位将穿刺点位压迫于身体下方,嘱患者术后平卧6小时以上。

（2）监测生命体征:24小时内应密切观察生命体征的变化,若出现呼吸困难、局部肿胀、胸闷、发热等情况应及时通知医生予以相应处理。

（3）穿刺点的护理:穿刺完毕后无菌纱布包扎穿刺伤口,并加压30分钟,严密观察穿刺部位有无出血和渗血,并保持敷料清洁干燥。

2. 并发症的观察及护理

（1）血肿:术后观察穿刺部位皮肤情况,穿刺完毕后纱布包扎穿刺伤口,并加压30分钟,以防止出血。活检后24小时内,观察患者穿刺部位有无肿胀,是否有血肿形成,如出现血肿,及时报告医生,并根据医嘱及时处理。

（2）脊髓和神经损伤:此为最严重的并发症,只要操作者熟悉进针行径的周围血管神经的分布和走行,并发症是可以避免的。

（3）疼痛:穿刺部位的疼痛最常见,如出现疼痛,应正确评估疼痛的性质,根据患者对疼痛的耐受性和感知程度进行心理护理,向患者说明疼痛的原因,分散患者注意力,减轻疼痛;对有剧痛的患者,遵医嘱适当使用止痛药物。

三、健康教育

1. 防止发生意外　指导患者应注意休息,避免劳累,适当地进行体育锻炼,增强体质,加强营养,促进身体康复。

2. 预防感染　嘱患者活检后1~2天内暂不洗澡,以保持其局部干净、干燥。同时病室内要注意保持清洁,定时通风,并限制探视,陪伴。

第16章 超声引导下引流术的护理

第1节 概　述

一、介入性超声的研究现状及进展

介入性超声（intervention ultrasound）是现代超声医学中的一个重要分支，其特点是在实时超声引导或监视下，完成各种穿刺活检、X线造影以及抽吸、插管、注药治疗等操作，以达到诊断或治疗的目的。1972年Holm和Goldberg首次分别使用中心有孔的穿刺探头进行活检，开始了介入超声在临床的应用。1983年在哥本哈根召开的世界介入性超声学术会议上，正式确定介入性超声技术成为超声医学中一门新的学科。近年来，随着各种穿刺针具、导管、导向装置及超声仪器的不断改进与发展，介入性超声在临床上得到越来越广泛的应用。

二、超声引导下经皮穿刺置管引流术

超声精确定位引导下经皮穿刺置管引流术（percutaneous catheter rainage，PCD）是对体内含液性病变所采取的治疗手段之一。包括超声引导下囊肿置管引流乙醇硬化治疗，脓肿的穿刺引流注药治疗，胆道、体腔积液穿刺引流以及胆囊、肾盂造瘘等。该方法在超声引导下穿刺引流，充分发挥超声微创介入技术创伤小、准确性高及操作简便等优势，可动态监测，且所需费用相对低廉，是一项安全可靠的超声介入技术。

第2节　超声引导下引流术围术期护理

一、适应证

1. 各种性质胸腔积液、血胸（中等量以上）脓胸或支气管胸膜瘘、乳糜胸。
2. 肝脓肿、盆腔囊肿、中等量以上腹水。
3. 心包积液。
4. 胆道梗阻、胆囊造瘘等。

二、禁忌证

1. 凝血功能障碍有出血倾向者。
2. 肝性胸腔积液,持续引流可导致大量蛋白质和电解质丢失。
3. 肝衰竭等严重心肺功能衰竭。

三、护理

(一) 术前护理

1. 术前访视　术前应详细了解患者病史,准确测量生命体征,并做好记录。介绍术前准备内容、目的及必要性,包括术前皮试,准备氧气及急救药物手术方法、环境;手术中注意事项;手术大概需要的时间;手术体位、部位,放置引流管及术后注意事项。向患者和家属耐心细致地作好解释工作,说明穿刺的意义和必要性,消除焦虑紧张的情绪。

2. 术前指导　讲解并指导术中正确的呼吸动作和穿刺时屏气的技巧,以便配合手术顺利进行。

3. 术前准备

(1) 检查出凝血时间和血常规,异常者应提前注射止血剂;

(2) 与患者或家属交代拟实施介入性检查或治疗的名称、目的和有可能出现的相应并发症以及将要采取的对策。经医患双方签字后生效;

(3) 在设有氧气通道急救药品和具有抢救措施的专门介入诊室进行;

(4) 不能合作的小儿应在深度麻醉下进行;

(5) 根据穿刺置管引流部位、引流物性质和性状的不同,备好不同规格和型号穿刺引流器具物品。

(二) 术中护理

1. 器械准备　采用 GE logiq7, ALOKA a7,百胜 Mylab30 型彩色超声诊断仪,凸阵探头频率 3.5MHz,高频线阵探头频率 5~10MHz。PCD 器械为美国 Cook 8.5F 前端猪尾形多侧孔引流导管套件及其配套导丝,一次性超声介入治疗手术包。

2. 体位准备　术前常规做穿刺部位或区域的超声定位检查。包括患者的体位,穿刺点的选择及途径,至含液性病变间有无含气性脏器阻隔,从而决定采取单纯穿刺引流或穿刺置管引流。

3. 操作配合　常规皮肤消毒、铺巾,用2%利多卡因3~5ml局麻,其后尖刀破皮,在助手持有附加引导装置探头和屏幕监视下取穿刺套管针通过进针槽或间隙,到达含液性病灶中央,内容物溢出后推入套管和拔除套内针同时进行,这种操作又称一步法完成方式。随即与引流袋对接,将引流管缝合固定于局部皮肤,美敷或自制碟形胶布再行粘贴固定。二步法又称导丝法:是针对心包、胆道、肾盂穿刺置管引流完成的。步骤为穿刺针→到达预置部位→拔去针芯→液体溢出→放入导丝→确认导丝位置→拔去穿刺针→扩张管扩张→胸腹壁全层后→分别将针对心包的中心静脉导管,胆道胆汁引流管,肾盂造瘘引流管,沿导丝推入留置部位,外接引流袋,其余同一步法。

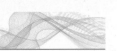

4. 术中观察

（1）术中护理：在治疗中严格执行无菌操作，根据病变部位采取适当的体位。

（2）密切观察患者有无头晕、胸闷气短、呼吸困难；如出现面色苍白、口唇发干、脉速，立即通知医生停止操作，让患者平卧、吸氧，配合医生进行抢救。

（3）观察引流液的颜色、性质、量、引流管放置的部位。

（4）超声引导下经皮置管引流的常见并发症有导管引流不畅、出血、感染、胆漏、注药外渗、肝破裂等，最常见的为出血及导管引流不畅，患者凝血功能差、使用较粗穿刺引流管、进针路径中穿破大血管均有可能引起出血；胆漏、注药外渗、肝破裂也有文献报道。

（三）术后护理

1. 常规护理

（1）体位护理：术后嘱患者平卧休息 2～4 小时，给予心电监护监测生命体征，观察呼吸情况。

（2）引流液观察：引流液的颜色、性质、量。及时清倒引流液，正确记录引流量，临床使用的一次性引流袋，因引流液体的浓度、性质不同，量的估计与量具测量数相差较大，因此在计算引流量时，应将袋内引流液灌入量杯中准确计量。

（3）管路护理：引流袋（瓶）的科学有效的固定非常重要。携带引流管的，应消除患者插管产生的恐惧，引流管固定牢固，放置稳妥，勿打折、扭曲、受压，保持引流通畅，对患者及家属进行引流管护理的宣教，定时挤压引流管，是保证引流管通畅有效措施。嘱患者咳嗽时用手按压伤口与导管，以免导管脱出或移位，卧床休息时导管要注意预留一定的长度，尤其是防止熟睡翻身时不慎将导管牵拉带出体外。评估患者有无意外拔管的倾向。对意识不清、烦躁不安或出现老年痴呆等患者，应有专人守护或适当约束，以防将引流管拔出。

（4）加强营养：给高蛋白、高热量、高维生素、易消化的饮食，如条件允许，根据病情可输注白蛋白。

（5）功能锻炼：坚持恢复锻炼，嘱患者深呼吸，有效地咳嗽，戒烟酒。

（6）拔管的护理：引流管拔管时间及标准根据患者临床症状、体征消失，体温下降，白细胞计数正常，24 小时内引流量少于 10ml，无胸闷气短，呼吸平稳后，在超声引导下行拔管，拔管时压迫穿刺点消毒并用敷贴覆盖，注意观察穿刺部位有无渗血渗液，如有污染及时更换，保持局部清洁干燥。

2. 并发症的护理

（1）出血：患者凝血功能差、使用较粗穿刺引流管、进针路径中穿破大血管均有可能引起出血。观察引流液的性质，早期引流液呈血性，以后逐渐变淡转为淡黄色，如果引流量多而且血色浓，说明有活动性出血，应通知医生，及时给予处理。术后采用沙袋加压并用腹带包裹也能减少并发症的发生。

（2）感染。

（3）导管引流不畅：引流管易被血块堵塞，应及时冲洗避免引流不畅导致二次穿刺。

四、健康教育

1. 为患者及家属提供个性化的健康教育，使患者对引流的装置及作用、体位、保持引流通畅的目的和方法、引流管观察、翻身及下床活动时的管理及拔管时的配合有更深层次的认知,消除了患者的恐惧和焦虑心理,提高其自我护理的能力,避免因配合不当造成并发症的发生。

2. 妥善固定引流管,保证导管的引流通畅,防止扭曲、折管现象发生。平卧时引流管的高度应低于腋中线,站立或活动时应低于切口位置,以防引流逆行引起感染。翻身时防止导管受压折管或牵拉脱管。避免过度活动和提举重物,以免管道滑脱,如出现意外的导管滑脱,不得随意将导管插入体内而应及时就医。

3. 保持引流管处切口敷料干燥、清洁。若突然发生腹痛、高热,应及时与医生联系。

4. 饮食应高热量、高维生素、优质蛋白、低脂、易消化、忌饱餐。可选用以禽肉、鱼虾类的食品为主,烹饪上以炖汤、清蒸为宜,荤素搭配,注意钾类食物补充(如香蕉、橙、猕猴桃、菌菇类的食物),防止由于低钾引起的胃肠道胀气、嗜睡、无力等症状。

5. 合理活动,有助于减轻胃肠道胀气,增进食欲和促进胆汁的引流。选择可耐受的活动如散步、打太极拳等。卧床时宜采取半卧位休息,利于呼吸,控制炎症的局限,促进引流。

6. 定期到介入门诊进行随访,复查肝、肾功能及血常规。

第3节　超声引导下脓肿引流术护理

一、概述

(一) 疾病概述

脓液在腹腔内一些特定部位积聚,被肠襻、内脏、肠壁、网膜或肠系膜等组织结构粘连包围,与游离腹腔相隔离,形成腹腔脓肿。一般均继发于急性腹膜炎或腹腔内手术,原发性感染少见。脓液积聚在一侧或双侧的膈肌下,肝上或横结肠及其系膜的间隙内者,通称膈下脓肿。膈下脓肿可发生在 1 个或 2 个以上的间隙。肠间脓肿是指脓液被包围在肠管、肠系膜与网膜之间所形成的脓肿。具体按发生部位还可分为胆囊窝脓肿、胰周脓肿、结肠旁沟脓肿、阑尾周围脓肿及其他部位肠间隙脓肿。脓肿可能是单发的,也可能为多个大小不等的脓肿。盆腔处于腹腔最低位,腹内炎性渗出物或腹膜炎的脓液较易积聚于此而形成盆腔脓肿。

(二) 治疗方法

传统的脓肿治疗方法以大剂量抗生素进行抗炎治疗,在治疗效果较差的情况下,进行外科手术切开引流治疗。随着医学影像技术的快速发展,超声引导下各种介入治疗技术逐渐成熟。研究表明,经皮穿刺引流治疗与外科引流术在治疗效果上差异无统计学意义,但外科治疗恢复慢且花费高,因此经皮穿刺术已成为各种脓肿的一线治疗方法。

(三) 适应证

1. 全身超声可显示的各脏器的脓肿,临床主要包括肝脓肿、盆腔脓肿、膈下脓肿、阑尾周围肿等。

2. 肝脓肿引流适应证

(1) 超声或 CT 显示多发性液性暗区,疑为细菌性肝脓肿,可行经皮穿刺以明确诊断。

(2) 诊断为细菌性肝脓肿但症状重,全身情况差,不宜行手术引流者可经皮穿刺并置管行脓肿引流。

（3）确诊为阿米巴肝脓肿抗阿米巴药物治疗 1 周后疼痛不止,高热不退或巨大脓肿有溃破危险者。

3. 腹腔脓肿引流适应证　各种原因引起的腹腔脓肿,包括:肝脓肿破裂、消化道穿孔、阑尾穿孔等,引起的急性腹膜炎或腹腔内手术引起的感染。

（四）禁忌证

1. 肝脓肿引流术禁忌证

（1）凝血功能障碍者。

（2）疑为肝包囊虫病者。

（3）大量腹水或重度黄疸者。

2. 腹腔脓肿引流术禁忌证:脓肿早期,弥漫性腹腔炎症未局限者。

二、护理

（一）术前护理

1. 术前访视

（1）术前应详细了解患者病史,准确测量生命体征,并做好记录。介绍术前准备内容、目的及必要性。

（2）术中注意事项:手术大概需要的时间;手术体位、部位。

（3）向患者示教穿刺过程的屏气及多次练习,尽量保持呼吸幅度不宜过大,增加穿刺的准确性。

（4）向患者和家属耐心细致地作好解释工作,说明穿刺的意义和必要性,消除焦虑紧张的情绪。

2. 患者术前禁食水;嘱患者术前排空膀胱。

（二）术中护理

1. 护士携带已有的检查资料,如 X 线片、CT 片等护送患者至超声介入治疗室。

2. 根据病变部位采取适当的体位,颈后垫软枕,充分暴露腹部术野区域。注意保暖,预防感染。预先建立静脉通路备用。

3. 术中配合

（1）先常规扫查脓肿所在部位,测量脓腔体积并了解腔内回声分布详细情况,确定脓腔位置和预设穿刺点及进针深度与方向。穿刺点的选择要慎重,右肝上部的脓肿宜经腋中线第八肋间刺入,斜向内上方;右肝下部脓肿经腋后线第九或第十肋间斜向前方刺入;左肝脓肿可从剑突下方刺入。确认定位准确后,在皮肤上用色笔标记,确认穿刺点。

（2）穿刺方法:常规消毒,铺无菌洞巾,沿预设穿刺点及进针方向以 2% 利多卡因注射液行局部浸润麻醉,并以小尖刀片对预设穿刺点进行破皮处理。PCD 操作尽量采用一步法完成,先将钢质针芯、针壳及猪尾形引流导管组件三者组合装配在一起,用已消毒好的超声探头配专用穿刺架进行实时引导,尽量以距体表距离最短路径穿刺进入脓腔,穿刺时应避开进针区周围重要脏器及各主要血管及神经的解剖分布位置(胰周及胆囊窝脓肿必要时可采用经肝途径穿刺),至脓腔中央时停止进针,由助手拔出针芯,先连接 10ml 或 20ml 注射器抽吸部分脓液送检,做细菌培养及药敏试验。然后开始在超声实时动态监视下以钢质针壳对引流导管进行缓慢推送,当引流导管前端猪尾形多侧孔引流部完全送入脓腔内释放并卷曲后,同时导管整体插入深度已达到预置深度时,拔除钢质针壳,拉紧导管末端引线并将管柄锁扣扣死,以便使导管前端猪尾形多侧孔引流部呈环形紧固状态,从而起到内固定作用。在超声监视下调整好置管长度后采用引流导管套件自带的蝴蝶形粘贴式外固定组件进行导管的外固定处理,对局部针孔处做进一步消毒处理后,加盖无菌敷料包扎。

(3) 置管成功后开始对脓腔进行抽吸,记录抽出脓液总量及性状,当脓液几乎完全吸出后,开始以替硝唑注射液对脓腔进行缓慢冲洗稀释,直至吸出冲洗液逐渐转为比较清澈时为止,最后脓腔内留置部分替硝唑注射液后连接引流袋进行持续引流治疗。

4. 术中要密切观察患者的生命体征及意识,有无头晕、胸闷气短、呼吸困难、腹痛、胸痛;如出现面色苍白、口唇发干、脉速,立即通知医生停止操作,让患者平卧、吸氧,配合医生进行抢救。

5. 观察引流液的颜色、性质、量、引流管放置的部位。

(三) 术后护理

1. 常规护理

(1) 体位护理:术后嘱患者平卧休息 2 ~ 4 小时,给予心电监护监测生命体征,观察呼吸情况。

(2) 引流液观察:引流液的颜色、性质、量,正确记录引流量。术后需对引流导管进行常规冲洗护理,待细菌培养及药敏试验结果出来后,再根据药敏结果联合选择敏感抗生素进行静脉滴注及对局部脓腔进行药物冲洗及留置治疗。

(3) 管路护理:携带引流管的,应消除患者插管产生的恐惧,引流管固定牢固,放置稳妥,勿打折、扭曲、受压,保持引流通畅,对患者及家属进行引流管护理的宣教,定时挤压引流管,是保证引流管通畅有效措施。嘱患者咳嗽时用手按压伤口与导管,以免导管脱出或移位,卧床休息时导管要注意预留一定的长度,尤其是防止熟睡翻身时不慎将导管牵拉带出体外。评估患者有无意外拔管的倾向。

(4) 引流管拔管时间及标准:术后留置引流导管至脓腔完全消失或脓腔明显缩小至脓液每日持续引流量小于 10ml 以内,并且患者临床症状、体征基本消失,体温恢复正常,白细胞计数下降至正常范围内后,复查超声脓腔小于 2cm,由液性暗区转为低回声实性区,即可在超声引导下行拔管。拔管时压迫穿刺点消毒并用敷贴覆盖,注意观察穿刺部位有无渗血渗液,如有污染及时更换,保持局部清洁干燥。

2. 并发症的护理

(1) 出血:患者凝血功能差、使用较粗穿刺引流管、进针路径中穿破大血管均有可能引起出血。观察引流液的性质,早期引流液呈血性,以后逐渐变淡转为淡黄色,如果引流量多而且血色浓,说明有活动性出血,应通知医生,及时给予处理。术后采用沙袋加压并用腹带包裹也能减少并发症的发生。

(2) 感染:由于细菌数多,内毒素吸收增多,易出现感染性休克。如患者出现深大呼吸、烦躁不安、体温持续高热、白细胞增多、血压下降、呼吸增快、四肢冰冷,及时报告医生,监测生命体征、中心静脉压,必要时立即行手术治疗。

(3) 胆瘘:一旦患者出现剧烈持续性右上腹痛、发热并伴有腹膜刺激症状,白细胞升高,烦躁不安,肠鸣音消失,要及时报告医生,同时进一步观察神志、生命体征变化,确诊后立即

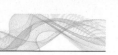

送手术治疗。

三、健康教育

1. 脓肿引流治疗需要一定过程,要保持良好心态,积极配合治疗。

2. 妥善固定引流管,保证导管的引流通畅,防止扭曲、折管现象发生。平卧时引流管的高度应低于腋中线,站立或活动时应低于切口位置,以防引流逆行引起感染。翻身时防止导管受压折管或牵拉脱管。避免过度活动和提举重物,以免管道滑脱,如出现意外的导管滑脱,不得随意将导管插入体内而应及时就医。

3. 保持引流管处切口敷料干燥、清洁。若突然发生腹痛、高热,应及时与医生联系。

4. 饮食应高热量、高维生素、优质蛋白、低脂、易消化,忌饱餐。

5. 定期到介入门诊随诊,复查超声脓腔是否再次形成。

第 4 节　超声引导下肝囊肿引流术护理

一、概述

(一) 疾病概述

肝囊肿是较常见的肝脏良性疾病,分为寄生虫性肝囊肿和非寄生虫性肝囊肿。后者又可分为先天性、创伤性、炎症性和肿瘤性囊肿。临床上最多见的是先天性肝囊肿,它又可分为单发性和多发性两种。多数肝囊肿为单纯性,生长缓慢,多无临床症状,一般认为起源于肝内迷走胆管或因肝内胆管和淋巴管在胚胎时发育障碍所致。单纯性肝囊肿以 20~50 岁年龄组多见,男女发生率之比为 1:4。囊肿发生在肝右叶的居多。在组织学上,囊壁内层为分泌液体的立方上皮细胞,或柱状上皮细胞,外层为纤维组织,囊肿有完整包膜,囊液多清亮透明,成分与正常胆小管上皮的分泌液接近,通常无临床症状,无须特殊治疗。

肝囊肿随着 B 型超声的广泛应用,其检出率也不断增高,已成为诊断肝囊肿的首选方法,在超声上多显示为圆形或椭圆形,囊壁薄,轮廓光滑整齐,内部回声一般均呈无回声区,囊肿两侧壁可出现"回声失落"现象,囊肿后方回声因囊液透声良好而产生增强效应。当肝囊肿增大到一定程度时,则可因压迫邻近脏器而出现食后饱胀、恶心、呕吐、右上腹隐痛不适等症状,体格检查可触及右上腹肿块和肝大。患者往往因出现肝区疼痛、发热、饱胀、肝功能异常等症状来就诊并要求进行治疗。

(二) 治疗方法

既往对于肝囊肿常进行手术治疗,手术多采用"开窗术"或"去顶术"。即在剖腹术下或经腹腔镜切除部分囊壁,吸净囊液后使囊腔向腹腔开放。囊肿切除术则适用于肝边缘部位、带蒂突向腹腔的囊肿。发生在肝左外叶的巨大肝囊肿,可作肝叶或肝部分切除术。但是传统外科手术治疗肝囊肿术后恢复较慢。目前,随着介入性超声技术的不断完善与发展,关于肝囊肿的硬化剂介入性治疗的疗效已为临床所肯定,具有创伤小、痛苦轻、费用低的优点,在一定范围内已经取代了手术切除。无水乙醇作为首选和最常用来治疗肝囊肿的药物,它具有细胞毒作用,可改变囊壁细胞生物蛋白膜和脂质的比例,使其生物学活性消失,导致细胞

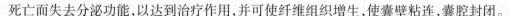

死亡而失去分泌功能,以达到治疗作用,并可使纤维组织增生,使囊壁粘连,囊腔封闭。

(三) 适应证与禁忌证

1. 适应证

(1) 直径在 15cm 以下的单纯性、单发性肝囊肿。

(2) 年老体弱不能耐受剖腹手术的肝囊肿。

(3) 合并感染的肝囊肿。

2. 禁忌证

(1) 散在多发的小肝囊肿。

(2) 恶性肿瘤性肝囊肿。

(3) 寄生虫性肝囊肿。

(4) 伴有胆瘘的肝囊肿。

(5) 有出血倾向或其他严重全身性疾病者。

二、护理

(一) 术前护理

1. 术前访视

(1) 根据患者不同情况做心理评估,通过面对面交流,采用图表、健康教育宣传册、同疾病患者现身说法等形式,向患者宣传肝囊肿的相关知识,简要介绍穿刺过程及治疗效果。

(2) 术前应详细了解患者病史,准确测量生命体征,并做好记录。

(3) 术前完善血常规、凝血功能、肝肾功能和心电图等常规检查。

(4) 向患者和家属耐心细致地作好解释工作,介绍术前准备内容、目的及必要性;术中注意事项:手术大概需要的时间;手术体位、部位,消除焦虑紧张的情绪。

2. 呼吸训练　指导患者进行有效地屏气训练,告知屏气是术中顺利进针的关键,尽量保持呼吸幅度不宜过大,以小幅度腹式呼吸为主,尽量减少膈肌的运动幅度,增加穿刺的准确性。

3. 患者术前 2 小时禁食水,防止术中不适引起呕吐;嘱患者术前排空膀胱。

4. 询问有无过敏史,特别是乙醇过敏史并详细记录。

(二) 术中护理

1. 术前准备　术前常规超声检查肝胆脾胰肾、心电图,完善血常规、凝血酶原时间、肝功能等实验室检查;有出血倾向、严重心肝肺肾等脏器功能障碍及对酒精过敏者列为穿刺禁忌患者。患者及家属对手术知情同意并签署手术知情同意书。

2. 穿刺前测量血压,嘱患者双手抱头充分暴露穿刺区域,常规消毒皮肤。治疗前先行超声定位检查,明确囊肿部位、大小、与周围脏器和血管的关系。根据定位情况,患者取仰卧位或左侧卧位,明确皮肤穿刺点、进针角度、路径和深度,注意穿刺针经过部分正常肝组织后,再进入囊肿内部,尽量吸尽囊液,并留样做进一步生化和细胞学检查,常规送脱落细胞检查,以除外癌变。

3. 手术采用局部麻醉,患者意识清醒,护理人员要加强与患者的沟通,分散其注意力,告知如有任何不适要及时告诉医护人员。

4. 超声引导下乙醇硬化治疗肝囊肿的方法分保留法和冲洗法两种。目前,国外多采用保留法。但保留法对较大囊肿效果不佳,其原因是保留乙醇量的限制,无法达到囊壁上皮细胞硬化的乙醇浓度。通过研究发现,乙醇反复冲洗置换囊液法(冲洗法)对 10cm 以上的较大肝囊肿仍有较好的疗效,治愈率高达 95%,观察 3 年无复发病例。目前,单纯性囊肿酒精硬化治疗已成为一线治疗方法。

5. 计算并准备好硬化剂　依据囊腔大小注入 99.5% 乙醇,一般用量 20 ~ 30ml,注入速度以 0.2 ~ 0.6ml/s 为宜,压力不可过大,防止胀痛不适以及由于压力过大导致硬化剂外溢引起肝实质及周围组织坏死、腹膜炎等并发症。操作过程中,密切观察患者生命体征、面色及表情变化,一旦出现剧烈腹痛,应立即停止操作并作相应处理。

6. 术后按压穿刺部位,注意观察患者的呼吸、脉搏、血压以及有无加剧性的疼痛等异常表现,超声观察有无内部出血。消毒穿刺部位皮肤,无菌纱布覆盖,腹带加压包扎,局部沙袋压迫。

(三) 术后护理

1. 常规护理

(1) 回病房后,继续监测患者神志、血压、脉搏、呼吸、面色等情况,每 30 分钟测量血压、脉搏 1 次,连续 4 次生命体征平稳后停测。若患者出现面色苍白、恶心、四肢湿冷、脉搏细速等出血征兆,应及时通知医生,协助医生行必要的检查和处理,观察患者有无腹痛、恶心、面色潮红、呼吸困难等并发症的发生。

(2) 指导患者卧床休息,12 小时内避免剧烈活动和增加腹压的动作,可以更换体位(特别提醒患者禁忌自己用力),让硬化剂与囊壁充分接触。告知患者出现轻微上腹痛感,卧床休息 30 分钟后可自行缓解。

(3) 保持穿刺点及敷料周围皮肤清洁干燥,观察穿刺部位有无出血、渗液、红肿及感染,及时更换敷料。

(4) 遵医嘱止血,抗感染治疗。

2. 并发症的观察与护理

(1) 出血:穿刺后肝脏出血是最危险的并发症,一般在术后 4 ~ 6 小时发生,主要表现为出汗、烦躁不安、面色苍白、血压下降、脉搏细速等,应立即通知医生,进行止血、抗休克、输血、输液处理。

(2) 腹痛:位于肝包膜附近的囊肿,由于穿刺路径较短,穿刺无法经过脏器实质,注入的硬化剂沿穿刺针道反流以及无水乙醇烧灼造成剧烈疼痛。一般疼痛持续 3 ~ 5 天,可自行消退,疼痛多为隐痛,均能耐受,经临床观察后未作特殊处理。告知患者出现轻微上腹痛感,卧床休息 30 分钟后可自行缓解。如腹痛较明显,复查超声排除出血的情况下,遵医嘱给予止痛药物。

(3) 酒精中毒:患者术后如有局部发热感,面部潮红等症状,嘱患者不必紧张,系注入酒精作用。术前询问有无乙醇过敏史,术后嘱患者多饮水,加速酒精排出,一般无须特殊处理。

三、健康教育

1. 指导患者注意休息,避免劳累,适当进行体能锻炼。

2. 饮食应高热量、高维生素、优质蛋白、低脂、易消化,忌饱餐。

3. 保持引流管处切口敷料干燥、清洁。若突然发生腹痛、高热,应及时与医生联系。

4. 随访及复查　最后一次穿刺术后,1 个月及 6 个月行腹部超声检查。

第5节　超声引导下胸腔引流术护理

一、概述

胸腔闭式引流是胸心外科最基本、最常用的救治手段,是将胸腔内的气、血和液体排出,维持胸腔负压,防止反流,促进肺扩张,防止肺萎缩,同时也是挽救生命的重症医学技术之一。其目的是将胸膜腔内的气体和(或)液体引流至体外,恢复胸膜腔的密闭性并重建胸膜腔的正常负压,使肺复张,稳定纵隔。目前,在超声引导下行胸腔穿刺术操作简便、定位准确,可动态监测,提高了操作的准确性及安全性,是一项安全可靠的超声介入技术。

适应证包括:

1. 各类严重气胸、脓胸、血胸。

2. 自发性气胸。

3. 开胸手术。

二、护理

(一) 术前护理

1. 术前访视

(1) 术前向患者详细介绍有关胸腔闭式引流术的相关知识,介绍该方法的操作过程与步骤、手术所用材料性能、临床效果及安全性,帮助患者消除紧张、疑虑及恐惧等心理,以期达到主动配合医护人员,顺利进行治疗的目的。

(2) 详细向患者讲解注意事项,各种检查的目的以及检测地点。

(3) 向患者介绍胸腔闭式引流装置的作用,告知患者如何了解装置、使用装置以及使用过程的护理。

(4) 行闭式引流置管前应签署知情同意书。

2. 呼吸训练　术前指导患者进行有效地屏气训练,告知屏气是术中顺利进针的关键,尽量保持呼吸幅度不宜过大,以小幅度腹式呼吸为主;指导患者术后咳嗽的作用以及咳嗽、排痰的方法。

(二) 术中配合

1. 术前常规超声检查肝胆脾胰肾、心电图,完善血常规、凝血酶原时间、肝功能等实验室检查;有出血倾向、严重心肝肺肾等脏器功能障碍。患者及家属对手术知情同意并签署手术知情同意书。

2. 术前测量血压,协助患者取仰卧位或侧卧位,双手抱头充分暴露穿刺区域,常规消毒皮肤,严格无菌操作,进针时嘱患者暂屏气。手术采用局部麻醉,患者意识清醒,护理人员要加强与患者的沟通,分散其注意力,告知如有任何不适要及时告诉医护人员。

3. 气胸患者根据 X 线胸片或胸部 CT 常规选择患侧锁骨中线第 2 肋间或腋中线第 6、7 肋间,胸腔积液患者根据超声或 CT 定位以选择更合适更彻底的引流部位。气胸患者取平卧或半卧位,胸腔积液患者取端坐位或半卧位。嘱患者平静呼吸,保持体位,超声探查胸腔,选择胸膜最厚且胸腔积液较多处定为穿刺点,尽量避开毗邻脏器,测量好进针深度,准备穿刺。

4. 常规消毒铺巾,2% 利多卡因局麻,取中心静脉穿刺针沿肋骨上缘垂直皮肤进针,突破感后进入胸膜腔,可回抽出气体或胸腔积液,置入导丝,拔出穿刺针,沿导丝置入中心静脉导管或猪尾巴引流管,退出导丝,气胸患者接胸腔闭式引流袋或闭式引流瓶,胸腔积液患者接一次性引流袋,局部贴膜固定,必要时可以缝合固定,穿刺物送检。

5. 在治疗中严格执行无菌操作,根据病变部位采取适当的体位;观察引流液的颜色、性质、量、引流管放置的部位;密切观察患者有无头晕、胸闷、气短、呼吸困难,如出现面色苍白、口唇发干、脉速,立即通知医生停止操作,配合医生进行抢救。

6. 术后按压穿刺部位,消毒穿刺部位皮肤,无菌纱布覆盖,腹带加压包扎,必要时局部沙袋压迫。

(三) 术后护理

1. 常规护理

(1) 返回病房后,嘱患者平卧休息 2~4 小时,监测患者神志、血压、脉搏、呼吸、面色等情况,每 30 分钟测量血压、脉搏 1 次,连续 4 次生命体征平稳后停测。若患者出现面色苍白、胸闷憋气、气促、呼吸困难等不适,应及时通知医生,协助医生行必要的检查和处理。

(2) 密切观察患者的反应,向患者交代引流的目的和注意事项,引导患者自我观察导管是否通畅,引流液颜色、性质和量,如有导管堵塞,导管周围及皮下有胸腔积液渗出,要及时报告医护人员。

(3) 加强患者的心理护理,护士应采取有效的沟通方式与患者或家属进行沟通,有针对性地进行心理护理,消除患者的危险感,提高患者的安全感、信任度和依从性。

2. 管路及引流瓶(袋)的护理

(1) 使用一次性水封瓶的患者,必须保持水封瓶在引流部位以下、直立,同时在患者行胸腔闭式引流过程中的任何一个环节,必须严格无菌操作。胸腔闭式引流瓶(袋)的科学有效的固定非常重要,英国胸科学会发表的胸腔闭式引流指南主张要鼓励患者对其胸腔引流管和引流系统负责,应告知他们保持水封瓶在其胸腔水平以下并报告发生的问题,教育材料应放在病房中患者和护士易取到的地方。

(2) 引流管固定牢固,放置稳妥,勿打折、扭曲、受压,保持引流通畅,防止脱管、堵管,及时清倒引流液,正确记录引流量;对患者及家属进行引流管护理的宣教,定时挤压引流管,是保证引流管通畅有效措施。早期引流液呈血性,以后逐渐变淡转为淡黄色,引流液的量也逐渐减少;胸腔引流量>150~200ml 而且血色浓,说明胸腔内有活动性出血,应通知医生,及时给予处理。

(3) 胸腔闭式引流术是脓胸最常用的治疗措施,在置管引流期间经胸管注入冲洗液行胸腔冲洗可促进胸膜腔内脓液的排出,冲洗液选择敏感抗菌药物加生理盐水至 500ml,并将冲洗液加温至 37~40℃,冲洗时速度宜慢,并调整体位,有利于胸膜腔脓液的排出,冲洗过程中注意维持冲入液量及排出液量的平衡,并在冲洗时叩击患侧背部,可促进附着于胸壁的脓苔脱落,随冲洗液引流出体外。

3. 呼吸功能锻炼 术前呼吸功能锻炼可以改善肺功能,提高对手术的耐受性,从而降低术后并发症的发生率;术后待心率、血压稳定后可进行适当的呼吸锻炼,防止肺部发生感染,并且能够促进肺复张。指导患者行深呼吸、有效咳嗽、吹气球等呼吸功能锻炼,可以促进肺复张,缩小脓腔范围,并通过肺的运动,在排出胸膜腔中脓液的同时还可使脏层胸膜上的脓痂脱落,减轻脏层胸膜纤维化的概率,有利于肺复张及脓腔消失。

4. 拔管

(1) 拔管指征:胸腔积液患者经胸部超声或胸部 CT 检查,胸膜腔少量或无积液,连续 2 ~ 3 天引流量<100ml,胸部临床症状改善即可拔管。气胸患者当症状缓解或消失,肺呼吸音恢复,水封瓶无气泡溢出时,用一次性无菌注射器抽气,若抽不到气体,经 X 线胸片或胸部 CT 检查,确认肺完全复张后拔管。

(2) 拔管的护理:待引流液减少,无胸闷气短,呼吸平稳后,在超声引导下行拔管,拔管时压迫穿刺点 5 分钟,消毒并用敷贴覆盖,注意观察穿刺部位有无渗血渗液,如有污染及时更换,保持局部清洁干燥。

5. 饮食指导 指导患者进食富含蛋白质、高热量、高维生素易消化的饮食,多食用新鲜的水果和蔬菜,可静脉输入血浆、白蛋白,以防止低蛋白血症所致的胸腔渗出液增加,延长胸管留置时间。

6. 并发症护理

(1) 疼痛:疼痛是胸腔闭式引流最常见的并发症,胸腔闭式引流置管早期的疼痛多与置管时组织切开及钝性分离造成创伤压迫神经或缝合处皮肤牵拉所致,引流后出现的疼痛多与肺复张后引流管刺激脏层胸膜有关;不管是哪种原因引起的疼痛,都会使患者产生不适和畏惧感,不敢变动体位,不敢深呼吸和有效咳嗽。而患者深呼吸和有效咳嗽可有效促进肺扩张和促使胸膜腔内气体、液体的排出。应观察患者胸痛的程度,在置管操作时用2%利多卡因局部麻醉,把穿刺中的疼痛减轻到最低程度。置管后,护士对患者进行疼痛评估,确定疼痛的分级,可指导患者采用放松疗法,音乐疗法,转移注意力等方法,必要时遵医嘱予止痛药,以减轻患者的不适。经上述方法处理后仍疼痛难忍者,可把引流管拔出 1 ~ 2cm 后重新固定。

(2) 管腔堵塞:引流管折叠、扭曲、血块堵塞,引流管开口紧贴胸壁。护理时应注意妥善固定引流管,防折叠和扭曲,疑有堵管时以离心方向挤捏粗引流管,或用生理盐水冲洗,仍无法解决的,只能拔除和重置引流管。

(3) 复张性肺水肿:复张性肺水肿是指由于各种原因包括胸腔积液、积气所导致肺萎陷后,在肺复张时或复张后 24 小时内发生的急性肺水肿。其主要症状为频繁咳嗽,咳大量白色黏液痰或粉红色泡沫样痰,呼吸浅促、胸闷、烦躁不安,血氧饱和度急剧下降,大汗淋漓,心率增快等。一般认为,肺萎陷以上,肺大部分或完全萎陷,肺复张过快易发生复张性肺水肿。采取合理的胸腔闭式引流护理措施,部分复张性肺水肿是可以预防的,具体方法:在进行胸腔闭式引流期间,控制积液及积气排出的量,引流的第一个小时不超过 1000ml,年老体弱者不超过 800ml;或每引流 200ml 即夹管 1 小时,使整个萎陷肺复张至少在数小时以上。

(4) 引流管脱出:引流管脱出可造成胸腔闭式引流失败,严重者可引起气胸。患者变动体位用力过猛,引流管受牵拉而脱出。护理时应注意引流管近心端应先在皮肤表面摆成 S 形再粘贴透明敷料,并叮嘱患者变换体位时动作缓慢,特别是穿脱衣服、起床、倾倒胸腔积液

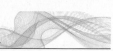

时严加防护,同时用手固定引流管。

（5）切口感染:多见于粗管引流切口大,置管操作时无菌观念不强,或置管时间过长换药不及时造成。观察置管伤口有无红、肿及分泌物,置管期间如有渗液浸湿敷料应及时换药处理,无渗液的伤口一般隔天换药处理。

（6）皮下气肿:因置管引流切口大,引流管阻塞或滑出胸腔,患者剧烈咳嗽致胸内压急剧增高,使胸腔内空气沿引流管进入皮下;护士注意观察引流管周围皮肤,有无肿胀、触之有无捻发音等,如发现皮下气肿应及时通知医生并标记范围;轻微的皮下气肿不必处理,可自行吸收,严重的皮下气肿需切开皮肤排气,减轻呼吸困难及疼痛。

（7）拔管后发生气胸:拔除胸腔闭式引流后如出现胸痛、呼吸困难,立即通知医生予以X线检查证实是否为气胸;发生气胸予胸穿抽气或重置管闭式引流。拔管操作时应嘱患者先深吸气后屏气,医生持管向同侧下后方迅速拔出,拔管后用凡士林纱布覆盖切口,再用宽胶布加压密封,粗管拔管后必要时局部缝合处理;嘱患者勿剧烈运动及患侧上肢活动幅度避免过大,防空气经穿刺口或切口进入胸腔引起气胸。

三、健康教育

1. 患者出院时护理人员要告知患者复查的时间以及重要性。

2. 指导患者的饮食,主要以高蛋白、高热量、高维生素的饮食补充营养,加强营养。给予丰富的新鲜水果和富含纤维素的蔬菜,同时给予牛奶、瘦肉、豆制品等含蛋白质丰富的食物,粗粮细粮合理搭配,忌食辛辣食物为宜。

3. 保持呼吸道通畅,注意休息。坚持恢复锻炼,嘱患者深呼吸,有效的咳嗽,戒烟酒。

4. 指导携带引流管出院患者居家管路护理,注意防止脱管发生。

5. 复查:定期回院复查,分别于术后第2周、第4周及第3个月时回院复查。

第17章
CT引导经皮穿肝胆管引流术及胆道内支架植入术护理

17

一、概述

恶性梗阻性黄疸多由原发性胆管癌、肝癌、胰头癌、壶腹部癌、胆囊癌及其他转移癌对肝胆管压迫所致,此类患者应首选手术治疗。但由于肿瘤部位、分期及患者的自身情况,多在黄疸基础上合并严重的胆管炎,病情凶险,全身情况差,手术切除率很低,甚至姑息胆道减压手术也不能接受。Seldinger 于 1966 年采用套管针技术从右肋间穿刺胆道并进行胆道减压使并发症明显降低。1974 年 Molnar 和 Stocknm 首先开展经皮穿肝胆管造影及引流术(percutnaeous transhepatic cholangiography and drainage,PTCD),由于该疗法具有创伤小、疗效好的优点,迅速得到了推广及普及,成为缓解胆道梗阻的常规手术。但随着超声、CT 及 MRI 胆管成像技术的发展,原来用作诊断的经皮穿肝胆管造影术(percutnaeous transhepatic cholangiography,PTC)优势日渐减弱,故现多称经皮穿肝胆管引流术(percutnaeous transhepatic biliary drainage,PTBD)。

近年来,PTBD 在技术和器械上都有很大的改善和发展,但它存在需长期携带引流袋、胆汁也随之流失、导致消化不良综合征、带来心理负担和生活的诸多不便,严重影响患者的生活质量。Burcharth 和 Pereirasy 于 1978 年用内涵管引流胆汁,该方法是将内支架(内支撑管或内涵管)放置在胆道阻塞部位,使肝内淤积的胆汁沿生理通道流入十二指肠,部分或完全恢复胆系的生理功能,解除胆汁缺乏引起的消化不良,恢复肠肝循环及肠道微生态环境,患者又不必长期携带引流袋,降低了感染的概率,提高了生活质量。至 1989 年,金属内支架开始用于治疗胆道狭窄,解决了塑料内涵管有效引流管径小、置放时需要外径较大导管鞘、易被胆泥和细胞碎片堵塞的缺点。随着材料技术和制造工艺的进步,现在临床应用的金属支架具有操作简单、置放途径灵活、有效引流管径大、生物相容性好的特点。

二、适应证与禁忌证

(一)适应证
1. 伴胆管扩张的梗阻性黄疸患者为缓解黄疸而做胆道引流。
2. 伴胆管扩张的胆道梗阻患者为控制胆道感染而做胆道引流,此类患者主要以感染为主。

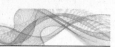

3. 为处理胆瘘而做胆管引流者。

4. 为配合手术治疗做临时性引流者。

5. 为治疗胆管疾病而建立通道者(如经皮胆管狭窄扩张术、经皮胆管取石术等)。

(二) 禁忌证

1. 相对禁忌证

(1) 凝血功能异常。

(2) 多发性肝囊肿。穿刺道经过肝囊肿时,易引起继发感染。

(3) 腹水。大量腹水使肝脏与腹壁分开,造成穿刺困难、外引流时引流管容易脱落以及腹水经穿刺点外渗。此外,可增加腹水感染机会。

(4) 胆管高位梗阻致胆管相对分隔,难以有效引流。如放置两支引流管也不能有效引流时,要慎做 PTBD。

2. 绝对禁忌证

(1) 不能纠正的凝血系统疾病。

(2) 棘球蚴病患者,不能在常规透视下穿刺。如一定要引流,可用 CT 导向或经 ERCP 途径。

三、围术期的护理

(一) 护理原则

从患者的认知层面、心理层面、自我行为层面及社会支持等层面实施护理干预措施,以保持其稳定的生理状态、良好的心理状态和正确的社会行为。

(二) 术前护理

1. 护理评估　责任护士与主管医生一同查房,了解和知晓患者的病情、阳性检查、化验结果、治疗进展等;与患者接触交流,评估其心理状态及家庭情况、对治疗的接受和依从性,从而知晓患者有哪些方面需要医生护士特别注意或提供帮助。

2. 术前访视　术前访视非常重要,应根据患者心理特点进行术前指导。多数患者及其家属对该手术不了解,担心植入支架是否安全、手术是否能成功,易产生紧张恐惧心理,医护人员要详细说明手术的方法、步骤、疗效、注意事项及治疗后可能出现的并发症,解除患者恐惧紧张的心理。

3. 术前指导

(1) 责任护士于入院后、术前利用教育手册配合一对一的口头讲解,采用通俗易懂的语言进行健康教育,让患者和家属明确本病的发病原因、治疗方法、术前各项检查及准备的目的、手术的配合、术后的康复过程等。

(2) 提前告知患者疾病相关生理及病理知识正常成人 24 小时的胆汁量、颜色、性状,如果术后 2 小时内引流液量达 100ml 以上或术后 2 天引流液仍为鲜红色应立即报告医生。

(3) 有烟酒嗜好的劝其戒掉。

(4) 指导并训练患者屏气及平静呼吸等动作。

(5) 训练患者床上排便以适应术后卧床排便方式的改变。

(6) 指导患者进低脂、无刺激性食物,少吃甜食,忌饱餐,避免腹胀。

（三）术前准备

1. 患者准备

（1）影像资料准备：告知患者需将 2 周内行超声、增强 CT 或增强 MRI 检查影像资料准备齐全。

（2）胃肠道准备：患者术前 1 天晚餐不进固体或难消化食物，少吃甜食，避免腹胀；如一般情况较差者，应先建立静脉通路给予一定的支持治疗。

（3）皮肤准备：术前一日洗澡或清洁穿刺区域皮肤，更换清洁衣裤。

（4）术前摘除金属饰物；女患者如月经期及时通知责任护士；术前排空膀胱。

2. 家属准备

（1）告知患者家属（被委托人）手术当日提前到病房，需签署手术知情同意书。

（2）确保患者住院押金足够。

（3）与其亲属做好沟通，给予情感支持。

3. 病房护士准备

（1）协助完善各项化验及常规检查：术前进行血、尿、大便常规，肝、肾功能，凝血功能，肿瘤标志物、血型检查和感染筛查，心电图、X 线胸片等检查。

（2）根据穿刺点、进针路径进行手术区域皮肤准备，并检查有无皮肤破损及感染。

（3）术前晚视病情行肠道准备。

（4）手术当日行碘过敏试验；建立静脉通道。

（5）测量生命体征，如有异常及时汇报医师。

4. 手术室护士准备

（1）药品准备：术前准备麻醉、镇静、镇痛、止吐、止血等药物，急救设备和药品。

（2）设备和材料：准备好吸氧装置、心电监护；与术者沟通备好导管、导丝、支架。手术室配备吸氧、吸痰装置，备有简易呼吸器等。

5. 医生准备

（1）制定方案：了解患者有无外科手术史，尤其是胆管手术史。术前影像学检查可帮助选择合适的胆管穿刺点、避免损伤其他器官（如横结肠、胆囊等），同时尽可能避开肿瘤病灶。

（2）术前与患者及家属充分沟通，签署手术知情同意书。术前谈话时必须使患者及家属理解：减压引流是首选的治疗方法，但引流并不一定都能使梗阻性黄疸缓解。因为患者可能已经处于肝衰竭期，或伴肝内胆汁淤积。

（四）术中配合

1. 体位　患者取平卧位，右上肢上举抱头，双下肢自然伸直。

2. 配合消毒皮肤，协助医生铺好无菌单；根据操作流程及时递送所需器械。

3. 引流方式的选择　尽可能做内外引流，内外引流可减少胆汁损失，且引流管不易脱落移位。但是对于胆道感染明显易发生逆行感染者可暂时先做外引流，将引流管深置于胆管的某一分支，可以减少引流管脱落移位的发生，通常引流 3～5 天，待炎症消退、扩张胆管变细后更易通过阻塞段，将外引流改为内外引流。

4. 支架植入术与引流的关系　对梗阻性病变而言，PTBD 后如适合放置胆道支架则能复通胆道，减少胆汁丢失，恢复胆道正常的生理功能，并能依患者病情在适当时候拔除引流管。支架植入术有一步法和二步法两种，具体采用何种方式依患者具体病情及术者而定。

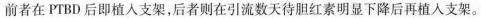

前者在 PTBD 后即植入支架,后者则在引流数天待胆红素明显下降后再植入支架。

5. 心理护理　PTBD 术前在患者的清醒状态下进行的,护士要观察患者表情,及时与其沟通,多给患者以良好的语言刺激,稳定情绪,解除紧张、恐惧心理,使患者以放松的心态更好地配合医生治疗。

6. 术中常见问题应对　术中常规吸氧,心电监护仪,建立好静脉通路,确保随时能给予药物,同时备好抢救车;术中注意观察患者的面部表情及生命体征变化,并及时汇报医生,根据医嘱采取相应治疗措施。对术中常见问题的护理应对如下:

(1) 疼痛:术中常见疼痛,表现为烦躁不安、不能配合呼吸,患者躁动导致体位变动会影响手术医生进行手术。一般在术前予哌替啶 50mg、安定 5mg 肌内注射,以减轻患者疼痛。在予止痛镇静剂的同时,要对患者实施有效的心理护理,术中陪护患者,分散其注意力,稳定患者情绪。

(2) 恶心呕吐:除派替啶等药物反应外,多数由于局部穿刺疼痛刺激、胆道扩张及器械对胆道肠腔的刺激引起迷走神经兴奋,发生恶心呕吐。术前访视中指导患者术前 4 小时禁食禁水可减少恶心呕吐发生。恶心呕吐发生时,及时指导患者深呼吸,协助患者平卧位,头偏向一侧,头旁放置弯盘、纱布。帮助病人擦去呕吐物,以防误吸入气管。必要时运用止吐药物,使患者能尽早恢复安静状态继续接受手术。

(3) 尿急:尿道括约肌松弛、前列腺肥大、子宫脱垂等因素均会引起尿潴留;加上手术引起情绪紧张、补液、手术时间长等都会引起尿潴留发生。指导患者术前排空膀胱,对于可能会在术中出现尿急的患者可考虑术前予以保留导尿。

(4) 迷走神经反射:PTBD 操作过程中,由于球囊扩张狭窄部引起的剧烈疼痛或器械对胆道和肠腔的刺激,较易出现迷走神经反射。护士应提高认识,有效预防及时准备处理这种危险的并发症。若操作过程中患者出现出冷汗、恶心、呕吐、视物模糊、血压下降、心率减慢甚至晕厥等迷走神经反射症状,应取去枕平卧保持呼吸道通畅,及时给予吸氧,遵医嘱立即静脉快速推注阿托品 1mg,1~2 分钟内心率无变化时,可再增加阿托品 1~2mg,并在短时间内大量快速补液,维持有效循环血量,多巴胺 100~200mg 加入 5% 葡萄糖溶液 250ml 内静脉滴注,直至血压稳定。

(五) 术后护理

1. 术后常规护理

(1) 卧位护理:术后患者需卧床休息 24 小时,平卧休息 6 小时。生命体征平稳后,患者宜采用半卧位,有利于胆汁引流。

(2) 密切观察患者的生命体征:术后常规予以心电监护 24 小时,对患者的血压、脉搏、呼吸的变化进行严密的观察,及时记录并与医生联系。

(3) 病情观察:加强巡视,注意患者腹部体征的变化。重视患者主诉,如患者有寒战、高热、腹痛、反射性肌紧张等情况,并且有证据提示有感染或胆汁渗漏入腹腔的可能,应及时告知医生。观察患者是否有腹胀、食欲及大小便颜色的变化,以了解胆管通畅情况;如患者感腹胀、消化不良,鼓励适当活动,并可服用抗炎利胆、增加胃肠道动力的药物等。

(4) 饮食指导:术后嘱患者禁食 6 小时,手术结束后 24 小时可逐渐进食半流质食物。同时,叮嘱患者禁饮咖啡、浓茶;禁食高脂肪食物及辛辣刺激性强的食物。由于术后胆汁的外引流量比较多,这样会对患者的消化功能产生一定的影响,所以护理人员应指导患者应遵循少食多餐的原则合理饮食。为避免患者出现肠液反流情况,在患者进食时应先将引流管三通关闭,待患者进食2小时之后再将其打开。

2. 引流管的护理　引流管的护理是PTBD术后护理的工作重点。保持导管引流通畅,避免导管脱落是对保证PTBD的疗效十分重要。

(1) 妥善固定引流管:在引流窦道未形成前的早期脱管是造成内出血或胆汁性腹膜炎的重要原因,因此导管的固定至关重要。

1) 可采取导管多处固定法。在术中使引流管前端打圈,固定要牢靠,在外固定时,将导管略弯一弧状,以缓冲外力。

2) 防止引流管、扭曲、受压,嘱患者咳嗽时用手按压伤口与导管,以免导管脱出或移位。

3) 协助患者翻身或大小便之后注意对引流管进行检查,观察是否出现弯曲和打折情况。卧床休息时导管要注意预留一定的长度,尤其是防止熟睡翻身时不慎将导管牵拉带出体外。

4) 对体外引流管的长度进行详细的标识,注意确保引流管标识的醒目性及粘贴的牢固性。

5) 评估患者有无意外拔管的倾向。对意识不清、烦躁不安或出现老年痴呆等患者,应有专人守护或适当约束,以防将引流管拔出。

(2) 引流液的观察:支架术后需保留外引流管1～2周左右,此期间应密切观察引流液的量及颜色变化,以判断引流是否通畅及胆道出血。

1) 观察引流液颜色的变化:正常胆汁颜色呈深黄澄明液体,感染性的胆汁是墨绿色的;一般介入术后1～2天内胆汁有少量血性引流液,主要是手术中黏膜创伤及术中残余血所致。如术后2天引流液仍为鲜红色,甚至血压不稳,应考虑胆道出血,立即报告医生。

2) 观察引流液量的变化:成人每日分泌胆汁约1000ml。胆汁引流量与引流管位置相关,24小时引流液500～1000ml;过少则提示引流不畅,引流量过多需补充电解质;术后2小时内引流液量达100ml以上,如有引流量锐减或无胆汁流出应及时与医生联系,查找原因,进行处理。临床使用的一次性引流袋,因引流液体的浓度、性质不同,量的估计与量具测量数相差较大,因此在计算引流量时,应将袋内引流液灌入量杯中准确计量。判断引流效果,除引流量外,血清总胆红质能在10～15天下降到引流前一半即为良好。

3. 管路的护理

(1) 患者平卧时引流管的高度应低于腋中线,站立或活动时应低于切口位置,以防胆汁逆行引起感染。引流管不要受压与扭曲、打折,同时要经常挤压,保持引流管的通畅,防止堵塞。

(2) 长期置管者,引流管易被胆汁积垢堵塞,而继发感染,因此可每日用50～100ml生理盐水冲洗引流管1～2次,冲洗时应先尽可能从引流管中抽出胆汁然后再用生理盐水冲洗,所用注射器要大于20ml,冲洗压力要适当,速度不宜过快,尤其胆汁感染的病例,以免细菌进入血液,冲洗液不可来回注入,抽吸。胆汁颜色从混浊墨绿色变黄色澄明液体,可以隔日冲洗一次,内外引流者可见少量十二指肠内容物。如引流管冲洗后胆汁引流仍不畅,需经引流管造影以除外引流管移位。

(3) 引流袋一天换一次,操作时要严格无菌的操作原则;并做好胆汁常规检查及细菌培养。调换引流袋时常规消毒接口,严格执行无菌操作,引流袋不可置于地上,防止感染。

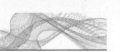

4. 局部皮肤护理

（1）注意观察及保护穿刺部位皮肤。为防止引流导管入口处的局部感染,定期更换敷料,如穿刺口周围皮肤有胆汁侵蚀或有渗液,及时碘酊消毒,更换敷料,不能做加压和填塞处理,以免胆汁流入腹腔引起腹膜炎。

（2）局部亦可涂抗生素软膏保护,以防穿刺口周围皮肤发炎、红肿及肉芽组织过度增生。

（3）黄疸患者常出现皮肤瘙痒,应督促患者修剪指甲,防止抓破皮肤而使症状加重,每天用温水擦浴,局部忌抓,忌烫水、肥皂水擦洗,防止皮肤出血及感染,使症状加重。

（六）常见并发症的观察与护理

1. 菌血症或败血症　梗阻性黄疸患者 PTBD 术前多伴有胆道感染,穿刺过程可将细菌带入血内,患者术后出现寒战、发热等菌血症的表现,术前术后及时采用抗生素,并根据抗生素的半衰期合理使用。对症护理多可见效。密切监测体温变化,必要时做血培养。

2. 胆汁血症　穿刺造成肝内血管与胆管的瘘,引起胆汁血症,表现为引流血性胆汁或患者突发寒战、高热。应及时通知医生,有时适当调整引流管位置即可封闭瘘口,在给予止血药等保守治疗无效时,应考虑经血管的栓塞治疗。

3. 胸腔并发症　PTBD 穿刺可能误穿胸腔,引起气胸、胆汁胸、血胸等胸腔并发症。术后应注意观察、记录穿刺侧胸部体征。患者一旦出现呼吸困难,刺激性咳嗽,一侧呼吸音弱或肺下界抬高,及时通知医生,妥善处理。

4. 出血　密切观察记录患者心率、血压等生命体征的变化。观察患者穿刺点局部有无渗血等情况。注意患者腹部体征。若短时间内,患者腹围增大、移动性浊音范围改变或肠鸣音增强或减弱都应提高警惕,防止隐性出血的发生。术后鼓励患者早排便,作为循环血容量和肠腔内有无积血的观察指标。

5. 胆漏　胆汁漏入腹腔可引起胆汁性腹膜炎,属严重并发症。大量胆漏因有腹膜炎表现而容易被发现,但如果一般状态较差患者,可仅表现为腹胀,而腹痛与反跳痛可不明显,因此术后患者腹部体征的观察是护理工作的重点之一。一旦出现腹膜炎征象,立即告知医生,做穿刺道的处理。引流后期,出现胆汁沿引流管漏出至腹部皮肤,应及时更换穿刺部位敷料,防止局部感染。

6. 胰腺炎　患者表现为术后突然剧烈腹痛,可由高脂饮食诱发,急查血、尿淀粉酶可确诊,多见于引流管植入术后,需回撤引流管袢至胆总管下端并行抑制胰酶分泌及禁食等治疗。术后应指导患者 6~8 小时后恢复半流素食,3~5 天后根据黄疸消退及胆汁颜色变化等情况过渡为低脂饮食。

7. 发热　支架置放后因较多脓性胆汁及组织碎片堵塞内支架导致胆管炎,患者常有发热。术后引流管的冲洗可防止该并发症的发生。由支架引起的十二指肠穿孔极为少见,一旦出现应由外科处理。支架内再狭窄,是肿瘤组织从支架的网孔中长入阻塞支架。植入带膜支架,胆道内放射治疗及双介入治疗均可降低该并发症的发生率。

（七）康复指导

责任护士在患者入院、术前、术后及出院前四个阶段利用教育手册对患者进行全面讲解;通过全面细致的评估,了解其对疾病的认识和对相关知识掌握的程度;了解其心理状态及家庭情况、对治疗的接受和依从性及对医院各种人文环境的感受,从而知晓患者是否处于一种最佳接受治疗护理的状态,有哪些方面需要医生护士特别注意或提供帮助的。责任护士把疾病的相关知识有计划、分阶段为患者实施健康讲座,充分调动患者的主观能动性,主动参与自己的健康管理。

(八) 健康指导

1. 心理指导　梗阻性黄疸的治疗需要一定的过程,要保持良好的心态,积极配合治疗。

2. 家庭护理

(1) 在对患者进行指导时,护理人员应加强与家属的沟通和交流,向家属详细讲解留置引流管的目的、作用及重要性,指导引流管的常规家庭护理知识。

(2) 对于需要携带引流管一同出院的患者,应在患者出院前教会其与家属引流管的护理方法,包括:

1) 注意每天观察引流管的量、颜色。

2) 定期回院复查,分别于术后第 2 周、第 4 周及第 3 个月时回院复查肝功能、胆汁培养及血常规等。

3) 引流袋护理:每普通引流袋每天更换一次;建议患者使用防逆流引流袋,每周更换一次;更换引流袋前后注意洗手。

4) 每天测量患者的体温,及时发现患者的感染征象,若发现患者出现腹痛、发热、胆汁引流量及颜色变化情况时应立即回院就诊。

(3) 引流管家庭护理

1) 保证导管的引流通畅,防止扭曲、折管现象发生。

2) 平卧时引流管的高度应低于腋中线,站立或活动时应低于切口位置,以防胆汁逆行引起感染;翻身时防止导管受压折管或牵拉脱管。

3) 避免过度活动和提举重物,以免管道滑脱,如出现意外的导管滑脱,不得随意将导管插入体内而应及时就医。

(4) 引流量的记录:准确并定时记录胆汁的流量。指导家属正常胆汁的颜色、性质、量;如引流液突然锐减、剧增或无引流液,引流液出现红色或草绿色的胆汁合并高热、寒战等,要及时就医。

(5) 置管处皮肤护理:保持引流管处切口敷料干燥、清洁;淋浴时伤口敷料应用医用 PE 保鲜膜覆盖。若突然发生腹痛、高热,应及时与医生联系。

(6) 家庭饮食指导

1) 饮食应高热量、高维生素、优质蛋白、低脂、易消化,忌饱餐。

2) 以禽肉、鱼虾类的食品为主,烹饪上以炖汤、清蒸为宜,荤素搭配。

3) PTBD 引流术可造成胆汁和肠液的丢失,纠正和防止水、电解质紊乱及酸碱平衡失调也是保证 PTBD 术后疗效,提高患者生活质量的重要方面。注意钾类食物补充(如香蕉、橙、猕猴桃、菌菇类的食物),防止由于低钾引起的胃肠道胀气、嗜睡、无力等症状。

4) 忌食肥肉、油煎、油炸的高脂类食物以及浓茶、咖啡、辛辣刺激性食物,避免食用高纤维素食物,同时禁烟酒。

5) 由于胆管梗阻解除后,大量胆汁进入肠管,可引起肠蠕动亢进,如大便不成形或腹泻者,注意调整饮食,在排除肠道感染的情况下,如果腹泻明显可以适当应用止泻药,一般术后 1 个月此症状会慢慢消失,对胃食欲缺乏者,可给予全胃肠外营养。

（7）功能锻炼：合理活动，有助于减轻胃肠道胀气，增进食欲和促进胆汁的引流。选择可耐受的活动如散步、打太极拳等。卧床时宜采取半卧位休息，利于呼吸，控制炎症的局限，促进引流。

（九）随访

定期到介入门诊进行随访，复查肝、肾功能及血常规。引流任务结束需拔除引流管，通常为窦道成熟后 2 周比较安全，而且最好将引流管关闭 1～2 周再拔管，以免胆汁进入腹腔。长期留置引流管，引流管若处理得当，一般能保持通畅 4～5 个月，每隔 3 个月更换导管，以免导管老化或堵塞。

【病例】

×××，男，54 岁，主因"食管癌 1 年，间断发热 8 天，腹胀、尿黄 4 天"门诊以"梗阻性黄疸、食管癌"收入院。行 B 超检查提示低位胆道梗阻，患者自发病以来精神差，食量减少，睡眠欠佳，小便异常，大便异常。术前 ALT：102.1U/L，TBiL：274.1μmol/L，WBC：20.21×10⁹/L；术后 ALT：24.4U/L，TBiL：83.7μmol/L，WBC：12.46×10⁹/L。择期行 CT 引导经皮穿肝胆管引流术及胆道内支架植入术（图 3-17-0-1）。

（十）护理要点

1. 术前

（1）告知患者手术时间，嘱患者术前禁食禁饮。

（2）告知患者术后需卧床 24 小时，护士会监测生命体征。

（3）患者营养状况差，根据医嘱给予输血浆、静滴维生素 K₁ 及保肝治疗，术前完善相关检查，做好右上腹部的皮肤准备。

2. 术中　根据梗阻部位及肝内胆管扩张位置不同，协助穿刺医师帮助患者取仰卧位，同时注意防止患者坠床，防止穿刺时患者活动导致穿刺针移位刺破邻近脏器引起气胸、腹腔出血及肝脏损伤等。

3. 术后

（1）妥善固定好 PTCD 引流管，观察引流液颜色、性质、量，保持 PTCD 管引流通畅，防止受压、脱落，每周更换引流袋 2 次，注意无菌防止逆行感染。

（2）观察腹部体征，观察上腹部有无进行性增大的肿块及腹膜刺激征，输液加用广谱抗生素、止血药和维生素 K。

4. 出院健康宣教

（1）教会患者妥善固定 PTCD 引流管。

（2）给患者讲解 PTCD 引流管脱落的危害性。

（3）向患者讲解每日观察胆汁量、颜色及其重要性，并做好记录，如出现异常应及时就诊。

（4）出院后每 15 天门诊复查 1 次。

（5）每周更换 2 次引流袋。

（6）保持引流管处伤口敷料干燥、清洁，伤口纱布脱落应及时来门诊更换。

（7）若 PTCD 管脱落或出现腹痛、发热、黄疸应及时就诊。

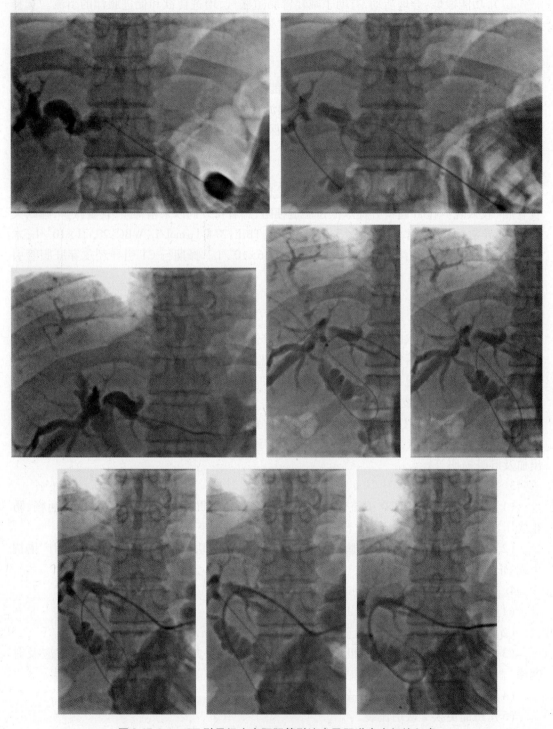

图 3-17-0-1　CT 引导经皮穿肝胆管引流术及胆道内支架植入术

18 第18章
经自然腔道支架植入术的护理

第1节　支架植入术围术期护理

一、护理原则

护理人员术前对患者进行适时、周到的心理护理及健康知识宣教,观察患者的症状和体征,减少并发症。术后认真密切地观察病情变化,及早发现并发症并实施有效的护理措施,提高患者的生活质量,从而延长患者的生存时间。

二、护理

（一）术前护理

1. 护理评估　观察病变部位、长度、狭窄程度,与周围脏器的关系、影像特征、并发症发生的相关性等。评估患者的心理、营养、疾病进展等状况。

2. 心理护理　针对患者表现出的不良心理反应,及时给予安抚、劝导,讲解手术的必要性,介绍手术及麻醉方式、术中、术后的相关护理问题,增强其对手术的信心,使其保持积极的心态,更好地配合手术治疗。

3. 术前指导

（1）术前晚视病情行肠道准备;嘱患者术前12小时禁食、4~6小时禁水。

（2）术前必要时使用镇静剂与迷走神经抑制剂。

（3）指导患者术前更换手术衣裤。

4. 其他准备　创造一个安全、舒适、整洁、设备齐全、适合医师操作的环境,并根据患者情况选择合适型号的支架。

5. 术前行相关化验检查(血、尿、便三大常规、出凝血时间、肝功、彩超等检查),并了解患者有无麻醉药物过敏史。

（二）术后护理

1. 术后一般护理常规　去枕平卧6小时,头偏向一侧,以防呼吸道并发症。持续心电监护,严密观察病情变化。

2. 术区护理　注意观察术区切口、移植物(皮瓣、皮片)的温度、色泽变化,以及术区渗出情况,如渗出较多及时更换敷料,保持术区清洁。若术区留置负压引流管,注意观察引流液的颜色、性质、量。

3.疼痛护理　及时评估患者疼痛情况,根据疼痛程度给予镇痛措施,必要时遵医嘱给予镇痛药。

4.卧位护理

(1)术后给患者取头高脚低半斜坡位,避免大幅度转身、弯腰动作。

(2)由于目前支架无"活瓣"作用,放置后很容易造成胃内容物的反流,引起严重的反流性食管炎,继之发生食管溃疡并发出血及吸入性肺炎,因此,嘱患者在进食前要保持一定时间的直立体位,睡眠时床头抬高 15°~30°,以防反流。

5.饮食护理　术后6小时禁食水,待麻醉反应完全消失后给予适量流食,逐渐过渡到半流食、普食。患者术后卧床时间较长,易引起便秘、腹胀,应多食含纤维素高的食品,并鼓励多饮水。

6.预防压疮　保持床单清洁、干燥、平整,用软枕衬垫改变体位,骨隆突部位敷贴皮肤保护膜,防止局部长期受压,翻身时避免拖拽、推拉,必要时使用防压疮气垫。

三、康复指导

1.给予心理疏导,协助生活护理,加强功能锻炼,提高患者出院后的生活自理能力。
2.支架植入只是姑息治疗,仍需定期进行食管恶性肿瘤的放、化治疗。
3.定期复查,如有不适及时就诊。
4.保证充足的营养和休息,促进疾病早日康复。

四、健康教育

1.远期效应观察　患者出院后,要遵照医嘱定时复查或随访,了解支架位置是否正确,有无移位、脱落等情况。

2.功能锻炼　在院外按照出院前医生指导的方法、时间进行功能锻炼,使其受损部位或肢体逐渐恢复功能,从而提高生活质量。

3.活动、休息与饮食　视病情恢复情况酌情进行体力活动,保持良好的心态,保证充足的睡眠。合理搭配饮食,保证每天摄入足量营养成分,同时注意饮食卫生,忌烟酒。

4.服药指导　根据医嘱服药,不擅自减药或者停药,有情况及时与医生取得联系。

第2节　食管支架植入术护理

一、护理

(一)术前护理

1.护理评估　用钡餐检查观察病变部位、长度、狭窄程度,与周围脏器的关系、影像特征、并发症发生的相关性等。评估患者的心理、营养、疾病进展等状况。

2. 心理护理　护理人员多关心、安慰、体贴、鼓励患者,耐心做好患者的沟通工作,向患者讲清手术的目的、意义、疗效及如何配合,可能发生的不良反应及相应的处理方法,消除恐惧心理取得信任,使患者在术前处于最佳心理状态,并积极配合治疗。

3. 术前指导

(1) 术前进食 4 小时。

(2) 对高度梗阻,进食困难者,应静脉补充高营养,并纠正脱水和电解质紊乱。

(3) 对有食管炎症及水肿的患者,按医嘱使用抗生素治疗,避免发生意外。

(4) 术前用镇静剂与迷走神经抑制剂。

(5) 指导患者术前更换手术衣裤。

4. 其他准备

(1) 创造一个安全、舒适、整洁、设备齐全、适合医师操作的环境,并根据患者情况选择合适型号的支架。

(2) 术前行相关化验检查(血、尿、便三大常规、出凝血时间、肝功、彩超等检查),并了解患者有无麻醉药物过敏史。

(二) 术后护理

1. 术后一般护理常规

(1) 支架植入时有可能引起误吸,注意保持患者头部位置不动,牙垫不可脱出,嘱患者不能吞咽唾液以免呛咳,观察呼吸、脉搏、面色变化,如有异常及时给予处理。术后 2 小时协助患者坐起拍背,深呼吸及有效咳痰,同时遵医嘱给予抗生素及营养支持治疗。

(2) 密切观察生命体征的变化;主要观察有无恶心、呕吐情况;重点观察患者呕吐物的性状、颜色、数量、气味、与进食的关系,做到防止并及时发现消化道大出血。

(3) 术后做到每天观察患者的口腔并认真做好患者口腔护理,防止术后霉菌感染。

(4) 手术后 1 周,尤其第 1~3 天应严密观察病情变化,如出现胸骨后剧烈疼痛、气胸、皮下血肿、呕血、黑便或吞咽困难未能缓解等情况时,应考虑可能发生上述并发症,要及时与医师取得联系,必要时需手术治疗。

(5) 为了预防胃酸反流及出血,术后即给制酸剂,同时服用胃黏膜保护剂。

2. 疼痛护理　患者均出现不同程度的胸骨后疼痛,常为持续性胀痛,伴有烧灼感,由于扩张后压力增高而引起。若疼痛明显,按医嘱使用镇痛药物,密切观察药物的作用和不良反应。

3. 卧位护理

(1) 术后给患者取头高脚低半斜坡位,避免大幅度转身、弯腰动作。

(2) 由于目前支架无"活瓣"作用,放置后很容易造成胃内容物的反流,引起严重的反流性食管炎,继之发生食管溃疡并发出血及吸入性肺炎,因此,嘱患者在进食前要保持相当时间的直立体位(30 分钟左右),睡眠时床头抬高 15°~30°,以防反流。

4. 饮食护理

(1) 植入支架半小时后指导患者饮温开水 100mL,如感觉吞咽通畅,2 小时后可指导患者进流质饮食,如豆浆、牛奶、米汤等易于消化的食物。

(2) 术后鼓励患者多饮水,使支架扩张到最佳状态。

(3) 术后一周内进流质,逐渐改为半流质、软食。

(4) 少食多餐,细嚼慢咽,严禁硬、粗、粗纤维及刺激性食物,防止食物卡在支架上。如韭菜、芹菜、鸡、猪等骨头、辣椒、烟、酒、碳酸饮料等。

（5）食物温度在 40~50℃，严禁冷饮、冷水，禁服片剂及胶囊药物，可将药片研成粉末状再服，以免支架发生移位。

（6）每次进食前后均服温开水约 100ml，以便冲洗支架上的食物残渣和碎屑，养成经常饮水的习惯。

（7）避免剧烈活动及呕吐，注意饮食卫生。

5. 预防压疮 保持床单清洁、干燥、平整，用软枕衬垫改变体位，骨隆突部位敷贴皮肤保护膜，防止局部长期受压，翻身时避免拖拽、推拉，必要时使用防压疮气垫。

（三）术后并发症护理

1. 疼痛、不适和异物感 由于病灶的生长，使管腔变得狭窄，支架植入后因强行撑开管腔而引起胸骨后痛、不适和异物感，可适当给予止疼药物，一般 5~7 天可缓解。出现恶心、呕吐者给予甲氧氯普胺等对症治疗，同时补充水、电解质治疗，7 天内症状缓解。

2. 胃食管反流 食管下段病变放置支架后影响贲门收缩功能，患者自觉恶心、呕吐、反酸、胃灼热和胸痛，可给予多潘立酮餐前 30 分钟口服，进食尽量取坐位或抬高床头，进食 1~2 小时后再取卧位，以缓解反流症状。

3. 出血 植入支架后，给予 8% 去甲肾上腺素生理盐水局部喷洒，密切观察生命体征以及大便的情况。必要时给予抑酸和止血药。

4. 穿孔 植入支架时用力过大或导引钢丝插入受阻时还盲目插入所致。穿孔时患者有剧烈疼痛或喝水呛咳，一般穿孔可用覆膜食管支架，严重穿孔则应选择手术治疗。

二、康复指导

1. 定期复查，如有不适及时就诊。

2. 向患者及家属说明其手术虽能缓解患者吞咽困难，但晚期易发生支架阻塞、移位、狭窄及反流性食管炎等情况。告知其避免进食粗糙、粗纤维、硬质及刺激性食物。

3. 支架植入只是姑息治疗，仍需定期进行食管恶性肿瘤的放、化治疗。

4. 保证充足的营养和休息，促进疾病早日康复。

三、健康指导

1. 远期效应观察

（1）定期复查胸部 X 线片，了解支架位置是否正确，有无移位、脱落等情况。

（2）告诫患者出院后可能出现的并发症如支架阻塞、脱落、移位产生的餐后呕吐、进食困难，反流性食管炎产生的反酸、嗳气、胃灼热感等症状，消化道出血产生的呕血、黑便等，建议患者及时就诊。

（3）术后一般每 3 个月随诊一次，其中重点复查胸部 X 线片借此了解支架放置的位置，一旦发现支架移位、脱落或再次梗阻等异常情况，应再次就诊行支架重新植入或支架再通。

2. 功能锻炼 在院外按照出院前医生指导的方法、时间进行功能锻炼，使其受损部位或肢体逐渐恢复功能，从而提高生活质量。

3. 活动、休息与饮食　要做好患者的健康教育,指导患者出院后生活要有规律,正确进食,对疾病有正确的认识,树立战胜疾病的信念。

4. 服药指导　根据医嘱服药,不能擅自减药或者停药,有情况及时与医生取得联系。

第 3 节　胃及十二指肠支架植入术护理

一、护理

(一) 术前护理

1. 护理评估　评估病变发生的部位、与周围脏器的关系、影像特征、并发症发生的相关性等。评估患者的心理、营养、疾病进展等状况。

2. 心理护理　针对性地做好心理疏导工作,应向患者及家属讲解手术的原因、解剖结构和支架植入术的路径,可能出现的并发症及应对方法,并交代注意事项,使患者情绪放松,取得患者及家属的理解及合作,积极主动地配合手术。

3. 术前指导

(1) 术前必须禁食、禁水 6 小时以上,必要时应予胃肠减压或用异物钳取出残留的食物,保证胃内清洁。

(2) 患者如装有活动的义齿嘱其取出,以免检查中误吸或误咽,并取下患者上身金属的纽扣、腰带及其他金属饰物。

(3) 指导患者术前更换手术衣裤。

4. 其他准备

(1) 术前查心电图、出凝血时间、凝血酶原时间、血常规,谨慎排除手术禁忌证。

(2) 做好抗生素皮试和碘过敏试验。

(3) 静脉补液补充营养,维持水电解质平衡,改善全身状况,提高患者的手术耐受性。

(二) 术后护理

1. 术后一般护理常规

(1) 密切监测生命体征(特别是血压、心率)和可能出现的症状,如有无发热、腹痛、腹胀、恶心、呕吐、呕血、便血、黄疸等情况,出现异常立即通知医师。

(2) 观察恶心呕吐情况,支架植入以后,部分患者进食后仍会出现呕吐现象,在排除梗阻及支架不张堵塞情况,不需特殊处理,2~3 天后即可缓解。

2. 疼痛护理

(1) 腹痛是金属支架植入后较常见的并发症,程度不一,可能是植入支架后因支架内径过大或病变本身的原因导致狭窄处承受过大的张力,横向压迫正常组织造成的。必要时可给予口服镇痛药物或肌注止痛针。

(2) 对支架植入当日有剧烈疼痛的患者,需要排除穿孔可能期间护士耐心向患者解释疼痛的原因,以消除其紧张心理。

(三) 卧位护理

术后卧床休息 1~3 天,避免剧烈活动引起支架移位。

(四) 饮食护理

1. 术后 2 小时可进温凉的流质食物,如米汤、脱脂牛奶等,逐渐过渡到半流质食物,如粥、烂面条、蒸蛋等,注意补充足够的营养。

（1）食物温度应适中,不宜太烫太冷,防止支架移位。

（2）禁食坚硬等食物,给予短纤维细碎的食物,禁食长纤维大团块的食物,防止支架堵塞。

（五）预防压疮

保持床单清洁、干燥、平整,用软枕衬垫改变体位,骨隆突部位敷贴皮肤保护膜,防止局部长期受压,翻身时避免拖拽、推拉,必要时使用防压疮气垫。

（六）并发症预防的护理

1. 腹痛、腹胀　患者术后 1～3 天多有腹痛、腹胀,准确评估腹痛的性质、程度,给患者及家属解释腹痛的原因及过程,一般能忍受无须特殊处理,1～2 周腹痛减轻或消失,严重者使用镇痛药。

2. 出血、穿孔　术后可能出现出血、穿孔,密切观察患者的面色,监测生命体征的变化,注意有无呕血、黑便情况,认真辨别腹痛的性质,早发现早干预。

3. 支架移位或脱落　金属支架的持续膨胀状态及两端膨大的喇叭口设计可有效预防移位。进食过冷过热的食物或暴饮暴食或肿瘤生长均可使支架移位,临床表现为再次的恶心、呕吐,所以对患者及家属严格的饮食指导及健康教育极其重要。必要时术后行 X 线摄片,观察支架的位置及展开情况。

二、康复指导

1. 给予心理疏导,协助生活护理,加强功能锻炼,提高患者的生活自理能力。定期复查,如有不适及时就诊。

2. 向患者及家属讲解避免进食粗糙、粗纤维、硬质及刺激性食物。

3. 保证充足的营养和休息,促进疾病早日康复。

三、健康指导

1. 远期效应观察　定期复查胃镜,了解支架位置是否正确,有无移位、脱落等情况。

2. 功能锻炼　在院外按照出院前医生指导的方法、时间进行功能锻炼,使其受损部位或肢体逐渐恢复功能,从而提高生活质量。

3. 活动、休息与饮食　养成良好的生活习惯,保持心情舒畅,注意劳逸结合;进食少渣、粗纤维素含量少的饮食,避免进食粘糯及刺激性食物,以免食物堵塞支架。

4. 服药指导　遵医嘱按时服药,定期到医院复查,及时了解病情及支架通畅情况。

第4节　支气管支架植入术护理

一、护理

（一）术前护理

1. 护理评估　评估病变发生的部位、与周围脏器的关系、影像特征、并发症发生的相关性等。评估患者的心理、营养、疾病进展等状况。

2. 心理护理　护士向其解释手术的必要性和危险性以及手术基本操作步骤,介绍支架的性能和优越性,术中有可能出现的各种情况应如何配合,术后会有哪些不适和应注意的问题,减少其顾虑。增强其治疗信心,取得主动配合。

3. 术前指导

（1）术前 6 小时禁食、禁水,防止术中出现呕吐误吸,有义齿的术前应嘱患者取下。

（2）术前 4 小时禁食禁饮,术前 30 分钟予阿托品 0.5mg,安定 10mg 肌注。

（3）术前患者准备协助医生完善患者术前检查,做好病情观察。

（4）协助患者行 X 线胸片、CT 及纤支镜检查,以了解病变部位、长度、狭窄程度,并做肺功能检查及血气分析,以供治疗后对比,术前有呼吸道感染者应先行抗炎治疗,并教育患者做有效咳嗽及深呼吸因手术采用静脉全身麻醉或咽部表面麻醉。

4. 术区准备　术前 30 分钟进行局部麻醉,患者取坐位或仰卧位,指导患者行利多卡因雾化吸入,以提高局麻效果,对鼻腔狭小患者,予 2% 呋麻滴鼻液滴鼻。个别患者反应强烈可行环甲膜穿刺,直接将利多卡因注入气管进行气管黏膜麻醉。

5. 其他准备　物资准备,这类患者尤其是气管狭窄的患者常常突然出现呼吸困难甚至窒息的情况,术前常规备好支气管镜、气管支架、导丝、监护仪器、氧气装置、电动吸引器等,准备好急救器械及抢救用药。

（二）术后护理

1. 术后一般护理常规

（1）术后监测生命体征及神志变化,予持续吸氧,备好吸痰及抢救物品药品。

1）术后可出现咽喉部异物感、胸部憋胀感、轻微咳嗽、痰中带血等症状,嘱患者不要紧张,避免剧烈咳嗽,无须特殊处理,3～7 天后症状消失。如咳较多血性痰,可静脉输入止血药物,2～3 天即可缓解。术后协助患者拍胸片以了解支架有无移位。个别患者可因喉头水肿而再次出现呼吸困难,经地塞米松 10mg 静脉注射及超声雾化吸入后明显改善。

2）术后由于支架压迫影响纤毛摆动不利于痰液排出,容易引起肺部感染,故术后应加强雾化吸入,稀释痰液利于排痰及控制感染。

3）术后痰液较多者使用排痰仪进行机械辅助排痰。

2. 疼痛护理　部分患者会胸痛或异物感,护理人员可帮助患者取舒适的体位,转移注意力,若胸痛剧烈,可遵医嘱使用镇痛剂等。

3. 卧位护理　患者进食后要保持坐位或站位 1 小时,睡眠时床头抬高 15°～30°。

4. 饮食护理　术后 2 小时内禁食、禁饮;2 小时后无呕吐、出血等即可进食半流质,以后逐渐过渡到软食或普食。以清淡、细软食物为主。避免进食过热、过冷、过硬等不利于支架膨胀或刺激咽喉部的食物。气管-食管瘘的患者,术后禁食,待次日行食管碘水造影证实瘘口堵住后方可进食。

5. 预防压疮　保持床单清洁、干燥、平整,用软枕衬垫改变体位,骨隆突部位敷贴皮肤保护膜,防止局部长期受压,翻身时避免拖拽、推拉,必要时使用防压疮气垫。

6. 术后并发症的护理

（1）气管腔内肉芽和肿瘤组织生长:增生的组织通过支架网眼,向气管腔内生长,形成新的气道狭窄,尤其是在继发感染的情况下更易形成肉芽,因此术后要加强病情观察,特别是观察体温、呼吸的变化,按医嘱使用抗生素。

（2）支架移位:主要是用力咳嗽时发生,也可能是支架型号偏小不能牢固固定于适当部位,术后定期作胸部 X 线检查或纤支镜检查。

（3）支架远端分泌物阻塞:由于支架的放置影响气道纤毛活动和黏液咳出不利而导致支架远端分泌物的积聚和阻塞,故放置支架后,予以雾化吸入,必要时使用纤支镜排除黏稠分泌物。

（4）出血:因支架压迫造成气管黏膜糜烂引起,多由支架型号过大造成,选择适当的型号是预防出血的主要方法。因此术后应注意观察有无痰中带血或出血不止,发现异常立即汇报医生处理。

二、康复指导

1. 给予心理疏导,协助生活护理,加强功能锻炼,提高患者出院后的生活自理能力。

2. 嘱患者出院后注意休息和营养,预防呼吸道感染;视患者情况决定是否继续抗肿瘤治疗。

三、健康指导

1. 远期效应观察　支架植入术后 1 个月应到医院复查胸片及纤支镜检查,了解支架扩张情况,复查血气和肺功能。了解其改善程度,有呼吸道感染者,继续抗炎治疗。

2. 功能锻炼　在院外按照出院前医生指导的方法、时间进行功能锻炼,使其受损部位或肢体逐渐恢复功能,从而提高生活质量。

3. 活动、休息与饮食　嘱患者出院后注意休息和营养,预防呼吸道感染。嘱患者出院后合理安排饮食,避免过冷、过热或过硬食物的刺激,保持心情舒畅,保证充足的休息和睡眠,避免过度劳累,注意保暖,防止发生上呼吸道感染,继续雾化吸入,定期复查,不适随诊。

4. 服药指导　视患者情况决定是否继续抗肿瘤治疗。

第19章
肿瘤消融治疗的护理

第1节 头颈部肿瘤消融治疗的护理

一、概述

（一）疾病概述

头颈部是各种器官集中的部位,在极小空间中汇聚有众多肌肉、骨骼以及血管神经等,它包含眼、耳、鼻、喉、咽、口腔内各器官、颌骨、唾液腺及颈部的肌肉、血管、神经、甲状腺等,解剖关系复杂,具有多种人体不可或缺的生理功能。其良恶性肿瘤种类繁多,根据流行病学的调查,我国近年头颈部恶性肿瘤的年发病率为15/10万,占全身恶性肿瘤的4.45%。发病前几位的头颈恶性肿瘤的发病依次为喉(32.1%)、鼻咽(14.9%),头颈部恶性肿瘤从病理类型上讲以鳞状细胞癌为主,约占所有肿瘤的90%。头颈部恶性肿瘤与吸烟和酗酒密切相关,烟酒消费高的国家发病率也高,在性别上以男性居多。头颈部是人体众多重要器官的聚集处。

影像引导脑肿瘤的消融治疗上处于临床前或临床研究阶段,临床应用及文献报道不多;如MRI引导脑肿瘤冷冻消融治疗、MRI引导HIFU治疗脑肿瘤等,因此关于脑肿瘤影像引导消融治疗的理论及临床实践还处于摸索阶段,以下仅就MRI引导脑肿瘤消融进行探索性阐述。

（二）护理原则

1. 术前访视、护理评估及充分的术前准备(包括:患者、家属、手术医生、手术室和病房护士)。

2. 指导患者术中如何配合。

3. 术后生命体征观察、评估。

4. 根据发生时间不同,注意观察并发症的发生,包括:即刻并发症、围术期并发症及迟发并发症。

5. 术后康复指导和远期效应观察。

二、围术期的护理

（一）术前护理
1. 护理评估

355

（1）医师查房后进行术前评估,按照患者实际身体状况制订治疗方案,并预定手术时间。责任护士参加术前讨论,详细了解手术部位、肿瘤与周围组织的关系、影像特征、并发症发生的相关性等。

（2）责任护士于术前一日对患者进行 KPS 评分(见附件 19-1)、ADL 评分(见第一篇第 5 章相关部分)及一般临床症状评估(包括:生命体征、饮食情况、有无不适症状)。

（3）术前根据患者年龄、职业、文化程度对患者的依从性进行评估。

2. 术前访视

（1）为患者讲解手术治疗需要配合的相关事项。

（2）介绍手术期间需要注意的事项;术前测试好患者的身体状况。

（3）讲解术后相关知识,实施心理疏导。头颈部肿瘤患者术后不仅局部功能受损,且外表容貌一定时期内出现不同程度改变。此类患者多具有焦虑、恐惧心理状态,护士应了解手术具体操作过程,向患者及其家属介绍本手术的目的、意义、方法,简要说明手术操作过程以及患者在手术中需要配合医生的事项。

3. 术前指导

（1）局麻患者告知其手术过程中配合操作的重要性,指导并训练患者屏气及平静呼吸等动作,确保进针路径与肿瘤位置关系相对一致。

（2）全麻患者告知其胃肠道准备的重要性;同时还应告知患者手术大概需要的时间、手术体位等,以取得患者的理解、合作。

（3）家属的心理指导:关心、帮助和支持头颈部肿瘤患者,使患者轻松、平稳地度过消融围术期是患者家庭中每个成员的责任。家属的心理状态对患者会有不同程度的影响。通过与家属交谈、向家属介绍病情、提出指导性意见来稳定家属的心理状态。

4. 术前准备

（1）患者准备

1）影像资料准备:告知患者需将 2 周内行增强 CT 或增强 MRI 检查影像资料准备齐全,便于手术医生掌握肿瘤位置、大小、数目、形状,与大血管及组织的关系,指导进针路径。

2）口腔准备:嘱患者注意口腔卫生。自入院起每天 2 次刷牙,饭后漱口;口腔癌患者应予特殊口腔处理,术前 1 周饭后用醋酸氯己定漱口液漱口;摘除义齿,以减少术后口腔感染的机会。

3）胃肠道准备:患者术前一日晚餐不进固体或难消化食物,少吃甜食,避免腹胀;手术当日应根据手术情况禁食,局部麻醉术前 4 小时禁饮食,全身麻醉术前 12 小时禁食、前 4 小时禁水;如一般情况较差者,应先建立静脉通路给予一定的支持治疗。

4）皮肤准备:术前一日洗澡或清洁穿刺区域皮肤;男患者剃除颜面胡须,必要时剪鼻毛。

5）术前摘除金属饰物;术前排空膀胱。

（2）患者家属准备

1）告知患者家属(被委托人)手术当日提前到病房,需签署手术知情同意书;

2）确保患者住院押金足够;

3）鼓励患者家属术后陪伴,让他们在陪伴亲人时配合护士做好患者的心理护理,减轻患者的心理压力。

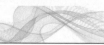

（3）病房护士准备

1）协助完善各项化验及常规检查：术前进行血、尿、大便常规，肝、肾功能，凝血功能，肿瘤标志物，血型检查和感染筛查，心电图、X 线胸片等检查。

2）根据穿刺点、进针路径协助患者手术区域皮肤准备，并检查有无皮肤破损及感染。

3）术前晚及手术当日进行口腔准备，指导患者使用醋酸氯己定漱口液漱口。

4）手术当日行碘过敏试验；选择左上肢中心静脉留置针穿刺，建立静脉通道。

5）测量生命体征，如有异常及时汇报医师。

6）术前 15 分钟肌内注射血凝酶 1000U，维生素 K_1 10mg，护送患者赴消融治疗室。

（4）手术室护士准备

1）药品准备：术前准备麻醉、镇静、镇痛、止吐、止血等药物，急救设备和药品。

2）设备和材料：准备好吸氧装置、心电监护；消融治疗仪及相应消融治疗极、穿刺架或定位导航系统、引导针等。MRI 引导时，需使用磁兼容设备及耗材。手术室配备吸氧，备有气管切开包、简易呼吸器及吸痰装置等；全身麻醉需要配备呼吸机及相关设备。

（5）医生准备

1）病理检查：为明确诊断，建议行病灶穿刺活检病理检查。

2）制定消融方案：术前根据患者病情和医院条件进行讨论分析，选择适宜的引导方式、消融治疗仪及消融治疗极，确定穿刺点、进针路径及布针方案。

3）术前与患者及家属充分沟通，签署手术知情同意书。

（二）术后护理

1. 术后常规护理

（1）卧位护理

1）局麻患者术后平卧至少 6 小时，6 小时后可在床上做翻身、半卧等少量简单活动，24 小时以后方可下床活动，指导患者待病情稳定后尽早下床做轻微活动，促进其血液循环，防止并发症的发生。

2）全麻患者未清醒前应侧头平卧位，去枕平卧 6 小时；备好吸引器，保持呼吸道通畅，遵医嘱氧气吸入，协助翻身拍背；肩部和颈部交接处放一薄垫使气管伸展，分泌物积留在咽后壁便于吸出，同时防止分泌物呕吐物误入气管；术后 6 小时患者清醒生命体征平稳后可取半卧位，可将床头抬高 30°~45°左右，便于负压引流畅通，24 小时后如无异常可在床边少量活动。

（2）生命体征观察：责任护士按护理常规或医嘱监测生命体征，护理记录单详细、及时、准确记录；患者术后返回病房即给予心电监护，严密观察生命体征及血氧饱和度情况，术后 2~5 天多数出现发热（一般在 38~39℃），告知患者是术后肿瘤病灶炎症、坏死吸收有关，如果持续体温不退超过 38.5℃以上给予物理降温或药物降温。

（3）饮食指导

1）术后常规禁食水 2 小时；2 小时后可进水，鼓励患者多饮水，促进术中造影剂的排泄，减少对肾脏的损害。

2）6 小时后病情稳定可改为半流质饮食，24 小时后恢复正常。

3）为促进组织修复及全身健康的恢复，应针对患者情况给予进食指导：①基于患者食欲下降的特点，护士应和家属以及营养师共同商量患者的饮食，饮食宜富含营养，要提供足够的蛋白质和维生素;②食物宜多样化,易消化,避免吃油腻的食物,并注意色、香、味、形,以增进患者食欲,少量多餐;③禁烟酒,忌辛辣刺激、油炸、烟熏、腌腊类食品,并发感染时禁食狗肉、羊肉等热性食品;④在患者自己感觉良好有食欲时可尽量多吃一些,不必给予过多限制,不勉强吃自己不喜欢的食物,以免引起恶心、呕吐。

（4）如术后由于局部肿胀明显咀嚼功能障碍者,可采用全流食2周左右,待局部情况改善能够自行进食后改为半流食至普食;根据患者的爱好及饮食习惯给予营养丰富易吸收的饮食。

（5）鼻饲护理:对于无法经口进食的患者可通过鼻饲给予流质饮食。

1）鼻饲前应观察胃管是否移位,通过观察鼻外胃管的长度或外露的标记及早发现位置的变化。

2）鼻饲时抬高患者床头30°~60°角,可借重力作用防止食物反流和误吸。

3）鼻饲后30分钟内不可翻身、搬动患者。

4）喂食后再注入少量温开水,以冲洗鼻饲管。

5）注意口腔卫生,生理盐水棉球擦洗每天2次,或用漱口液漱口4~6次/天。

6）观察患者是否有腹泻、腹胀及胃出血(应激性胃溃疡)等症状。

7）对于神志不清意识淡漠的患者,每次鼻饲前判断胃管是否在胃中以及是否有胃潴留,用回抽胃液的方法来判断,回抽胃内容物超过200ml时为胃潴留,应暂停鼻饲喂养,通知医生处理。

8）鼻饲液的选择与配制应根据病情及患者的具体情况有针对性地供给能全力及均衡匀浆膳,改善营养状况,增强抵抗力。

（6）准确执行医嘱,输液、用药及时,各种治疗、护理措施到位。

（7）掌握肿瘤专科护理指标,及时发现异常并采取措施;预防措施妥当。

（8）患者回病房后,责任护士及时向医师了解术中情况。做好患者心理护理,并与其家属做好沟通工作,缓解患者急于知道手术效果的焦虑心理。

2. 术区护理

（1）治疗结束后手术室护士与病房护士详细交接患者情况,术中有无冻伤的发生;对冻伤的面积、数量、周围组织情况进行记录;返回病房后注意保持局部皮肤干燥,减少物理性刺激;局部如有水疱,较小的水疱无须处理,2~3周后自行吸收干枯结痂,脱落后创面可愈合;较大水疱经消毒后予以无菌注射器将泡液抽出,无菌敷料覆盖。

（2）注意观察及保护穿刺部位皮肤。观察术区皮肤的温度、色泽变化,以及术区渗出情况,如渗出较多及时更换敷料,保持术区清洁。

（3）口腔护理:术后保持口腔清洁,减少感染机会。患者因术后穿刺部位疼痛,口腔自洁功能差,因此,做好口腔护理对减少感染率的发生具有重要意义。患者清醒后予取半卧位,每日用温盐水漱口,去除口臭,保持口腔的清洁。患者可进食后,指导其进食后用醋酸氯己定漱口液漱口,清除食物残渣,保持口腔清洁(见附件19-2)。

3. 预防压疮　压疮又称压力性溃疡,是指由于身体局部组织长期受压,血液循环障碍,组织营养缺乏,导致皮肤失去正常功能,从而引起的组织损伤和坏死。

（1）压疮发生的诱因

1）手术体位:由于手术环境的特殊;患者必须维持长时间不动的手术体位,这种被动的

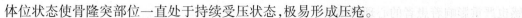

体位状态使骨隆突部位一直处于持续受压状态,极易形成压疮。

2)手术时间:术中每一靶点在靶温度下消融时间至少 10~15 分钟,如遇肿瘤较大、消融靶点较多、手术时间较长,局部受压组织处于低灌注或缺血状态;研究表明,手术时间超过 2.5 小时是压疮发生的危险因素,超过 4 小时,压疮发生率为 21.2%;而俯卧位或侧卧位比仰卧位者更易发生术中压疮。

3)移动不当:术后返回病房移动患者时有拖、拉、推现象,易形成剪切力和摩擦力。

4)其他:营养不良、床垫过硬、垫物不平整等。

(2)护理措施

1)加强术前访视,全面评估患者发生压疮的危险因素:使用 Braden 量表(见第一篇第六章相关部分)对患者进行压疮评分,并结合患者手术时间、体位、麻醉方式及术中可能发生的循环生理变化制定预防计划。

2)术中给予保护性预防:针对术中易受压部位如骶尾部、髋部、足跟部、外踝部等给予预见性的防护工作,如骨突处敷贴皮肤保护膜,防止局部长期受压。

3)认真执行交接班制度:手术室护士应当在术前、术后与病房护士详细交接患者的皮肤及相关情况,对术中有问题的皮肤情况要有详细记录;对于术中受压部位皮肤解除压力后,若 30~40 分钟仍持续发红,则表明软组织损伤,病房护士在护理过程中应根据情况尽量减少或避免受压部位继续承受压力。

4)术后及时进行高危因素评估(Braden 量表):评分≤18 分提示患者有发生压疮的危险,建议采取预防措施。翻身是最有效的压力解除方法,翻身间隔时间一般为 1~2 小时翻身 1 次。可以通过评估患者皮肤及全身情况来确定翻身时间,2 小时翻身如局部皮肤出现可见性充血反应,即皮肤出现轻微压红能够在 15 分钟内消退,则可认为患者的皮肤可以耐受 2 小时的压力,如 15 分钟内压红不消退,翻身时间应缩短至 0.5~1 小时。

5)避免剪切力和摩擦力:移动患者或协助翻身时避免拖、拉、拽等动作。将患者侧倾 30°并用枕头支撑保持这样的体位,避免骨突起部位受压,有效地分散压力,从而降低了压疮的风险;采取仰卧位身体向左或向右倾斜 20°~30°与仰卧位交替的方法进行翻身,可有效预防早期压疮发生。仰卧位抬高床头时不应超过 30°,足底、膝部垫上软枕,把剪切力减至最低。

6)认知教育:对压疮高危人群的照顾者进行压疮相关知识教育,提高他们对压疮知识的认知,对预防压疮的发生有重要意义。教育的内容应包括:压疮发生的危险因素、皮肤的表现、好发部位、易患人群、预防方法、护理措施,教会正确的翻身方法、正确使用便器等。

4. 康复指导　生存质量(quality of life,QOL)作为一种能更全面反映一个人的健康水平的综合性指标,越来越引起人们的关注。1993 年在日内瓦召开的世界卫生组织生存质量研讨会上,对生存质量明确定义为:不同文化和价值体系中的个体对与他们的目标、期望、标准以及所关心的事情有关的生存状况的体验。

影响生存质量的因素:

(1)心理因素:头颈部肿瘤患者尤其颈部肿瘤,由于消融术后局部皮肤、语言功能、自我形象的改变,容易形成悲观、失望、焦虑、抑郁甚至自闭心理,文化程度越高,焦虑、抑郁程度越重。患者情绪上表现为焦虑、悲伤、抑郁,行为上表现为回避、否认。很多患者拒绝出门,抵触社会交往,害怕他人嘲笑,对生活失去信心和乐趣。患者对癌症的恐惧,对未来的不确定感也严重影响着患者的心理健康。

头颈部肿瘤患者受疾病治疗的影响心理多处于抑郁、恐惧及绝望、焦虑等负面状态。而研究表明,负性心理可降低患者免疫功能,从而使免疫系统识别与杀死肿瘤细胞这种能力也会有所下降。

(2) 癌因性疲乏(cancer-related fatigue,CRF):CRF 是一种扰乱机体正常功能的、非同寻常的、持久的、主观的劳累感,是癌症患者重要症状之一。患者由于手术创伤,躯体活动水平下降等原因,机体内的能量被消耗而供应不足,营养物质不能完全氧化生成大量的乳酸、氨、尿素、二氧化碳等,进一步刺激中枢神经系统产生全身性疲劳反应;术后失声、容貌改变、对未来的不确定感、无助的心理甚至对高医疗费的担忧都导致了 CRF 的发生。

(3) 社会支持:社会支持被认为是影响患者术后适应的重要因素。社会支持是患者可利用的外部资源,包括家庭、朋友、同事、单位等,其中家庭关系是最重要的社会关系之一。社会支持可以有效降低孤独感,对个体身心健康起到保护作用。对社会支持度利用好的患者,主动寻求帮助并有效利用社会资源的意识也较强。肿瘤患者及家属由于术后知识的缺乏、对未来不确定感,常会感觉无助和焦虑,增加了患者的家庭紧张度。家庭关系的好坏对患者术后的心理调整、语言康复、社会适应能力、整体生活质量至关重要。家人的关心、支持和鼓励是患者顺利度过术后适应期的重要帮助。

5. 健康指导　健康宣教是疾病治疗过程中护理干预的一种手段,是传授健康知识,促使患者积极参与疾病治疗和护理、改变不良生活行为的方法,是满足患者健康需要的方法之一。

(1) 远期效应观察

1) 建议消融治疗术后即刻行消融靶区增强 CT 或增强 MRI 扫描评价消融疗效,如存在病灶残余或消融边缘不充分,及时予以补充消融。

2) 消融术后 4~6 周复查增强 CT 或增强 MRI。增强 CT 或增强 MRI 是目前评价消融效果的标准方法,可用于治疗结束后消融效果评价;有条件的可使用 PET-CT。

(2) 随访

1) 建立肿瘤消融患者门诊个人档案,包括:门诊日志、个人文本资料、电脑数据库。

2) 接待肿瘤消融术后患者和家属的个体咨询,结合患者个人身心特点、知识需求、检查内容、治疗方案,由随访护士进行一对一不少于 30 分钟的个体化健康教育。重点在于改变患者及家属对肿瘤的认识误区和帮助患者树立健康行为,提高在各种情景中的自我管理及护理能力。

3) 发放个体化健康教育处方,内容包括根据评估所得个体情况和针对性健康指导,包括:姓名、年龄、身高、ADL 得分、基础生命体征、饮食运动处方;中医食疗处方;抗肿瘤药指导;自我监测生命体征的方法;如何预防并发症的发生;门诊、病房联系电话等内容。嘱患者按健康教育内容进行自我管理,随时提供电话咨询。及时了解患者随访就诊情况,给予必要的电话提醒,按时复诊。

4) 复诊时间:术后前 3 个月每月复查一次,3 个月后每 3 个月复查一次,一年后改为半年复查一次;复查包括增强 CT 或增强 MRI、肿瘤标志物和肝功能;主要观察消融局部有无进展或复发、有无新发病灶及转移等。

(3) 功能锻炼:指导患者早晚刷牙,饭后漱口,使其注意个人皮肤、会阴部及口腔卫生,

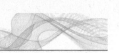

防止皮肤、会阴部、口腔感染,戒烟戒酒,指导患者做有效咳嗽的方法。

（4）活动、休息与饮食

1）根据患者情况给予个体化营养处方:强调尊重患者个人饮食习惯。介绍抗肿瘤的食疗方法。

2）了解患者营养状态:在原有饮食结构上调整,患者对食谱的依从性较高,提供彩色食谱,发挥其生动逼真、色彩鲜艳、直观明了的特点。合理搭配饮食,保证每天摄入足量营养成分,同时注意饮食卫生。避免进食刺激较大的食物;忌烟酒。

3）视病情恢复情况酌情进行体力活动,保持良好的心态,保证充足的睡眠。避免劳累,适当地进行体育锻炼,增强体质。

（5）服药指导:根据医嘱服药,向患者讲解其服用的抗肿瘤药类型和中药汤剂口服注意事项;不擅自减药或者停药,有情况及时与医生取得联系。

（6）亲属、照顾者同期指导:对亲属、照顾者进行同期健康教育,采取术前初步教育、术后强化教育及出院后 1 个月后的巩固教育。患者亲属、照顾者掌握了一定的疾病康复知识、护理技能、沟通方式等,能够提供更好的居家看护,从而提高患者的生活质量。

三、影像引导脑肿瘤冷冻消融治疗

（一）适应证

1. 一或两个肿瘤且与周围组织界限清楚,病灶小于 5cm。
2. 预计生存期在 3 个月以上。
3. 无严重颅压增高表现。
4. 患者一般状况好,KPS 评分≥70 分（见附件 19-1）。

（二）禁忌证

1. 病变性质不明者。
2. 严重心、肺、肝、肾功能不全者。
3. 凝血机制障碍,经过内科治疗不能好转者。
4. 肿瘤超过 2 个或单个肿瘤最大直径>6.0cm。
5. 有室管膜下或脑膜转移,肿瘤累及机体神经节核团者,肿瘤紧靠矢状窦者。
6. 肿瘤生长迅速者。
7. 装有心脏起搏器者。
8. 眼球内有异物者。
9. 动脉瘤术后存留金属夹者。

（三）护理

1. 术前评估与准备

（1）护理评估

1）责任护士参加术前讨论,详细了解手术部位、肿瘤与周围脏器的关系、影像特征、并发症发生的相关性等;

2）责任护士于术前一日对患者进行体力状况（ECOG）评分（见附件 19-3）、ADL 评分及一般临床症状评估（包括:生命体征、饮食情况、有无不适症状）;

3）术前根据患者年龄、职业、文化程度对患者的依从性进行评估。

（2）术前访视：此类患者心理状态多表现为：

1）对疾病预后的不确定感和担心：对医疗费用的担心、对生活及工作的担忧。

2）归因宿命以求心灵安慰。

3）家庭角色功能的改变：经济压力、家庭角色功能减退、对亲人的内疚感。

4）社交缺乏致孤独感。

术前护士向患者讲解肿瘤发生的相关知识和消融手术的原理、简要步骤、常见反应、注意事项及其处理；邀请已经取得良好效果的病友介绍治病经过和经验，帮助患者正确认识微创消融治疗的作用，减轻焦虑、悲观感，积极配合治疗。

（3）术前指导

1）局麻患者告知其手术过程中保持体位的重要性，确保进针路径与肿瘤位置关系相对一致。

2）全麻患者告知其胃肠道准备的重要性。

3）同时还应告知患者手术大概需要的时间、手术体位等，以取得患者的理解、合作。

4）吸烟患者应指导其戒烟，防止上呼吸道感染。

（4）术前准备

1）患者准备：①影像资料准备：告知患者需将2周内行增强CT或增强MRI检查影像资料准备齐全，便于手术医生掌握肿瘤位置、大小、数目、形状，与大血管及组织的关系，指导进针路径。②胃肠道准备：患者术前一日晚餐不进固体或难消化食物；手术当日应根据手术情况禁食，局部麻醉术前6小时禁饮食，全身麻醉术前12小时禁食、前4小时禁水；如一般情况较差者，应先建立静脉通路给予一定的支持治疗。③皮肤准备：术前一日洗澡或清洁穿刺区域皮肤；男患者剃除颜面胡须，必要时修剪鼻毛。④术前去除义齿，摘除金属饰物；术前排空膀胱。

2）家属准备：①告知患者家属（被委托人）手术当日提前到病房，需签署手术知情同意书。②确保患者住院押金足够。③鼓励患者家属术后陪伴，让他们在陪伴亲人时配合护士做好患者的心理护理，减轻患者的心理压力。

3）病房护士准备：①协助完善各项化验及常规检查：术前进行血、尿、大便常规，肝、肾功能，凝血功能，肿瘤标志物，血型检查和感染筛查，心电图、X线胸片等检查。②根据穿刺点、进针路径协助患者手术区域皮肤准备，并检查有无皮肤破损及感染。③术前晚及手术当日进行口腔准备，指导患者使用醋酸氯己定漱口液漱口。④手术当日行碘过敏试验；选择左上肢中心静脉留置针穿刺，建立静脉通道。⑤测量生命体征，如有异常及时汇报医师。⑥术前半小时静脉快速滴注甘露醇250ml或静推呋塞米20mg，以减低颅压。术前半小时肌注苯巴比妥钠100mg镇静和抗惊厥。⑦护送患者赴消融治疗室，与手术室护士进行交接。⑧病房备齐急救药品、仪器（包括：呼吸机、监护仪、负压吸引器、除颤仪等）。

4）手术室护士准备：①药品准备：术前准备麻醉、镇静、镇痛、止吐、止血等药物，急救设备和药品。②设备和材料：准备好吸氧装置、心电监护；中等型号柔性表面线圈、颅骨钻及直径2mm钻头、磁共振兼容性14G穿刺针、1.47mm磁共振兼容性冷冻探针消融治疗仪、穿刺架或定位导航系统及引导针等。③根据病灶的部位，协助患者采取侧卧位、仰卧位。

5）医生准备：①近期颅脑CT或MRI检查数据，如无近期影像则必须行颅脑MRI或CT

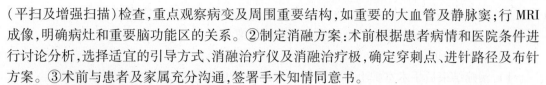

（平扫及增强扫描）检查,重点观察病变及周围重要结构,如重要的大血管及静脉窦;行 MRI 成像,明确病灶和重要脑功能区的关系。②制定消融方案:术前根据患者病情和医院条件进行讨论分析,选择适宜的引导方式、消融治疗仪及消融治疗极,确定穿刺点、进针路径及布针方案。③术前与患者及家属充分沟通,签署手术知情同意书。

2. 术后护理

（1）术后常规护理

1）卧位护理:①患者术后绝对卧床24～72小时。24小时后可在床上做翻身、半卧等少量简单活动,72小时以后方可下床活动,指导患者待病情稳定后下床做轻微活动,促进其血液循环,防止并发症的发生。②全麻患者未清醒前应侧头平卧位,去枕平卧6小时;备好吸引器,保持呼吸道通畅,遵医嘱氧气吸入,协助翻身拍背;肩部和颈部交接处放一薄垫使气管伸展,分泌物积留在咽后壁便于吸出,同时防止分泌物呕吐物误入气管;术后6小时患者清醒生命体征平稳后可取半卧位,可将床头抬高30°～45°左右,便于负压引流畅通,24小时后如无异常可在床边少量活动。

2）生命体征观察:责任护士按护理常规或医嘱监测生命体征,护理记录单详细、及时、准确记录;患者术后返回病房即给予心电监护,严密观察生命体征及血氧饱和度情况,术后2～5天多数出现发热(一般在38～39℃),告知患者是术后肿瘤病灶炎症、坏死吸收有关,如果持续体温不退超过38.5℃以上给予物理降温或药物降温。

3）饮食指导:①术后常规禁食水2小时;2小时后可进水,鼓励患者多饮水,促进术中造影剂的排泄,减少对肾脏的损害;②6小时后病情稳定可改为半流质饮食,24小时后恢复正常;③为促进组织修复及全身健康的恢复,应针对患者情况给予进食指导:基于患者食欲下降的特点,护士应和家属以及营养师共同商量患者的饮食,饮食宜富含营养,要提供足够的蛋白质和维生素;食物宜多样化,易消化,避免吃油腻的食物,并注意色、香、味、形,以增进患者食欲,少量多餐;禁烟酒,忌辛辣刺激、油炸、烟熏、腌腊类食品,并发感染时禁食狗肉、羊肉等热性食品;在患者自己感觉良好有食欲时可尽量多吃一些,不必给予过多限制,不勉强吃自己不喜欢的食物,以免引起恶心、呕吐。

4）如术后由于局部肿胀明显咀嚼功能障碍者,可采用全流食2周左右,待局部情况改善能够自行进食后改为半流食至普食;根据患者的爱好及饮食习惯给予营养丰富易吸收的饮食。

5）鼻饲护理:对于无法经口进食的患者可通过鼻饲给予流质饮食。鼻饲前应观察胃管是否移位,通过观察鼻外胃管的长度或外露的标记及早发现位置的变化。①鼻饲时抬高患者床头30°～60°角,可借重力作用防止食物反流和误吸。②鼻饲后30分钟内不可翻身、搬动患者。③喂食后再注入少量温开水,以冲洗鼻饲管。④注意口腔卫生,生理盐水棉球擦洗每天2次,或用漱口液漱口4～6次/天。⑤观察患者是否有腹泻、腹胀及胃出血(应激性胃溃疡)等症状。⑥对于神志不清意识淡漠的患者,每次鼻饲前判断胃管是否在胃中以及是否有胃潴留,用回抽胃液的方法来判断,回抽胃内容物超过200ml时为胃潴留,应暂停鼻饲喂养,通知医生处理。⑦鼻饲液的选择与配制应根据病情及患者的具体情况有针对性的供给能全力及均衡匀浆膳,改善营养状况,增强抵抗力。

6）准确执行医嘱,输液、用药及时,各种治疗、护理措施到位。

7）掌握肿瘤专科护理指标,及时发现异常并采取措施;预防措施妥当。

8）患者回病房后,责任护士及时向医师了解术中情况。做好患者心理护理,并与其家属做好沟通工作,缓解患者急于知道手术效果的焦虑心理。

（2）术区护理

1）治疗结束后手术室护士与病房护士详细交接患者情况,术中有无冻伤的发生;对冻伤的面积、数量、周围组织情况进行记录;返回病房后注意保持局部皮肤干燥,减少物理性刺激;局部如有水疱,较小的水疱无须处理,2~3周后自行吸收干枯结痂,脱落后创面可愈合;较大水疱经消毒后予以无菌注射器将泡液抽出,无菌敷料覆盖。

2）注意观察及保护穿刺部位皮肤。观察术区皮肤的温度、色泽变化,以及术区渗出情况,如渗出较多及时更换敷料,保持术区清洁。

3）口腔护理:术后保持口腔清洁,减少感染机会。患者因术后穿刺部位疼痛,口腔自洁功能差,因此,做好口腔护理对减少感染率的发生具有重要意义。患者清醒后予取半卧位,每日用温盐水漱口,去除口臭,保持口腔的清洁。患者可进食后,指导其进食后用醋酸氯己定漱口液漱口,清除食物残渣,保持口腔清洁。

3. 常见并发症护理

（1）脑疝:对于较大的肿瘤,冷冻消融术后可造成肿瘤体积的增大以及脑水肿的发展,可产生脑疝的危险。对于较大肿瘤可采取分次冷冻的方法,术后严密监测患者各项生命体征,以减少并发症的发生。要求护理人员具有敏锐的观察力,通过细心、动态的观察,对病情作出综合、有预见性的判断。

1）病情评估与护理措施:术后48小时是颅内继发出血最常发生时段,颅内压>700cmH$_2$O持续1小时即引起诱发脑疝。

①患者返回病房后需给予持续心电监护,护士密切监测生命体征,注意血压、呼吸、脉搏、体温变化,有无呕吐等情况;每30分钟观察患者的瞳孔大小、形态、对光反射及灵敏性和意识变化。

②评估神志是否清醒、瞳孔是否散大、头痛情况、肢体活动及合作程度,当患者出现情绪焦躁、血压升高、头痛加重、呼吸深慢、频繁呕吐并呈喷射状时,应高度警惕此时为脑疝前驱期的表现,应及时汇报医生并协助进行抢救。

③保持呼吸道通畅:脑出血合并脑疝患者多伴有昏迷,因呼吸不畅易诱发窒息。术后患者应取侧卧位,头偏向一侧,护理人员应及时的清理患者的呕吐物,对于口、鼻腔及气道内分泌物或血液及时吸出,防止患者将呕吐物或分泌物吸入气管发生窒息。切忌去枕仰卧位,若患者伴有喉肌松弛,舌根后坠,应将舌拉出并放置通气,防止窒息。对于痰液黏稠不易吸出者,可行雾化吸入稀释痰液。定期翻身叩背并及时吸痰,保持吸道的内分泌物引流通畅,以防坠积性肺炎的发生。若患者出现呼吸困难或窒息,应及时给予患者吸氧,呼吸困难严重者宜尽早行气管切开术,保证患者呼吸畅通。

④协助患者取合适体位,躁动不安者注意安全,予以保护性约束,防坠床。

⑤准确记录出入量,预防水电解质及酸碱平衡失调。注意监测血糖情况,据研究发现血糖水平已成为评价颅脑损伤患者病情严重程度和预后的一项重要参考指标,应将目标血糖控制住5.0~8.3mmol/L。严格注意各观察指标的动态变化,并详细记录。

2）安全转运:患者为了实施检查、手术而需要进行转运。在转运前应严格先行安全评估,符合转运条件时方可转运。采取安全有效的转运方式和措施,需有专人护送,并携带吸

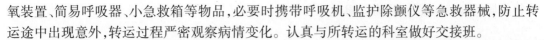

氧装置、简易呼吸器、小急救箱等物品,必要时携带呼吸机、监护除颤仪等急救器械,防止转运途中出现意外,转运过程严密观察病情变化。认真与所转运的科室做好交接班。

3）抢救配合:一旦确诊脑疝发生积极进行抢救,护理配合要做到准确、及时、有效。①迅速建立两组以上静脉通道,遵医嘱给予脱水、降低颅内压药物,通常使用20%甘露醇,并保证快速输入,液速≥160滴/分。②给予高流量氧气吸入,及时清除呕吐物及分泌物,保持呼吸道通畅,对呼吸功能障碍者及早实施气管插管或气管切开术,监测心率、血压及血氧饱和度情况,特别要注意保持正常稳定的血压,以保证颅内血液的有效灌注。③患者心搏骤停时,立即采取胸外心脏按压,气管插管,简易呼吸器或呼吸机辅助通气,并遵医嘱给予呼吸兴奋剂及强心剂等药。

4）高热的护理:患者因下丘脑体温调节中枢受压,导致体表散热效果不佳,因此,机体在短期内体温出现骤然升高,或超高热。因此,护士应密切观察患者的体温变化,发现异常及时报告医生。若患者的体温超过38.5℃,应绝对卧床休息,头部置冰袋冷敷。及时降温以降低脑的代谢率,降低颅内压,尽量减少不必要的搬动,增加脑组织对缺血缺氧的耐受力。保持室内安静,减少探视,避免呼吸道疾病诱发交叉感染。

5）皮肤的护理:床铺平整、干燥、定时翻身、拍背,保持外阴清洁;做好皮肤评估,根据皮肤评估得分,制定翻身记录,每2小时1次,每班记录皮肤变化情况。长期局部受压处可给予防压疮贴膜保护性预防;严格床头交接,防止压疮的发生。

（2）面瘫的观察及护理:少数患者消融术后出现闭目不全、口角歪斜等面瘫症状。为防止角膜溃疡,予眼药水滴眼,每天3次,日间戴眼罩保护,夜间睡前用0.5%金霉素眼膏涂眼,予凡士林纱布覆盖,防尘保湿,也可用蝶形胶布牵拉使上下眼睑闭合,并予眼周皮肤、肌肉按摩,用指压或针灸穴位治疗。术后1周指导患者按摩患侧面部,做张口示齿、鼓腮、吹气等训练动作,以帮助面神经功能恢复。

（四）健康指导

1. 指导患者养成良好的生活方式,如:合理膳食、适量运动、戒烟酒、保持心情舒畅、情绪稳定等。过有规律的生活,保证睡眠充足,适当进行锻炼,防止用脑过度、过度劳累以及用力过猛。

2. 告诉患者疾病的恢复是个漫长的过程,要有耐心,要有思想准备。患者如有疑问及时解答,耐心做好解释工作。

3. 患者出院后,应遵医嘱服用药物,不能自行增减药物剂量。注意患者的电解质平衡,保持大便通畅,防止便秘,防止钠潴留及低钾血症。

4. 对肢体功能障碍者进行必要的功能锻炼。大多从术后24小时开始,遵循由小到大,由少到多的原则,失语的患者,可戴耳机通过听音乐、听故事等语言训练,促进语言功能的恢复。肢体障碍的患者,应从健侧至患侧,由被动至主动,患者病情逐渐恢复后,可行推拿、按摩、针灸等治疗,促进血液循环。最大限度地恢复患者语言、肢体功能,从而提高患者的生活质量。

5. 实施心理护理:主要针对家属。患者发病急,病情重,甚至危及生命,家属在短时间内无法接受,担心预后,怀疑医务人员的技术是否可靠,常表现出紧张、恐惧、悲伤、怀疑等心理,家属作出的心理反应可能会妨碍抢救工作的顺利开展。应该关心同情他们的遭遇,理解其难处,尽量满足家属的合理要求,认真解释病情、预后、治疗护理措施及有关注意事项,以取得家属的理解和配合,可有效避免医疗纠纷的发生。

四、影像引导甲状腺肿瘤消融治疗

甲状腺癌是头颈部常见恶性肿瘤之一,约占全身恶性肿瘤的1%,女性发病率高于男性。发病初期多无明显症状,仅在颈部出现单个、质地硬而固定、表面不光滑,随吞咽上下移动的肿块。晚期癌肿除伴颈部淋巴结肿大外,常因喉返神经、气管或食管受压而出现声音嘶哑、呼吸困难或吞咽困难等。手术切除是各型甲状腺癌的基本治疗方式。开放性手术几乎可以治疗所有甲状腺结,但是存在术野创伤较大和术后残存腺体内结节复发率较高的缺陷;有研究表明结节性甲状腺肿部分切除术后复发率为3%～17%,且甲状腺结节以多发为主,彼此间大小悬殊,位置也多较分散,开放性外科手术很难将微小结节切除,射频消融(RFA)、激光消融(LA)与微波消融(MWA)、无水乙醇化学消融等局部微创治疗方法开启了甲状腺良性肿瘤微创治疗模式,可用于治疗甲状腺良性肿瘤及甲状腺恶性肿瘤复发转移病灶(尚不用治疗甲状腺原发恶性肿瘤),具有疗效确切、安全及不影响美观等优势。

(一) 适应证

目前认为对于无症状的甲状腺良性结节可定期随访,不需治疗,但符合以下条件可进行消融治疗:

1. 患者存在主观症状(颈部不适或疼痛,呼吸、吞吐困难等)或者结节较大影响美观,手术风险大或拒绝手术。

2. 对于失去再次手术、放疗或化疗机会的晚期甲状腺复发肿瘤患者,可以通过消融毁损病灶达到减瘤目的,从而改善患者生活治疗,延长生存期。

(二) 禁忌证

对于有严重出血倾向、结节位置深穿刺不易到达或穿刺部位难免损伤邻近脏器及大血管、合并有严重疾病者应禁忌穿刺消融治疗。

(三) 护理

1. 术前评估与准备

(1) 护理评估

1) 责任护士参加术前讨论,详细了解手术部位、肿瘤与周围脏器的关系、影像特征、并发症发生的相关性等;

2) 责任护士于术前一日对患者进行体力状况(ECOG)评分、ADL 评分及一般临床症状评估(包括:生命体征、饮食情况、有无不适症状);

3) 术前根据患者年龄、职业、文化程度对患者的依从性进行评估。

(2) 术前访视:此类患者心理状态多表现为:①对疾病预后的不确定感和担心:对医疗费用的担心、对生活及工作的担忧;②归因宿命以求心灵安慰;③家庭角色功能的改变:经济压力、家庭角色功能减退、对亲人的内疚感;④社交缺乏致孤独感。

术前护士向患者讲解肿瘤发生的相关知识和消融手术的原理、简要步骤、常见反应、注意事项及其处理;邀请已经取得良好效果的病友介绍治病经过和经验,帮助患者正确认识微创消融治疗的作用,减轻焦虑、悲观感,积极配合治疗。

(3) 术前指导

1）局麻患者告知其手术过程中保持体位的重要性,确保进针路径与肿瘤位置关系相对一致。

2）同时还应告知患者手术大概需要的时间、手术体位等,以取得患者的理解、合作。

3）吸烟患者应指导其戒烟,防止上呼吸道感染。

（4）术前准备

1）患者准备:①影像资料准备:告知患者需将 2 周内行增强 CT 或增强 MRI 检查影像资料准备齐全,便于手术医生掌握肿瘤位置、大小、数目、形状,与大血管及组织的关系,指导进针路径。②胃肠道准备:患者术前一日晚餐不进固体或难消化食物;手术当日应根据手术情况禁食,术前 12 小时禁饮食、术前 4 小时禁水。③皮肤准备:术前一日洗澡或清洁穿刺区域皮肤;男患者剃除颜面胡须。④术前去除义齿,摘除金属饰物;术前排空膀胱。

2）家属准备:①告知患者家属（被委托人）手术当日提前到病房,需签署手术知情同意书;②确保患者住院押金足够;③鼓励患者家属术后陪伴,让他们在陪伴亲人时配合护士做好患者的心理护理,减轻患者的心理压力。

3）病房护士准备:①协助完善各项化验及常规检查:术前进行血、尿、大便常规,肝、肾功能,凝血功能,肿瘤标志物,血型检查和感染筛查,心电图、X 线胸片等检查;②根据穿刺点、进针路径协助患者手术区域皮肤准备,并检查有无皮肤破损及感染;③术前晚及手术当日进行口腔准备,指导患者使用醋酸氯己定漱口液漱口;④手术当日行碘过敏试验;选择左上肢中心静脉留置针穿刺,建立静脉通道;⑤测量生命体征,如有异常及时汇报医师;⑥护送患者赴消融治疗室,与手术室护士进行交接。

4）手术室护士准备:①药品准备:术前准备麻醉、镇静、镇痛、止吐、止血等药物,急救设备和药品。②设备和材料:准备好吸氧装置、心电监护;穿刺针、冷冻探针消融治疗仪、穿刺架或定位导航系统及引导针等。③根据病灶的部位,协助患者采取仰卧位。

5）医生准备:①2 周内甲状腺超声（有条件者可行超声造影）、增强 CT 或增强 MRI 检查,明确病灶位置、大小、数目、形状,与大血管及周围脏器的关系,指导进针路径。②制定消融方案:术前根据患者病情和医院条件进行讨论分析,选择适宜的引导方式、消融治疗仪及消融治疗极,确定穿刺点、进针路径及布针方案;为明确诊断,术前行病灶穿刺活检病理检查。③术前与患者及家属充分沟通,签署手术知情同意书。

2. 术后护理

（1）术后常规护理

1）卧位护理:患者回病房后取去枕平卧位,麻醉清醒和血压平稳后取半坐卧位,24 小时后可下床活动。

2）生命体征观察:责任护士按护理常规或医嘱监测生命体征,护理记录单详细、及时、准确记录;患者术后返回病房即给予心电监护,严密观察生命体征及血氧饱和度情况,术后 2～5 天多数出现发热（一般在 38～39℃）,告知患者是术后肿瘤病灶炎症、坏死吸收有关,如果持续体温不退超过 38.5℃以上给予物理降温或药物降温。

3）饮食指导:①术后常规禁食水 4 小时;4 小时后可进水,鼓励患者多饮水,促进术中造影剂的排泄,减少对肾脏的损害。② 6 小时后病情稳定可改为半流质饮食,24 小时后恢复正常;邻近食管的肿瘤消融治疗后应根据情况适当延长进食时间。③促进组织修复及全身健康的恢复,应针对患者情况给予进食指导:基于患者食欲下降的特点,护士应和家属以及营养师共同商量患者的饮食,饮食宜富含营养,要提供足够的蛋白质和维生素;食物宜多样化,易消化,避免吃油腻的食物,并注意色、香、味、形,以增进患者食欲,少量多餐;禁烟酒,忌辛辣刺激、油炸、烟熏、腌腊类食品,并发感染时禁食狗肉、羊肉等热性食品;在患者自己感觉良好有食欲时可尽量多吃一些,不必给予过多限制,不勉强吃自己不喜欢的食物,以免引起恶心、呕吐。

4)如术后局部肿胀明显,可采用全流食 2 周左右,待局部情况改善能够自行进食后改为半流食至普食;根据患者的爱好及饮食习惯给予营养丰富易吸收的饮食。

5)术后 3 天内进行甲状腺功能等常规检查。

(2)术区护理

1)治疗结束后手术室护士与病房护士详细交接患者情况,术中有无冻伤的发生;对冻伤的面积、数量、周围组织情况进行记录;返回病房后注意保持局部皮肤干燥,减少物理性刺激;局部如有水疱,较小的水疱无须处理,2~3 周后自行吸收干枯结痂,脱落后创面可愈合;较大水疱经消毒后予以无菌注射器将泡液抽出,无菌敷料覆盖。

2)注意观察及保护穿刺部位皮肤。观察术区皮肤的温度、色泽变化,以及术区渗出情况,如渗出较多及时更换敷料,保持术区清洁。

(3)常见并发症护理

1)呼吸困难和窒息:术后呼吸困难和窒息是最严重并发症,多发生于术后 48 小时内。①护士在巡视患者时应严密观察呼吸、脉搏、血压及消融部位渗血情况,若发现患者有颈部紧压感、呼吸困难、烦躁、发绀等,应立即给予氧气吸入并通知医生,积极配合抢救。②对于血肿引起压迫的及时清除血肿;喉头水肿引起的迅速遵医嘱应用大剂量激素。③经处理后患者呼吸仍无改善,应果断行气管切开和吸氧;必要时送手术室做进一步检查、止血和其他处理。

2)喉返神经和喉上神经损伤:密切观察患者有无声音嘶哑、饮水呛咳等现象。如出现上述症状应关心安慰患者,告诉患者这些现象多为暂时性,可以通过理疗等处理后自行恢复。发生误咽和呛咳时指导患者坐起进食,并鼓励其进半流质或固体类食物。

3)手足抽搐:手足抽搐多发生于术后 1~3 天,患者自觉面部、口唇周围和手、足针刺感、麻木或强直感;重者可出现面肌和手足阵发性疼痛性痉挛或手足抽搐,甚至可发生喉和膈肌痉挛而引起窒息死亡。①安慰患者,消除其紧张心情,保持环境安静,避免不良的刺激诱发抽搐。②指导患者饮食要适当控制、限制含磷较高的食物,如牛奶、瘦肉、蛋黄、鱼类等。③症状轻者可口服葡萄糖酸钙;症状较重或长期不能恢复者可加服维生素 D_3,以促进钙在肠道内的吸收,以提高血中钙含量,从而降低神经肌肉的应激性。④抽搐发作时,立即用压舌板或匙柄于上下磨牙间,以防咬伤舌头;并遵医嘱静脉注射 10% 葡萄糖酸钙或氯化钙 10~20ml。

4)甲状腺危象:临床表现为术后 12~36 小时内。患者突然出现高热、脉快而弱、大汗、烦躁不安、谵妄甚至昏迷,常伴有呕吐、腹泻。应立即给予患者降温、吸氧,静脉输入大量葡萄糖溶液,口服或静脉滴注碘剂、氢化可的松,使用镇静剂等。

(四)健康指导

1. 同头颈部肿瘤消融治疗围术期的护理。

2. 随访术后 1 个月复查甲状腺功能、甲状腺组织自身抗体及增强 CT 或增强 MRI,术后

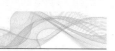

3 个月、6 个月、1 年定期随访上述检查项目。

【病例】

（1）简要病史：患者，男，35 岁。既往 2005 年确诊为"脑膜瘤"，后多次复发。

（2）术前评估：ECOG 体能状况分级为Ⅰ级，ADL 评分为 100 分，生命体征平稳。

（3）术前访视：患者依从性好，对责任护士指导宣教内容均能掌握。

（4）消融治疗：CT 导引下，沿右侧病灶头侧至足侧应用 9 根氩氦刀治疗针，CT 扫描位置满意后进行 2 个循环治疗，每循环冷冻 10 分钟，解冻时间 2 分钟（图 3-19-1-1）。

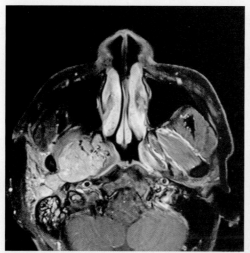
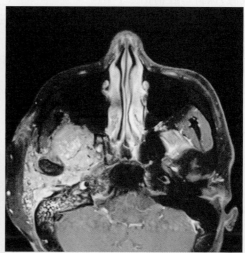

图 3-19-1-1　脑膜瘤

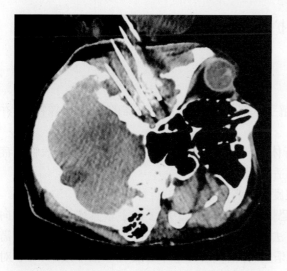

图 3-19-1-2　CT 导引沿右侧病灶头侧至足侧应用 9 根氩氦刀治疗针

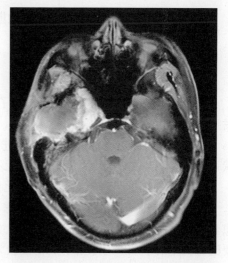

图 3-19-1-3　术后 MRI 显示右侧颞叶区实性强化灶较前减小

（5）护理要点

1）卧位护理：去枕平卧位，麻醉清醒和血压平稳后取半坐卧位，24 小时后可下床活动。

2）生命体征观察:给予心电监护,严密观察生命体征及血氧饱和度情况。

3）术后常规禁食水 2 小时;2 小时后可进水,鼓励患者多饮水,促进术中造影剂的排泄,减少对肾脏的损害。

4）术后由于局部肿胀明显咀嚼功能障碍,指导患者进全流食 1 周左右,待局部情况改善能够自行进食后改为半流食至普食。

5）加强口腔护理:患者因术后穿刺部位疼痛,口腔自洁功能差,每日用温盐水漱口,去除口臭,保持口腔的清洁。患者可进食后,指导其进食后用醋酸氯己定漱口液漱口,清除食物残渣,保持口腔清洁。

6）患者术后 MRI 显示:右侧颞叶区实性强化灶较前减小。术后未发生颅内出血。

第 2 节　胸腹部肿瘤消融治疗的护理

一、护理原则

经皮穿刺消融治疗恶性肿瘤,对不能进行手术切除的晚期患者能起到延长生存时间的作用。在护理工作中要做好:

1. 术前访视、护理评估及充分的术前准备(包括:患者、家属、手术医生、手术室和病房护士)。

2. 指导患者术中如何配合。

3. 术后生命体征观察、疼痛评估、压疮预防及处理。

4. 术后康复指导和远期效应观察。

二、胸腹部肿瘤消融治疗围术期护理

(一)术前护理

1. 护理评估

(1)责任护士参加术前讨论,详细了解手术部位、肿瘤与周围脏器的关系、影像特征、并发症发生的相关性等;

(2)责任护士于术前一日对患者进行体力状况(ECOG)评分、ADL 评分及一般临床症状评估(包括:生命体征、饮食情况、有无不适症状);

(3)术前根据患者年龄、职业、文化程度对患者的依从性进行评估。

2. 术前访视　此类患者多具有焦虑、恐惧心理状态,护士应了解手术具体操作过程,向患者及其家属介绍本手术的目的、意义、方法,简要说明手术操作过程以及患者在手术中需要配合医生的事项。对于了解病情且较为乐观者,向其解释手术必要性和治疗效果,对于对疾病恐惧者,配合实施保护性医疗方案。针对不同患者的心理状态,进行不同的知识宣教,缓解焦虑、恐惧心理,增强其战胜疾病的信心,保持乐观心境,使其配合手术。

3. 术前指导　局麻患者告知其手术过程中配合操作的重要性,指导并训练患者屏气及平静呼吸等动作,确保进针路径与肿瘤位置关系相对一致;全麻患者告知其胃肠道准备的重要性;同时还应告知患者手术大概需要的时间、手术体位等,以取得患者的理解、合作。

4. 术前准备

（1）患者准备

1）影像资料准备：告知患者需将 2 周内行超声、增强 CT 或增强 MRI 检查影像资料准备齐全，便于手术医生掌握肿瘤位置、大小、数目、形状，与大血管及周围脏器的关系，指导进针路径。

2）胃肠道准备：患者术前一日晚餐不进固体或难消化食物，少吃甜食，避免腹胀；手术当日应根据手术情况禁食，局部麻醉术前 4 小时禁饮食，全身麻醉术前 12 小时禁食、前 4 小时禁水；如一般情况较差者，应先建立静脉通路给予一定的支持治疗。

3）皮肤准备：术前一日洗澡或清洁穿刺区域皮肤，更换清洁衣裤。

4）术前摘除金属饰物；女患者如月经期及时通知责任护士；术前排空膀胱。

（2）家属准备

1）告知患者家属（被委托人）手术当日提前到病房，需签署手术知情同意书。

2）确保患者住院押金足够。

3）鼓励患者家属术后陪伴。

（3）病房护士准备

1）协助完善各项化验及常规检查：术前进行血、尿、大便常规，肝、肾功能，凝血功能，肿瘤标志物，血型检查和感染筛查，心电图、X 线胸片等检查。

2）根据穿刺点、进针路径进行手术区域皮肤准备，并检查有无皮肤破损及感染。

3）术前晚视病情行肠道准备。

4）手术当日行碘过敏试验；建立静脉通道。

5）测量生命体征，如有异常及时汇报医师。

6）术前 15 分钟肌内注射血凝酶 1000U，维生素 K_1 10mg，护送患者赴消融治疗室。

（4）手术室护士准备

1）药品准备：术前准备麻醉、镇静、镇痛、止吐、止血等药物，急救设备和药品。

2）设备和材料：准备好吸氧装置、心电监护；消融治疗仪及相应消融治疗极、穿刺架或定位导航系统、引导针等。MRI 引导时，需使用磁兼容设备及耗材。手术室配备吸氧、吸痰装置，备有简易呼吸器、胸腔闭式引流包等；全身麻醉需要配备呼吸机及相关设备。

（5）医生准备

1）病理检查：为明确诊断，建议行病灶穿刺活检病理检查。

2）制定消融方案：术前根据患者病情和医院条件进行讨论分析，选择适宜的引导方式、消融治疗仪及消融治疗极，确定穿刺点、进针路径及布针方案。

3）术前与患者及家属充分沟通，签署手术知情同意书。

（二）术后护理

1. 术后常规护理

（1）卧位护理

1）局麻患者术后平卧至少 6 小时，6 小时后可在床上做翻身、半卧等少量简单活动，24 小时以后方可下床活动，指导患者待病情稳定后尽早下床做轻微活动，促进其血液循环，防止并发症的发生。

2）全麻患者去枕平卧 6 小时,头偏向一侧,备好吸引器,保持呼吸道通畅;做好呼吸道管理,保持呼吸道通畅,遵医嘱氧气吸入,协助翻身拍背;术后 6 小时患者生命体征平稳后可取半卧位,24 小时后如无异常可在床边少量活动。

3）肺部肿瘤消融术后,尤其肿瘤位置靠近上腔静脉及消融后组织水肿者易出现上腔静脉综合征。由于上腔静脉回流受阻,患者多表现为呼吸困难,平卧位时气短。因此,协助患者取半卧位,床头抬高 30°~45°,使膈肌下降,胸廓扩张,增加肺通气量,改善呼吸困难。

（2）生命体征观察:责任护士按护理常规或医嘱监测生命体征,护理记录单详细、及时、准确记录;患者术后返回病房即给予心电监护,严密观察生命体征及血氧饱和度情况,术后 2~5 天多数出现发热(一般在 38~39℃),告知患者是术后肿瘤病灶炎症、坏死吸收有关,如果持续体温不退超过 38.5℃以上给予物理降温或药物降温。

（3）饮食指导

1）术后常规禁食水 2 小时;2 小时后可进水,鼓励患者多饮水,促进术中造影剂的排泄,减少对肾脏的损害。

2）6 小时后病情稳定可改为半流质饮食,24 小时后恢复正常。

3）患者术后卧床时间较长,易引起便秘、腹胀,应多食含纤维素高的食品,并鼓励多饮水;指导患者饮食以高蛋白、高热量、清淡易消化食物为主,进行营养支持。

4）准确执行医嘱,输液、用药及时,各种治疗、护理措施到位。

5）掌握肿瘤专科护理指标,及时发现异常并采取措施;预防措施妥当。

6）患者回病房后,责任护士及时向医师了解术中情况。做好患者心理护理,并与其家属做好沟通工作,缓解患者急于知道手术效果的焦虑心理。

2. 术区护理

（1）治疗结束后手术室护士与病房护士详细交接患者情况,术中有无烫伤或冻伤的发生;对烫伤或冻伤的面积、数量、周围组织情况进行记录;返回病房后提供宽松病服,保持局部皮肤干燥,减少物理性刺激;局部如有水疱,较小的水疱无须处理,2~3 周后自行吸收干枯结痂,脱落后创面可愈合;较大水疱经消毒后予以无菌注射器将疱液抽出,无菌敷料覆盖。

（2）注意观察及保护穿刺部位皮肤。观察术区皮肤的温度、色泽变化,以及术区渗出情况,如渗出较多及时更换敷料,保持术区清洁。

（3）若术区留置负压引流管,应标识清楚,妥善固定,注意观察引流液的颜色、性质、量,及时倾倒并记录;为防止引流导管入口处的局部感染,定期更换敷料;局部亦可涂抗生素软膏保护,以防穿刺口周围皮肤发炎、红肿及肉芽组织过度增生。

3. 疼痛护理 详见第一篇第五章相关内容。

4. 预防压疮 又称压力性溃疡,是指由于身体局部组织长期受压,血液循环障碍,组织营养缺乏,导致皮肤失去正常功能,从而引起的组织损伤和坏死。

（1）压疮发生的诱因

1）手术体位:由于手术环境的特殊;患者必须维持长时间不动的手术体位,这种被动的体位状态使骨隆突部位一直处于持续受压状态,极易形成压疮。

2）手术时间:术中每一靶点在靶温度下消融时间至少 10~15 分钟,如遇肿瘤较大、消融靶点较多、手术时间较长,局部受压组织处于低灌注或缺血状态;研究表明,手术时间超过 2.5 小时是压疮发生的危险因素,超过 4 小时,压疮发生率为 21.2%;而俯卧位或侧卧位比

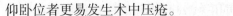

仰卧位者更易发生术中压疮。

3）患者体位自主改变困难：疼痛及上腔静脉综合征导致的半卧位或端坐位等并发症，而采取长时间的强迫体位。

4）其他：营养不良、床垫过硬、垫物不平整等。

（2）护理措施

1）加强术前访视，全面评估患者发生压疮的危险因素：使用 Braden 量表对患者进行压疮评分，并结合患者手术时间、体位、麻醉方式及术中可能发生的循环生理变化制定预防计划。

2）术中给予保护性预防：针对术中易受压部位如骶尾部、髋部、足跟部、外踝部等给予预见性的防护工作，如骨突处敷贴皮肤保护膜，防止局部长期受压。

3）认真执行交接班制度：手术室护士应当在术前、术后与病房护士详细交接患者的皮肤及相关情况，对术中有问题的皮肤情况要有详细记录；对于术中受压部位皮肤解除压力后，若 30～40 分钟仍持续发红，则表明软组织损伤，病房护士在护理过程中应根据情况尽量减少或避免受压部位继续承受压力。

4）术后及时进行高危因素评估（Braden 量表）：评分≤18 分提示患者有发生压疮的危险，建议采取预防措施。翻身是最有效的压力解除方法，翻身间隔时间一般为 1～2 小时翻身 1 次。可以通过评估患者皮肤及全身情况来确定翻身时间，2 小时翻身如局部皮肤出现可见性充血反应，即皮肤出现轻微压红能够在 15 分钟内消退，则可认为患者的皮肤可以耐受 2 小时的压力，如 15 分钟内压红不消退，翻身时间应缩短至 0.5～1 小时。

5）避免剪切力和摩擦力：移动患者或协助翻身时避免拖、拉、拽等动作。将患者侧倾 30°并用枕头支撑保持这样的体位，避免骨突起部位受压，有效地分散压力，从而降低了压疮的风险；采取仰卧位身体向左或向右倾斜 20°～30°与仰卧位交替的方法进行翻身，可有效预防早期压疮发生。仰卧位抬高床头时不应超过 30°，足底、膝部垫上软枕，把剪切力减至最低。

6）认知教育：对压疮高危人群的照顾者进行压疮相关知识教育，提高他们对压疮知识的认知，对预防压疮的发生有重要意义。教育的内容应包括：压疮发生的危险因素、皮肤的表现、好发部位、易患人群、预防方法、护理措施，教会正确的翻身方法、正确使用便器等。

三、康复指导

1. 心理疏导　鼓励患者采取积极乐观的态度面对疾病，树立战胜疾病的信心；保持良好的心态，正确对待疾病。

2. 家属指导　家庭护理尤为重要，指导家属努力为患者创造一个温馨、和谐的生活氛围；协助生活护理，督促功能锻炼，提高患者出院后的生活自理能力。

3. 根据患者具体情况制订个体化健康教育处方　根据患者疾病的不同阶段，患者及家属的需求，制订出具有针对性的个体化健康教育处方。

处方要求：知识全面、方便实用，通俗易懂，简便实用，形式活泼，便于记忆。

处方内容：包括出院宣教、疾病防治的基本知识、饮食指导、药物治疗、休息与活动的意义、危险因素的预防、自我监测、情绪的调整以及疾病相关治疗、护理的注意事项和配合要点等。

四、健康宣教

健康宣教是疾病治疗过程中护理干预的一种手段,是传授健康知识,促使患者积极参与疾病治疗和护理、改变不良生活行为的方法,是满足患者健康需要的方法之一。

(一) 远期效应观察

1. 建议消融治疗术后即刻行消融靶区增强 CT 或增强 MRI 扫描评价消融疗效,如存在病灶残余或消融边缘不充分,及时予以补充消融。

2. 消融术后 4~6 周复查增强 CT 或增强 MRI。增强 CT 或增强 MRI 是目前评价消融效果的标准方法,有条件的可使用 PET-CT,超声造影可用于治疗结束后初步评价消融效果。

3. 随访

(1) 建立肿瘤消融患者门诊个人档案,包括:门诊日志、个人文本资料、电脑数据库。

(2) 接待肿瘤消融术后患者和家属的个体咨询,结合患者个人身心特点、知识需求、检查内容、治疗方案,由随访护士进行一对一不少于 30 分钟的个体化健康教育。重点在于改变患者及家属对肿瘤的认识误区和帮助患者树立健康行为,提高在各种情景中的自我管理及护理能力。

(3) 发放个体化健康教育处方,内容包括根据评估所得个体情况和针对性健康指导,包括:姓名、年龄、身高、ADL 得分、基础生命体征、饮食运动处方;中医食疗处方;抗肿瘤药指导;自我监测生命体征的方法;如何预防并发症的发生;门诊、病房联系电话等内容。嘱患者按健康教育内容进行自我管理,随时提供电话咨询。及时了解患者随访就诊情况,给予必要的电话提醒,按时复诊。

(4) 复诊时间:术后常规 1 年内每 1~3 个月复查超声及增强 CT 或增强 MRI、肿瘤标志物和肝功能;1 年后每 3 个月复查 1 次。主要观察消融局部有无进展或复发、有无新发病灶及转移等。

(二) 功能锻炼

个体化运动处方:根据年龄和病情制订运动处方,写出注意事项。运动时间、运动强度因人而异。使其受损部位或肢体逐渐恢复功能,从而提高生活质量。

(三) 活动、休息与饮食

1. 根据患者情况给予个体化营养处方:强调尊重患者个人饮食习惯。介绍抗肿瘤的食疗方法;恢复肝肾功能的食疗方法。

2. 了解患者营养状态:在原有饮食结构上调整,患者对食谱的依从性较高,提供彩色食谱,发挥其生动逼真、色彩鲜艳、直观明了的特点。合理搭配饮食,保证每天摄入足量营养成分,同时注意饮食卫生。避免进食刺激较大的食物;忌烟酒。

3. 视病情恢复情况酌情进行体力活动,保持良好的心态,保证充足的睡眠。避免劳累,适当地进行体育锻炼,增强体质。

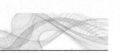

（四）服药指导

根据医嘱服药,向患者讲解其服用的抗肿瘤药类型和中药汤剂口服注意事项;不擅自减药或者停药,有情况及时与医生取得联系。

五、肺肿瘤消融治疗护理

（一）CT 引导肺肿瘤射频消融（radiofrequency ablation,RFA）治疗的护理

1. 适应证

（1）因高龄、心肺功能差不能耐受手术、拒绝手术的周围型肺癌。

（2）拒绝手术或手术无法切除的中央型肿瘤。

（3）肺部转移瘤,数目一般<5 个。

（4）合并纵隔淋巴结转移或纵隔型肺癌,有穿刺路径者。

2. 禁忌证

（1）脑转移瘤,有颅内高压或不同程度的意识障碍。

（2）两肺病灶弥漫或广泛肺外转移的患者。

（3）精神障碍患者及患者拒绝合作。

（4）严重心、肺功能不全。

（5）内科治疗无法修复的凝血功能障碍。

（6）严重的阻塞性肺疾病或慢性间质性肺疾病,有低氧血症和（或）高二氧化碳血症等。

（7）中等量以上的咯血或咳嗽无法控制者。

（8）胸膜广泛转移者。

（9）中等量以上的胸腔积液或心包积液。

（10）活动性肺部感染或严重的全身感染、败血症、脓毒血症未控制者。

（11）患者已处于疾病终末期,估计生存期<3 个月。

（12）ECOG 体力状况评分>2 级。

（13）心脏起搏器植入者、金属物植入者,如行 RFA,则必须选择双极射频电极针;也可行 MWA、冷冻消融或化学消融。

3. 术前评估与准备

（1）护理评估

1）责任护士参加术前讨论,详细了解手术部位、肿瘤与周围脏器的关系、影像特征、并发症发生的相关性等。

2）责任护士于术前一日对患者进行体力状况（ECOG）评分（见附件 19-3）、ADL 评分及一般临床症状评估（包括:生命体征、饮食情况、有无不适症状）。

3）术前根据患者年龄、职业、文化程度对患者的依从性进行评估。

（2）术前访视:此类患者多具有焦虑、恐惧心理状态,护士应了解手术具体操作过程,向患者及其家属介绍本手术的目的、意义、方法,简要说明手术操作过程以及患者在手术中需要配合医生的事项。对于了解病情且较为乐观者,向其解释手术必要性和治疗效果,对于对疾病恐惧者,配合实施保护性医疗方案。针对不同患者的心理状态,进行不同的知识宣教,

缓解焦虑、恐惧心理,增强其战胜疾病的信心,保持乐观心境,使其配合手术。

（3）术前指导

1）局麻患者告知其手术过程中保持体位的重要性,确保进针路径与肿瘤位置关系相对一致。

2）全麻患者告知其胃肠道准备的重要性。

3）同时还应告知患者手术大概需要的时间、手术体位等,以取得患者的理解、合作。

4）吸烟患者应指导其戒烟,防止上呼吸道感染。

5）术前呼吸配合训练:术前 1～3 天对患者进行床边沟通和指导,协助患者掌握术中平静呼吸、屏气、卧位咳嗽和咳痰的方法,主要是循序听从以下口令:①"正常呼吸":嘱患者像平常一样呼吸,要求患者控制每次的呼吸活动保持一致;②"屏气":寻找出最适合自己的呼气深度,屏住呼吸,约 20 秒左右,记录最适合自己的屏气时间;③"轻轻呼吸":呼吸速度可以比平时快,但深度不要大,即不要大口喘气、不要大口长叹气、不要猛烈咳嗽,过渡到"正常呼吸";④一般射频消融治疗约 10～30 分钟,不可能在一个呼吸周期内完成,穿刺时采取"正常呼吸"—"屏气"—"轻轻呼吸"—"正常呼吸"的呼吸方式;穿刺间歇采取"正常呼吸"的呼吸方式;⑤每日训练 6～9 次,直至患者熟悉口令并能进行呼吸配合。

（4）术前准备

1）患者准备:①影像资料准备:告知患者需将 2 周内行增强 CT 或增强 MRI 检查影像资料准备齐全,便于手术医生掌握肿瘤位置、大小、数目、形状,与大血管及周围脏器的关系,指导进针路径。②胃肠道准备:患者术前一日晚餐不进固体或难消化食物,少吃甜食,避免腹胀;手术当日应根据手术情况禁食,局部麻醉术前 4 小时禁饮食,全身麻醉术前 12 小时禁食、前 4 小时禁水;如一般情况较差者,应先建立静脉通路给予一定的支持治疗。③皮肤准备:术前一日洗澡或清洁穿刺区域皮肤,更换清洁衣裤。④术前摘除金属饰物;女患者如月经期及时通知责任护士;术前排空膀胱。

2）家属准备:①告知患者家属（被委托人）手术当日提前到病房,需签署手术知情同意书;②确保患者住院押金足够;③鼓励患者家属术后陪伴。

3）病房护士准备:①协助完善各项化验及常规检查:术前进行血、尿、大便常规,肝、肾功能,凝血功能,肿瘤标志物,血型检查和感染筛查,心电图、X 线胸片等检查。②根据穿刺点、进针路径进行手术区域皮肤准备,嘱患者保持穿刺区和大腿皮肤清洁,毛发多者予以备皮,以防止治疗后感染和电极与皮肤接触不严引起灼伤;并检查有无皮肤破损及感染。③术前晚视病情行肠道准备。④手术当日行碘过敏试验;建立静脉通道。⑤测量生命体征,如有异常及时汇报医师。⑥术前 15 分钟肌内注射血凝酶 1000U,维生素 K_1 10mg,护送患者赴消融治疗室。

4）手术室护士准备:①药品准备:术前准备麻醉、镇静、镇痛、止吐、止血等药物,急救设备和药品。②设备和材料:准备好吸氧装置、心电监护;消融治疗仪及相应消融治疗极、穿刺架或定位导航系统、引导针等。手术室配备吸氧、吸痰装置,备有简易呼吸器、胸腔闭式引流包等;全身麻醉需要配备呼吸机及相关设备。

5）医生准备:①病理检查:为明确诊断,建议行病灶穿刺活检病理检查;②制定消融方案:术前根据患者病情和医院条件进行讨论分析,选择适宜的引导方式、消融治疗仪及消融治疗极,确定穿刺点、进针路径及布针方案;③术前与患者及家属充分沟通,签署手术知情同

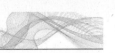

意书。

4. 护理配合

(1) 患者提前进入消融手术室,手术室护士与病房护士进行详细交接,确认患者身份,核对患者基本信息。

(2) 局麻患者根据病灶部位协助其取合适体位(仰卧或俯卧),既要方便治疗,又要使患者舒适安全。嘱患者不能自行改变体位、注意平静呼吸;连接好心电监护,观察患者血氧饱和度情况。全麻患者平卧于 CT 检查床上,协助全麻插管后按手术要求摆平卧位或俯卧位,固定并保护好患者肢体,以防 CT 扫描时检查床自动进出发生滑落。在手术野以外的不需扫描的重要器官加盖铅衣予以保护。

(3) 手术室护士对患者进行压疮评估,评分≤18 分提示患者有发生压疮的危险,建议采取保护性预防措施,如局部敷贴皮肤保护膜。

(4) 协助医生进行皮肤消毒、铺无菌巾。

(5) 手术治疗过程中应询问患者有无不适之处,注意患者面部表情变化,鼓励患者,消除其焦虑情绪,以便能够顺利完成手术。

(6) 术中不适的护理

1) 发热:治疗时由于局部产生的热量随血流至皮肤蒸发,患者在术中会出现局部发热,出现大汗淋漓的状况,甚至心率加快,遵医嘱适量补充液体帮助缓解。

2) 咳嗽、气促:呼吸道受到治疗中瘤体的坏死组织的刺激导致了患者出现呼吸不顺之类的症状,可以经吸氧、口服可待因或镇静处理来改善自身呼吸问题;若情况严重,需暂停治疗,必要时给予咳喘药物静脉滴注。

3) 穿刺针会对肺内的微细血管造成损伤,进一步导致咯血,术后可应用止血药。

4) 患者出现喘憋、不能平卧位呼吸时需警惕气胸或血气胸的可能,此时应立即停止消融治疗,CT 扫描评估肺组织受压比例,给予抽气,必要时行胸腔闭式引流。

5. 术后护理

(1) 术后常规护理

1) 卧位护理:①局麻患者术后平卧至少 6 小时,6 小时后可在床上做翻身、半卧等少量简单活动,24 小时以后方可下床活动,指导患者待病情稳定后尽早下床做轻微活动,促进其血液循环,防止并发症的发生。②全麻患者去枕平卧 6 小时,头偏向一侧,备好吸引器,保持呼吸道通畅;做好呼吸道管理,保持呼吸道通畅,遵医嘱氧气吸入,协助翻身拍背;术后 6 小时患者生命体征平稳后可取半卧位,24 小时后如无异常可在床边少量活动。③肺部肿瘤消融术后,尤其肿瘤位置靠近上腔静脉及消融后组织水肿者易出现上腔静脉综合征。由于上腔静脉回流受阻,患者多表现为呼吸困难,平卧位时气短。因此,协助患者取半卧位,床头抬高 30°～45°,使膈肌下降,胸廓扩张,增加肺通气量,改善呼吸困难。如出现上腔静脉综合征测血压应以左上肢为准,因上腔静脉回流受阻,使右上肢静脉压增高(可达 12mmHg,正常位 10.9～11mmHg),故不宜选择右上肢测血压。

2) 生命体征观察:责任护士按护理常规或医嘱监测生命体征,护理记录单详细、及时、准确记录;患者术后返回病房即给予心电监护,严密观察生命体征及血氧饱和度情况,术后 2～5 天多数出现发热(一般在 38～39℃),告知患者是术后肿瘤病灶炎症、坏死吸收有关,如果持续体温不退超过 38.5℃以上给予物理降温或药物降温。

3）饮食指导：①术后常规禁食水2小时；2小时后可进水，鼓励患者多饮水，促进术中造影剂的排泄，减少对肾脏的损害。②6小时后病情稳定可改为半流质饮食，24小时后恢复正常。③患者术后卧床时间较长，易引起便秘、腹胀，应多食含纤维素高的食品，并鼓励多饮水；指导患者饮食以高蛋白、高热量、清淡易消化食物为主，进行营养支持。④准确执行医嘱，输液、用药及时，各种治疗、护理措施到位。⑤掌握肿瘤专科护理指标，及时发现异常并采取措施；预防措施妥当。⑥患者回病房后，责任护士及时向医师了解术中情况。做好患者心理护理，并与其家属做好沟通工作，缓解患者急于知道手术效果的焦虑心理。

（2）术区护理

1）治疗结束后手术室护士与病房护士详细交接患者情况，术中有无烫伤的发生；对烫伤的面积、数量、周围组织情况进行记录；返回病房后提供宽松病服，保持局部皮肤干燥，减少物理性刺激；局部如有水疱，较小的水疱无须处理，2~3周后自行吸收干枯结痂，脱落后创面可愈合；较大水疱经消毒后予以无菌注射器将疱液抽出，无菌敷料覆盖。

2）注意观察及保护穿刺部位皮肤。观察术区皮肤的温度、色泽变化，以及术区渗出情况，如渗出较多及时更换敷料，保持术区清洁。

3）若术区留置负压引流管，应标识清楚，妥善固定，注意观察引流液的颜色、性质、量，及时倾倒并记录；为防止引流导管入口处的局部感染，定期更换敷料；局部亦可涂抗生素软膏保护，以防穿刺口周围皮肤发炎、红肿及肉芽组织过度增生。

（3）疼痛护理：同第一篇第5章第5节相应部分。

（4）预防压疮：同本节围术期护理相应部分。

（5）常见并发症的护理

1）穿刺局部疼痛：胸痛与壁层胸膜受刺激有关，特别当肿瘤靠近胸壁时更易发生。术后出现胸痛应查明原因，安慰患者，必要时给予镇痛剂。

2）发热：主要为肿瘤坏死引起的吸收热及肿瘤周围组织出现的炎性反应所致。告知患者术后发热是由于肿瘤组织坏死吸收引起，安抚患者情绪；加强皮肤护理，汗湿后及时为患者更换衣物及床单，注意保暖，鼓励患者多饮水。一般高热持续1周，给予对症治疗。

3）气胸：观察患者胸痛、咳嗽、呼吸困难的程度，并及时汇报医师采取相应措施。少量气体可不予处置，中至大量气体需胸穿抽气或放置胸腔闭式引流装置，2~3天大多可吸收。给予持续胸腔闭式引流的患者注意保持引流通畅。密切观察水封瓶水柱波动及其他排出情况，准确记录胸腔引流液的质和量。更换引流瓶时要严格无菌操作。患者应取坐卧位，鼓励患者做适当的深呼吸和咳嗽，以加速胸腔内气体排出，清除气道分泌物，促使肺复张。在确定胸膜破口愈合，肺已复张时，先夹管24小时以上，无气促症状方可拔管。

4）咳嗽、咳痰：此症状与治疗时刺激支气管有关，剧烈咳嗽者遵医嘱口服可待因对症治疗。告知患者是因瘤体靠近气管位置，术后坏死组织直接由气管排出所致，鼓励患者尽量将痰咳出来，同时雾化吸入促进排痰，并给予口服止血药物治疗。

5）咯血：多发生在中心型肺癌患者，该型肿块常包裹或与支气管及大血管相连致使这些重要脏器损伤。遵医嘱应用止血药；密切观察生命体征，保持呼吸通畅；稳定患者情绪；观察和记录咯血的性质和量，观察用药效果。

6）呼吸困难：部分患者肺部肿瘤较大，术前有胸腔积液，经射频消融后，肿瘤周围组织充血水肿，进一步影响了气体的交换，出现呼吸困难。给予患者持续低流量吸氧，取半坐卧位,密切观察生命体征。遵医嘱给予雾化吸入以稀释痰液促进排痰,咳喘药物静脉滴注,以减轻气道堵塞和水肿。或遵医嘱应用少量激素和利尿剂以减轻肺水肿和心脏负荷,应用输液泵严格控制输液速度。

7）胸膜反应:术后胸膜炎和少量胸腔积液,大多数为自限性。应嘱患卧床休息,采用患侧体位。

8）上腔静脉综合征:此症状与肿瘤位置靠近上腔静脉及射频消融后组织水肿治疗选择下肢静脉。

9）皮肤灼伤:由回路电极与皮肤接触不良或通电时间过长引起,表现为电极粘贴处皮肤灼伤。射频消融操作过程中,贴回路电极板时应注意贴在大腿肌肉多、皮肤平坦处,体毛较多时应先备皮,使电极板与皮肤紧密接触,不留空隙;对发生烫伤的皮肤,注意保持伤口清洁,予烧伤膏涂抹灼伤处;对灼伤程度较重的常规外科消毒换药。

6. 康复指导

（1）心理疏导:鼓励患者采取积极乐观的态度面对疾病,树立战胜疾病的信心;保持良好的心态,正确对待疾病。

（2）家属指导:家庭护理尤为重要,指导家属努力为患者创造一个温馨、和谐的生活氛围;协助生活护理,督促功能锻炼,提高患者出院后的生活自理能力。

（3）根据患者具体情况制定个体化健康教育处方:根据患者疾病的不同阶段,患者及家属的需求,制定出具有针对性的个体化健康教育处方。

处方要求:知识全面、方便实用,通俗易懂,简便实用,形式活泼,便于记忆。

处方内容:包括出院宣教、疾病防治的基本知识、饮食指导、药物治疗、休息与活动的意义、危险因素的预防、自我监测、情绪的调整以及疾病相关治疗、护理的注意事项和配合要点等。

7. 健康指导　健康宣教是疾病治疗过程中护理干预的一种手段,是传授健康知识,促使患者积极参与疾病治疗和护理、改变不良生活行为的方法,是满足患者健康需要的方法之一。

（1）远期效应观察

1）建议消融治疗术后即刻行消融靶区增强 CT 或增强 MRI 扫描评价消融疗效,如存在病灶残余或消融边缘不充分,及时予以补充消融。

2）消融术后 4～6 周复查增强 CT 或增强 MRI。增强 CT 或增强 MRI 是目前评价消融效果的标准方法,有条件的可使用 PET-CT,超声造影可用于治疗结束后初步评价消融效果。

（2）随访

1）建立肿瘤消融患者门诊个人档案,包括:门诊日志、个人文本资料、电脑数据库。

2）接待肿瘤消融术后患者和家属的个体咨询,结合患者个人身心特点、知识需求、检查内容、治疗方案,由随访护士进行一对一不少于 30 分钟的个体化健康教育。重点在于改变患者及家属对肿瘤的认识误区和帮助患者树立健康行为,提高在各种情景中的自我管理及护理能力。

3）发放个体化健康教育处方,内容包括根据评估所得个体情况和针对性健康指导,包括:姓名、年龄、身高、ADL 得分、基础生命体征、饮食运动处方;中医食疗处方;抗肿瘤药指导;自我监测生命体征的方法;如何预防并发症的发生;门诊、病房联系电话等内容。嘱患者按健康教育内容进行自我管理,随时提供电话咨询。及时了解患者随访就诊情况,给予必要的电话提醒,按时复诊。

4）复诊时间:术后常规 1 年内每 1~3 个月复查超声及增强 CT 或增强 MRI、肿瘤标志物和肝功能;1 年后每 3 个月复查 1 次。主要观察消融局部有无进展或复发、有无新发病灶及转移等。

（3）功能锻炼:个体化运动处方:根据年龄和病情制订运动处方,写出注意事项。运动时间、运动强度因人而异。使其受损部位或肢体逐渐恢复功能,从而提高生活质量。

（4）活动、休息与饮食

1）根据患者情况给予个体化营养处方:强调尊重患者个人饮食习惯。介绍抗肿瘤的食疗方法;恢复肝肾功能的食疗方法。

2）了解患者营养状态:在原有饮食结构上调整,患者对食谱的依从性较高,提供彩色食谱,发挥其生动逼真、色彩鲜艳、直观明了的特点。合理搭配饮食,保证每天摄入足量营养成分,同时注意饮食卫生。避免进食刺激较大的食物;忌烟酒。

3）视病情恢复情况酌情进行体力活动,保持良好的心态,保证充足的睡眠。避免劳累,适当地进行体育锻炼,增强体质。

（5）服药指导:根据医嘱服药,向患者讲解其服用的抗肿瘤药类型和中药汤剂口服注意事项;不擅自减药或者停药,有情况及时与医生取得联系。

（二）CT 引导下微波消融治疗肺癌的护理

1. 适应证和禁忌证　肿瘤 MWA 的适应证、禁忌证与 RFA 等局部消融治疗基本相同,治疗目的可以是根治,也可以是姑息减瘤。经皮 MWA,最重要的优势在于可应用于肝、肾、肺等器官功能不全而无法行手术切除的患者,其可在实现损毁肝瘤的同时,保留正常的实质,因此可最大限度地保留器官的功能。MWA 主要通过以水分子为主的"偶极子加热"消融肿瘤组织,具有升温快,受热沉降效应影响小的优势,故更适合于直径>4cm、具囊性成分或邻近直径>1mm 血管的病灶,而且其可作为其他消融治疗后复发者的第一选择。

2. 术前评估与准备

（1）护理评估

1）责任护士术前详细了解手术部位、肿瘤与周围脏器的关系、影像特征、并发症发生的相关性等;

2）责任护士于术前一日对患者进行体力状况（ECOG）评分、ADL 评分及一般临床症状评估(包括:生命体征、饮食情况、有无不适症状);

3）术前根据患者年龄、职业、文化程度对患者的依从性进行评估。

（2）术前访视:由于疾病的折磨及对手术的恐惧,患者易产生焦虑、失望等情绪,给予个体化有效的心理护理,及时安慰、疏导、鼓励患者,同时讲解 MWA 的治疗原理及效果、治疗的安全性及注意事项,以取得患者的配合,使患者以良好的心态接受治疗。对合并肺部感染、咳嗽频繁、痰多、气促的患者,遵医嘱给予抗感染、止咳、平喘、雾化吸入等治疗,待感染控制、症状减轻或消失后再行微波消融治疗;询问患者药物过敏史,必要时遵医嘱进行相关药物皮试。

（3）术前指导

1）局麻患者告知其手术过程中保持体位的重要性,确保进针路径与肿瘤位置关系相对

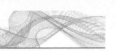

一致。

2）全麻患者告知其胃肠道准备的重要性。

3）同时还应告知患者手术大概需要的时间、手术体位等，以防止术中体位变动影响治疗效果，取得患者的理解、合作。

4）加强呼吸道准备：包括戒烟，雾化吸入，合并肺部感染的患者积极采取有效的抗感染治疗措施，对咳嗽较明显的患者积极控制症状。

5）呼吸配合训练：术前 1~3 天对患者进行床边沟通和指导，协助患者掌握术中平静呼吸、屏气、卧位咳嗽和咳痰的方法，训练患者在穿刺时不要紧张，以便能够准确配合。训练法方同 RFA 治疗。

6）有慢性病史者，不应减量或中断药物。对于高血压患者，收缩压低于 160mmHg，舒张压低于 100mmHg 较为安全，降压药可持续用到手术当天，避免因停药而发生血压剧烈波动。

（4）术前准备

1）患者准备：①影像资料准备：告知患者需将 2 周内行增强 CT 或增强 MRI 检查影像资料准备齐全，便于手术医生掌握肿瘤位置、大小、数目、形状，与大血管及周围脏器的关系，指导进针路径。②胃肠道准备：患者术前一日晚餐不进固体或难消化食物，少吃甜食，避免腹胀；手术当日应根据手术情况禁食，局部麻醉术前 4 小时禁饮食，全身麻醉术前 12 小时禁食、前 4 小时禁水；如一般情况较差者，应先建立静脉通路给予一定的支持治疗。③皮肤准备：术前一日洗澡或清洁穿刺区域皮肤，更换清洁衣裤。④术前摘除金属饰物；女患者如月经期及时通知责任护士；术前排空膀胱。

2）家属准备：①告知患者家属（被委托人）手术当日提前到病房，需签署手术知情同意书；②确保患者住院押金足够；③陪同家属必要时带一个尿壶备用。

3）病房护士准备：①协助完善各项化验及常规检查：术前进行血、尿、大便常规，肝、肾功能，凝血功能，肿瘤标志物，血型检查和感染筛查，心电图、X 线胸片等检查。②根据穿刺点、进针路径进行手术区域皮肤准备，嘱患者保持穿刺区清洁，并检查有无皮肤破损及感染。③术前晚视病情行肠道准备。④手术当日行碘过敏试验；建立静脉通道。⑤测量生命体征，如有异常及时汇报医师。⑥术前 15 分钟肌内注射血凝酶 1000U，维生素 K_1 10mg，护送患者赴消融治疗室。

4）手术室护士准备：①药品准备：术前准备麻醉、镇静、镇痛、止吐、止血等药物，急救设备和药品。②设备和材料：准备好吸氧装置、心电监护；消融治疗仪及相应消融治疗极、穿刺架或定位导航系统、引导针等。手术室配备吸氧、吸痰装置，备有简易呼吸器、胸腔闭式引流包等；全身麻醉需要配备呼吸机、除颤仪及相关设备。

5）医生准备：①病理检查：为明确诊断，建议行病灶穿刺活检病理检查。②制定消融方案：术前根据患者病情和医院条件进行讨论分析，选择适宜的引导方式、消融治疗仪及消融治疗极，确定穿刺点、进针路径及布针方案。③术前与患者及家属充分沟通，签署手术知情同意书。

3. 护理配合

（1）患者提前进入消融手术室，手术室护士与病房护士进行详细交接，确认患者身份，核对患者基本信息。

（2）局麻患者根据病灶部位协助其取合适体位（仰卧或俯卧），既要方便治疗，又要使患者舒适安全。嘱患者不能自行改变体位、注意平静呼吸；连接好心电监护，观察患者血氧饱和度情况。全麻患者平卧于 CT 检查床上,协助全麻插管后按手术要求摆平卧位或俯卧位,固定并保护好患者肢体,以防 CT 扫描时检查床自动进出发生滑落。在手术野以外的不需扫描的重要器官加盖铅衣予以保护。

(3) 手术开始需要密切观察患者意识、面部表情变化、生命体征、保持呼吸道通畅,与患者沟通交流,询问有无不适之处,评估患者的耐受情况,发现问题及时汇报,及时处理。保证手术顺利,安全进行。

(4) 协助医生进行皮肤消毒、铺无菌巾。

(5) 术中不适的护理

1) 胸痛:遵医嘱予以对症镇痛(吗啡、哌替啶等)。

2) 咯血:穿刺针会对肺内的微细血管造成损伤,进一步导致咯血,术后可应用止血药。

3) 咳嗽:呼吸道受到治疗中瘤体的坏死组织的刺激导致了患者出现呼吸不顺之类的症状,可以经吸氧、口服可待因,还可予以镇静处理;咳嗽严重需停止治疗。

4) 心率增快或减慢:可将治疗温度和功率适当降低,待心律平稳后再恢复治疗,必要时须停止治疗并给予药物处理(心率快可给予受体阻滞剂,如美托洛尔等;心率减慢明显时可给予抗胆碱药,如阿托品,但如患者存在青光眼或前列腺肥大禁用,可应用肾上腺素)。

5) 心律失常:须停止治疗,如心律未能复常,可应用抗心律失常药,如胺碘酮等。

6) 气胸:患者出现喘憋、不能平卧位呼吸时需警惕气胸或血气胸的可能,此时应立即停止消融治疗,CT 扫描评估肺组织受压比例;中至大量气胸,可穿刺抽气或放置胸腔闭式引流管。

4. 术后护理　同本节射频消融治疗肺肿瘤相应部分。

【病例1】

(1) 简要病史:女性,63 岁。咳嗽 2 周,X 线胸片提示左上肺占位,胸部 CT 诊断为左上肺周围型肺癌,行 MWA 消融。

(2) 术前评估:ECOG 体能状况分级为Ⅰ级,ADL 评分为 100 分,生命体征平稳。

(3) 术前访视:患者依从性好,无吸烟史;对责任护士指导宣教内容均能掌握,呼吸训练已完成。

(4) 消融治疗:共 4 个点叠加消融,术中患者诉胸部疼痛、胸闷,遵医嘱予以镇静、止痛、吸氧治疗,后缓解。术后 CT 扫描见消融区完全覆盖肿瘤,左上肺少量气胸,未见肺内出血(图 3-19-2-1)。

(5) 护理要点

1) 生命体征观察:患者术后返回病房即给予心电监护,严密观察生命体征及血氧饱和度情况。

2) 注意观察及保护穿刺部位皮肤。

3) 疼痛评估。

4) 观察患者胸痛、咳嗽、呼吸困难的程度,指导患者应取半坐卧位,鼓励患者做正确的深呼吸和咳嗽。

5) 活动、休息与饮食指导。

(6) 随访

1) 术后 2.5 个月胸部 CT 示消融区域表现为不均匀厚壁空洞。

2) 术后 10 个月胸部 CT 示原空洞消失,周围纤维条索明显(图 3-19-2-2)。

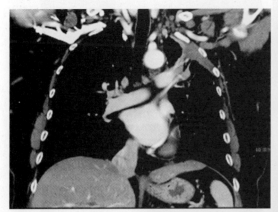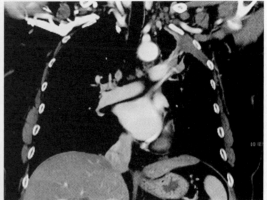

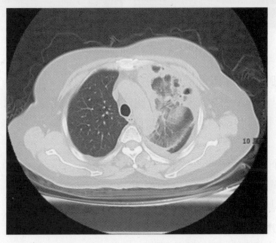

图 3-19-2-1　术后 CT 扫描

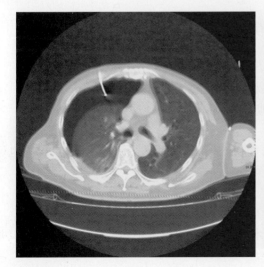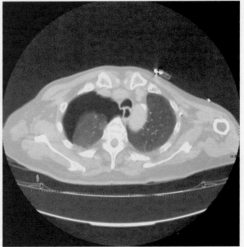

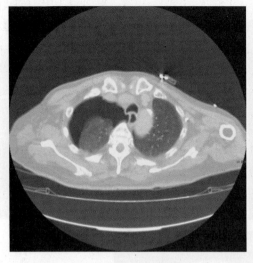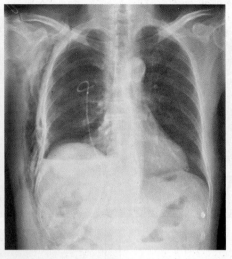

图 3-19-2-2　术后 10 个月胸部 CT

（三）　CT 引导肺肿瘤冷冻消融治疗的护理

1. 适应证　基本与 RFA、MWA 相同,但比热消融更加宽泛,如对靠近心脏、大血管以及侵犯胸膜、膈肌甚至肋骨的肿瘤,均可行冷冻消融。

2. 禁忌证

（1）脑转移瘤,有颅内高压或不同程度的意识障碍。

（2）两肺病灶弥漫或广泛肺外转移的患者。

（3）精神障碍患者及患者拒绝合作。

（4）严重心、肺功能不全。

（5）内科治疗无法修复的凝血功能障碍。

（6）严重的阻塞性肺疾病或慢性间质性肺疾病,有低氧血症和(或)高二氧化碳血症等。

（7）中等量以上的咯血或咳嗽无法控制者。

（8）胸膜广泛转移者。

（9）中等量以上的胸腔积液或心包积液。

（10）活动性肺部感染或严重的全身感染、败血症、脓毒血症未控制者。

（11）患者已处于疾病终末期,估计生存期<3 个月。

（12）ECOG 体力状况评分>2 级。

（13）心脏起搏器植入者、金属物植入者,如行 RFA,则必须选择双极射频电极针;也可行 MWA、冷冻消融或化学消融。

3. 术前评估与准备

（1）护理评估

1）责任护士参加术前评估,详细了解手术部位、肿瘤与周围脏器的关系、影像特征、并发症易发生的相关性等。

2）责任护士于术前一日对患者进行体力状况（ECOG）评分、ADL 评分及一般临床症状评估(包括:生命体征、饮食情况、有无不适症状)。

3）术前根据患者年龄、职业、文化程度对患者的依从性进行评估。

（2）术前访视：大部分患者其心理压力大，表现为紧张、焦虑、悲观等负性情绪，少数患者甚至存在抗拒等过激行为。因此，在治疗前，根据患者的心理状态采取积极的心理干预措施十分必要。护士应了解手术具体操作过程，向患者介绍本手术的目的、意义、方法，简要说明手术操作过程以及患者在手术中需要配合医生的事项。针对不同患者的心理状态，进行不同的知识宣教；同时，患者家属的术前宣教不容忽视，联合家属通过介绍治疗成功患者案例等方法减轻患者顾虑，缓解焦虑、恐惧心理，增强其战胜疾病的信心，保持乐观心境，以便其能主动配合治疗。

（3）术前指导

1）局麻患者告知其手术过程中保持体位的重要性，确保进针路径与肿瘤位置关系相对一致。

2）全麻患者告知其胃肠道准备的重要性。

3）同时还应告知患者手术大概需要的时间、手术体位等，以取得患者的理解、合作。

4）呼吸道准备：包括戒烟，雾化吸入，合并肺部感染的患者积极采取有效的抗感染治疗措施，对咳嗽较明显的患者积极控制症状。

5）呼吸配合训练：术前 1～3 天对患者进行床边沟通和指导，协助患者掌握术中平静呼吸、屏气、卧位咳嗽和咳痰的方法，训练患者在穿刺时不要紧张，以便能够准确配合。训练法方同 RFA 治疗。

（4）术前准备

1）患者准备：①影像资料准备：告知患者需将 2 周内行增强 CT 或增强 MRI 检查影像资料准备齐全，便于手术医生掌握肿瘤位置、大小、数目、形状，与大血管及周围脏器的关系，指导进针路径。②胃肠道准备：患者术前一日晚餐不进固体或难消化食物，少吃甜食，避免腹胀；手术当日应根据手术情况禁食，局部麻醉术前 4 小时禁饮食，全身麻醉术前 12 小时禁食、前 4 小时禁水；如一般情况较差者，应先建立静脉通路给予一定的支持治疗。③皮肤准备：术前一日洗澡或清洁穿刺区域皮肤，更换清洁衣裤。④术前摘除金属饰物；女患者如月经期及时通知责任护士；术前排空膀胱。

2）家属准备：①告知患者家属（被委托人）手术当日提前到病房，需签署手术知情同意书；②确保患者住院押金足够；③鼓励患者家属术后陪伴。

3）病房护士准备：①协助完善各项化验及常规检查：术前进行血、尿、大便常规，肝、肾功能，凝血功能，肿瘤标志物，血型检查和感染筛查，心电图、X 线胸片等检查。②根据穿刺点、进针路径进行手术区域皮肤准备，嘱患者保持穿刺区和大腿皮肤清洁，毛发多者予以备皮，以防止治疗后感染和电极与皮肤接触不严引起灼伤；并检查有无皮肤破损及感染。③术前晚视病情行肠道准备。④手术当日行碘过敏试验；建立静脉通道。⑤测量生命体征，如有异常及时汇报医师。⑥术前 15 分钟肌内注射血凝酶 1000U，维生素 K_1 10mg，护送患者赴消融治疗室。

4）手术室护士准备：①药品准备：术前准备麻醉、镇静、镇痛、止吐、止血等药物，急救设备和药品。②设备和材料：准备好吸氧装置、心电监护；冷冻消融治疗仪及冷冻探针、穿刺架或定位导航系统、引导针（CT 或 MRI 引导用）等。手术室配备吸氧、吸痰装置，备有简易呼吸器、胸腔闭式引流包等；全身麻醉需要配备呼吸机及相关设备。

5）医生准备：①病理检查：为明确诊断，建议行病灶穿刺、支气管镜活检病理检查。②制定消融方案：术前根据患者病情和医院条件进行讨论分析，选择适宜的引导方式、冷冻消融治疗仪，确定穿刺点、进针路径及布针方案。③术前与患者及家属充分沟通，签署手术知情同意书。

4. 护理配合

（1）患者提前进入消融手术室，手术室护士与病房护士进行详细交接，确认患者身份，核对患者基本信息。

（2）局麻患者根据病灶部位协助其取合适体位（仰卧或俯卧），既要方便治疗，又要使患者舒适安全。嘱患者不能自行改变体位、注意平静呼吸；连接好心电监护，观察患者血氧饱和度情况。

（3）手术室护士对患者进行压疮评估，评分≤18分提示患者有发生压疮的危险，建议采取保护性预防措施，如局部敷贴皮肤保护膜。注意术中保暖，预防术中出现寒战，可采用保温毯。

（4）协助医生进行皮肤消毒、铺无菌巾。

（5）手术治疗过程中应询问患者有无不适之处，注意患者面部表情变化，鼓励患者，消除其焦虑情绪，以便能够顺利完成手术。

（6）对于靠近体表肿瘤，冷冻消融过程中针杆与皮肤表面接触易造成冻伤，可采用装有45℃温盐水的一次性无菌手套置于针杆周围保护皮肤。或用纱布保护周围组织，避免冻伤。

（7）术中不适的护理：①胸痛：遵医嘱予以对症镇痛处理（吗啡、哌替啶等）。②咯血：穿刺针会对肺内的微细血管造成损伤，进一步导致咯血，术前预防性应用止血药。③咳嗽：可口服可待因，还可予以镇静处理；咳嗽严重需停止治疗，必要时给予咳喘药物静脉滴注，待平稳后再恢复治疗。④心率增快或减慢：可将治疗温度和功率适当降低，待心率平稳后再恢复治疗，必要时须停止治疗并给予药物处理（心率快可给予受体阻滞剂，如美托洛尔等；心率减慢明显时可给予抗胆碱药，如阿托品，但如患者存在青光眼或前列腺肥大禁用，可应用肾上腺素）。⑤气胸：术后24小时内复查X线胸片，必要时行胸部CT扫描，除外有无气胸等并发症。患者出现喘憋、不能平卧位呼吸时需警惕气胸或血气胸的可能，此时应立即停止消融治疗，CT扫描评估肺组织受压比例，给予抽气，必要时行胸腔闭式引流。

5. 术后护理

（1）术后常规护理

1）卧位护理：①局麻患者术后平卧至少6小时，6小时后可在床上做翻身、半卧等少量简单活动，24小时以后方可下床活动，指导患者待病情稳定后尽早下床做轻微活动，促进其血液循环，防止并发症的发生。②全麻患者去枕平卧6小时，头偏向一侧，备好吸引器，保持呼吸道通畅；做好呼吸道管理，保持呼吸道通畅，遵医嘱氧气吸入，协助翻身拍背；术后6小时患者生命体征平稳后可取半卧位，24小时后如无异常可在床边少量活动。

2）生命体征观察：责任护士按护理常规或医嘱监测生命体征，护理记录单详细、及时、准确记录；患者返回病房即给予心电监护，严密观察生命体征及血氧饱和度情况；2/3患者术后2~5天出现发热（一般在38~39℃），为肿瘤坏死吸收热以及肿瘤周围组织出现的炎性反应所致，大多为低热，一般不超过38℃，3~5天后体温多可降至正常。多采用物理降温，必要时给予退热药物治疗。如血象升高或血培养阳性可应用抗生素。

3）饮食指导:①术后常规禁食水 2 小时;2 小时后可进水,鼓励患者多饮水,促进术中造影剂的排泄,减少对肾脏的损害。②6 小时后病情稳定可改为半流质饮食,24 小时后恢复正常。③患者术后卧床时间较长,易引起便秘、腹胀,应多食含纤维素高的食品,并鼓励多饮水;指导患者饮食以高蛋白、高热量、清淡易消化食物为主,进行营养支持。

4）消融术后综合征的处理:消融术后综合征包括低度发热,寒战,肌痛,延迟性疼痛,恶心呕吐等,一般于术后 3 天内出现。持续 5 天左右,并多于术后 10 天内消失,原因可能为机体对消融所致坏死组织及其所释放的细胞因子的炎性反应。①胃肠道反应:表现为恶心呕吐,遵医嘱给予甲氧氯普胺、托烷司琼等中枢镇吐药对症治疗,并给予泮托拉唑钠常规静脉滴注抑制胃酸保护胃黏膜。②发热:主要为肿瘤坏死引起的吸收热及肿瘤周围组织出现的炎性反应所致,可预防性使用抗生素。每日为患者测体温 4 次,必要时给予物理及药物降温。如果体温大于 38.5℃应除外脓肿形成。告知患者术后发热是由于肿瘤组织坏死吸收引起,安抚患者情绪;加强皮肤护理,汗湿后及时为患者更换衣物及床单,注意保暖,鼓励患者多饮水。一般高热持续 1 周,给予对症治疗。③腹痛:常见原因为出血,胆囊炎,及近肝被膜肿瘤消融治疗后,肿瘤坏死所致的局限性腹膜炎。只要无外科急腹症指征,一般常用药物为吗啡、哌替啶、布桂嗪、芬太尼贴止痛治疗并严密观察药物的副作用。

5）掌握肿瘤专科护理指标,及时发现异常并采取措施;患者回病房后,责任护士及时向医师了解术中情况,有无气胸、出血、冻伤等并发症发生。做好患者心理护理,并与其家属做好沟通工作,缓解患者急于知道手术效果的焦虑心理。

(2) 术区护理:

1）治疗结束后手术室护士与病房护士详细交接患者情况,观察手术皮肤视野,有无渗血、渗液、及冻伤;如发现冻伤,对面积、数量、周围组织情况进行记录;返回病房后提供宽松病服,保持局部皮肤干燥,减少物理性刺激;局部如有水疱,较小的水疱无须处理,2~3 周后自行吸收干枯结痂;脱落后创面可愈合;较大水疱经消毒后予以无菌注射器将泡液抽出,无菌敷料覆盖。

2）告知患者冻伤的发生原因及注意事项,安慰其不要紧张焦虑,询问患者的感受程度,待复温后,每日各班次责任护理人员密切观察冻伤皮肤变化,给予相应的护理措施,记录皮肤恢复情况,严重的通知医生(遵医嘱)增加换药次数。注意观察及保护穿刺部位皮肤。

3）胸腔闭式引流管的护理

①胸腔闭式引流管置管完毕后应及时粘贴管路标识,标识内容包括:患者姓名、病历号、置管时间、外露长度;标识贴于引流管患者端接口处,使用防水记号笔书写,字迹清楚。患者床头予以防脱管警示标识,并向患者及家属进行相关宣教。

②局部皮肤护理:用凡士林纱布严密包盖胸腔引流管周围。局部亦可涂抗生素软膏保护,以防穿刺口周围皮肤发炎、红肿及肉芽组织过度增生。

③妥善固定:引流瓶应低于胸壁引流口平面 60cm,以防瓶内液体逆流入胸膜腔。搬动患者或更换引流瓶时,需用双钳相向夹闭引流管,以防空气进入。下床活动时,引流瓶位置应低于膝关节,保持密封,水封瓶始终保持直立。

④脱管:随时检查引流装置是否密闭及引流管有无脱落。引流管从胸腔滑脱,立即用手捏闭伤口处皮肤,消毒处理后,用凡士林纱布封闭伤口,并协助医生做进一步处理。如引流管连接处脱落或引流瓶损坏,应立即用双钳相向夹闭胸壁引流管,并更换引流装置。

⑤严格无菌操作,防止逆行感染:保持胸壁引流口处敷料清洁干燥,一旦渗湿,及时更换。

⑥保持引流管通畅:嘱患者取半坐卧位,鼓励患者作咳嗽、深呼吸运动及变换体位,以利胸腔内液体、气体排出,促进肺扩张。定时挤压胸腔引流管,防止引流管阻塞、扭曲、受压。

⑦观察和记录:a. 注意观察长玻璃管中的水柱波动。一般情况下水柱波动上下约4～6cm。若水柱波动过高,可能存在肺不张;若无波动,则表示引流管不畅或肺已完全扩张;但若患者出现胸闷气促、气管向健侧偏移等肺受压的症状,应疑为引流管被血块堵塞,需设法捏挤或使用负压间断抽吸引流瓶的短玻璃管,促使其流畅,并立即通知医生处理。b. 观察引流液的量、性质、颜色,并准确记录。

⑧拔管:一般置引流管48～72小时后,临床观察无气体溢出,或引流量明显减少且颜色变浅,24小时引流液少于50ml,脓液少于10ml,X线胸片示肺膨胀良好无漏气,患者无呼吸困难,即可拔管。护士协助医生拔管,在拔管时嘱咐患者先深吸一口气,在吸气末迅速拔管,并立即用凡士林纱布和厚敷料封闭胸壁伤口,外加包扎固定。拔管后注意观察患者有无胸闷、呼吸困难、切口漏气、渗液、出血、皮下气肿等,如发现异常应及时通知医生处理。

(3)疼痛护理:同第一篇第五章相应部分。

(4)预防压疮:同本节围术期护理相应部分。

(5)常见并发症的护理

1)气胸:为术中及术后发生率最高的并发症,国内气胸发生率为11.1%～50.0%,总发生率为32%,10%左右需要置管。高龄、肺气肿、肺组织顺应性差者更易发生,可发生在术中或术后一段时间内,应注意观察患者胸痛、咳嗽、呼吸困难的程度,并及时汇报医师采取相应措施。少量气胸可不予处置,中至大量气胸可胸穿抽气或放置胸腔闭式引流装置,2～3天后多可吸收。给予持续胸腔闭式引流的患者注意保持引流通畅。密切观察水封瓶水柱波动情况,准确记录胸腔引流液的质和量。更换引流瓶时要严格无菌操作。患者应取坐卧位,鼓励患者做适当的深呼吸和咳嗽,以加速胸腔内气体排出,清除气道分泌物,促使肺复张。在确定胸膜破口愈合,肺已复张时,先夹管24小时以上,无气促症状方可拔管。

2)咳嗽、咳痰:此症状与治疗时刺激支气管有关,剧烈咳嗽者遵医嘱口服可待因对症治疗。告知患者是因瘤体靠近气管位置,术后坏死组织直接由气管排出所致,鼓励患者尽量将痰咳出来,同时雾化吸入促进排痰,并给予口服止血药物治疗。

3)冷休克:当肿瘤靠近大血管或冷冻范围较大,有可能导致患者发生冷休克,因此术前应在CT检查床上提前铺好保温毯并调节温度在37～39℃之间,密切观察患者生命体征,一旦患者出现恶心、面色苍白、寒战、肢体温度低、脉搏细速、心律失常、血压下降、呼吸困难等冷休克表现,应及时进行保护及抗休克治疗。

4)肺内出血与咯血:少量肺内出血可无症状,由冷冻探针穿刺损伤血管所致。多为局限性,必要时可应用止血药。一定量的肺内出血表现为咯血,如果大量咯血要防止发生窒息。术后2/3患者可出现血痰,给予止血对症治疗:多发生在中心型肺癌患者,该型肿块常包裹或与支气管及大血管相连致使这些重要脏器损伤。遵医嘱应用止血药;密切观察生命体征,保持呼吸通畅;嘱患者勿紧张,稳定患者情绪,鼓励其有效咳嗽,避免用力剧烈咳嗽;观察和记录咯血的性质和量,观察用药效果。

5)皮肤冻伤:对于靠近体表的肿瘤,穿刺针与皮肤表面接近,冷冻消融过程中易出现冻伤。冻伤分为Ⅰ、Ⅱ、Ⅲ度。Ⅰ度冻伤:损伤在皮肤表层;Ⅱ度冻伤:损伤达真皮层;Ⅲ度冻伤:损伤达整个皮层,甚至达到皮下组织,肌肉,骨骼。Ⅰ度冻伤表现为局部红肿,充血,并伴有渗液,患者自觉局部热、痒、灼痛。患处皮肤给予安尔碘局部消毒,硫酸镁表面湿敷,无菌纱布包扎,根据损伤程度,选择更换敷料次数。并在患处皮肤做好标记,观察伤口愈合情况。做好相应护理记录。Ⅱ度冻伤表现为患处水疱或者血疱的形成,对于冻伤初期严重时,每天给予无菌换药 2 次,较大的水疱用无菌注射器将疱液抽出并给予局部消毒处理。可用沛离子抑制剂及磺胺嘧啶银等喷涂患处促进伤口愈合,包扎时采用半暴露包扎法,使患处皮肤保持清洁干燥。保持床单位及衣物清洁干燥,翻身活动时注意保护患处免受摩擦。

6)胸腔积液:与胸膜受刺激有关,大多数为自限性。多数患者治疗后都有少至中等量的胸腔积液,多可自行吸收,10% 左右需要行胸腔引流。应嘱患者卧床休息,采用患侧体位。

7)上腔静脉综合征:此症状与肿瘤位置靠近上腔静脉及射频消融后组织水肿有关。对出现上腔静脉综合征的患者需严密观察精神意识和生命体征的变化,输液治疗选择下肢静脉。

6. 康复指导 同本节消融围术期护理相应部分

7. 健康指导

(1)远期效应观察

1)建议消融治疗术后即刻行消融靶区增强 CT 或增强 MRI 扫描评价消融疗效,如存在病灶残余或消融边缘不充分,及时予以补充消融。

2)消融术后 4~6 周复查增强 CT 或增强 MRI。增强 CT 或增强 MRI 是目前评价消融效果的标准方法,有条件的可使用 PET-CT,超声造影可用于治疗结束后初步评价消融效果。

3)随访:①建立肿瘤消融患者门诊个人档案,包括:门诊日志、个人文本资料、电脑数据库。②接待肿瘤消融术后患者和家属的个体咨询,结合患者个人身心特点、知识需求、检查内容、治疗方案,由随访护士进行一对一不少于 30 分钟的个体化健康教育。重点在于改变患者及家属对肿瘤的认识误区和帮助患者树立健康行为,提高在各种情景中的自我管理及护理能力。③发放个体化健康教育处方,内容包括根据评估所得个体情况和针对性健康指导,包括:姓名、年龄、身高、ADL 得分、基础生命体征、饮食运动处方;中医食疗处方;抗肿瘤药指导;自我监测生命体征的方法;如何预防并发症的发生;门诊、病房联系电话等内容。嘱患者按健康教育内容进行自我管理,随时提供电话咨询。及时了解患者随访就诊情况,给予必要的电话提醒,按时复诊。④复诊时间:术后常规 1 年内每 1~3 个月复查超声及增强 CT 或增强 MRI、肿瘤标志物和肝功能;1 年后每 3 个月复查 1 次。主要观察消融局部有无进展或复发、有无新发病灶及转移等。

(2)功能锻炼:个体化运动处方:根据年龄和病情制订运动处方,写出注意事项。运动时间、运动强度因人而异。使其受损部位或肢体逐渐恢复功能,从而提高生活质量。

(3)活动、休息与饮食

1)根据患者情况给予个体化营养处方:强调尊重患者个人饮食习惯。介绍抗肿瘤的食疗方法;恢复肝肾功能的食疗方法。

2)了解患者营养状态:在原有饮食结构上调整,患者对食谱的依从性较高,提供彩色食谱,发挥其生动逼真、色彩鲜艳、直观明了的特点。合理搭配饮食,保证每天摄入足量营养成分,同时注意饮食卫生。避免进食刺激较大的食物;忌烟酒。

3）视病情恢复情况酌情进行体力活动,保持良好的心态,保证充足的睡眠。避免劳累,适当地进行体育锻炼,增强体质。

4）服药指导:根据医嘱服药,向患者讲解其服用的抗肿瘤药类型和中药汤剂口服注意事项;不擅自减药或者停药,有情况及时与医生取得联系。

六、肝肿瘤消融治疗护理

（一）MRI 引导射频消融治疗肝癌的护理

1. 适应证

（1）原发性肝癌:不适合手术切除的直径≤5cm 单发肿瘤,或最大直径≤3cm 的多发（≤3 个）肿瘤,无血管、胆管和邻近器官侵犯以及远处转移;不适合手术切除的直径>5cm 单发肿瘤,或最大直径>3cm 的多发肿瘤,消融治疗可作为根治或姑息性综合治疗的一部分,推荐消融治疗前联合 TACE 或 TAE;消融治疗还可用于肝移植前控制肿瘤生长以及移植后肝内复发、转移的治疗。

（2）肝脏转移癌:如果肝外原发病变能够得到有效治疗,可进行肝脏移植癌消融治疗。消融治疗中,对肿瘤大小及数目的规定尚无共识。在多数临床试验中,将肿瘤最大直径≤5cm、数目≤5 个作为治疗指征。

（3）肝血管瘤:有临床症状、肿瘤直径>5cm,增大趋势明显,RFA 或 MWA 可作为治疗方法。

2. 禁忌证

（1）病灶弥漫。

（2）合并肝外血管、胆管癌栓。

（3）肿瘤侵犯空腔脏器。

（4）肝功能 Child C 级。

（5）不可纠正的凝血功能障碍。

（6）患者处于急性感染状态,尤其是胆系感染。

（7）心、肺、肝、肾等重要脏器功能衰减。

（8）美国东部协作组（ECOG）体力状态评价>2 级。

（9）妊娠期患者。

3. 术前评估与准备

（1）护理评估

1）责任护士参加术前评估,详细了解手术部位、肿瘤与周围脏器的关系、影像特征、并发症易发生的相关性等。

2）责任护士于术前一日对患者进行体力状况（ECOG）评分、ADL 评分及一般临床症状评估（包括:生命体征、饮食情况、有无不适症状）。

3）术前根据患者年龄、职业、文化程度对患者的依从性进行评估。

（2）术前访视:大部分患者其心理压力大,表现为紧张、焦虑、悲观等负性情绪,少数患者甚至存在抗拒等过激行为。针对患者易紧张、恐惧的心理特点,对患者进行宣教,减轻患者对手术的焦虑恐惧心理。鼓励家属陪伴,耐心倾听患者诉说,了解患者的心理顾虑,及时给予疏导,鼓励他们树立坚强意志。向患者介绍治愈成功的病例,以此来增加患者对介入治疗的信心,取得患者的信任,以最好的状态来配合手术。此外,还需因人而异,注意执行保护性医疗制度。

（3）术前指导:局麻患者告知其手术过程中配合操作的重要性,指导并训练患者屏气及平静呼吸等动作,确保进针路径与肿瘤位置关系相对一致;全麻患者告知其胃肠道准备的重要性;同时还应告知患者手术大概需要的时间、手术体位等,以取得患者的理解、合作。

（4）术前准备

1）患者准备:①影像资料准备:告知患者需将 2 周内行超声、增强 CT 或增强 MRI 检查影像资料准备齐全,便于手术医生掌握肿瘤位置、大小、数目、形状,与大血管及周围脏器的关系,指导进针路径。②胃肠道准备:患者术前一日晚餐不进固体或难消化食物,少吃甜食,避免腹胀;手术当日应根据手术情况禁食,局部麻醉术前 4 小时禁饮食,全身麻醉术前 12 小时禁食、前 4 小时禁水;如一般情况较差者,应先建立静脉通路给予一定的支持治疗。③皮肤准备:术前一日洗澡或清洁穿刺区域皮肤,更换清洁衣裤。④术前摘除金属饰物;女患者如月经期及时通知责任护士;术前排空膀胱。

2）家属准备:①告知患者家属(被委托人)手术当日提前到病房,需签署手术知情同意书;②确保患者住院押金足够;③鼓励患者家属术后陪伴。

3）病房护士准备:①协助完善各项化验及常规检查:术前进行血、尿、大便常规,肝、肾功能,凝血功能,肿瘤标志物,血型检查和感染筛查,心电图、X 线胸片等检查。②根据穿刺点、进针路径进行手术区域皮肤准备,并检查有无皮肤破损及感染。③术前晚视病情需要进行肠道准备。④手术当日行碘过敏试验;建立静脉通道。⑤测量生命体征,如体温、血压异常及时汇报医师。⑥术前 15 分钟肌内注射血凝酶 1000U,维生素 K_1 10mg,护送患者赴消融治疗室。

4）手术室护士准备:①药品准备:术前准备麻醉、镇静、镇痛、止吐、止血等药物,急救设备和药品。②设备和材料:准备好吸氧装置、心电监护;备好磁兼容设备及耗材。手术室配备吸氧、吸痰装置,备有简易呼吸器、胸腔闭式引流包等。

5）医生准备:①病理检查:为明确诊断,建议行病灶穿刺活检病理检查。②制定消融方案:术前根据患者病情和医院条件进行讨论分析,选择适宜的引方式、消融治疗仪及消融治疗极,确定穿刺点、进针路径及布针方案。③术前与患者及家属充分沟通,签署手术知情同意书。

4. 护理配合

（1）手术室护士与病房护士进行详细交接,确认患者身份,核对患者基本信息。

（2）局麻患者根据病灶部位协助其取合适体位(仰卧或俯卧),既要方便治疗,又要使患者舒适安全。嘱患者不能自行改变体位、注意平静呼吸;连接好心电监护,观察患者血氧饱和度情况。

（3）手术室护士对患者进行压疮评估,评分≤18 分提示患者有发生压疮的危险,建议采取保护性预防措施,如局部敷贴皮肤保护膜。

（4）协助医生进行皮肤消毒、铺无菌巾。

（5）手术治疗过程中应询问患者有无不适之处,注意患者面部表情变化,鼓励患者,除其焦虑情绪,以便能够顺利完成手术。

5. 术后护理

（1）术后常规护理

1）卧位护理:①局麻患者术后平卧至少6小时,6小时后可在床上做翻身、半卧等少量简单活动,24小时以后方可下床活动,指导患者待病情稳定后尽早下床做轻微活动,促进其血液循环,防止并发症的发生。②全麻患者去枕平卧6小时,头偏向一侧,备好吸引器,保持呼吸道通畅;做好呼吸道管理,保持呼吸道通畅,遵医嘱氧气吸入,协助翻身拍背;术后6小时患者生命体征平稳后可取半卧位,24小时后如无异常可在床边少量活动。③生命体征观察:责任护士按护理常规或医嘱监测生命体征,护理记录单详细、及时、准确记录;患者返回病房即给予心电监护,严密观察生命体征及血氧饱和度情况。

2）饮食指导:①术后常规禁食水2小时;2小时后可进水,鼓励患者多饮水,促进术中造影剂的排泄,减少对肾脏的损害。②6小时后病情稳定可改为半流质饮食,24小时后恢复正常。③患者术后卧床时间较长,易引起便秘、腹胀,应多食含纤维素高的食品,并鼓励多饮水;指导患者饮食以高蛋白、高热量、清淡易消化食物为主,进行营养支持。

3）消融术后综合征的处理:消融术后综合征包括低度发热,寒战,肌痛,延迟性疼痛,恶心呕吐等,一般于术后3天内出现。持续5天左右,并多于术后10天内消失,原因可能为机体对消融所致坏死组织及其所释放的细胞因子的炎性反应。①胃肠道反应:表现为恶心呕吐,遵医嘱给予甲氧氯普胺、托烷司琼等中枢镇吐药对症治疗,并给予泮托拉唑钠常规静脉滴注抑制胃酸保护胃黏膜。②发热:主要为肿瘤坏死引起的吸收热及肿瘤周围组织出现的炎性反应所致,可预防性使用抗生素。每日为患者测体温4次,必要时给予物理及药物降温。如果体温大于38.5°应除外脓肿形成。告知患者术后发热是由于肿瘤组织坏死吸收引起,安抚患者情绪;加强皮肤护理,汗湿后及时为患者更换衣物及床单,注意保暖,鼓励患者多饮水。一般高热持续1周,给予对症治疗。③腹痛:常见原因为出血,胆囊炎,及近肝被膜肿瘤消融治疗后,肿瘤坏死所致的局限性腹膜炎。只要无外科急腹症指征,一般常用药物为吗啡、哌替啶、布桂嗪、芬太尼贴止痛治疗并严密观察药物的副作用。

4）掌握肿瘤专科护理指标,及时发现异常并采取措施;患者回病房后,责任护士及时向医师了解术中情况,有无气胸、出血、冻伤等并发症发生。做好患者心理护理,并与其家属做好沟通工作,缓解患者急于知道手术效果的焦虑心理。

（2）术区护理:治疗结束后手术室护士与病房护士详细交接患者情况,观察手术皮肤视野,有无渗血、渗液、及烫伤;如发现烫伤,对面积、数量、周围组织情况进行记录;返回病房后提供宽松病服,保持局部皮肤干燥,减少物理性刺激;局部如有水疱,较小的水疱无须处理,2~3周后自行吸收干枯结痂,脱落后创面可愈合;较大水疱经消毒后予以无菌注射器将泡液抽出,无菌敷料覆盖。

（3）预防压疮:同本节围术期护理相应部分。

（4）常见并发症的护理:局部消融引起的并发症按照严重程度分为轻度（A、B级）及重要（C~F级）。按照发生时间分为即刻并发症、围术期并发症及迟发并发症,具体见表3-19-2-1。

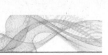

表 3-19-2-1　并发症分级

并发症分级	是否需要治疗	后果
A 级	不需要治疗	无不良后果
B 级	需要治疗	无不良后果,包括仅需一夜的观察
C 级	需要治疗	住院时间<48 小时
D 级	需要治疗	增加了医护级别,住院时间>48 小时
E 级	需要治疗	导致了长久的后遗症
F 级	需要治疗	死亡

1）疼痛:一般在术中及术后 1～2 天出现,持续时间很少超过 1 周。轻度疼痛不需要特别处理;中、重度疼痛在排除急腹症等原因的前提下给予镇静、镇痛处理。

护理措施:同本节围术期护理相应部分。

2）胆心反射:手术刺激胆道系统引起迷走神经兴奋导致的冠脉痉挛和心功能障碍,表现为心动过缓,可伴血压下降、心律失常、心肌缺血甚至发生心室纤颤或心脏停搏。疼痛也可引起迷走神经兴奋,造成心动过缓。

护理措施:即刻停止消融治疗,静脉注射阿托品;对血压下降、心律失常、心脏停搏患者给予相应的急诊抢救治疗。对肿瘤邻近胆囊、胆管的患者,术前可应用阿托品 0.5mg 静脉注射降低迷走神经兴奋性;应用镇静、镇痛药,控制疼痛;RFA 及 MWA 可从小功率开始,逐渐调至预定参数。

3）心脏压塞:引导针、消融治疗极穿刺时误伤心包。

护理措施:少量心包积液(<100ml):即刻停止消融治疗,做好心包穿刺引流准备等,中量以上心包积液(>100ml):急诊行心包穿刺引流和相应抢救治疗。密切观察病情变化,进入急诊抢救状态。

4）肝脓肿:消融治疗区组织液化坏死继发感染或消融区形成胆汁瘤继发感染。

护理措施:及时行经皮脓肿引流及抗感染治疗。严格无菌操作。对有感染危险因素(糖尿病、十二指肠乳头切开术后等)及消融体积较大的患者可预防性应用抗生素。

5）肝包膜下血肿、腹腔出血:肝包膜、肝实质撕裂,肿瘤破裂、血管损伤、针道消融不充分等。

护理措施:严密监测患者生命体征,少量出血保守治疗;动脉性活动性出血同时行动脉栓塞或消融止血;对有失血性休克的患者积极抗休克治疗,必要时手术探查止血。护理人员尤其要关注患者对疼痛的描述,如持续性疼痛、止痛药物效果不佳时应警惕有活动性出血,及时通知医生予以相应处理。

6）气胸:穿刺时损伤脏层胸膜或肺组织。

护理措施:少量气胸保守治疗,中至大量气胸穿刺抽吸气体或胸腔闭式引流。胸腔闭式引流的护理同本节 CT 引导肺肿瘤冷冻消融治疗的相应部分。

7）胸腔积液:邻近膈肌肿瘤消融治疗后导致胸膜组织膈肌损伤,消融后坏死组织刺激胸膜,坏死组织液化或胆脂瘤直接破入胸膜腔。

护理措施:少量胸腔积液保守治疗,中至大量胸腔积液行穿刺抽吸或引流。胸腔闭式引流的护理,内容同本节 CT 引导肺肿瘤冷冻消融治疗的相应部分。

6. 健康指导　同本节围术期的护理相应部分。

（二）CT 引导冷冻消融治疗肝癌的护理

1. 适应证与禁忌证　与肝癌射频消融相同。

2. 术前评估与准备

（1）护理评估：与肝癌射频消融相同。

（2）术前访视：向患者及家属讲明冷冻消融的目的,术中注意事项;消融过程中一个循环所需时间,术中需要患者配合的要点等。向患者介绍治愈成功的病例,以此来增加患者对介入治疗的信心,取得患者的信任,以最好的状态来配合手术。

（3）术前指导：局麻患者告知其手术过程中配合操作的重要性,指导并训练患者屏气及平静呼吸等动作,确保进针路径与肿瘤位置关系相对一致;全麻患者告知其胃肠道准备的重要性;同时还应告知患者手术大概需要的时间、手术体位等,以取得患者的理解、合作。

（4）术前准备

1）患者准备：①影像资料准备：告知患者需将 2 周内行超声、增强 CT 或增强 MRI 检查影像资料准备齐全,便于手术医生掌握肿瘤位置、大小、数目、形状,与大血管及周围脏器的关系,指导进针路径。②胃肠道准备：患者术前一日晚餐不进固体或难消化食物,少吃甜食,避免腹胀;手术当日应根据手术情况禁食,局部麻醉术前 4 小时禁饮食,全身麻醉术前 12 小时禁食、前 4 小时禁水;如一般情况较差者,应先建立静脉通路给予一定的支持治疗。③皮肤准备：术前一日洗澡或清洁穿刺区域皮肤,更换清洁衣裤。④术前摘除金属饰物;女患者如月经期及时通知责任护士;术前排空膀胱。

2）家属准备：①告知患者家属（被委托人）手术当日提前到病房,需签署手术知情同意书;②确保患者住院押金足够;③鼓励患者家属术后陪伴。

3）病房护士准备：①协助完善各项化验及常规检查：术前进行血、尿、大便常规,肝、肾功能,凝血功能,肿瘤标志物,血型检查和感染筛查,心电图、X 线胸片等检查。②根据穿刺点、进针路径进行手术区域皮肤准备,并检查有无皮肤破损及感染。③术前晚视病情需要进行肠道准备。④手术当日行碘过敏试验;建立静脉通道。⑤测量生命体征,如体温、血压异常及时汇报医师。⑥术前 15 分钟肌内注射血凝酶 1000U,维生素 K_1 10mg,护送患者赴消融治疗室。

4）手术室护士准备：①药品准备：术前准备麻醉、镇静、镇痛、止吐、止血等药物,急救设备和药品。②设备和材料：准备好吸氧装置、心电监护;备好冷冻消融所需氩气、氦气及消融治疗仪;准备好冷冻探针等材料。手术室配备吸氧、吸痰装置,备有简易呼吸器、胸腔闭式引流包等。③预防术中出现冷休克,术前应在 CT 床上提前铺好保温毯并调整好温度。

5）医生准备：①病理检查：为明确诊断,建议行病灶穿刺活检病理检查;②制定消融方案：术前根据患者病情和医院条件进行讨论分析,选择适宜的引方式、消融治疗仪及消融治疗极,确定穿刺点、进针路径及布针方案。③术前与患者及家属充分沟通,签署手术知情同意书。

3. 护理配合

（1）手术室护士与病房护士进行详细交接,确认患者身份,核对患者基本信息。

（2）局麻患者根据病灶部位协助其取合适体位（仰卧或俯卧）,既要方便治疗,又要使患者舒适安全。嘱患者不能自行改变体位、注意平静呼吸;连接好心电监护,观察患者血氧饱和度情况。

（3）手术室护士对患者进行压疮评估,评分≤18 分提示患者有发生压疮的危险,建议采取保护性预防措施,如局部敷贴皮肤保护膜。

（4）协助医生进行皮肤消毒、铺无菌巾。

（5）手术治疗过程中应询问患者有无不适之处,注意患者面部表情变化。如患者出现恶心、面色苍白、寒战、体温降低、心律失常、血压下降、呼吸困难等冷休克表现,应立即通知医生暂停消融,进行抗休克紧急处理。

（6）对于靠近体表肿瘤,冷冻消融过程中针杆与皮肤表面接触易造成冻伤,可采用装有45℃温盐水的一次性无菌手套置于针杆周围保护皮肤。或用纱布保护周围组织,避免冻伤。

4. 术后护理

（1）术后常规护理:与肝癌射频消融相同。

（2）并发症护理

1）冷休克:当肿瘤靠近大血管或冷冻范围较大,有可能导致患者发生冷休克,因此术前应在 CT 检查床上提前铺好保温毯并调节温度在 37～39℃之间,密切观察患者生命体征,一旦患者出现恶心、面色苍白、寒战、肢体温度低、脉搏细速、心律失常、血压下降、呼吸困难等冷休克表现,应及时进行保护及抗休克治疗。

2）出血:因冷冻消融结束后无法对针道进行消融,出血的发生率高于射频消融及微波消融,因此术后需密切观察生命体征变化,重点观察血压、心率变化以及患者对疼痛的主诉,遵医嘱急查血常规,必要时急诊行 CT 检查,应用止血药。

3）皮肤冻伤:对于靠近体表的肿瘤,穿刺针与皮肤表面接近,冷冻消融过程中易出现冻伤。患处皮肤给予安尔碘局部消毒,硫酸镁表面湿敷,无菌纱布包扎,根据损伤程度,选择更换敷料次数。可用沛离子抑制剂及磺胺嘧啶银等喷涂患处促进伤口愈合,包扎时采用半暴露包扎法,使患处皮肤保持清洁干燥。并在患处皮肤做好标记,观察伤口愈合情况。做好相应护理记录。保持床单及衣物清洁干燥,翻身活动时注意保护患处免受摩擦。

4）反应性胸腔积液:部分肿瘤靠近膈顶的患者,冰球刺激膈肌和胸膜,易导致少量胸腔积液。多数患者治疗后都有少至中等量的胸腔积液,多可自行吸收,10% 左右需要性胸腔引流。应嘱患卧床休息,采用患侧体位。

5. 康复指导　同本节围术期的护理相应部分。

6. 健康教育　同本节围术期的护理相应部分。

（三）CT 引导化学消融治疗肝癌的护理

1. 适应证与禁忌证

（1）适应证

1）原发性肝癌及肝转移瘤,一般认为病灶不超过 3 个,最大病灶直径不超过 3cm 的小肝癌疗效最佳,也适用于直径 3～7cm 的肝癌;只要能将病灶完全消融,病灶数目及大小应不是绝对限制的因素。

2）原发性肝癌或肝转移瘤术前治疗,有利于手术切除,且可减少术后复发、转移。

3）肝癌切除后复发,不宜或不愿意再次接受手术切除。

4）因合并肝硬化、肝功能失代偿或合并心、脑、肾、肺等疾患或年老体弱而无法接受手术切除的肝癌、肝转移瘤。

5）较大肝囊肿或肝血管瘤,有增大趋势或患者有治疗意愿。

（2）禁忌证

1）严重的心、脑、肾、肺等器官功能障碍。

2）无法纠正的凝血功能障碍。

3）重度黄疸，大量腹水。

4）肿瘤肝内弥漫分布。

2. 术前评估与准备

（1）护理评估：与肝癌射频消融相同。

（2）术前访视：询问患者有无乙醇、碘油过敏史，向患者详细讲述化学消融的原理、注意事项、术中及术后可能出现的症状、并发症及处理措施。

（3）术前指导：局麻患者告知其手术过程中配合操作的重要性，指导并训练患者屏气及平静呼吸等动作，确保进针路径与肿瘤位置关系相对一致；同时还应告知患者手术大概需要的时间、手术体位等，以取得患者的理解、合作。

（4）术前准备

1）患者准备：①影像资料准备：告知患者需将2周内行超声、增强CT或增强MRI检查影像资料准备齐全，便于手术医生掌握肿瘤位置、大小、数目、形状，与大血管及周围脏器的关系，指导进针路径。②胃肠道准备：患者术前一日晚餐不进固体或难消化食物，少吃甜食，避免腹胀；手术当日应根据手术情况禁食，术前4小时禁饮食，如一般情况较差者，应先建立静脉通路给予一定的支持治疗。③皮肤准备：术前一日洗澡或清洁穿刺区域皮肤，更换清洁衣裤。④术前摘除金属饰物；女患者如月经期及时通知责任护士；术前排空膀胱。

2）家属准备：①告知患者家属（被委托人）手术当日提前到病房，需签署手术知情同意书；②确保患者住院押金足够；③鼓励患者家属术后陪伴。

3）病房护士准备：①协助完善各项化验及常规检查：术前进行血、尿、大便常规，肝、肾功能，凝血功能，肿瘤标志物，血型检查和感染筛查，心电图、X线胸片等检查。②根据穿刺点、进针路径进行手术区域皮肤准备，并检查有无皮肤破损及感染。③术前晚视病情需要进行肠道准备。④手术当日行碘过敏试验；建立静脉通道。⑤测量生命体征，如体温、血压异常及时汇报医师。⑥术前15分钟肌内注射血凝酶1000U，维生素 K_1 10mg，护送患者赴消融治疗室。

4）手术室护士准备：①与手术医生沟通，提前将无水乙醇、醋酸、盐酸以及碘油等物品备好。②设备和材料：准备好吸氧装置、心电监护；手术室配备吸氧、吸痰装置，备有简易呼吸器、胸腔闭式引流包等。

5）医生准备：①病理检查：为明确诊断，建议行病灶穿刺活检病理检查。②制定消融方案：术前根据患者病情和医院条件进行讨论分析，选择适宜的引方式、消融治疗仪及消融治疗极，确定穿刺点、进针路径及布针方案。③术前与患者及家属充分沟通，签署手术知情同意书。

3. 护理配合

（1）患者提前进入消融手术室，手术室护士与病房护士进行详细交接，确认患者身份，核对患者基本信息。

（2）局麻患者根据病灶部位协助其取合适体位（仰卧或俯卧），既要方便治疗，又要使患者舒适安全。嘱患者不能自行改变体位、注意平静呼吸；连接好心电监护，观察患者血氧

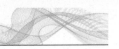

饱和度情况。

（3）协助医生进行皮肤消毒、铺无菌巾。

（4）手术开始需要密切观察患者意识、面部表情变化、生命体征、保持呼吸道通畅，与患者沟通交流，询问有无不适之处，评估患者的耐受隋况，发现问题及时汇报，及时处理。保证手术顺利，安全进行。

（5）嘱患者深吸气后屏气，手术医生根据将穿刺针依确定的方向刺入直到标记的深度，CT扫描确定针尖的确切位置。当穿刺针到达肝肿瘤内，拔出针芯见无回血后，护士协助术者抽吸无水酒精和碘油，术者把吸好的无水酒精、碘油混合液缓慢地注入肝肿瘤内，再进行CT扫描，在CT荧屏上可见药物在肿瘤内弥散，术者根据药物在肿瘤内弥散充盈情况调整穿刺方向及平面，反复多方向穿刺注药。术中注意无水酒精引起的毒副作用：如头晕、头痛、烧灼感、面色潮红、恶心呕吐等；注意碘油引起的过敏反应。有异常，及时报告医生，及时处理。

（6）患者可因注射药物引起瘤内压力增高而致无水乙醇等化学物质外溢或沿针道流入腹腔，刺激肝被膜、腹膜或进入毛细血管、毛细胆管而引起明显疼痛、恶心、呕吐等；因此在注射药物后应严密观察患者的生命体征及疼痛、恶心、呕吐等不良反应，必要时给予止痛、止吐等对症处理。注意患者有无出现心悸、面部潮红、血压上升等乙醇过敏表现，同时注意患者有无疼痛等治疗反应，并给予患者安慰、鼓励等心理疏导，一般 10~30 分钟后上述症状即可逐渐减弱至消失；疼痛明显时给予局部麻醉，必要时可肌注或静脉给予镇静、镇痛药物。

（7）药物注射完毕，插入针芯，稍停数秒后，将针尖拔至肿瘤边缘，再停数秒，继续退针至肝包膜 1~1.5cm 处，CT扫描无药物返溢后，将针完全拔出。拔出穿刺针，常规消毒穿刺点，用无菌纱布覆盖穿刺口，用手轻轻压迫 15~20 分钟后见无回血包扎伤口。

4. 术后护理

（1）常规护理

1）术后平卧并给予心电监护12小时，如无异常即可鼓励患者下床，适当活动以减轻腹胀感；鼓励患者腹式呼吸以减轻局部粘连；鼓励患者多饮水促进代谢；指导患者进食高蛋白、高热量、高纤维、低脂肪食物，以减轻肝脏负担及促进排便。

2）术后部分患者会出现发热及疼痛，对他们要给予更多的关心，并且耐心向患者解释这是正常的术后反应，一般 3~7 天后即可消失，同时可遵医嘱给予必要的对症治疗。

（2）并发症护理

1）肝损害：肝肿瘤化学消融所致肝损害原因为单次注入药物的剂量过大或短期内多次治疗导致肝脏负荷过重。

护理措施：①鼓励患者多食高蛋白、高热量、高纤维素、低脂易消化食物，宜少食多餐；②术后卧床休息，注意保肝治疗，监测肝功能和测量腹围；③观察患者有无明显的腹胀、尿少等，准确记录 24 小时尿量并监测电解质情况；④术后 1~3 天常规给予抗生素，观察患者体温的变化，一旦发生肝脓肿，可在 B 超引导下穿刺引流，对脓液进行细菌培养和药敏试验，选用敏感的抗生素。

2）无水乙醇过敏：对乙醇过敏者，应用无水乙醇进行肝肿瘤消融时可发生过敏反应，患者可有面色潮红、嗜睡、四肢无力等醉酒样表现。一般 10~30 分钟后上述症状可逐渐减缓至消失，多无须处理。严重者按照乙醇中毒处理，积极给予扩容、利尿、对症治疗。因此治疗前应详细询问患者有无乙醇过敏史,对于初次治疗的患者,首次剂量不宜过大,并在治疗开始时从小剂量开始,观察患者无过敏反应后再继续进行治疗。

3)血管及胆管损伤:多因注射药物引起瘤内压力增高而致化学药物外溢并进入小学馆及胆管而引起血管及胆管损伤,少部分因穿刺针直接刺入小胆管及血管所致。因此注射药物时应缓慢推注,防止压力过高导致药物外溢;较大肿瘤应行多点穿刺注药治疗,避免单点加压注药。此外每次注药应先回抽,防止穿刺针位于小胆管或血管内,开始治疗时宜先注入少量药物后进行扫 CT 扫描,确定药物在肝实质内后再行注药治疗并间断进行 CT 扫描观察药物在肿瘤内的浸润情况,防止药物应用过量。

5. 健康指导　同本节围术期的护理相应部分。

【病例 2】

(1)简要病史:患者,男性,60 岁。慢乙肝肝硬化病史 13 年余,肝癌病史 5 年,近期发现肝内新发病灶。

(2)术前评估:ECOG 体能状况分级为Ⅰ级,ADL 评分为 100 分,生命体征平稳。

(3)术前访视:患者依从性好,对责任护士指导宣教内容均能掌握。

(4)消融治疗:氩氦刀消融术治疗。术中胆道出血,量约 20ml,行栓塞术、胆道引流术(图 3-19-2-3)。

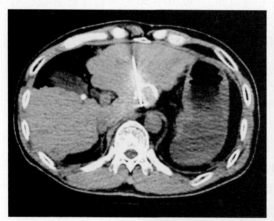
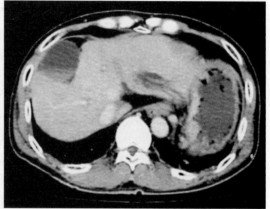
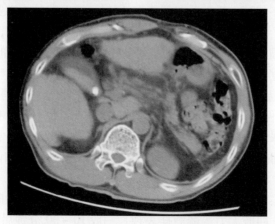

图 3-19-2-3　术中胆道出血

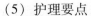

（5）护理要点

1）术中：①生命体征观察：严密观察生命体征及血氧饱和度情况；②术中出现并发症配合医生进行抢救；③与 DSA 手术室联系急诊行 DSA 引导栓塞术。护送患者转运时注意安全。

2）术后：①注意观察及保护穿刺部位皮肤；②疼痛评估；③加强引流管的护理；④活动、休息与饮食指导。

第 3 节　盆腔脏器肿瘤消融治疗的护理

晚期肿瘤患者常发生腹盆腔转移性肿瘤，盆腔转移复发性肿瘤的手术再切除率较低，单纯放、化疗效果较差，不良反应大，根治性切除术为目前临床治疗盆腔肿瘤的主要方法。然而，相对狭小的盆腔内邻近脏器多，解剖关系复杂，外科手术切除较困难；外科手术切除对患者耐受性要求相对较高、创伤大，有相当多的一部分患者入院确诊时常由于本身的身体状况或心肺等功能不能承受大的创伤性手术，失去了根治手术治疗的机会。

近年来，随着肿瘤微创治疗的迅猛发展，特别是消融技术的不断成熟，影像引导消融作为一种物理治疗手段，目前已经在实体肿瘤治疗中显示了显著的临床近期及远期疗效；是一种安全、有效的治疗方法，并发症发生率低，可以缓解患者痛苦，提高患者生活质量。

盆腔肿瘤主要包括：泌尿系统肿瘤、生殖系统肿瘤、直肠肿瘤和盆腔转移性肿瘤。本节着重介绍泌尿系统、生殖系统肿瘤消融治疗护理。

一、护理原则

经皮穿刺消融治疗恶性肿瘤，对不能进行手术切除的晚期患者能起到延长生存时间的作用。在护理工作中要做好：

1. 充分的术前准备是手术顺利进行的保障，做好术前心理护理及健康宣教；

2. 术中严密监测生命体征，观察患者全身反应，对症处理，可有效降低并发症的发生；

3. 制订护理流程；

4. 消融术后延续性护理支持。

二、围术期护理

（一）术前护理

1. 护理评估

（1）责任护士参加术前讨论，详细了解肿瘤位置与周围脏器的关系、影像特征、术中体位及并发症发生的相关性等；

（2）责任护士于术前一日对患者进行体力状况（ECOG）评分、ADL 评分及一般临床症状评估（包括：生命体征、饮食情况、有无不适症状）；

（3）术前根据患者年龄、职业、文化程度对患者的依从性进行评估。

2. 术前访视　术前由手术室护士到病房做术前访视，向患者进行自我介绍，发放并讲解术前、术中、术后注意事项的相关健康宣教处方,简要讲解手术步骤、麻醉方式、配合要点,稳定患者情绪,消除患者的恐惧心理,使其以良好的心态接受并主动配合手术。

3. 术前指导　告知患者其手术过程中配合操作的重要性、手术大概需要的时间、手术体位等,以取得患者的理解、合作。

4. 术前准备

(1) 患者准备:①影像资料准备:告知患者需将2周内行超声、增强CT或增强MRI检查影像资料准备齐全,便于手术医生掌握肿瘤位置、大小、数目、形状,与大血管及周围脏器的关系,指导进针路径。②胃肠道准备:包括:饮食准备、导泻和灌肠。肠道准备目的是要清除肠道内的食物和粪便残渣,减少肠道内的气体,从而减少因肠道内容物导致超声异常反射、能量沉积引起肠道损伤的风险。指导患者术前一日晚餐不进固体或难消化食物,少吃甜食,避免腹胀;手术当日应根据手术情况禁食,局部麻醉术前6小时禁饮食,术前4小时禁水。③皮肤准备:术前一日洗澡或清洁穿刺区域皮肤,更换清洁衣裤。④术前摘除金属饰物;女患者如月经期及时通知责任护士;术前排空膀胱。⑤患者本人及家属签署治疗志愿书和知情同意书。

(2) 家属准备:①告知患者家属(被委托人)手术当日提前到病房,需签署手术知情同意书;②确保患者住院押金足够;③鼓励患者家属术后陪伴。

(3) 病房护士准备:①协助完善各项化验及常规检查:术前进行血、尿、大便常规,肝、肾功能,凝血功能,肿瘤标志物,血型检查和感染筛查,心电图、X线胸片等检查。②根据穿刺点、进针路径进行手术区域皮肤准备,并检查有无皮肤破损及感染;常规下腹部备皮,可采用医用脱毛膏将术区毛发清理干净,备皮范围与下腹部手术一致,包括肚脐以下,耻骨联合以及会阴部皮肤。③术前晚视病情行肠道准备;采取甘油灌肠剂进行灌肠。④手术当日行碘过敏试验;建立静脉通道。⑤测量生命体征,如有异常及时汇报医师。⑥留置导尿,治疗过程中控制膀胱内液体量。⑦术前15分钟肌内注射血凝酶1000U,维生素 K_1 10mg,护送患者赴消融治疗室。

(4) 手术室护士准备:①药品准备:术前准备麻醉、镇静、镇痛、止吐、止血等药物,急救设备和药品。②设备和材料:准备好吸氧装置、心电监护;消融治疗仪及相应消融治疗极、穿刺架或定位导航系统、引导针等。手术室配备吸氧、吸痰装置,备有简易呼吸器、呼吸机及相关设备。

(5) 医生准备:①病理检查:为明确诊断,建议行病灶穿刺活检病理检查。②制定消融方案:术前根据患者病情和医院条件进行讨论分析,选择适宜的引导方式、消融治疗仪及消融治疗极,确定穿刺点、进针路径及布针方案。③术前与患者及家属充分沟通,签署手术知情同意书。

(二) 术后护理

1. 术后常规护理

(1) 卧位护理:术后需平卧,如生命体征平稳,在术后1小时即可协助患者变换体位:如肩部、腿下垫软枕。

(2) 1~2小时可变换体位,左侧位—平卧位—右侧位交替更换。

(3) 术后24小时可采用半卧位,头部以抬高45°~50°为宜,膝下垫枕或使用腿支架,每1~2小时摇平床头变换体位1次。

（4）术后 24 小时可根据患者情况,协助下床活动。长期卧床的患者,由于腹腔内血管紧张性降低,若突然站立,血液因重力作用而集中于腹部和下肢,回心血量减少,血压显著下降,会引起脑缺血。所以下床前要做好准备工作,先扶患者坐起,双下肢垂于床下,30 分钟后,站立片刻再行走 50m 以内为好。

2. 生命体征观察　责任护士按护理常规或医嘱监测生命体征,护理记录单详细、及时、准确记录;患者术后返回病房即给予心电监护,严密观察生命体征及血氧饱和度情况,术后 2 ~ 5 天多数出现发热(一般在 38 ~ 39℃),告知患者是术后肿瘤病灶炎症、坏死吸收有关,如果持续体温不退超过 38.5℃以上给予物理降温或药物降温。

3. 饮食指导

（1）术后常规禁食水 2 小时;2 小时后可进水,在排除急腹症的情况下,术后 24 小时内可进流食,24 小时后可进半流食 48 小时后可恢复正常饮食。

（2）患者术后卧床时间较长,易引起便秘、腹胀,应多食含纤维素高的食品,并鼓励多饮水;指导患者饮食以高蛋白、高热量、清淡易消化食物为主,进行营养支持。

（3）观察会阴部和双下肢有无疼痛、感觉和运动障碍,以便判断有无神经损伤。保持外阴清洁。

（4）术后观察有无持续性腹痛、血尿、尿失禁、肠梗阻等情况。

（5）准确执行医嘱,输液、用药及时,各种治疗、护理措施到位。

（三）疼痛护理

盆腔肿瘤患者由于治疗或癌症本身会出现疼痛症状,护理人员要根据患者疼痛的程度给予适当的护理。遵医嘱给患者使用止痛剂,开始时可用非麻醉的止痛药如布洛芬等,若疼痛未得缓解,可使用麻醉剂,如可吗啡等。由于使用止痛药的不良反应较多,护理人员要时刻观察患者呼吸情况、面色、血压和心搏等。具体护理措施参照"第 2 节　胸腹部肿瘤消融治疗围术期护理"疼痛护理部分。

（四）预防压疮

具体护理措施参照第二节胸腹部肿瘤消融治疗围术期护理压疮护理部分。

（五）康复指导

盆腔肿瘤患者大多都在术后还要反复的化疗、放疗。这些过程都是痛苦和漫长的。癌性疲乏、疼痛的护理是能够减轻患者临床痛苦的护理,对提高患者生活质量有重要意义。

1. 心理疏导　缓解患者负面心理的必要手段,与患者的治疗态度和恢复情况密切相关。健康指导可以一对一的了解患者心里所想,消除患者顾虑,帮助患者建立良好的生活习惯,鼓励患者采取积极乐观的态度面对疾病,树立战胜疾病的信心;保持良好的心态,正确对待疾病。

2. 家属指导　家庭护理尤为重要,指导家属努力为患者创造一个温馨、和谐的生活氛围;协助生活护理,督促功能锻炼,提高患者出院后的生活自理能力。

3. 个体化健康教育处方　根据患者疾病的不同阶段,患者及家属的需求,制订出具有针对性的个体化健康教育处方。

（六）健康指导

1. 心理护理支持　盆腔肿瘤患者由于身患严重的疾病,会出现许多负面心理,包括焦虑、抑郁、厌世等。护理人员也要耐心的与患者家属进行沟通,尤其是患者配偶,家人的支持是对患者最大的鼓励,让患者以乐观的心态应对疾病的治疗。

2. 癌性疲乏护理　盆腔肿瘤因癌性疲乏导致病情发速度快、持续时间长、不易缓解恢复,仅靠卧床休息对疾病没有益处。有研究表明,疲乏和加强体育锻炼呈现负相关。因此,护理人员要根据患者的体力及身体耐受的程度适当的安排活动,如到室外散步、做一些简单的不耗费体力的体育活动。这样可以有效缓解患者癌性疲乏,减慢患者疾病进展的进程。

3. 健康指导　护理人员要对患者进行健康知识宣教,要告知患者在生活中的注意事项,要保持愉悦的心情,安排合理的作息时间,出院后要定期到医院复查等。

4. 随访

(1) 建立肿瘤消融患者门诊个人档案:包括门诊日志、个人文本资料、电脑数据库。

(2) 延续性护理支持:通过多种途径的随访,对患者的遵医治疗行为进行督导,引导患者放松情绪、开展训练等。通过这种方式,可以使患者及其家属了解术后康复效果,确保患者得到应有后续照顾,端正对疾病进行治疗以及预防的态度,可以有效减少患者术后可能出现的各种症状应激反应。消融术后延续护理支持方案见附件19-4。

(3) 复诊时间:术后常规1年内每1~3个月复查超声及增强 CT 或增强 MRI、肿瘤标志物和肝功能;1年后每3个月复查1次。主要观察消融局部有无进展或复发、有无新发病灶及转移等。

三、超声引导前列腺癌冷冻消融治疗的护理

(一) 适应证

全前列腺冷冻消融术的有效冷冻范围为包括前列腺病灶在内的全部前列腺,因为冷冻边缘超出前列腺边缘,这就将前方紧邻前列腺的血管神经束也包括在内,其结果是几乎100%的患者术后出现性功能障碍。保留神经的前列腺癌部分冷冻治疗是近年来发展起来的新方法,即根据病灶的大小及范围选择性地冷冻消融部分前列腺,主要包括肿瘤病灶局部冷冻消融、一侧前列腺冷冻消融和前列腺次全冷冻消融,通过保存双侧或一侧的血管神经束来维持患者的性功能。对于局灶性前列腺癌且要求维持性功能的患者是一种较好的人性化的治疗选择。

1. 全前列腺冷冻的消融术的适应证　初次全前列腺冷冻消融术适用于临床分期为 T1c ~ T3 的前列腺癌且不要求保留性功能的患者。对临床 T3 期患者,冷冻消融更适合于肿瘤体积较小且肿瘤在有效冷冻范围内的患者。由于冷冻治疗的微创性,部分因年老体弱、合并多种疾病,无法耐受或不愿意接受手术治疗的患者可选择冷冻消融治疗,甚至对于部分有前列腺癌根治术禁忌证的患者(如部分合并心脑血管等疾病的患者),前列腺冷冻消融也可作为一种可行有效的治疗。

2. 部分前列腺冷冻消融术的适应证　目前国际上尚没有统一的关于前列腺癌部分冷冻消融术的适应证,一般认为需具备4个条件:MRI 证实瘤灶局限于前列腺一侧且无局部及远处转移;经系统的前列腺活检证实肿瘤位于前列腺一侧;患者没有前列腺的家族史;患者要求尽可能保留性功能。

(二) 禁忌证

严重出血倾向或合并有不适合消融治疗的严重疾病者和全身恶病质明显或心、肺、肾功

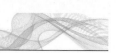

能不全者。

（三）护理

1. 术前护理

（1）护理评估：①责任护士于术前一日对患者进行体力状况（ECOG）评分、ADL 评分及一般临床症状评估（包括：生命体征、饮食情况、有无不适症状）。②术前根据患者年龄、职业、文化程度对患者的依从性进行评估。③前列腺癌患者多为老年患者，可伴有不同程度的高血压、动脉硬化、慢性支气管炎、肺气肿等慢性病。护士应了解患者全身状态，确保麻醉及手术的安全性。

（2）术前访视：很多患者在确诊前列腺癌后难以接受现实而经历一定时期的思想抵抗期，当最终面对病情的事实后，因缺乏对前列腺癌自然病程和冷冻消融术式的了解会导致焦虑、抑郁、甚至恐惧等心理反应。护理人员需要配合医生多与患者沟通，说明此项手术的原理、方法、手术效果及优越性。

术前由手术室护士到病房做术前访视，向患者进行自我介绍，发放并讲解术前、术中、术后注意事项的相关健康宣教处方，简要讲解手术步骤、麻醉方式、配合要点，稳定患者情绪，消除患者的恐惧心理，使其以良好的心态接受并主动配合手术。

告知患者其手术过程中配合操作的重要性、手术大概需要的时间、手术体位等，以取得患者的理解、合作。

（3）术前准备

1）患者准备：①影像资料准备：告知患者需将 2 周内前列腺超声（有条件者可以行超声造影）、增强 CT 或增强 MRI 检查，明确病灶位置、大小、数目、形状、与血管、胆管及周围脏器的关系，指导进针路径。推荐术前至少进行增强 CT 或增强 MRI 一项检查。②胃肠道准备：术前 6 小时禁食，2 小时禁水，术前 1 天晚口服复方聚乙二醇电解质加白开水 2000ml 进行肠道清洁，术晨禁食水；③皮肤准备：术前一日洗澡或清洁穿刺区域皮肤，更换清洁衣裤。④术前摘除金属饰物。⑤患者本人及家属签署治疗志愿书和知情同意书。

2）家属准备：①告知患者家属（被委托人）手术当日提前到病房，需签署手术知情同意书；②确保患者住院押金足够；③鼓励患者家属术后陪伴。

3）病房护士准备：①协助完善各项化验及常规检查：术前进行血、尿、大便常规，肝、肾功能，凝血功能，肿瘤标志物，血型检查和感染筛查，心电图、X 线胸片等检查。②皮肤准备：根据穿刺点、进针路径进行手术区域皮肤准备，并检查有无皮肤破损及感染。常规下腹部备皮．备皮范围：备皮范围与下腹部手术一致，脐平至大腿上 1/3 处，耻骨联合以及会阴部皮肤，包括会阴部及肛门的皮肤。术晨常规用醋酸氯己定清洗会阴部皮肤。③肠道准备：为了预防手术穿刺针直接刺激直肠引起排便，污染前列腺手术区域，肠道清洁尤为重要。术前 3 天指导患者进食清淡易消化的半流质饮食，术前 1 天指导患者口服复方聚乙二醇电解质清洁肠道，术晨检查患者肠道准备情况。④手术当日行碘过敏试验；予以留置针穿刺，建立静脉通道。⑤测量生命体征，如有异常及时汇报医师。⑥留置导尿，治疗过程中控制膀胱内液体量。⑦术前 15 分钟肌内注射血凝酶 1000U，维生素 K_1 10mg，护送患者赴消融治疗室。

4）手术室护士准备：①药品准备：术前准备麻醉、镇静、镇痛、止吐、止血等药物，急救设备和药品。②设备和材料：冷冻消融治疗仪、冷冻探针等。保证影像引导设备及冷冻消融治疗仪处于正常工作状态。准备好吸氧装置、心电监护。

5）医生准备：①病理检查：为明确诊断，建议行病灶穿刺活检病理检查。②制定消融方案：术前根据患者病情和医院条件进行讨论分析，选择适宜的引导方式、消融治疗仪及消融治疗极，确定穿刺点、进针路径及布针方案。③术前与患者及家属充分沟通，签署手术知情同意书。

2. 护理配合

（1）患者提前进入消融手术室，手术室护士与病房护士进行详细交接，确认患者身份，核对患者基本信息。

（2）协助患者取截石位，嘱患者髋关节屈曲 $90°\sim100°$，外展 $45°$，调节腿架高度以腘窝处不受压并自然下垂为宜。

（3）合理摆放手术仪器以方便术者操作。将 B 超探头涂抹液状石蜡后，协助医生推动支架，将探头置入直肠。探头固定器以无菌套覆盖；充分暴露穿刺部位皮肤。

（4）术中严格手术区域无菌原则。协助术者手术区域常规消毒铺无菌术巾，协助术者试刀无误后，经直肠超声引导将 2mm 冷刀缓缓插入前列腺靶点，靶点距离膀胱颈部距离通常控制在 $0.6\sim1cm$，以免冻伤膀胱。待瘤体内穿刺针的角度、深度满意后，开始启动氩气产生制冷作用，在 30 秒内将冷冻组织病变冷冻至 $-100℃$ 以下，护士严密监测各冷刀温度，配合术者给各刀快速冷冻 $10\sim15$ 分钟，关闭氩气，再启动氦气复温，使病变组织从 $-100℃$ 上升至 $10\sim20℃$，利用氩氦刀冷热逆转疗法，快速加热处于结冰状态的病变组织，使病变组织破裂。由于氩氦刀制冷或加热只局限在超冷刀尖端，刀杆不会对穿刺路径上的组织产生冷热伤害。其降温及升温的速度，时间和温度，摧毁区域的范围均可控制。

（5）术中根据操作医生的指示，将冷冻穿刺针和测温探针准确无误地连接到氩氦刀系统，并快速准确的操作该系统实现冷冻-复温过程。

（6）术中严密观察生命体征变化，持续使用保温毯保暖，加强术中、术后对体温的观察，根据体温监测情况调整保温措施，预防冷休克的发生。

（7）术后手术室护士负责各设备的清洁和保存，并及时更换压力不足的氩气或氦气。

3. 术后护理

（1）常规护理：

1）护理：局麻患者术后平卧至少 6 小时，6 小时后可在床上做翻身、半卧等少量简单活动，24 小时以后方可下床活动，指导患者待病情稳定后尽早下床做轻微活动，促进其血液循环，防止并发症的发生。

2）体征观察：常规 24 小时心电监护，如有必要可延长监护时间。监测生命体征，护理记录单详细、及时、准确记录；患者术后返回病房即给予心电监护，严密观察生命体征及血氧饱和度情况，术后 $2\sim5$ 天多数出现发热（一般在 $38\sim39℃$），告知患者是术后肿瘤病灶炎症、坏死吸收有关，如果持续体温不退超过 $38.5℃$ 以上给予物理降温或药物降温。

3）饮食护理：前列腺癌冷冻治疗的患者无须留置胃管，大多数患者手术当天即可通气，与常规需等患者通气后方可进食不同，患者术后即逐渐进水，术后第 1 天早上即可进流质饮食，中午晚上进半流质饮食；第 2 天起可嘱患者进食高蛋白、高维生素、易消化的食物；常规于术后第 2 天给予麻仁丸等通便药物，预防通便时过于用力而导致出血的可能。护理人员应注意观察患者是否有血便或大便带血并及时向医生反映情况。出院后嘱患者多饮水，避免饮酒及饮食辛辣刺激性食物。

4）会阴处护理：会阴部和双下肢有无疼痛、感觉和运动障碍，以便判断有无神经损伤。保持外阴清洁，可采用醋酸氯己定冲洗液进行会阴冲洗。

5）常规留置导尿管，视患者自主排尿情况予以拔除。

（2）排尿观察与护理

1）术后观察有无尿道、膀胱出血或膀胱痉挛等情况。冷冻治疗过程中虽然是在超声引导下穿刺，但仍有穿刺针穿破尿道或者穿入膀胱的可能性，可能导致尿道或膀胱出血。尿道保护器的使用使得冰球冻伤尿道的可能性大大减低，但仍有冻伤膀胱壁的可能，这也可能导致术后膀胱出血；因此护理人员术后应注意观察患者有无血尿，如有明显肉眼血尿则需要持续膀胱冲洗。

2）妥善固定尿管，保持管道通畅，堵塞时及时检查并调整尿管位置；如有血块堵塞尿管则需配合医生用注射器冲洗尿管。根据尿液的颜色判断出血情况，并根据尿色调节冲洗的速度，每次注入量不宜超过 50ml，冲洗液注入后，应全部抽出后再注入，反复冲洗。

3）由于术中因冰球过大刺激膀胱，术后有膀胱痉挛可能，因此前列腺癌冷冻治疗患者术后常规使用解痉药物，预防膀胱痉挛。但术后避免使用经肛门纳入的解痉止痛药物。

4）密切观察患者有无下腹痛腹胀等症状，如有膀胱痉挛征象则可指导患者更换体位进，行深呼吸并及时告知医生进行处理减少对患者的刺激，促进康复过程。

5）预防泌尿道感染：每日给予醋酸氯己定液尿道口擦洗二次；严格执行无菌操作每日更换尿袋；长期留管者每周更换导尿管一次；留置尿管期间鼓励患者多饮水，以防逆行感染。

6）膀胱功能锻炼：夹闭与开放尿管，根据患者憋尿的耐受程度定时开放尿管，每 3~4 小时松管一次排放尿液，促进膀胱排尿功能的恢复，防止患者拔出尿管后出现尿潴留。

7）拔管：待尿液或冲洗液的颜色转清 12 小时左右，则可拔除导尿管；注意观察拔管后患者排尿情况，如遇有排尿困难、血尿等症状，需及时报告医生并作出相应处理。

（3）术区护理

1）治疗结束后手术室护士与病房护士详细交接患者情况，术中有无冻伤的发生；对冻伤的面积、数量、周围组织情况进行评估、记录；返回病房后提供宽松病服，保持局部皮肤干燥，减少物理性刺激；局部如有水疱，较小的水疱无须处理，2~3 周后自行吸收干枯结痂，脱落后创面可愈合；较大水疱经消毒后予以无菌注射器将泡液抽出，无菌敷料覆盖。

2）注意观察及保护穿刺部位皮肤。观察术区皮肤的温度、色泽变化，以及术区渗出情况，如渗出较多及时更换敷料，保持术区清洁。

（4）常见并发症及护理

1）勃起功能障碍：几乎所有行全前列腺冷冻消融的患者术后都有勃起功能障碍，这可能是与冰球范围超出前列腺腺体，损伤了血管神经束区域，减少阴茎动脉的血液供应，损害海绵体神经有关，使用了多个冻融循环治疗的患者勃起功能障碍更高。对于年轻的或希望维持勃起功能的患者，如果病情允许可选择保留神经的部分前列腺消融术，可有效保护患者的勃起的功能，但必须严格把握适应证。对性能力丧失表现烦恼和自卑的患者，护理上应给予有效的心理疏导，必要时服用西地那非治疗。

2）尿失禁：尿失禁是前列腺癌消融术后最主要的并发症之一，原因包括冷冻治疗可以直接导致的阴部内神经损伤、尿道黏膜损伤、尿道括约肌损伤、瘢痕形成导致的内括约肌功能损伤及膀胱逼尿肌功能不稳定等，而术后长期留置尿管、气囊过度牵拉压迫也会导致尿失禁。

护士应指导患者在留置尿管期间进行渐进性盆底肌锻炼,指导患者做收缩肛门的动作,以增强括约肌的功能和增加盆底肌的支持力量,同时保持会阴部清洁干燥。

提肛训练:提肛训练可以锻炼盆骨底肌肉,防止患者拔除尿管后出现尿失禁。术后患者如无血块排出及膀胱痉挛等不适,遵医嘱指导患者进行提肛训练,每日做100次为宜,分2～3次完成。如果患者出现血尿、会阴部水肿、疼痛等不适,可减少提肛运动次数。当患者不适症状减轻后再逐渐增加提肛训练的次数,循序渐进。

3）尿道狭窄:随着当前冷冻技术的改进,最近的研究显示该并发症的发生率不到3%。治疗方法包括充分的引流,如条件允许可行尿道切除前列腺坏死组织,还可适当的应用抗生素治疗。术中大流量持续热盐水灌注可减少或避免尿道冻伤,则尿道狭窄极少形成。避免过早拔除导尿管;术后保持尿管引流通畅,积极预防尿路感染;尿管拔除后,如有进行性尿线变细和排尿困难应定期进行尿道扩张等措施可预防和治疗尿道狭窄。

4）尿道直肠瘘:前列腺冷冻治疗后尿道直肠瘘的发生率较低,一般不超过0.4%,主要发生在挽救性冷冻治疗的患者中。冰球不慎延伸到直肠黏膜,导致肠壁损伤,引发瘘管形成。部分尿道直肠瘘患者可使用Foley导尿管引流行保守治疗。而行挽救性冷冻治疗的患者不考虑保守治疗,早期的尿粪分流是关键吧,如果瘘管形成并形成上皮组织,可用电灼促进其自然愈合。一般4～6个月待炎症消退后行瘘管修复术。在直肠和尿道之间注入生理盐水以撑开前列腺与直肠间隙,能有效避免或减少冰球对直肠的损伤,防止尿道直肠瘘的发生。

5）膀胱痉挛:与术中冷冻冰球范围过大有关。一般术后即可出现,每次持续数分钟到数十分钟,可持续一天或数天,其主要症状为排尿困难和腹痛。遵医嘱静脉滴注解痉药物或行腹部热敷(水温60～70℃)相应措施处理,可改善膀胱痉挛症状。老年人腹部热敷应控制水温在50℃以下,以防止烫伤。

6）阴囊水肿:由于氩氦刀治疗后导致局部血管闭塞,静脉回流受阻所致;此外,由于冰球的溶解,水分的外渗,易引起阴茎、阴囊的水肿,因此也要观察阴茎、阴囊的水肿情况。使用疼痛评分表进行评估患者的疼痛情况。协助患者早期下床活动,阴囊水肿处皮肤局部给予硫酸镁湿敷,用绷带或三角巾抬高阴囊,并遵医嘱酌情给予利尿剂对症处理后,5～7天内症状消失。

4. 康复指导

（1）心理疏导:鼓励患者采取积极乐观的态度面对疾病,树立战胜疾病的信心;保持良好的心态,正确对待疾病。

（2）家属指导:家庭护理尤为重要,指导家属努力为患者创造一个温馨、和谐的生活氛围;协助生活护理,督促功能锻炼,提高患者出院后的生活自理能力。

（3）根据患者具体情况制订个体化健康教育处方:根据患者疾病的不同阶段,患者及家属的需求,制订出具有针对性的个体化健康教育处方。

处方要求:知识全面、方便实用,通俗易懂,简便实用,形式活泼,便于记忆。

处方内容:包括出院院宣教、疾病防治的基本知识、饮食指导、药物治疗、休息与活动的意义、危险因素的预防、自我监测、情绪的调整以及疾病相关治疗、护理的注意事项和配合要点等。

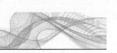

术后的健康教育　指导患者术后进行康复操锻炼有利于康复,同时在患者拔除尿管后指导其进行盆底肌的功能锻炼。

5. 健康指导

(1) 远期效应观察:

1) 建议消融治疗术后即刻行消融靶区增强 CT 或增强 MRI 扫描评价消融疗效,如存在病灶残余或消融边缘不充分,及时予以补充消融。

2) 拔除尿管、可以自主排尿后应坚持进行盆底肌锻炼;如出现血尿、排尿困难或者尿线变细等应及时就诊。

3) 随访:复诊时间术后常规 1 年内每 1 ~ 3 个月复查超声及增强 CT 或增强 MRI、PSA、尿常规等;1 年后每 3 个月复查 1 次。主要观察消融局部有无进展或复发、有无新发病灶及转移等。

(2) 功能锻炼:个体化运动处方:根据年龄和病情制订运动处方,写出注意事项。运动时间、运动强度因人而异。使其受损部位或肢体逐渐恢复功能,从而提高生活质量。

(3) 活动、休息与饮食:

1) 根据患者情况给予个体化营养处方:强调尊重患者个人饮食习惯。介绍抗肿瘤的食疗方法;恢复肝肾功能的食疗方法。

2) 了解患者营养状态:合理搭配饮食,保证每天摄入足量营养成分,同时注意饮食卫生。在原有饮食结构上调整,指导患者吃易消化、营养丰富及含维生素多的食物,保持大便通畅,以免因排便费力诱发出血。避免进食刺激较大的食物;忌烟酒。

3) 视病情恢复情况酌情进行体力活动,保持良好的心态,保证充足的睡眠。注意休息,劳逸结合,3 个月内避免剧烈活动;适当地进行体育锻炼,增强体质。

4) 服药指导:根据医嘱服药,向患者讲解其服用的抗肿瘤药类型和中药汤剂口服注意事项;不擅自减药或者停药,有情况及时与医生取得联系。

四、超声引导子宫肌瘤及子宫急症消融治疗

子宫肌瘤是育龄期女性发病率最高的良性病变,发病率高达 20%。随着女性婚育年龄的推迟,未婚育女性发病率也在增高,症状性子宫肌瘤传统子宫切除的治疗方法已不再能够较好满足临床治疗需求。越来越多的患者希望在保留子宫的基础上得到有效的保守治疗。超声引导下经皮微波原位消融治疗子宫肌瘤自 2007 年用于临床是近年逐渐成熟并普及的微创治疗新技术。此项技术创伤小、治疗后患者临床症状可有效减轻或消除。

超声引导经皮微波消融治疗子宫肌瘤技术原理:超声引导经皮微波消融治疗是病灶原位灭活技术,是借助超声影像实时引导、监控对子宫肌瘤进行靶向定位,并将针型微波辐射器经皮穿刺植入至病灶内,利用微波的生物体"离子加热"和"偶极子加热"的致热效应,在短时间内使电极周围的组织温度升高至使组织细胞蛋白质发生凝固性坏死的温度,造成组织细胞的不可逆性凝固坏死,并可使组织内血管壁发生透壁性损伤,进而达到保留子宫基础上,使子宫肌瘤细胞原位失活,子宫肌瘤缩小或经自然腔道排出体外完全消失的治疗目的。

(一) 适应证

经磁共振成像(magnetic resonance imaging,MRI)或超声检查明确诊断的子宫肌瘤,伴有

腹痛、月经过多、继发性贫血、压迫等症状,未生育或已婚已育但强烈希望保留子宫者,经其他保守治疗方法治疗无效,有安全的经腹壁穿刺路径,并符合以下条件者:

1. 已经明确诊断为子宫肌瘤、子宫腺肌症,排除子宫肉瘤等子宫其他恶性病变以及宫颈非良性病变。子宫肌瘤分级符合国际妇产学会(Federation International of Gynecology and Obstetrics,FIGO)分级标准 0~6 级,肌壁间子宫肌瘤均径(前后径+上下径+左右径)/3>5cm 且<10cm,黏膜下子宫肌瘤均径>2cm,宽蒂的浆膜下子宫肌瘤蒂部宽>3cm。

2. 虽有药物和手术治疗指征,但患者拒绝手术和药物治疗或药物治疗失败者。

3. 无药物和手术治疗指征,但患者对肌瘤有严重的心理负担。

4. 宫体、宫底的肌壁间肌瘤(最大径在 1.5~13cm 之间),浆膜下和黏膜下非带蒂肌瘤。

5. 有手术指征但患者不能耐受手术。

6. 患者无围绝经期征象。

（二）禁忌证

1. 绝对禁忌证

（1）月经期、妊娠期或哺乳期。

（2）FIGO 分级为 7 级的浆膜下子宫肌瘤。

（3）无安全的经皮穿刺入路者(病灶紧邻肠管、膀胱、大血管等重要器官,且无法分开)。

（4）子宫颈上皮内瘤变(cervical intraepithelial neoplasia,CIN)3 级以上。

（5）伴发子宫内膜重度不典型增生。

（6）子宫肌瘤短期内迅速增大,不能排除肉瘤样变者。

（7）有未被控制的急性盆腔炎症。

（8）肝、肾等重要器官功能障碍。

（9）严重的出凝血功能障碍,血小板低于 $50×10^9/L$,凝血酶原时间大于 25 秒,凝血酶原活动度小于 40%。

（10）妊娠及哺乳期或经期妇女、妇科炎症(阴道炎、盆腔炎等)或合并妇科恶性肿瘤,如子宫肉瘤、卵巢肿瘤、宫颈癌者。

（11）未控制的糖尿病及肝肾功能异常者。

2. 相对禁忌证　子宫肌瘤均径>10cm,预计治疗后子宫肌瘤缩小 50% 后子宫肌瘤均径仍大于 6cm,压迫或贫血症状不能有效改善者。

（三）护理

1. 护理评估

（1）详细了解手术部位、肿瘤与周围脏器的关系、影像特征、并发症发生的相关性等;了解病史,包括:有无出血史、盆腔手术史、感染史、糖尿病、高血压、服用抗凝药物、心脏起搏器、患恶性肿瘤等,向患者详细告知经皮微波消融治疗方法、优势与不足,预期疗效、潜在的并发症及副作用,同时与患者交流,进一步了解患者求治诉求。

（2）责任护士于术前一日对患者进行体力状况(ECOG)评分(见附件 19-3)、ADL 评分及一般临床症状评估(包括:生命体征、饮食情况、有无不适症状)。

（3）术前根据患者年龄、职业、文化程度对患者的依从性进行评估。

（4）有宫内节育器者需取出,并消炎止血后方可进行治疗。

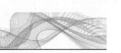

2. 术前访视 微创手术室护士与术前一日对患者进行术前访视,根据患者提出的问题及引起恐惧焦虑的原因进行针对性的解释和开导,并耐心回答其提出的问题,向患者介绍负责其手术的医生和麻醉方式、手术方案等。同时介绍以往手术的成功率以及同种疾病患者术后的康复状况,使其增强信心解除患者因焦虑而产生的紧张、恐惧心理。以最佳的心理状态接受并配合手术治疗。而对恐惧心理严重、极度敏感而脆弱的患者,实行保护性医疗措施,采取谨慎态度,正确运用沟通技巧,做好对症处理。

通过与患者交谈,了解其掌握程度,并针对不同个体,不同时期的健康问题和心理状态进行随机性教育。

3. 术前指导

(1) 局麻患者告知其手术过程中保持体位的重要性,确保进针路径与肿瘤位置关系相对一致。

(2) 全麻患者告知其胃肠道准备的重要性。

(3) 同时还应告知患者手术大概需要的时间、手术体位等,以取得患者的理解、合作。

(4) 向患者讲解术前配合知识,对可能留置引流管的进行相关知识的指导,并进行床上大、小便、深呼吸及有效咳嗽训练、床上翻身、四肢活动的示教练习指导。

4. 术前准备

(1) 患者准备:①影像资料准备:告知患者需将 2 周内行增强 CT 或增强 MRI 检查影像资料准备齐全。②胃肠道准备:近年来由于接台手术的增多,患者开始手术的确切时间很难预料,导致术前禁食时间延长,患者出现口渴、饥饿感甚至脱水、疲乏、营养不良、低血容量、低血糖和代谢性酸中毒。国外有专家建议最佳禁食时间是:固体食物、牛奶、乳制品为术前4~6 小时,全流质食物为术前 2 小时。术前 3 天进半流质,术前 1 天进流质。手术当日应根据手术情况禁食。③皮肤准备:术前一日洗澡或清洁穿刺区域皮肤,更换清洁衣裤。④术前摘除金属饰物;患者如月经期及时通知责任护士;术前排空膀胱。

(2) 家属准备:①由患者本人或授权人签署相关知情同意书(微波消融治疗同意书,超声造影授权同意书,组织活检知情同意书);②确保患者住院押金足够;③鼓励患者家属术后陪伴、照顾患者。

(3) 病房护士准备

1) 协助完善各项化验及常规检查:术前进行血、尿、便常规、尿妊娠试验、肝肾功、出凝血功能、血乳酸脱氢酶、性激素六项、血 CA125 及 CA199。心电图、X 线胸片、盆腔超声、盆腔增强 CT 或增强 MRI,以后者为优选。

2) 协助完善专科检查:①妇科检查:了解宫颈有无举痛,有无接触性出血,宫体的位置、活动度,附件有无压痛、包块;②白带常规:了解有无阴道炎;③宫颈细胞学检查(TCT)了解宫颈细胞有无恶变;宫颈液基薄层细胞检测(thinprep cytologic,TEST)。④腹部检查:有无手术切口及瘢痕的严重程度。

3) 根据穿刺点、进针路径进行手术区域皮肤准备,嘱患者保持穿刺区和大腿皮肤清洁,毛发多者予以备皮,以防止治疗后感染和电极与皮肤接触不严引起灼伤;并检查有无皮肤破损及感染。

4) 阴道准备:为了保证阴道的洁净度,手术时间选择在月经干净后 3~7 天。术前 3 天阴道擦洗或冲洗 1 次/天。手术当天,术前 2 小时行阴道冲洗(出血者,行擦洗)。

409

5）术前晚视病情行肠道准备；因子宫紧邻肠道，肠道有可能进入超声消融治疗的声通道。肠道准备包括：饮食准备、导泻和灌肠，目的是要清除肠道内的食物和粪便残渣，减少肠道内的气体，从而减少因肠道内容物沉积引起肠道损伤的风险。术前当晚或手术当日予以清洁洗肠。

6）测量生命体征，如有异常及时汇报医师；建立静脉通道：于左肘粗大静脉处建立静脉输液通道，以利于及时静脉用药。

7）术前 15 分钟肌内注射血凝酶 1000U，维生素 K_1 10mg，护送患者赴消融治疗室。

（4）手术室护士准备

1）药品准备：术前准备麻醉、镇静、镇痛、止吐、止血等药物，急救设备和药品。

2）设备和材料：准备好吸氧装置、心电监护；消融治疗仪及相应消融治疗极、穿刺架或定位导航系统、引导针等。手术室配备吸氧、吸痰装置，备有简易呼吸器等。

（5）医生准备

1）包括年龄、初潮年龄、月经量变化、有无痛经月经周期变化、有无生育要求、有无盆腔炎病史、有无下腹部手术史、有无相关药物过敏史、有无安放节育环；有无腰椎间盘突出、椎管狭窄和慢性盆腔炎。

2）制定消融方案：月经干净后 3～5 天，有盆腔炎的患者需在炎症控制后，已安置宫内节育器的患者需在节育器取出 3 天后，并且无出血。术前根据患者病情和医院条件进行讨论分析，选择适宜的引导方式、消融治疗仪及消融治疗极，确定穿刺点、进针路径及布针方案。

3）病理检查：为明确诊断，建议行病灶穿刺活检病理检查。

4）术前与患者及家属充分沟通，签署手术知情同意书。

5. 护理配合

（1）患者提前进入消融手术室，手术室护士与病房护士进行详细交接，确认患者身份，核对患者基本信息。

（2）局麻患者根据病灶部位协助其取合适体位（仰卧或俯卧），既要方便治疗，又要使患者舒适安全，嘱患者保持体位相对固定，以免影响操作。嘱患者不能自行改变体位、注意平静呼吸；连接好心电监护，观察患者血氧饱和度情况。

（3）手术室护士对患者进行压疮评估，评分≤18 分提示患者有发生压疮的危险，建议采取保护性预防措施，如局部敷贴皮肤保护膜。

（4）于术前 1 小时留置尿管并夹闭，保留膀胱内尿液；协助医生进行皮肤消毒、铺无菌巾。

（5）对病变范围较大或子宫肌瘤部分突入子宫腔的患者，可于术前 5 分钟向患者阴道内填塞浸泡冰盐水的大纱球 2～3 枚，以预防消融中微波热气泡经阴道流出烫伤阴道黏膜，也便于术后即刻观察阴道有无出血。

（6）协助术者先经超声确定病灶部位，以利于超声定位，根据手术需要开放或继续夹闭尿管，适当充盈膀胱；静脉麻醉满意后，协助术者超声下经皮穿刺病灶，取组织进行病理检查，期间连接微波天线及导线，依次开启冷循环泵、射频发生器，在超声动态监视下，于子宫肌瘤瘤体内植入微波电极，并根据病灶大小和瘤体声像图变化调整治疗参数，启动微波能量消融治疗，同时，对针道烧灼，以加强止血效果和预防肿瘤细胞种植，再拔出消融针，包扎穿刺点。消融过程中超声实时监测消融区内回声变化,当高回声到达预定消融区边缘约0.3cm 时停止微波辐射。消融过程中超声实时监测子宫腔回声变化,当宫腔内出现流动高回声时停止微波辐射,以预防子宫内膜热损伤。

(7) 术中注意观察患者面部表情及呼吸、血压、心率等生命体征变化,随时询问腹痛情况,以防意外情况发生,操作中,由于牵拉宫颈及刺激宫体,可能引起迷走神经兴奋,出现血压下降、脉搏缓慢者,应按医嘱及时输液,同时肌注阿托品及静滴升压药物,直至病情完全缓解。

(8) 消融结束即行消融效果评价:微波辐射停止后行彩色多普勒超声成像,消融区无彩色血流信号后行静脉超声造影,观察并测量消融区无造影剂灌注范围,作为判定消融后组织坏死范围。

6. 术后护理

(1) 术后常规护理

1) 卧位护理:局麻患者术后平卧至少 6 小时,6 小时后可在床上做翻身、半卧等少量简单活动,24 小时以后方可下床活动,指导患者待病情稳定后尽早下床做轻微活动,促进其血液循环,防止并发症的发生。

2) 生命体征观察:责任护士按护理常规或医嘱监测生命体征,护理记录单详细、及时、准确记录;患者术后返回病房即给予心电监护,严密观察生命体征及血氧饱和度情况,术后2~5 天多数出现发热(一般在 38~39℃),告知患者是术后肿瘤病灶炎症、坏死吸收有关,如果持续体温不退超过 38.5℃以上给予物理降温或药物降温。

3) 饮食指导:①术后常规禁食水 2 小时;2 小时后可进水,鼓励患者多饮水,促进术中造影剂的排泄,减少对肾脏的损害。②术后 6 小时患者可以开始进食,先进食少量流食,但严禁含糖食物,预防患者肠胀气,然后给予半流食,逐渐过渡到一般饮食。通过进食可机械性刺激肠壁,促进肠蠕动,避免腹胀,有利于患者恢复。③患者术后卧床时间较长,易引起便秘、腹胀,指导患者多吃富含粗纤维的蔬菜、水果,保证大便通畅,饮食以高蛋白、高热量、清淡易消化食物为主,进行营养支持。

4) 观察患者有无腹痛、腹胀和局部压痛、反跳痛以及肠鸣音,判断有无急腹症的可能。

5) 掌握肿瘤专科护理指标,及时发现异常并采取措施;预防措施妥当。

6) 患者回病房后,责任护士及时向医师了解术中情况。做好患者心理护理,并与其家属做好沟通工作,缓解患者急于知道手术效果的焦虑心理。

7. 术区护理

(1) 治疗结束后手术室护士与病房护士详细交接患者情况,术中有无烫伤的发生;对烫伤的面积、数量、周围组织情况进行记录;返回病房后提供宽松病服,保持局部皮肤干燥,减少物理性刺激;局部如有水疱,较小的水疱无须处理,2~3 周后自行吸收干枯结痂,脱落后创面可愈合;较大水疱经消毒后予以无菌注射器将泡液抽出,无菌敷料覆盖。

(2) 注意观察及保护穿刺部位皮肤。观察术区皮肤的温度、色泽变化,以及术区渗出情况,如渗出较多及时更换敷料,保持术区清洁。观察会阴部和双下肢有无疼痛、感觉和运动障碍,以便判断有误神经损伤。

(3) 若术区留置负压引流管,应标志清楚,妥善固定,注意观察引流液的颜色、性质、量,及时倾倒并记录;为防止引流导管入口处的局部感染,定期更换敷料;局部亦可涂抗生素软膏保护,以防穿刺口周围皮肤发炎、红肿及肉芽组织过度增生。

(4) 治疗区胀痛,疼痛常轻微,不需特殊处理,如患者难以忍受,可适当镇静、镇痛处理。

8. 疼痛护理 观察腹痛情况,多数患者术后出现轻度腹痛及下腹部坠胀感。出现腹痛多因肌瘤变性、坏死、包膜牵拉或子宫痉挛引起。协助患者取半坐卧位,缓解腹痛。若腹痛剧烈,遵医嘱应用止痛剂。护理人员在患者返回病房后即进行疼痛评估。(疼痛护理参见第五章)

9. 术后并发症的护理

(1) 发热:部分患者可出现38℃以下的低热,通常持续1~3天,为术后肌瘤坏死、液化所致吸收热,不需要特殊处理;对于体温38℃以上的患者,应查明原因(血常规、血液培养、影像学检查等),必要时可应用抗生素。

(2) 阴道排液的护理:术后有少量阴道排液,液量不多,色淡黄无异味,可持续约3~4周,注意会阴部卫生,行会阴擦洗,保持外阴清洁、干燥。在护理过程中若发现患者阴道排液量增多,并有异味或有腹痛及发热现象,可能发生感染所致,应及时通知医生应用抗生素控制感染。嘱患者此期间注意个人卫生,勤更换内裤,内裤清洗后充分晒干。

(3) 阴道流血的护理:出血的原因很多,常见的有:①消融范围大:由于术者操作不当,使消融深度及宽度过大,损伤局部血管,致使术后创面出血或瘤体吸收及排除过程中痂皮剥离遇到深层动脉或静脉丛引起大量出血。②凝血功能障碍:术前未查凝血机制。③感染:感染与出血互为因果。

护理措施:观察阴道流血情况,一般情况下术后可有少量血性分泌物自阴道流出,阴道流血量较多时,应将情况及时汇报医生,必要时再次给予介入栓塞止血。

(4) 尿潴留:由于术中可能损伤盆腔交感神经和副交感神经,术后泌尿道功能失调尤其是膀胱麻痹和尿失禁发生几乎是不可避免的。而长期留置尿管易造成泌尿系感染,给患者带来痛苦,影响患者的日常生活。故术前行腹部肌肉锻炼,盆底肌肉锻炼,个体化排尿训练在妇科肿瘤消融术后护理中尤为重要。

1) 盆底肌肉、腹部肌肉锻炼:术前3天根据每个患者具体情况指导患者进行盆底肌肉及腹部肌肉的收缩与舒张训练;术后第4天指导患者在床上行盆底肌肉锻炼。盆底肌肉锻炼是让患者有意识地对以肛提肌为主的盆底肌肉进行自主性收缩,从而加强患者对尿的控制能力及盆底肌肉的力量。

盆底肌肉锻炼方法:是做缩紧肛门阴道的动作,每次收紧不少于3秒后放松,连续做15~30分钟,每日做3次。术后锻炼则要根据患者情况酌情减少或缓慢增加到术前锻炼次数,进而加强患者的自主控制意识而促进尿液排出。

腹部肌肉锻炼:仰卧起坐和仰卧抬腿法,根据患者实际情况锻炼,每日3~4次。

2) 增加腹压训练:指导患者屏气,取坐位,身体前倾,腹部放松再收缩腹肌,训练患者收缩腹肌时使腹压向膀胱及盆底用力,从而增加膀胱及盆底压力,促进尿液排出。

3) 个体化排尿训练:根据患者尿意和膀胱充盈度来决定放尿时间,尿管保持开放3天后,第4天开始定时开放,告知患者主动配合,先夹闭尿管当患者有尿意感时放尿,对无尿意者每2~4小时放尿1次,并注意根据患者饮水量和膀胱充盈程度来决定放尿时间。同时嘱患者多饮水以保证对膀胱肌肉的充分锻炼。

10. 康复指导

（1）心理疏导:缓解患者负面心理的必要手段,与患者的治疗态度和恢复情况密切相关。健康指导可以一对一的了解患者心里所想,消除患者顾虑,帮助患者建立良好的生活习惯,鼓励患者采取积极乐观的态度面对疾病,树立战胜疾病的信心;保持良好的心态,正确对待疾病。

（2）家属指导:家庭护理尤为重要,指导家属努力为患者创造一个温馨、和谐的生活氛围;协助生活护理,督促功能锻炼,提高患者出院后的生活自理能力。

（3）根据患者具体情况制订个体化健康教育处方:根据患者疾病的不同阶段,患者及家属的需求,制订出具有针对性的个体化健康教育处方。

11. 健康指导

（1）心理护理支持:妇科肿瘤患者由于身患严重的疾病,会出现许多负面心理,包括焦虑、抑郁、厌世等。护理人员也要耐心的与患者家属进行沟通,尤其是患者配偶,家人的支持是对患者最大的鼓励,让患者以乐观的心态应对疾病的治疗。

（2）癌性疲乏护理:妇科肿瘤因癌性疲乏导致病情发速度快、持续时间长、不易缓解恢复,仅靠卧床休息对疾病没有益处。有研究表明,疲乏和加强体育锻炼呈现负相关。因此,护理人员要根据患者的体力及身体耐受的程度适当的安排活动,如到室外散步、做一些简单的不耗费体力的体育活动。这样可以有效缓解患者癌性疲乏,减慢患者疾病进展的进程。

（3）健康指导:护理人员要对患者进行健康知识宣教,要告知患者在生活中的注意事项,要保持愉悦的心情,安排合理的作息时间,出院后要定期到医院复查等。提醒患者注意饮食搭配,尽可能的靠"食疗"弥补"药疗"的缺点和不足;指导患者用食疗来提高生活质量,尽量避免服用各种药物,以减轻药物副作用。

（4）随访

1）建立妇科肿瘤消融患者门诊个人档案,包括:门诊日志、个人文本资料、电脑数据库。

2）延续性护理支持:通过多种途径的随访,对患者的遵医治疗行为进行督导,引导患者放松情绪、开展训练等。通过这种方式,可以使患者及其家属了解术后康复效果,确保患者得到应有后续照顾,端正对疾病进行治疗以及预防的态度,可以有效减少患者术后可能出现的各种症状应激反应。消融术后延续护理支持方案见附件 19-4。

3）复诊时间:术后常规 1 年内每 1~3 个月复查超声及增强 CT 或增强 MRI、肿瘤标志物和肝功能;1 年后每 3 个月复查 1 次。主要观察消融局部有无进展或复发、有无新发病灶及转移等。

4）术后向患者进行健康指导,2 个月禁止性生活,每月定期复诊。如近期发热、腹痛、阴道排液多,应及时返院诊治。

第 4 节 其他部位肿瘤消融治疗的护理

一、骨与软组织肿瘤的消融治疗护理

（一）适应证与禁忌证

1. RFA 消融治疗骨肿瘤

（1）适应证:①良性骨肿瘤,如骨样骨瘤、非骨化性纤维瘤、椎体血管瘤、软骨母细胞瘤等;②原发性恶性肿瘤(结合放、化疗及骨水泥填充);③转移性恶性骨肿瘤,如皮质完整的椎体转移瘤可结合经皮椎体成形术;④对放、化疗不敏感的骨或软组织肿瘤;⑤失去手术切除机会的恶性骨肿瘤的姑息治疗。

(2) 禁忌证:①椎体后侧皮质破坏范围超过椎管外缘 1/3 的椎体肿瘤;②包裹重要脏器、血管和神经的肿瘤;③有出血倾向或凝血机制障碍;④穿刺部位附近有隐形感染灶或有活动性感染;⑤严重的神经系统疾病或全身情况差难以耐受手术及麻醉。

2. 微波消融(MWA)　适用于能充分显露的软组织肉瘤、非负重区骨肉瘤、四肢骨肿瘤、骨盆及肩胛骨肿瘤和转移性骨肿瘤等。对具有高阻抗的骨肿瘤疗效更佳,因此可能具有更广阔的治疗领域;但仍存在一些关键技术和核心问题尚未得到解决,比如热剂量规划、天线设计、术中温度测量等,所以目前还未成为常规疗法。

(1) MWA 治疗适应证:①能充分显露的软组织肉瘤及非负重区骨肉瘤;②四肢骨肿瘤、骨盆及肩胛骨肿瘤和转移性骨肿瘤等。

(2) 禁忌证:①肿瘤较大、软组织侵犯广、神经血管受侵的脊柱肿瘤;②病理性骨折导致大范围肿瘤"污染";③重要血管神经被肿瘤包围;④骺板闭合前的儿童和青少年。

3. 高强度聚焦超声消融(HIFU)　大量临床试验证实 HIFU 对骨肿瘤有较好疗效。Chen 等采用单纯 HIFU 或 HIFU 结合化疗治疗四肢原发恶性骨肿瘤取得良好疗效。韩玉范等研究表明 HIFU 治疗生长发育期儿童肉瘤对患儿身高无影响。可提高患儿的生活质量。基础实验及临床应用都证明 HIFU 治疗原发骨肉瘤安全有效,一般采取化疗+HIFU+化疗的方式,且可以进行多次治疗。

(1) HIFU 治疗适应证:①Enneking 分期为ⅡA 期肿瘤最为理想,但ⅡB 期肿瘤对化疗反应良好亦可实施;②重要血管、神经末梢被侵犯ⅡB 期肿瘤或未被推挤移位;③原发性骨肉瘤(结合化疗);④肿瘤能够被完全切除;⑤无手术指征的晚期转移性骨肿瘤的止痛治疗。

(2) 禁忌证:①肿瘤部位病理性骨折未愈合者;②肿瘤位于脊椎、颅骨、髋关节和手骨部位;③瘤体与皮肤距离<0.5cm;④瘤体侵犯或包裹神经,血管;⑤严重溶骨性破坏的骨肿瘤。

4. 冷冻消融

(1) 适应证:①良性侵袭性骨肿瘤和低度恶性骨肿瘤,如骨巨细胞瘤、动脉瘤样骨囊肿、成软骨细胞瘤等;②软组织肉瘤;③骨与软组织转移瘤(以长骨、肋骨及髂骨疗效好);④高度恶性骨肿瘤;⑤肿瘤晚期的姑息性治疗。

(2) 禁忌证:①椎管内硬膜结构受侵犯的椎体肿瘤;②瘤体侵犯或包裹神经,血管;③发生于颅骨、髋关节、手骨的肿瘤慎用;④有出血倾向或凝血机制障碍的患者。

(二) 护理原则

1. 消融术前、术后对患者进行疼痛评估;评估疼痛对患者日常活动、行走、睡眠的影响。

2. 充分的术前准备、心理护理及健康宣教是手术顺利进行的保障。

3. 术后严密监测生命体征,观察患者全身反应,对症处理,预防并发症的发生。

4. 制订健康处方,指导患者家庭护理。

(三) 围术期护理

1. 术前护理

(1) 护理评估:①责任护士参加术前讨论,详细了解肿瘤位置与周围脏器的关系、影像特征、术中体位及并发症发生的相关性等;②责任护士于入院时对患者进行 ADL 评分,术前

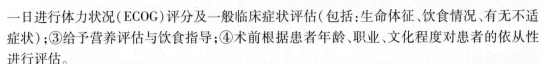

一日进行体力状况(ECOG)评分及一般临床症状评估(包括:生命体征、饮食情况、有无不适症状);③给予营养评估与饮食指导;④术前根据患者年龄、职业、文化程度对患者的依从性进行评估。

(2) 术前访视:术前由手术室护士到病房做术前访视,向患者进行自我介绍;了解患者全身情况及对治疗的耐受性,注意有无高血压、心脏病等;发放并讲解术前、术中、术后注意事项的相关健康宣教处方,简要讲解手术步骤、麻醉方式、配合要点,稳定患者情绪,消除患者的恐惧心理,使其以良好的心态接受并主动配合手术。

(3) 术前指导:告知患者其手术过程中配合操作的重要性、手术大概需要的时间、手术体位等,以取得患者的理解、合作。

(4) 术前准备

1) 患者准备:①影像资料准备:告知患者需将 2 周内行超声、增强 CT 或增强 MRI 检查影像资料准备齐全,便于手术医生掌握肿瘤位置,指导进针路径。②胃肠道准备:指导患者术前一日晚餐不进固体或难消化食物;手术当日应根据手术情况禁食,局部麻醉术前 4 小时禁食水。③皮肤准备:术前一日洗澡或清洁手术区域皮肤,更换清洁衣裤。根据手术需要进行皮肤准备。④术前摘除金属饰物;女患者如月经期及时通知责任护士;术前排空膀胱。⑤患者本人及家属签署治疗知情同意书。

2) 家属准备:①告知患者家属(被委托人)手术当日提前到病房,需签署手术知情同意书;②确保患者住院押金足够;③鼓励患者家属术后陪伴。

3) 病房护士准备:①协助完善各项化验及常规检查:术前进行血、尿、大便常规,肝、肾功能,凝血功能,肿瘤标志物,血型检查和感染筛查,心电图、X 线胸片等检查。②根据穿刺点、进针路径进行手术区域皮肤准备,并检查有无皮肤破损及感染;备皮时注意不要刮伤皮肤造成不必要的感染。③应用 NRS 评分对患者进行术前疼痛程度的评估。④手术当日行碘过敏试验;建立静脉通道;测量生命体征,如有异常及时汇报医师。⑤术前 15 分钟肌内注射血凝酶 1000U,维生素 K_1 10mg,护送患者赴消融治疗室。

4) 手术室护士准备:①药品准备:术前准备麻醉、镇静、镇痛、止吐、止血等药物,急救设备和药品。②设备和材料:准备好吸氧装置、心电监护;消融治疗仪及相应消融治疗极、穿刺架、引导针等。手术室配备吸氧、吸痰装置,备有简易呼吸器、呼吸机及相关设备。

5) 医生准备:①根据影像资料,明确肿瘤与周围组织的关系,确定靶点,拟定进针路线,测量进针角度及深度。②制定消融方案:术前根据患者病变部位、肿瘤大小及患者耐受情况进行综合评估,确定手术方案及麻醉方式。③术前与患者及家属充分沟通,签署手术知情同意书。

2. 护理配合

(1) 患者进入消融手术室后核对患者基本信息。

(2) 根据手术操作需要和患者舒适感协助患者取舒适卧位。

(3) CT 扫描定位病灶范围,确定进针点、进针方向并调整适当体位;合理摆放手术仪器以方便术者操作。

(4) 协助术者手术区域常规消毒铺无菌术巾;术中严格手术区域无菌原则。

(5) 射频消融护理配合

1) 充分暴露穿刺部位皮肤,局部用利多卡因麻醉至骨皮质周围;开皮针切开约 3mm 长切口;CT扫描确定电极尖端准确插入肿瘤中心后,接通射频电极,负极电板贴于对侧大腿后外侧,设定射频消融参数4~6分钟,治疗温度90℃,功率由50W逐步提高至100W,逐点消融治疗病灶。

2）CT定位下手钻钻透软组织、骨皮质直达病灶,取出手钻,经通道以骨活检针刺入病灶,取部分病灶组织活检,刺入单极电极针(规格:直径15G、射频电极有效范围1.5~2.0cm)。

3）骨转移瘤病灶直径5cm以上者重叠消融,保证消融范围完全覆盖瘤体。

4）术毕消毒,协助术者无菌敷料包扎穿刺处。

（6）冷冻消融护理配合

1）局部用利多卡因麻醉至骨皮质周围,用手术刀将穿刺点皮肤切开约0.5cm小口。

2）在CT引导下以穿刺针平面为导向扫描,将导引针插入瘤体内,实现对穿刺针的主动式跟踪及三维定位。

3）确定位置后,回抽无血,刺入冷冻探针;待瘤体内穿刺针的角度、深度满意后,开始启动氩气产生制冷作用,在30秒内将冷冻组织病变冷冻至-100℃以下,术中根据操作医生的指示,将冷冻穿刺针和测温探针准确无误地连接到冷冻消融系统,并快速准确的操作该系统实现冷冻-复温过程。护士严密监测各冷刀温度,配合术者给予各刀快速冷冻10~15分钟,关闭氩气,再启动氦气复温,使病变组织从-100℃上升至10~20℃,利用氩氦刀冷热逆转疗法,快速加热处于结冰状态的病变组织,使病变组织破裂。

4）术中严密观察生命体征变化,持续使用保温毯保暖,加强术中、术后对体温的观察,根据体温监测情况调整保温措施,预防冷休克的发生。

5）CT扫描消融结果满意后撤除探针,协助术者无菌敷料加压包扎穿刺处。

3. 术后护理

（1）术后交接:手术室护士与病房护士进行交接。①手术情况交接。②患者术后病情交接:术中病情变化,有无并发症的发生,如有予以何种处理。③皮肤交接:治疗区皮肤交接、易受压处皮肤交接。④液体交接:静脉液体、外用液体。

（2）卧位护理:①局麻患者术后平卧至少6小时,6小时后可在床上做翻身、半卧等少量简单活动,24小时以后方可下床活动。②指导患者待病情稳定后尽早下床做轻微活动,促进其血液循环,防止并发症的发生。③定时协助患者变换体位,每2小时按摩受压处皮肤;协助做好个人卫生,保持皮肤清洁,预防压疮。

（3）生命体征观察:①患者术后返回病房常规给予24小时心电监护,严密观察生命体征及血氧饱和度情况,如有必要可延长监护时间。②术后2~5天多数出现发热(一般在38~39℃),告知患者是术后肿瘤病灶炎症、坏死吸收有关,如果持续体温不退超过38.5℃以上给予物理降温或药物降温;监测生命体征,护理记录单详细、及时、准确记录。③密切观察患者术区的皮肤弹性、温度,监测患肢有无肿胀及血运、感觉和肢体活动等功能障碍,如有异常立即通知医生及时处理。患者用热水袋时,注意防止烫伤。④遵医嘱给予氧气吸入,保持呼吸道通畅。

（4）饮食指导:患者进高蛋白、高维生素、高碳水化合物、易消化饮食;少吃或不吃含有高浓度亚硝酸盐成分的酸菜、咸鱼等食物;少吃或不吃烧烤、烟熏的食物,多吃新鲜蔬菜水果、牛奶、瘦肉以及具有抗肿瘤作用的食物。

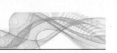

4. 并发症的护理

（1）皮肤烫伤或冻伤

1）烫伤：皮肤烫伤是 RFA 治疗后最常见的并发症，通过治疗中听取患者主诉、观察治疗处皮肤状况来预防和及时发现患者有无皮肤烫伤。皮肤烫伤分度级护理原则可参照"第 21 章　聚焦超声消融治疗术围术期护理"部分。

2）冻伤：靠近体表的肿瘤治疗过程中冷冻消融探针与皮肤表面接触易造成皮肤冻伤。表现为局部皮肤水疱，暗红水肿，渗出较多。骨转移的部位一般较表浅，冷冻过程中易冻伤皮肤，需严格保护。对可能出现周围组织冻伤的患者，采用局部加热的方法解决，如将充满 45℃无菌生理盐水的无菌手套，放在冷冻探针插入皮肤的部位，或直接用加热的生理盐水不断冲洗切口周围的皮肤。

（2）发热：消融术后肿瘤细胞缺血坏死，细胞崩解后释放热源，引起全身反应。肿瘤大范围坏死，液化吸收，或继发感染所致。术后体温一般在 37.5~38.5℃，持续 3~5 天。体温超过 38.5℃时给予物理降温或解热镇痛药，如果出现持续高热，应注意是否有感染。

（3）疼痛

1）在患者入院时对患者进行疼痛的健康宣教。对于疼痛反应比较剧烈的患者可以遵医嘱给予镇痛剂。

2）患者手术的时候在麻醉剂的作用下对疼痛的感知不敏感，但是在术后 6 小时以后，麻醉药物在体内代谢之后，疾病本身的病理改变与手术创伤共同作用下，患者的疼痛会加剧。因此要做好患者的术前教育及围术期护理，注意观察患者的反应，必要时遵医嘱给患者镇痛剂。

3）由于炎性刺激导致的患者疼痛在对患者进行治疗的时候要以抗感染为主，足量、足疗程的使用敏感抗生素，此外，根据患者炎性反应的类型，可以适当为患者进行理疗护理，采用热敷、按摩等方式促进炎症的吸收与局部血液循环，加快患者炎症消散。

4）对于骨组织肿瘤患者产生的疼痛的护理，主要还是积极的对骨肿瘤进行治疗，恶性骨肿瘤的患者遵医嘱给予强效镇痛剂，同时设置适合患者的治疗方案，采用手术治疗或放化疗或联合治疗对患者的进行治疗。

（4）神经损伤：预防措施是术中尽量避开周围重要的组织结构，控制好治疗的功率和一次连续扫描的时间以及严格执行消融治疗后骨关节的保护措施等。术后应重点观察患者肢体远端感觉运动变化情况，有无大小便功能障碍。在术后麻醉作用消失后，第一时间进行肢体及会阴部感觉运动检查，及时发现问题，并与主管医生沟通交流，及早给予营养神经及对症处理。

（四）康复指导

1. 心理疏导　鼓励患者采取积极乐观的态度面对疾病，树立战胜疾病的信心；保持良好的心态，正确对待疾病。

2. 家属指导　家庭护理尤为重要，指导家属努力为患者创造一个温馨、和谐的生活氛围；协助生活护理，督促功能锻炼，提高患者出院后的生活自理能力。

3. 根据患者具体情况制订个体化健康教育处方：根据患者疾病的不同阶段，患者及家属的需求，制订出具有针对性的个体化健康教育处方。

（五）健康教育

有针对性、计划性、科学地指导患者术后进行康复操锻炼。以四肢骨肿瘤消融为例：

1. 康复指导目的　术后肢体功能锻炼的目的在于增强肌力，提高活动能力，调整活动协调性，改善全身功能状态。

2. 患者清醒后，评估术后肢体的肌力、感觉、运动功能，根据存在的问题制订功能锻炼计划。

3. 术后当天麻醉作用消失后，嘱患者在无痛情况下做双下肢踝关节背伸、跖屈活动及股四头肌收缩舒张活动。每天 3～4 次。

4. 术后 24 小时行双下肢被动屈膝、屈髋运动，指导患者做交替直腿抬高锻炼，开始为15～30 秒，每天 5～6 次；以后逐天逐次增加抬腿幅度及次数。

5. 鼓励患者在床上做双上肢扩胸运、卧位抬高头部使下颌至胸部等动作。

6. 1 周后指导患者做双下肢空中踩自行车练习，每天 3～4 次，每次 30 分钟，以加强股四头肌肌力。

7. 协助患者进行功能锻炼，指导患者进行踝关节的主动屈伸运动，提高肢体肌肉张力，增强附近关节的灵活性，防止关节僵硬，同时有利于远端关节的主动屈伸活动，促进肢体血液回流。

8. 指导家属按摩患者肌肉和关节，协助患肢的锻炼，保持肌肉在正常张力范围内，防止肌肉萎缩。

9. 四肢骨肉瘤患者，建议在术后进行 6 个月的关节保护，即通过石膏或肢具固定同时避免受累关节的主动及被动运动。6 个月后逐渐从关节的被动运动开始，循序渐进，增加被动运动的幅度和强度，术后 12 个月左右开始进行主动的关节运动，并逐渐向负重活动过渡。

（六）随访

1. 延续性护理支持　通过多种途径的随访，对患者的遵医治疗行为进行督导，引导患者放松情绪、开展训练等。通过这种方式，可以使患者及其家属了解术后康复效果，确保患者得到应有后续照顾，端正对疾病进行治疗以及预防的态度，可以有效减少患者术后可能出现的各种症状应激反应。消融术后延续护理支持方案见附件 19-4。

2. 电话随访

（1）分别于出院后 4、8、12、24 周对患者进行电话随访，了解患者功能锻炼情况、功能恢复情况，提醒患者定期到医院进行影像学等全面检查。

（2）将护士的电话随访记录作连贯记录，以备下一次护士回访时作追踪效果评价，设立回访记录表、建立随访登记本，做好基本资料的登记，以作电话回访使用（见附件 19-5）。具体随访内容如下：随访时重点了解术后神经恢复情况（肢体麻木缓解程度、日常生活自理及大小便自理情况）、功能锻炼方法及效果、了解患者心理状况，鼓励患者树立战胜疾病信心。电话随访患者时，不能忽略家属的心理护理、康复。

（3）了解患者是否按术后康复锻炼指导进行锻炼；正确指导患者上下床的方法；强调家居安全意识，对于骨消融术后患者最常见的安全问题是跌倒，对患者及家属进行安全护理知识指导。

（4）四肢骨消融术后患者随访要强调患肢避免负重锻炼；下肢骨消融患者术后 3 个月使用拐杖，患肢避免负重离床活动；术侧出现任何异常情况及时与医生联系。

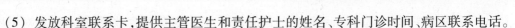

（5）发放科室联系卡,提供主管医生和责任护士的姓名、专科门诊时间、病区联系电话。

二、乳腺癌的消融治疗护理

（一）适应证与禁忌证

全世界每年约有 120 万例妇女发生乳腺癌,其中约 500 000 例妇女因乳腺癌死亡。北美和欧洲等发达国家是乳腺癌的高发区,亚洲虽是乳腺癌的低发区,但 70 岁以上的女性患乳腺癌的概率约为 30% 。我国虽是乳腺癌低发地区,但近 20 年来其发病率以每年 3% ~4% 的速度上升,并有继续增长的趋势,而且发病年龄呈年轻化趋势。2010 年中国人口协会所发布的《中国乳腺疾病调查报告》显示:我国城市中乳腺癌的病死率增长了 38.91% ,乳腺癌已成为对妇女健康威胁最大的疾病。城市白领女性经常服用丰胸、避孕药物,人为打乱结婚、生育、哺乳等生理节律;中年妇女出于美容驻颜、缓解更年期症状而长期服用雌激素等,使女性患乳腺癌的风险成倍增加。随着人对乳腺癌的生物学特征认识及诊疗水平的提高,乳腺癌患者的预后得到了明显的改善。乳腺癌患者的手术方式不断向着组织损伤更少、创伤更小和美容效果更好的方向发展,越来越多的患者要求保乳治疗。目前发达国家的保乳手术率接近 50% ,国内为 10% ~30% ,由于我国女性乳房较小,保乳手术对我国女性乳房美容效果的影响更大,因此,如何用最新的治疗手段,实现乳腺肿瘤的微创乃至无创的保乳手术成为国内外学者所关注的重点。

1. RFA 治疗乳腺肿瘤

（1）适应证:①乳腺囊性增生症(癌前病变及不典型增生);②早期乳腺癌(T1N0);③乳腺良性肿瘤;④强烈要求保持乳房完整性的患者;⑤中晚期乳腺癌的根治术前治疗;⑥70 岁以上不能耐受常规手术患者;⑦肿瘤距皮肤和胸壁的距离≥1cm;⑧单发病灶,超声可确定肿瘤边界。

（2）禁忌证:①有严重的凝血功能障碍,血小板<70×10^9/L,凝血酶原活动度<40% ,经输血、给予止血药等治疗仍无改善;②有全身任何部位的急性或活动性的感染病变,待感染控制后方可治疗;③不可纠正的凝血功能障碍活动性感染及妊娠;④心肺功能不全及装载心脏起搏器者。

2. 高能聚焦超声消融(HIFU)

（1）适应证:①乳腺肿瘤:乳腺良、恶性肿瘤;②一般用于Ⅰ、Ⅱ期乳腺癌及术后复发及Ⅳ期乳腺癌姑息治疗。

（2）禁忌证:①治疗相关区域存在皮肤破溃或感染;②治疗相关区域皮肤接受过 45Gy 以上放射治疗;③超声治疗的信道中存在腔静脉系统栓子;④超声治疗的通道中存在显著钙化的动脉血管壁;⑤有重要脏器功能衰竭的患者;⑥有严重凝血功能障碍的患者;⑦多中心乳腺癌、Ⅲ期及Ⅳ期乳腺癌、乳晕下乳腺癌;⑧不能耐受相应麻醉的患者;⑨机载定位影像系统不能清晰显示的肿瘤。

（二）护理原则

1. 加强乳腺肿瘤微创手术患者围术期的护理干预措施,有效提高临床手术治疗效果,促进患者尽早康复。

2. 消融术前、术后对患者进行疼痛评估;评估疼痛对患者日常活动、心理、睡眠的影响。

3. 采取循序渐进、规范化、系统化的健康教育,提高健康教育效果,提高患者对健康知识的知晓率,提高患者自护能力。

4. 向患者配偶进行乳腺癌相关知识讲解,消除家属的心理压力取得家属的理解与支持。

5. 制订健康处方,指导患者家庭护理。能够正确进行康复功能训练,出院后能正视自己的现状,及时调整心态,恢复自信,融入社会生活。

（三）围术期护理

1. 术前护理

（1）护理评估:①责任护士术前对患者进行全面、科学的入院评估,包括患者的月经周期、既往病史、现病史等,还应评估患者的心理状态。②责任护士于入院时进行 ADL 评分,术前一日、术后对患者进行癌因性疲乏调查(Piper 疲乏评估量表,见附件 19-6)及一般临床症状评估(包括:生命体征、饮食情况、有无不适症状)。③给予营养评估与饮食指导。④术前根据患者年龄、职业、文化程度对患者的依从性进行评估。⑤评估患者家属心理压力状态。

（2）术前访视:术前由手术室护士到病房做术前访视,向患者进行自我介绍;了解患者全身情况及对治疗的耐受性,注意有无高血压、心脏病等;发放并讲解术前、术中、术后注意事项的相关健康宣教处方,简要讲解手术步骤、麻醉方式、配合要点,稳定患者情绪,消除患者的恐惧心理,使其以良好的心态接受并主动配合手术。

（3）术前指导:告知患者其手术过程中配合操作的重要性、手术大概需要的时间、手术体位等,以取得患者的理解、合作。

（4）术前准备:

1）患者准备:①影像资料准备:告知患者需将 2 周内行超声、增强 CT 或增强 MRI 检查影像资料准备齐全,便于手术医生掌握肿瘤位置,指导进针路径。②胃肠道准备:术前 1 天给予正常饮食;手术当日应根据手术情况禁食,局部麻醉术前 4 小时禁食水。③皮肤准备:术前一日洗澡或清洁手术区域皮肤,更换清洁衣裤。④术前摘除金属饰物;患者如月经期及时通知责任护士;术前排空膀胱。⑤患者本人及家属签署治疗志愿书和知情同意书。

2）家属准备:①告知患者家属(被委托人)手术当日提前到病房,需签署手术知情同意书。②确保患者住院押金足够。③鼓励患者家属术后陪伴,特别是要得到患者配偶的关心与支持。

3）病房护士准备:①协助完善各项化验及常规检查:术前进行血、尿、大便常规,肝、肾功能,凝血功能,肿瘤标志物,血型检查和感染筛查,心电图、X 线胸片等检查。②根据穿刺点、进针路径进行手术区域皮肤准备,术前 1 天为患者剃除腋毛,备皮范围要严格按手术的要求。并检查有无皮肤破损及感染;备皮时注意不要刮伤皮肤造成不必要的感染。③应用 NRS 评分对患者进行术前疼痛程度的评估。④手术当日行碘过敏试验;建立静脉通道;测量生命体征,如有异常及时汇报医师。⑤术前 15 分钟肌内注射血凝酶 1000U,维生素 K_1 10mg,护送患者赴消融治疗室。

4）手术室护士准备:①创造良好的手术环境,保持手术室安静、清洁、整齐,注意保护患者隐私;尽量减少手术间人员流动,以减少感染机会。②药品准备:术前准备麻醉、镇静、镇痛、止吐、止血等药物,急救设备和药品。③设备和材料:准备好吸氧装置、心电监护;消融治

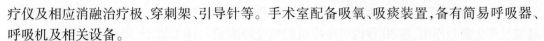

疗仪及相应消融治疗极、穿刺架、引导针等。手术室配备吸氧、吸痰装置,备有简易呼吸器、呼吸机及相关设备。

5)医生准备:①术前在超声的引导下从不同的方向取组织进行活检,大体确认乳腺癌的分期及分级,并判断是否有前哨淋巴结转移。②根据影像资料,明确肿瘤与周围组织的关系,确定靶点,拟定进针路线,测量进针角度及深度;制定消融方案:术前根据患者病变部位、肿瘤大小及患者耐受情况进行综合评估,确定手术方案及麻醉方式。③向患者及其家属详细讲解关于微创手术治疗的基本原理、大体流程及主要方法等,尽可能消除患者紧张、恐惧等不良情绪,使患者保持一种平稳的心态接受手术。术前与患者及家属充分沟通,签署手术知情同意书。

2. 护理配合

(1)患者提前进入消融手术室,手术室护士与病房护士进行详细交接,确认患者身份,核对患者基本信息。

(2)根据手术操作需要和患者舒适感协助患者取舒适卧位。

体位准备:协助采取仰卧位。一种体位是患者双侧手臂向下紧贴身体放置,另一种体位是患侧手臂上抬或与肢体成90°外展,必要时腋下垫一小软枕,充分暴露手术区域。手臂放在托手板上,并用治疗巾包好手臂,要防止因上臂外展后伸时间过长而引起臂丛神经压迫损伤,发生术后患肢功能障碍。

(3)CT扫描定位病灶范围,确定进针点、进针方向并调整适当体位;合理摆放手术仪器以方便术者操作。

(4)RFA治疗乳腺癌的护理配合过程如下:

1)协助患者取仰卧位,双上肢外展。摆体位时要避免对患者肢体过度挤压或牵拉。

2)协助术者手术区域常规消毒铺无菌术巾;术中严格手术区域无菌原则。

3)配合医生用1%利多卡因局部麻醉。

4)CT扫描确定电极尖端准确插入瘤中心后,接通射频电极,负极电板贴于对侧大腿后外侧,设定射频消融参数4~6分钟,治疗温度90℃,功率由50W逐步提高至100W,逐点消融治疗病灶。消融区组织的阻抗会随着消融程度的增大而逐渐上升,当阻抗升至最高时,组织已彻底固化消融,直到整个肿块全部汽化,使肿瘤组织凝固坏死。

5)RFA治疗期间可用无菌水囊冷却肿瘤上方的乳房皮肤,用冰的0.9%氯化钠溶液作为循环水冷却,在RFA进行操作时,因离子激发产热,造成局部短时间内温度增高,因而在操作过程中需要不断地加入冷却水循环以带走多余的热量。如果加热凝固不充分的话,可再次加热凝固,仅局限于原部位。

6)密切观察术中患者生命体征,注意血压、血氧、呼吸、脉搏变化,鼓励患者说出不适主诉。

7)手术结束后用术后贴膜贴好伤口,用弹力绷带加压包扎。与病房护士详细交接生命体征情况、皮肤情况、有无并发症,返回病房。

(5)冷冻消融护理配合

1)消融术前准备同RFA治疗。

2)在CT引导下以穿刺针平面为导向扫描,将导引针插入瘤体内,实现对穿刺针的主动式跟踪及三维定位。

3）确定位置后,回抽无血,刺入冷冻探针;待瘤体内穿刺针的角度、深度满意后,开始启动氩气产生制冷作用,在 30 秒内将冷冻组织病变冷冻至−100℃以下,术中根据操作医生的指示,将冷冻穿刺针和测温探针准确无误地连接到冷冻消融系统,并快速准确的操作该系统实现冷冻-复温过程。

4）护士严密监测各冷刀温度,配合术者给予各刀快速冷冻 10 ~ 15 分钟,关闭氩气,再启动氦气复温,使病变组织从−100℃上升至 10 ~ 20℃,利用氩氦刀冷热逆转疗法,快速加热处于结冰状态的病变组织,使病变组织破裂。

5）术中严密观察生命体征变化,持续使用保温毯保暖,加强术中、术后对体温的观察,根据体温监测情况调整保温措施,预防冷休克的发生。

6）CT 扫描消融结果满意后撤除探针,协助术者无菌敷料加压包扎穿刺处。

7）与病房护士详细交接:生命体征情况、皮肤情况、有无并发症;由病房护士护送患者返回病房。

3. 术后护理

（1）术后交接:手术室护士与病房护士进行交接。①患者术后病情交接:术中病情变化,有无并发症的发生,如有予以何种处理。②皮肤交接:治疗区皮肤交接(有无冻伤、烫伤)、易受压处皮肤交接。③液体交接:静脉液体、外用液体。

（2）卧位护理:①护士应根据麻醉方式为患者选择合适的体位,保证患者呼吸畅通。术后平卧至少 6 小时,6 小时后可在床上活动下肢、翻身,24 小时后下床活动。②指导患者待病情稳定后尽早下床做轻微活动,促进其血液循环,防止并发症的发生。

（3）生命体征观察:①患者术后返回病房常规给予 24 小时心电监护,严密观察生命体征及血氧饱和度情况,如有异常及时报告并解决,必要时可延长监护时间。②术后 2 ~ 5 天多数出现发热(一般在 38 ~ 39℃),告知患者是术后肿瘤病灶炎症、坏死吸收有关,如果持续体温不退超过 38.5℃以上给予物理降温或药物降温;监测生命体征,护理记录单详细、及时、准确记录。③密切观察患者术区的皮肤弹性、温度,监测患肢有无肿胀及血运、感觉和肢体活动等功能障碍,如有异常立即通知医生及时处理。④遵医嘱给予氧气吸入,保持呼吸道通畅。

（4）饮食指导:指导患者进食高蛋白、高热量、富含维生素和膳食纤维等营养丰富食物,以提高机体抵抗力;避免高脂肪饮食,因为脂肪酸经芳香化可转移成雌激素;提倡多食新鲜蔬菜、水果、牛奶、瘦肉以及具有抗肿瘤作用的食物。

4. 并发症的护理

（1）皮肤烫伤与冻伤:同骨消融治疗术后护理。

（2）疼痛:见第五章疼痛护理部分。

（3）上肢水肿:术后如发生局部出血、水肿、患侧上肢水肿等情况,应加强术后患侧上肢功能锻炼。

1）尽量避免在患侧上肢输液,测量血压、抽血、注射,防止造成损伤。

2）术后伤口处予胸带包扎,注意观察上肢皮肤颜色及皮温,末梢部位皮温和感觉;防止包扎过紧引起肢体血运障碍。

3）术后责任护士每日测量上臂围情况,与前一日比较有无异常,及时发现及早处理。

上臂围测量方法:上肢自然下垂,取肩峰与尺骨鹰嘴连线中点处测量。

4）注意两侧乳房的情况,检查腋窝及锁骨上区域淋巴结有无肿大,外侧皮肤有无粘连、水肿,卫星结节或溃疡等局部扩展侵袭及皮肤现象,有无胸痛、气急、骨痛、黄疸等肝、肺转移。

5）嘱咐患者平时衣着宽松,不要紧勒肩部、手臂及腕部,术侧上肢不要佩戴手表、手链等饰物。

6）如患者出现麻木或感觉过敏,应将上肢外展并抬高,以促进血液与淋巴回流,预防患侧上肢水肿。已有水肿且出现活动受限者,指导其做全臂柔和运动(包括手指和手掌),鼓励患者用患侧手梳头,或逐渐训练患者经头顶扪及对侧耳朵等,逐日增加运动量,幅度由小到大,时间由短到长。

（四）康复指导

1. 患者指导

（1）提高自护能力:正确为患者及其家属介绍乳腺癌的发生发展相关知识;指导患者出院后提高自护能力,如叮嘱患者短时期内应避免患侧肢体搬动及提取用物,增加营养的摄入,避免衣着过度紧身避免感染等。

（2）改变不良生活习惯:如不良的饮食习惯、吸烟、酗酒、暴饮暴食等,使患者能够合理膳食、合理休息、时刻保持心情愉悦。

（3）鼓励患者采取积极乐观的态度面对疾病,树立战胜疾病的信心;保持良好的心态,正确对待疾病;鼓励多参加社交活动,恢复患者往日的自信。

2. 家属指导　在康复指导时家庭护理尤为重要,要做好患者配偶的心理工作,使其熟悉一些乳腺癌的知识,保持良好的心态,多理解关心患者。指导家属努力为患者创造一个温馨、和谐的生活氛围;协助生活护理,督促功能锻炼,提高患者出院后的生活自理能力。

（五）健康指导

1. 术后的健康教育　有针对性、计划性、科学地指导患者术后进行康复操锻炼。

（1）康复指导目的:术后上肢功能锻炼的目的在于增强肌力,提高活动能力,调整活动协调性,改善上肢水肿状态。

（2）制定功能锻炼计划。

1）指导患者术后 24 小时可在床上运动,开始进行伸指、曲腕运动,10 遍/次,4 次/天;

2）术后 3～4 天进行曲肘运动,将手臂前后、左右摆动,避免手臂外展,并用上肢举高与头部平,10 回/次,6 次/回;

3）术后 5～6 天指导患者进行手挠同侧耳廓的运动,鼓励自行刷牙、洗脸、进食等;

4）术后 7～8 天进行肩部活动;而后几天可以抬高患侧上肢,行手爬墙运动,双腿稍分开立于墙前,患肢肘部弯曲,手掌与肩部同高,贴在墙上,手指弯曲沿墙壁渐渐向上爬行,每日逐渐增高,直到手臂完全伸直为止,然后手臂再向下移动到原位;

5）出院后可进行肩关节伸屈、外展等活动,使肩关节功能基本恢复。嘱患者术后患侧上肢尽量避免要承担重物;同时嘱患者在做任何家务时,都要注意对患肢的保护;嘱患者在出院后切勿较长时间使用患侧手臂,如勾织衣物、写字等;

6）指导家属按摩患者肌肉和关节,协助患肢的锻炼,保持肌肉在正常张力范围内,防止肌肉萎缩。

（3）饮食指导

1）指导患者进食高热量、低脂肪、多纤维饮食,如瘦肉、新鲜蔬菜、水果等,并可以黄芪、红枣、当归、枸杞子等中药炖汤服用,以益气养血,促进机体恢复。

2）鼓励患者多食富含高蛋白质食物,如牛奶、鸡蛋、鱼类、豆制品等,以提高机体的抗癌能力,其中牛奶、鸡蛋可改善放疗后反应。

3）多食具有抗癌作用的食物,如甲鱼、蘑菇、黑木耳、大蒜、海藻、荠菜及蜂王浆等。

4）尽量少吃刺激性食物,戒烟酒,禁服含雌激素保健品,以免造成雌激素水平异常;忌食肥腻、油炸、霉变、腌制食物,忌食公鸡等发物,加强营养,增加机体的抵抗力。

（4）对家庭成员防癌知识的教育:据统计5%～10%乳腺癌妇女有遗传因素。护理人员有责任提醒家属:有乳腺癌家族史妇女患乳腺癌的患病率高,是无乳腺癌家庭史妇女的3～4倍。70%乳腺癌并非由遗传而来,环境和生活方式的影响起着举足轻重的作用。有些危险因素可避免,如>30岁妊娠、未育、雌激素替代疗法、口服避孕药、饮酒、肥胖及久坐等。应当提倡健康的生活方式如常规锻炼、低脂饮食、禁烟、戒酒等,>20岁妇女每月应自查乳房1次。

乳腺自检的最佳时间是在月经结束一周后,因为月经前或经期由于乳腺生理性充血,腺泡增生和腺管扩张等组织变化,使乳腺组织肥厚,影响检查效果。如果月经周期不规则,最好在每月的同一时间进行自检。乳房自检详见附件19-7。

2. 随访

（1）延续性护理支持:通过多种途径的随访,对患者的遵医治疗行为进行督导,引导患者放松情绪、开展训练等。通过这种方式,可以使患者及其家属了解术后康复效果,确保患者得到应有后续照顾,端正对疾病进行治疗以及预防的态度,可以有效减少患者术后可能出现的各种症状应激反应。消融术后延续护理支持方案见附件19-4。

（2）建立乳腺癌消融患者门诊个人档案,包括:门诊日志、个人文本资料、电脑数据库。

（3）院外健康指导:

1）患者出院后,由高年资有丰富临床经验的护士承担电话随访,分别于出院后4、8、12、24周对患者进行电话随访,了解患者功能锻炼情况、功能恢复情况,提醒患者定期行X线检查。

2）将护士的电话随访记录作连贯记录,以备下一次护士回访时作追踪效果评价,设立回访记录表、建立随访登记本,做好基本资料的登记,以作电话回访使用(见附件19-5)。具体随访内容如下:随访时重点了解术后神经恢复情况(上肢麻木缓解程度、日常生活自理及大小便自理情况)、功能锻炼方法及效果、了解患者心理状况,鼓励患者树立战胜疾病信心。电话随访患者时,不能忽略家属的心理护理、康复。可采用Piper疲乏调查量表(见附件19-6)了解患者疲乏状况。

3）了解患者是否按术后康复锻炼指导进行锻炼;强调家居安全意识,对患者及家属进行安全护理知识指导。

4）发放科室联系卡,提供主管医生和责任护士的姓名、专科门诊时间、病区联系电话。

【病例】

（1）简要病史:患者,女性,65岁,诊断:乳腺癌。患者冷冻消融术后第二日,术区皮肤出现水肿,有一 6cm×8cm 水疱,周围皮肤红肿触之有热感。见图 3-19-4-1。

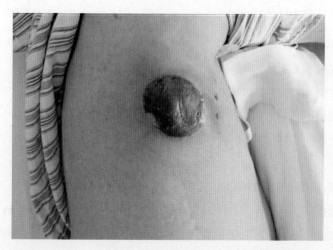

图 3-19-4-1 冷冻消融术后第二日,术区皮肤Ⅱ度冻伤

(2) 护理要点

1) 告知患者冻伤的发生原因及注意事项,安慰其不要紧张焦虑,询问患者的感受程度。

2) 每日各班次护理人员密切观察冻伤皮肤变化,给予相应的护理措施,记录皮肤恢复情况,严重的通知医生(遵医嘱)增加换药次数。

3) 患处皮肤给予安尔碘局部消毒,用沛离子抑制剂及磺胺嘧啶银等喷涂患处促进伤口愈合,无菌纱布采用半暴露包扎法,使患处皮肤保持清洁干燥。

4) 根据损伤程度,选择更换敷料次数。并在患处皮肤做好标记,观察伤口愈合情况。做好相应护理记录。

5) 保持床单及衣物清洁干燥,翻身活动时注意保护患处免受摩擦。

6) 经上述处理二周后术区皮肤结痂,三周后结痂脱落。见图 3-19-4-2。

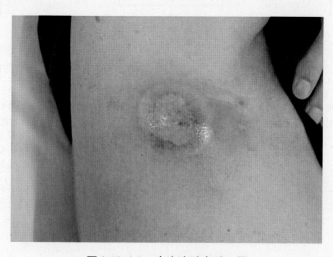

图 3-19-4-2 冷冻消融术后 3 周

附件 19-1　KPS 评分功能状态评分标准

体力状况	评分
正常,无症状和体征	100 分
能进行正常活动,有轻微症状和体征	90 分
勉强进行正常活动,有一些症状或体征	80 分
生活能自理,但不能维持正常生活和工作	70 分
生活能大部分自理,但偶尔需要别人帮助	60 分
常需要人照料	50 分
生活不能自理,需要特别照顾和帮助	40 分
生活严重不能自理	30 分
病重,需要住院和积极的支持治疗	20 分
重危,临近死亡	10 分
死亡	0 分

Karnofsky 评分标准:得分越高,健康状况越好,越能忍受治疗给身体带来的副作用,因而也就有可能接受彻底的治疗。得分越低,健康状况越差,若低于 60 分,许多有效的抗肿瘤治疗就无法实施。

附件 19-2　头颈部消融术后口腔护理流程

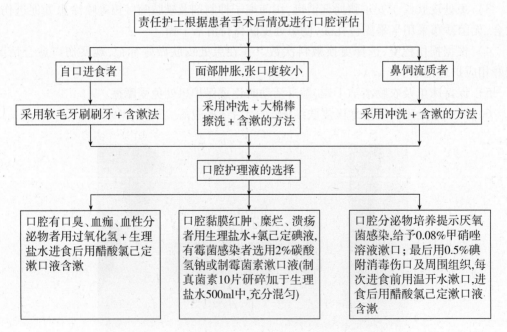

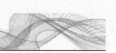

附件 19-3 体力状况 ECOG 评分

标准 Zubrod-ECOG-WHO(ZPS,5 分法)

治疗前应该对患者一般健康状态作出评价,一般健康状态的一个重要指标是评价其活动状态(performance status,PS)。活动状态是从患者的体力来了解其一般健康状况和对治疗耐受能力的指标。国际常用的有 Karnofsky 活动状态评分表。如果 Kamofsky 活动状态评分若在 40% 以下,治疗反应常不佳,且往往难以耐受化疗反应。美国东部肿瘤协作组(ECOG)则制定了一个较简化的活动状态评分表。将患者的活动状态分为 0~5 共 6 级。一般认为活动状况 3、4 级的患者不适宜进行化疗。

级别	体 力 状 态
0	活动能力完全正常,与起病前活动能力无任何差异
1	能自由走动及从事轻体力活动,包括一般家务或办公室工作,但不能从事较重的体力活动
2	能自由走动及生活自理,但已丧失工作能力,日间不少于一半时间可以起床活动
3	生活仅能部分自理,日间一半以上时间卧床或坐轮椅
4	卧床不起,生活不能自理
5	死亡

附件 19-4 消融术后延续护理支持方案

延续护理支持方案项目	频 次	形 式
评估方案和家属需求支持	患者出院前 2~3 天	准确收集患者的个案基本资料,内容为自我照护能力、出院后治疗需求、家属照护人力以及能力需求等。根据结果拟定出院计划执行单,并建立好电子档案管理系统
预见性康复热线支持	患者出院后 1 个月内,每周进行 1 次随访	积极建立起电话、电子邮件以及网络视频等康复热线。具体内容为食欲、体力、劳动、锻炼、工作、生活以及心理等
	出院后 3 个月内,每半月进行一次电话随访	根据随访结果,及时对护理支持方案进行调整
	出院 3 个月后每月 1 次随访	
专题知识互动支持	每个月集中开展 1 次	根据对患者进行科学评估的结果,编制图文式生活日记手册供患者学习;开展专题知识授课,课题内容包括术后治疗、自我管理、复发征兆识别等
追踪家庭随访支持	每月 1 次	每月对患者进行 1 次入户随访,积极建立动机访谈支持方式,详细了解患者的日常生活情况,对其治疗依从性和生活质量情况进行科学评估,根据患者的身体健康状况进行个性化教育和指导,帮助患者形成健康的生活方式,促进患者不良行为和习惯的有效转变
治疗性信息反馈支持		及时整合信息,根据患者身心健康状况测评结果,对个案康复计划予以调整。实行一对一心理疏导,引导患者进行自我调整,积极应对可能出现的各类心理问题,引导患者形成正确的价值观,积极配合治疗

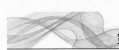
附件 19-5　骨消融治疗出院患者随访

表1　出院患者随访登记表

序号	随访日期	患者姓名	性别	年龄	住院号	诊断	主管医生	出院日期	家庭住址	联系电话	康复情况	患者意见	随访护士
1													
2													
3													
4													
5													

表2　电话回访记录追踪表

时间	姓名	诊断	主管医生	回访时间及内容				效果评价	回访护士
				4 周	8 周	12 周	24 周		

附件 19-6　Piper 疲乏调查量表

以下的问题是关于您现在感到的疲乏状况,请您尽能力回答每一个问题,并圈上最适合形容您现在的数字。谢谢。说明:0 表示没有,10 表示很严重。各分值代表的疲乏严重性程度为:0 表示没有;1~3 分表示轻度;4~6 分表示中度;7~10 分表示重度。

1. 您现在感到疲乏吗?

　　有　　　　　　　　　　　　　　　没有(无须回答以下的问题)

2. 您现在所感到的疲乏维持多久了?（只填以下其中一个）

分钟_____

小时_____

星期_____

月_____

其他(请注明)_____

3. 您现在感到的疲乏,为您带来多大程度的忧虑?

　　毫不忧虑　　　　　　　　　　　非常忧虑

　　0 1 2 3 4 5 6 7 8 9 10

4. 您现在感到的疲乏,有没有妨碍您完成工作或学习活动的能力?影响有多大?

　　毫无影响　　　　　　　　　　影响非常大

　　0 1 2 3 4 5 6 7 8 9 10

5. 您现在感到的疲乏,有没有妨碍您探望朋友或与朋友的社交活动?影响有多大?

　　毫无影响　　　　　　　　　　影响非常大

　　0 1 2 3 4 5 6 7 8 9 10

6. a. 您现在感到的疲乏,有没有妨碍您的性生活?

□有(请回答 b 题)　　　□没有(请回答 7 题)　　　□不适用(请回答 7 题)

b. 影响有多大?

　　毫无影响　　　　　　　　　　　　影响非常大

　　0　1　2　3　4　5　6　7　8　9　10

7. 总体而言,您现在感到的疲乏,有没有妨碍您做自己喜欢的事? 影响有多大?

　　毫无影响　　　　　　　　　　　　影响非常大

　　0　1　2　3　4　5　6　7　8　9　10

8. 您如何形容您现在感到的疲乏? 您疲乏的密度和严重性大致什么程度?

　　轻度　　　　　　　　　　　　　严重

　　0　1　2　3　4　5　6　7　8　9　10

您如何形容您现在感到的疲乏? 您所感到的疲乏有多大程度是……

9. 令自己愉快的　　　　　　　　　　令自己不愉快的

　　0　1　2　3　4　5　6　7　8　9　10

10. 并不惹自己讨厌的　　　　　　　　惹自己讨厌的

　　0　1　2　3　4　5　6　7　8　9　10

11. 没有破坏性的　　　　　　　　　　有破坏性的

　　0　1　2　3　4　5　6　7　8　9　10

12. 正面的　　　　　　　　　　　　　负面的

　　0　1　2　3　4　5　6　7　8　9　10

13. 正常的　　　　　　　　　　　　　异常的

　　0　1　2　3　4　5　6　7　8　9　10

您现在有多大程度感到……

14. 身体强壮　　　　　　　　　　　　身体虚弱

　　0　1　2　3　4　5　6　7　8　9　10

15. 清醒　　　　　　　　　　　　　　有睡意

　　0　1　2　3　4　5　6　7　8　9　10

16. 有冲劲　　　　　　　　　　　　　懒洋洋

　　0　1　2　3　4　5　6　7　8　9　10

17. 有精神　　　　　　　　　　　　　疲倦

　　0　1　2　3　4　5　6　7　8　9　10

18. 有活力　　　　　　　　　　　　　无活力

　　0　1　2　3　4　5　6　7　8　9　10

19. 有耐性　　　　　　　　　　　　　不耐烦

　　0　1　2　3　4　5　6　7　8　9　10

20. 轻松　　　　　　　　　　　　　　紧张

　　0　1　2　3　4　5　6　7　8　9　10

21. 开心　　　　　　　　　　　　　　抑郁

　　0　1　2　3　4　5　6　7　8　9　10

22. 能够集中精神　　　　　　　　　　难以集中精神

　　0　1　2　3　4　5　6　7　8　9　10

23. 记忆力良好　　　　　　　　　　　无记性

　　0　1　2　3　4　5　6　7　8　9　10

24. 能够清晰的思考　　　　　　　　　不能清晰的思考

　　0　1　2　3　4　5　6　7　8　9　10

附件 19-7 乳房自查

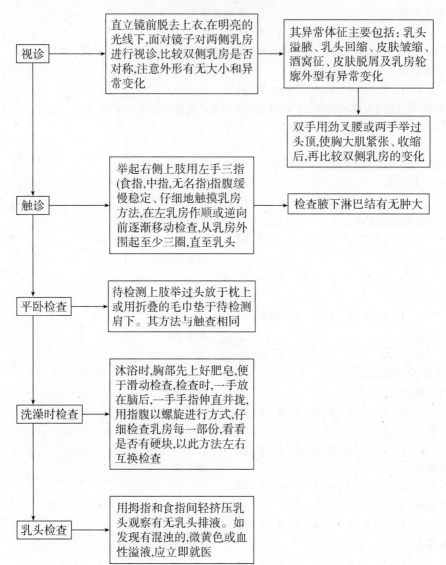

第20章
20 腹腔镜肿瘤切除术患者围术期护理

一、腹腔镜肝癌切除术患者围术期护理

（一）概述

原发性肝癌（primary liver cancer）是指发生于肝细胞和肝内胆管上皮细胞的癌，我国常见的恶性肿瘤之一。高发于东南沿海地区。我国肝癌患者的中位年龄为40~50岁，男性比女性多见。近年来其发病率有增高趋势。1995年卫生部（现国家卫生计生委）的统计，我国肝癌年死亡率占肿瘤死亡率的第二位。

腹腔镜肝切除术（laparoscopic hepatectomy，LH）是近年开展的新技术，是通过腹壁微小创口，使用微创器械，利用腹腔内镜，腹腔内照明和电子摄像系统，在体内完成传统开腹肝脏切除术，是将肝脏的一部分连同肝脏病变（主要是肝脏肿瘤）一起移除，是肝胆外科最为复杂的手术之一。见图3-20-0-1。

（二）适应证

随着腹腔镜技术的不断成熟，医疗理念的不管更新，技术的不断进步，医疗器械的不断改善，加上术后创伤小、恢复快等优点，腹腔镜技术在肝脏疾病中的应用已逐步得到认可和推广。

1. 全身状况良好，心、肺、肾等重要内脏器官功能无严重障碍，肝功能代偿良好、转氨酶和凝血酶原时间基本正常。

2. 肿瘤局限于肝的1叶或半肝以内而无严重肝硬化。

3. 第一、二肝门及下腔静脉未受侵犯。

（三）禁忌证

1. 难以耐受气腹患者。

2. 腹腔内致密粘连。

3. 病变过于接近大血管。

4. 肝门部侵犯以及门静脉癌栓。

5. 病变过大，影响第一和第二肝门暴露和分离，无法安全进行腹腔镜下操作以及有明显黄疸、腹水、下肢水肿、远处转移及全身衰竭等晚期症状者。

（四）术前护理

1. 术前健康指导

（1）介绍手术室环境、主要仪器及其用途。

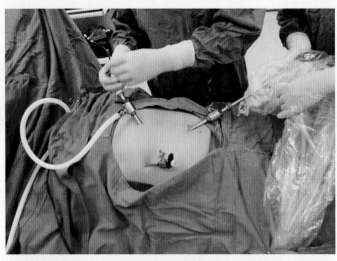

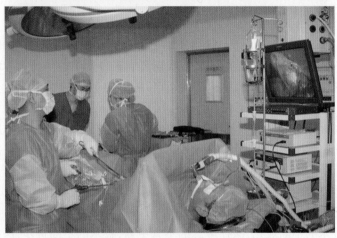

图 3-20-0-1 腹腔镜肝切除术

（2）讲解麻醉方式、麻醉后可能发生的反应及注意事项。

（3）解释术前处理的程序、意义,手术治疗的目的和主要过程、可能的不适等。

（4）介绍术后可能留置的各类引流管及其目的意义。

（5）介绍术前和术后的常规护理。

2. 术前配合训练

（1）鼓励患者术前练习并掌握深呼吸运动、有效咳嗽和排痰等方法,即在排痰前,先轻轻咳几次,使痰松动,再深吸一口气后,用力咳嗽,使痰顺利排出。

（2）术前适应性训练:多数患者不习惯于床上排尿和排便,术前应指导其练习在床上使用便盆,男性患者学会在床上使用尿壶。教会患者自行调整卧位和床上翻身的方法,以适应术后体位的变化。

3. 术前准备

（1）消化系统准备:术前 12 小时开始禁食,术前 4 小时开始禁水,以防麻醉或术中呕吐引起窒息或吸入性肺炎。术前晚用 0.1% ~ 0.2% 肥皂水灌肠促使残留粪便排出,以防麻醉后肛门括约肌松弛,粪便排出,增加污染机会。

（2）皮肤准备:是预防切口感染的重要环节。术前一日督促患者剪短指甲、理发、沐浴及更衣,必要时协助其完成。重点做好手术区皮肤准备,剃除或剪去毛发、清除皮肤的污垢,尤其注意脐部的清洁,可用松节油等清洁脐部污垢。备皮时注意遮挡和保暖,动作轻巧,防止损伤表皮和增加感染的可能性。如切口周围毛发不影响手术操作,可不用剃除,反之应全部剃除。备皮时间以术前 2 小时为宜,皮肤准备的时间若超过 24 小时,应重新准备。

（五）术中配合

1. 麻醉方式　全身麻醉。

2. 体位准备　患者取仰卧位。

3. 物品准备

（1）腹腔镜设备:内镜肝脾包,普通外科腹腔镜器械盒,30°镜头,脸盆包,胸部布类包,衣包。

（2）一次性用物:11 号、20 号刀片,11×17"○"针,10×28"○"针,10×28"△"针,1 号、4 号、7 号丝线,抽吸管,孔被,电刀笔,显影纱布,F28 引流管,引流袋,润滑剂,敷贴,标本袋,2-0"○"针丝线,1 号肝针可吸收线(备用)。

（3）特殊用物:超声刀,10mm Ligasure,10mm 和 5mm Hem-o-lok 夹及配套施夹钳,12mm Trocar,持针器,直角钳,弯分离钳,爪行拉钩,腔内直线型切割吻合器(60mm 或 45mm 白色或蓝色钉仓)。

4. 术中观察要点

（1）术中护理需要详细记录,记录内容包括:

1）手术物品清点登记。

2）出血量、输血量、输液量、尿量详细记录。

3）术中置入的各种管道,如:胃管、尿管、引流管等。

4）电刀负极板放置的位置,皮肤有无压伤、烫伤等意外情况。

5）卧位时皮肤受压情况。

6）热水袋复温的使用记录。

（2）病情观察

1）注意观察患者的生命体征,观察出血量及出血体征,如面色苍白,皮肤湿冷,脉搏细弱、快,血压下降等;观察对输血、输液、升压药的反应;发现问题及时向主管医生报告。

2）观察患者神志,有无烦躁不安,患者须加固定带束缚,以防坠床。

3）注意观察患者皮肤温度、颜色和局部循环情况,因绷带包扎过紧,或者手术区血管的栓塞,可以引起肢体的缺血和坏死,及时发现、及时处理是非常重要的。

5. 术中并发症的处理

（1）呼吸道梗阻

1）定义:指舌后坠、分泌物过多、喉痉挛、误吸等原因引起的呼吸道不畅,换气障碍。

2）临床表现:患者突然出现呼吸困难,呼吸频率加快,口唇青紫,血氧饱和度下降,烦躁不安。

3）急救措施:①舌后坠,用手托起下颌或用舌钳将舌头牵拉;②分泌物过多,及时清除、改善呼吸;③喉痉挛,轻者应停止麻醉和一切刺激,用面罩加压给氧;重者可静脉给肌松剂

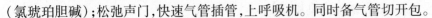

（氯琥珀胆碱）；松弛声门，快速气管插管，上呼吸机。同时备气管切开包。

（2）急性肺水肿

1）定义：是指由于术中输液过多过快、左心衰竭、误吸或使用血管收缩药不当等引起的肺部急性淤血的综合征。

2）临床表现：频繁咳嗽，咳出或从口鼻腔中涌出粉红色泡沫样痰。肺部听诊可闻及广泛的湿啰音和哮鸣音。

3）急救措施：①立即限制输液量，给氧 4L/min，行加压呼吸；②遵医嘱用药：静脉注射强心药毛花苷 C（毛花苷丙）、利尿药呋塞米（呋塞米）、血管扩张剂、大剂量地塞米松等；③必要时，上止血带。止血带轮流加压于四肢近端，5 分钟换一肢体。平均每侧肢体加压 15 分钟，放松 5 分钟。

（3）低血压

1）定义：指由于术中失血过多、麻醉过深、椎管内麻醉平面过高，内脏牵拉反应、腔静脉变化、低温，缺氧，与严重高碳酸血症、体位改变以及术前与术中用药不当等。

2）临床表现：心率增快、血压下降、烦躁不安、皮肤湿冷等。

3）急救措施：①协助医生迅速查明原因，予以针对治疗；②如为低血容量性休克，迅速补充血容量；③保持输液通畅，加快输液速度；④减浅麻醉、减轻手术操作的刺激或用局部麻醉药做局部封闭；⑤积极处理缺氧和高碳酸血症；⑥根据医嘱静注麻黄碱收缩血管，提高血压。

（4）心律失常

1）定义：指手术过程中麻醉或手术操作刺激、麻药及其他药物影响等导致的心脏异常搏动。

2）临床表现：心慌、心悸，心率加快或减慢，心电图异常等。

3）急救措施：①明确心律失常的原因，去除原因，如暂停手术、减浅麻醉、加强通气、纠正电解质紊乱等；②纠正心律失常常用的药物有 2% 利多卡因、阿托品、普萘洛尔（普萘洛尔）、异丙肾上腺素等。

（六）术后护理

1. 一般护理

（1）安置患者合适体位：全麻术后尚未清醒的患者应平卧，头偏向一侧使口腔分泌物或呕吐物易于流出，避免误吸入气管；全身麻醉清醒后根据需要调整卧位。

（2）病情观察和记录

1）观察生命体征：每 15～30 分钟监测生命体征，至病情平稳后改为 1～2 小时测一次，并做好观察和记录，有条件者可使用床旁心电监护仪连续监测。

2）观察尿液的颜色和量：必要时记录 24 小时液体出入量。

3）加强巡视和观察：注意呼吸的频率和深度、有无呼吸道梗阻，有无切口、腹腔出血和休克的早期表现，若患者出现脉搏变快、弱，脉压变小，血压下降，呼吸急促，每小时尿量小于 50ml，应及时报告医生并协同处理。

（3）静脉补液和药物治疗：由于手术野的不显性液体丢失、手术创伤以及术后禁食等原因，术后多需予以患者静脉输液直至恢复饮食。根据患者器官功能状态、疾病严重程度和病情变化，调整输液成分、量和输注速度，以补充水分、电解质和营养物质，必要时根据医嘱输全血或血浆等,维持有效循环血量。

(4) 处理术后不适,增进患者舒适感。

1) 切口疼痛:麻醉作用消失后,患者往往因切口疼痛而感觉不舒适。切口疼痛在术后24 小时内最剧烈,2~3 日后逐渐减轻;剧烈疼痛可影响各器官的正常生理功能和休息,故需关心患者,观察患者疼痛的时间、部位、性质和规律,并给予相应的处理和护理。

2) 发热:是术后患者最常见的症状。由于手术创伤的反应,术后患者的体温可略升高,变化幅度在 0.5~1℃,一般不超过 38℃,称之为外科手术热,于术后 1~2 日体温逐渐恢复正常。术后 24 小时内的体温过高(>39℃),常为代谢性或内分泌异常、低血压、肺不张和输血反应等,术后 3~6 日的发热或体温降至正常后再度发热,则要警惕继发感染的可能。对于发热患者,除了应用退热药物或物理降温对症处理外,更应结合病史进行如血、尿常规、X线胸片、B 超、创口分泌物涂片和培养、血培养等检查,以寻找原因并作针对性治疗。

3) 腹胀:术后早期腹胀常是由于胃肠道蠕动受抑制,肠腔内积气无法排出所致。随着胃肠功能恢复、肛门排气后症状可缓解。若手术后数日仍无肛门排气、腹胀明显或伴有肠梗阻症状,应作进一步检查和处理。

4) 呃逆:术后呃逆可能是神经中枢或膈肌直接受刺激引起。术后早期发生者,可压迫眶上缘,抽吸胃内积气、积液,给予镇静或解痉药物等措施。患者如果出现顽固性呃逆,要警惕膈下积液或感染的可能,作超声检查可明确原因。

(5) 加强切口和引流的护理,促进愈合。

1) 管道护理和保持引流通畅:对留置多根引流管者,应区分各引流管的引流部位和作用,作好标记并妥善固定。经常检查管道有无堵塞或扭曲,保持引流通畅。每天观察并记录引流液的量和性状变化,根据引流量和病情决定拔除时间。熟悉不同引流管的拔管指征,便于进行宣教。

2) 观察手术切口:定期观察手术切口有无出血和渗液,切口及周围皮肤有无发红,观察切口愈合情况,以及时发现切口感染、切口裂开等异常。保持切口敷料清洁干燥,对烦躁、昏迷患者及不合作患儿,可适当使用约束带,防止敷料脱落。

(6) 提供相关知识和护理,促进术后康复。

1) 饮食护理:术后需禁食 1~3 天,待肠道功能恢复、肛门排气后,开始进少量流质,以后视情况改为半流或普食。

2) 休息和活动:保持病室安静,减少对患者的干扰,保证其安静休息。腹腔镜手术创伤小,术后可尽早下床活动,指导患者进行术后康复活动。

(七) 并发症的观察、护理与急救

1. 皮下气肿和高碳酸血症　皮下气肿常发生在术后 1~2 天,局部表现有捻发音。给予持续低流量吸氧,半卧位,向患者做好解释和心理支持可缓解。高碳酸血症是由于二氧化碳弥散入血引起,腹腔内注入了大量的二氧化碳气体后,使腹内压增高,胸腔容积和肺容积缩小,导致呼吸和循环功能改变。给予氧气吸入,监测氧饱和度,必要时可查血气分析,嘱患者术后早起下床活动增加肺活量,促进血液循环。

2. 出血　手术后出血是肝切除术常见的并发症之一,因此,术后应注意预防和控制出血。

(1) 严密观察病情变化:动态观察患者生命指征的变化。

（2）体位和活动：手术后患者血压平稳，可给予半卧位，为防止术后出血，一般不鼓励患者早期活动。术后 24 小时内卧床休息，避免剧烈咳嗽，以免引起术后出血。

（3）引流液的观察：肝切除术后，肝断面和手术创面有少量渗出，常放置引流管，应加强对引流液的观察。一般情况下，手术后当日可从肝旁引流管引流出血性液体 100～300ml，若血性液体增多，应警惕腹腔内出血。若明确为凝血机制障碍性出血，可遵医嘱给予凝血酶原复合物、凝血因子Ⅰ、输新鲜血、纠正低蛋白血症。若短期内或持续引流较大量的血液，或经输血、输液，患者血压、脉搏仍不稳定时，应做好再次手术止血的准备。

3. 肝性脑病

（1）病情观察：患者因肝解毒功能降低及手术创伤，易致肝性脑病。肝性脑病常发生于肝功能失代偿或濒临失代偿的原发性肝癌者。应注意观察患者有无肝性脑病的早期症状，若出现性格行为变化，如欣快感、表情淡漠或扑翼样震颤等前驱症状时，应及时通知医生。

（2）吸氧：作半肝以上切除的患者，需要间歇吸氧 3～4 天，以提高氧的供给，保护肝功能。

（3）避免肝性脑病的诱因，如上消化道出血、高蛋白饮食、感染、便秘、应用麻醉剂、镇静催眠药等。

（4）禁用肥皂水灌肠，可用生理盐水或弱酸性溶液（如食醋 1～2ml 加入生理盐水100ml），使肠道 pH 保持为酸性。

（5）口服新霉素或卡那霉素，以抑制肠道细菌繁殖，有效减少氨的产生。

（6）使用降血氨药物，如谷氨酸钾或谷氨酸钠静脉滴注。

（7）给予富含支链氨基酸的制剂或溶液，以纠正支链/芳香族氨基酸的比例失调。

（8）肝性脑病者限制蛋白质摄入，以减少血氨的来源。

（9）便秘者可口服乳果糖，促使肠道内氨的排出。

4. 膈下积液及脓肿 膈下积液和脓肿是肝切除术后的一种严重并发症。术后引流不畅或引流管拔除过早，使残肝旁积液、积血，或断肝面坏死组织及渗漏胆汁积聚造成膈下积液，如果继发感染则形成膈下脓肿。

护理应注意：

（1）保持引流通畅，妥善固定引流管，避免受压、扭曲和折叠，保持引流通畅；每天更换引流袋，观察引流液色、质、量。若引流量逐日减少，一般在手术后 3～5 天拔除引流管。

（2）加强观察：膈下积液及脓肿多发生在术后 1 周左右，若患者术后体温在正常后再度升高，或术后体温持续不降，同时伴有上腹部或右季肋部胀痛、呃逆、脉快、白细胞增多，中性粒细胞达 90% 以上等表现时，应疑有膈下积液或膈下脓肿。

（3）脓肿引流护理，若已形成膈下脓肿，必要时协助医师行 B 超或超声引导下穿刺抽脓，对穿刺后植入引流管者，加强冲洗及吸引护理。

（4）加强支持治疗和抗菌药的应用护理。

（八）出院指导

1. 注意防治肝炎，不吃霉变食物。定期体格检查，作 AFP 测定，B 超检查。

2. 坚持后续治疗。患者和家属应了解肝癌虽然是严重疾病，但不是无法治疗的疾病，目前已有不少患者被治愈，应树立战胜疾病的信心，根据医嘱坚持化疗和其他治疗。

3. 注意营养，多吃含能量、蛋白质和维生素丰富的食物和新鲜蔬菜、水果。食物以清

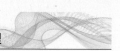

淡、易消化为宜。若有腹水、水肿,应控制食盐的摄入量。

4. 保持大便通畅,防止便秘,可适当应用缓泻剂,预防血氨升高。

5. 患者应注意休息,如体力许可,可作适当活动或参加部分工作。

6. 自我观察和定期复查。嘱患者及家属注意有无水肿、体重减轻、出血倾向、黄疸和疲倦等症状,必要时及时就诊。定期随访,每 2 ~ 3 个月复查 AFP、X 线胸片和 B 超检查。若发现临床复发或转移迹象,患者情况良好,可再次手术治疗。

7. 给予晚期患者精神上的支持,鼓励患者和家属共同面对疾病,互相扶持,尽可能平静舒适地度过生命的最后历程。

二、腹腔镜胃癌切除术患者围术期护理

(一) 概述

腹腔镜胃癌根治术是介于内镜下黏膜切除术(endoscopic mucosal resection,EMR)、内镜下黏膜下剥离术(endoscopic submucosal dissection,ESD)等内经治疗和标准胃癌根治术两者之间的手术方法。由于微创器械和腹腔镜技术的发展,腹腔镜胃癌根治术已成为可能,其与开腹手术比,创伤小、手术侵袭程度和术后疼痛轻是其优点。术中出血量、呼吸功能障碍、术后镇痛药用量、住院天数等作为微创治疗有效的依据报道不少,但缺乏更有力的证据,据此,日本第 3 版《胃癌治疗指南》中要求,腹腔镜下胃癌根治术不能作为日常诊疗项目,只能作为适合于胃癌 ⅠA、ⅠB 病例临床研究的一种方法来进行。

(二) 适应证

1. 腹腔镜下胃癌根治术　原则适合行 EMR、ESD 者,术前明确为 T_1N_0、T_1N_1、T_2N_0 期的早期胃癌。

2. 腹腔镜下保留幽门的胃癌根治术　这也是一种简化手术术式。术前诊断为 T_1N_0 且肿瘤远端距幽门 4cm 以上者可行此手术。

3. 腹腔镜下全胃切除术　可作为一种尝试性研究治疗手段,但要求要有熟练的手术操作技巧,其安全性和远期疗效尚未得到证实。

(三) 禁忌证

1. 严重心、肺等重要脏器功能障碍。

2. 不能耐受全麻和气腹者。

3. 难以纠正的凝血功能障碍者。

4. 右上腹部手术等病史引起腹腔粘连者为相对禁忌证。

(四) 术前护理

1. 术前准备　与开腹手术相同,按外科手术前一般护理常规。

(1) 呼吸道准备:吸烟患者要求手术前禁烟 2 周;指导患者学会深呼吸和有效排痰的方法。

(2) 胃肠道准备:手术前 12 小时禁食,4 小时禁水。术前晚灌肠,术日晨置胃管。幽门梗阻患者术前 3 日用生理盐水洗胃,以减轻胃黏膜水肿。

(3) 排便练习:绝大多数患者不习惯卧床大小便,手术后容易发生尿潴留和便秘,因此手术前必须进行床上排便练习。

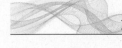

（4）手术区皮肤准备：术日晨备皮，备皮范围：自乳头连线至耻骨联合，两侧至腋后线，剃尽阴毛，清洁脐孔。

（5）其他：根据手术和用药方案做药物过敏试验；配血。

（6）手术日晨护理：测量生命体征，有异常及时报告医生；进手术前嘱患者排空膀胱，或留置导尿管，妥善固定。

2. 特殊准备　术前进行胃镜检查对病灶定位有用。胃癌要做腹部 CT 扫描。

（五）术中配合

1. 麻醉方式　全身麻醉。

2. 体位准备　患者取仰卧位，头抬高 20°～30°，两腿分开约 30°，双上肢外展 90°。扶镜者立于患者两腿之间，术者位于患者右侧，助手位于患者左侧。

3. 物品准备

（1）基本用物：腹腔镜设备 1 套，内镜胃肠包，普通外科腹腔镜器械盒，30° 镜头，脸盆包，胸部布类包，荷包钳包，线型闭合器包，衣包。

（2）一次性用物：11 号、20 号刀片，11×17 "○" 针，10×28 "○" 针，10×28 "△" 针，1 号、4 号、7 号丝线，抽吸管，孔被，电刀笔，显影纱布，F28 引流管，引流袋，润滑剂，敷贴，标本袋，B-P 型切口膜，切口保护套，荷包线，闭合钉，输血器（排 CO_2 用），50ml 注射器。

（3）特殊用物：超声刀，无损伤抓钳，12mm Trocar，持针器，弯分离钳，Hem-o-lok 夹或钛夹及配套施夹钳，腔内直线型切割缝合器（45mm 或 60mm 绿色钉仓），圆形吻合器。

4. 术中观察要点及术中并发症的处理

（1）出血：防止出血比已经出血后再进行控制更为重要。手术时应保持手术野相对干净、无血。小心地使用电凝和钛夹很重要。一旦出现出血的情况，应保持冷静，腹腔镜头应拉回套管内以保护视野，同时冲洗出血部位，用细分离钳夹住出血点通电凝固是最佳处理办法。大的血管最好用 Endo GIA 钉合切断。

（2）输出肠襻狭窄：输出肠襻狭窄常常由于应用钉合器关闭吻合口前壁的共同创口所致，故我们关闭这个创口用手工缝合而不用吻合器。输出肠襻之开口应用胃镜证实。肠肠吻合可以防止发生这种问题。

（3）吻合口漏：与开腹手术一样，注意预防发生吻合口漏最为关键。吻合的组织应有良好的血液供应。钉合时 I 型小心避免破坏缝合的组织。所有吻合口均应做水中充气试验。

（六）术后护理

1. 一般护理

（1）返回病房后立即进行生命体征监测及全身状态评估，观察创口有无出血、引流液的性状及引流量。为防止静脉血栓的形成，可给患者穿高弹袜或安装间断按摩装置。

（2）术后第 1 天继续心电监测，血氧饱和度正常时停止吸氧，胃管内无血可拔除胃管（保留幽门的胃切除术后应留置 2～3 天），拔除尿管，嘱患者离床活动。

（3）术后第 3～5 天，可开始进全流食，以后隔 1～2 天逐渐增加半流食，术后半月仅半流食。

2. 并发症的观察、护理与急救

（1）出血：术后 24 小时胃液量一般不超过 600ml，呈咖啡色或暗红色。如胃管内每小时胃液量超过 150ml，呈鲜红色，应考虑出血，应通知医生并建立两条静脉通路，给予心电监

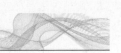

测、配血。

（2）吻合口瘘或残端破裂：

1）维持有效的胃肠减压可防止胃肠道内积液、积气，减轻胃肠内压力，有利于术后胃肠吻合口愈合和胃肠道功能的恢复。胃肠减压护理包括：①妥善固定和防止滑脱：胃管固定床旁时，应留有足够长度，以免翻身或活动时将胃管拽出；若胃管不慎脱出，避免患者将其自行插回。②保持通畅：胃肠减压期间，避免胃管因受压、扭曲、折叠而引流不畅。若胃管被堵塞，可用少量无菌生理盐水冲洗胃管。用注射器抽吸时不宜用力过大，以免负压太大使胃黏膜吸附于胃管孔上引起损伤。③观察引流液的颜色、性质、量：正常胃液的颜色呈无色透明，混有胆汁时为黄绿色或草绿色。若胃管引流通畅而引流胃液量逐渐减少，则是胃肠蠕动恢复的标志。

2）加强观察和记录：注意观察患者的生命体征和腹腔引流情况。一般情况下，患者术后体温逐渐日趋于正常；腹腔引流液逐日减少和变清。若术后数日腹腔引流量仍不减、伴有黄绿色胆汁或呈脓性、带臭味、伴腹痛，体温再次上升，应警惕发生吻合口瘘的可能；须及时告知医师，协助处理。

3）保持瘘口周围皮肤清洁干燥：一旦发生瘘，应及时清洁瘘口周围皮肤并保持干燥，局部涂以氧化锌软膏或用皮肤保护粉（或皮肤膜）加以保护，以免皮肤破损继发感染。

4）支持治疗的护理：对瘘出量多且估计短期内瘘难以愈合的患者，遵医嘱给予输液纠正水、电解质和酸碱失衡，或肠内、外营养支持及相关护理，以促进愈合。

（3）消化道梗阻：若患者在术后短期内再次出现恶心、呕吐、腹胀，甚至腹痛和停止肛门排气，应警惕消化道梗阻或残胃无动力所致的胃排空障碍。护理应根据医嘱予以：①禁食、胃肠减压，记录出入水量。②维持水、电解质和酸碱平衡，给予肠外营养支持，纠正低蛋白。③对残胃蠕动无力所致的胃排空障碍患者，应用促胃动力药物，如多潘立酮等。④加强对此类患者的心理护理，缓解其术后因长时间不能正常进食所致的焦虑不安，甚或抑郁。⑤若经非手术处理，梗阻症状仍不能缓解，应作好手术处理的各项准备。

（4）倾倒综合征

1）早期倾倒综合征：指导患者通过饮食加以调整，包括少量多餐，避免过甜、过咸、过浓的流质饮食；宜进低碳水化合物、高蛋白饮食；餐时限制饮水喝汤；进餐后平卧 10～20 分钟。多数患者经调整饮食后，症状可减轻或消失，术后半年到 1 年内能逐渐自愈。极少数症状严重而持久的患者需手术治疗。

2）晚期倾倒综合征：出现症状时稍进饮食，尤其是糖类即可缓解。饮食中减少碳水化合物含量，增加蛋白质比例，少量多餐可防止其发生。

3）碱性反流性胃炎：对症状轻者，可指导其遵医嘱正确服用胃黏膜保护剂、胃动力药及胆汁酸结合药物考来烯胺（消胆胺）；对症状严重者需完善术前准备，做好相应心理护理和解释工作，择期行手术治疗。

（七）出院指导

1. 饮食调节　饮食应少量多餐、富含营养素、易消化，忌食生、冷、硬、油煎、酸、辣、浓茶等刺激性及易胀气食物，戒烟、酒。

2. 定期复查　术后化疗、放疗期间定期门诊随访，检查肝功能、血常规等，注意预防感染。术后初期每 3 个月复查一次，以后每半年复查一次，至少复查 5 年。若有腹部不适、胀

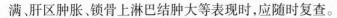

满、肝区肿胀、锁骨上淋巴结肿大等表现时,应随时复查。

3. 保持良好的心理状态,适当活动。

附件 20-1　腹腔镜肝癌切除患者护理流程

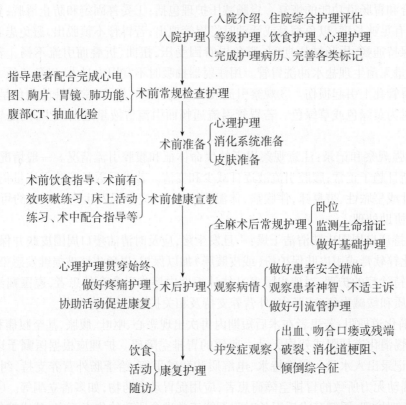

（甄玉英　蔡成雄）

第21章
聚焦超声消融治疗术围术期护理

21

一、概述

聚焦超声消融治疗(focused ultrasound ablation,FUA)技术又称高强度聚焦超声肿瘤治疗技术、海扶刀,是指主要通过采用高强度聚焦超声(high-intensity focused ultrasound,HIFU)肿瘤治疗系统(以下称海扶刀)所进行的肿瘤治疗技术。系统由功率源、治疗控制、定位及实时评估、运动控制、水处理等部分组成。其治疗原理主要是利用超声波的传导性、可聚焦性,将体外的低能量超声聚焦于体内,利用焦点处的高强度超声瞬态产生的热效应、空化效应、机械效应,使治疗焦域处的组织发生凝固性坏死,焦域以外组织无显著损伤,凝固坏死组织最终可逐渐被吸收或瘢痕化。这种局部治疗肿瘤的新技术又称为"热消融",主要适用于治疗实体组织器官的良恶性肿瘤。是一种不需要切开皮肤,不需要穿刺就可以杀灭体内肿瘤的技术。

（一）**适应证**

1. 肝脏良恶性肿瘤　原发性肝癌、转移性肝癌等恶性肿瘤和肝血管瘤等良性肿瘤。

2. 胰腺癌　无黄疸的胰腺癌或经过减黄治疗(胆肠吻合术或介入减黄治疗)后的胰腺癌,并且有良好的超声治疗通道。

3. 肾脏肿瘤　无肾静脉和下腔静脉癌栓的原发性或转移性肾癌,错构瘤等良性肿瘤。

4. 恶性骨肿瘤　除颅骨和脊柱以外的原发性和转移性骨肿瘤。

5. 乳腺肿瘤　乳腺癌和乳腺肉瘤,以及乳腺纤维瘤等良恶性肿瘤。

6. 软组织肿瘤　软组织内的原发、转移、手术后残留或复发的恶性肿瘤,机载超声定位有良好的声通道。

7. 腹腔及腹膜后肿瘤　没有侵袭胃肠道壁、机载超声能够清楚显示的原发性、转移性或手术后复发/残留的肿瘤。

8. 子宫良性疾病　子宫肌瘤、子宫腺肌症。

（二）**禁忌证**

1. 头部肿瘤　颅骨和颅内的良、恶性肿瘤。

2. 脊柱和椎管内的肿瘤。

3. 胃肠道肿瘤　胃肠道原发的或胃肠道壁被侵袭的任何良性和恶性肿瘤。

4. 胸腔内肿瘤　纵隔内组织器官的原发和转移性肿瘤,没有侵袭胸壁的肺癌以及其他肿瘤。

5. 伴有空腔脏器梗阻的肿瘤　包括来自于空腔器官本身的肿瘤以及其邻近组织器官的肿瘤。如输尿管和胆道的肿瘤、伴有梗阻性黄疸的胰腺癌、伴胃肠道梗阻的腹腔内肿瘤等。

6. 不能耐受相应麻醉的患者　伴有严重恶病质、严重心血管、脑部或肺部疾病、严重肝肾功能异常、出凝血功能障碍以及严重糖尿病等疾病不能耐受相应麻醉的患者。

7. 肿瘤晚期,多发转移,预计生存期小于 3 个月的患者。

8. 声通道上的皮肤组织曾经接受过大剂量(>45Gy)的放射治疗的患者。

9. 声通道上的腔静脉系统内有栓子形成,声通道上的动脉系统有明显的血管壁钙化。

10. 治疗相关区域皮肤存在未愈合的皮肤破溃或感染者。

11. 机载定位超声不能清楚显示肿瘤的患者。

二、术前护理

(一)术前健康指导

1. 保证患者得到充足的睡眠,稳定情绪,消除紧张的心理。

2. 主动关心患者,耐心解答患者提出的疑问,减少患者的顾虑。

3. 详细向患者讲解海扶刀的相关知识,海扶刀治疗过程,以及告知患者术前、术中、术后注意事项,使患者顺利接受治疗。

4. 术前 1~2 天嘱患者进食清淡易消化饮食如:小米粥、馄饨等。忌食油腻、生冷、坚硬、辛辣刺激性的食物。

5. 术前 1 日 22:00 后开始禁食水。

(二)术前注意观察

1. 注意观察患者手术区域的皮肤是否完整,有无红肿、瘢痕、硬结、破损等。

2. 注意监测患者体温变化。

3. 注意观察患者意识变化,有无嗜睡、行为改变等情况。

(三)术前指导患者训练

1. 膀胱训练

(1) 对象:子宫肌瘤、子宫肌腺症的患者。

(2) 目的:便于术中更好显示病灶部位。

(3) 方法:术前 3 日(或大于 3 日)嘱患者开始膀胱训练,即让患者练习憋尿,手术当日早晨最后一次排便后开始憋尿,为手术做准备。

2. 体位训练

(1) 对象:体质比较虚弱或治疗体位比较特殊的患者。

(2) 目的:为了患者在术中更好的、足够的时间保持一定的治疗体位或更充分的显示治疗部位。

(3) 方法:术前指导患者按照治疗的体位在床上进行训练,并把每次患者训练此体位耐受的时间记录下来,直到患者此体位耐受时间达到要求。

3. 沟通手势训练

(1) 对象:在镇静止痛条件下进行手术的患者。

(2) 目的:便于手术中更好与患者沟通,减少患者身体的活动。

（3）方法：术前护士告知患者在手术时身体不能随意移动，有不适时请用以下手势表示：治疗区疼痛不适时请患者伸出大拇指表示；治疗区以外的疼痛不适时请患者伸出示指表示。

4. 肢体功能训练

（1）对象：病灶部位在四肢的患者。

（2）目的：治疗需要和保持患者肢体的功能。

（3）方法：指导患者采取循序渐进的方法对患肢进行功能体位锻炼。

5. 憋气训练

（1）对象：肿瘤部位靠近膈肌的患者。

（2）目的：更好显示病灶部位，避免损伤膈肌。

（3）方法：体质较弱患者术前让其练习深吸气—憋住—缓慢呼气，并观察记录每次患者憋气的时间。

（四）术前准备

1. 患者准备

（1）术前完善相关检查：血常规、肝肾功能、出凝血功能、肿瘤标志物、X线、CT、磁共振、B超等。

（2）腹盆腔手术患者需要准备用物：4瓶550ml矿泉水，2条干毛巾，2个冷热敷袋，1条浴巾或1个一次性中单、1个尿壶。

（3）遵医嘱做抗生素皮试。

（4）术前遵医嘱备皮：备皮范围同外科手术备皮范围。

（5）术前1日洗澡或清洗手术区域，更换清洁病号服，嘱患者摘掉义齿和随身佩戴的饰品，长头发的患者将头发扎起。

（6）肠道准备：治疗前3天连续进食无渣、不产气、易消化饮食，治疗前1天开始禁食、水，口服导泻药物，必要时术前一日睡前给予清洁灌肠。

（7）术前遵医嘱给予留置尿管和胃管。

2. 手术室准备

（1）术前1日对手术室表面物品和空气进行消毒。

（2）药品准备：0.9%氯化钠注射液100ml、09%氯化钠注射液250ml、500ml冰盐水、注射用六氟化微泡、咪达唑仑、盐酸戊乙奎醚、芬太尼注射液、缩宫素、盐酸昂丹司琼注射液等。

（3）物品准备：注射器、三通、一次性螺旋输液器、75%酒精、一次性无菌导尿包、一次性静脉留置针、心电监护仪、吸氧装置、吸氧面罩、电极片、胶布、纱布、手消毒剂、基础治疗盘。

（4）仪器设备检测。

三、术中配合

（一）麻醉配合

海扶刀治疗中根据不同部位的肿瘤，一般采取以下麻醉或镇静止痛方式。

1. 全身麻醉配合　全身麻醉多用于肝脏肿瘤、胰腺肿瘤、乳腺肿瘤和部分骨肿瘤的患者。护士要配合麻醉师进行体位摆放和气管插管并观察病情变化。

2. 硬膜外麻醉配合　硬膜外麻醉多用于骨肿瘤的患者。护士主要配合麻醉师进行硬

443

膜外穿刺并观察病情变化。

3. 镇静止痛方式配合　多用于子宫肌瘤、子宫腺肌病、腹盆腔肿瘤、软组织肿瘤等,护士要根据医嘱按时按量进行静脉用药并观察病情变化。

(二) 术区皮肤脱气、脱脂

1. 目的　去除治疗区皮肤表面的空气和油脂。

2. 用物　脱气水、75%酒精、吸头、电动吸引器、纱布、一次性治疗巾、治疗。

3. 方法

(1) 脱脂:用纱布蘸取75%酒精擦拭治疗区皮肤3遍。

(2) 脱气:先用纱布蘸取脱气水润湿治疗区皮肤,再用连接吸引器的吸头吸附治疗区每个部位的皮肤,此过程重复进行3遍。

(三) 仪器设备系统监测

1. 按仪器设备要求开启海扶刀治疗系统各个程序。

2. 按治疗要求准备治疗水,水质和温度达到治疗要求。

3. 术中监测各治疗系统是否运行正常。

(四) 治疗体位摆放

1. 海扶刀治疗时要把治疗相对应的体表部位浸泡在治疗水中,在治疗前护士要配合医生为患者摆放治疗体位。肝脏肿瘤的患者一般采取的是右侧卧位、右后侧位或俯卧位;胰腺肿瘤的患者一般采取的是俯卧位;骨肿瘤的患者一般采取的是俯卧位和仰卧位;乳腺肿瘤的患者一般采取的是侧卧位或俯卧位;肾脏肿瘤一般采取的是仰卧位;子宫肌瘤、子宫腺肌病患者采取的是俯卧位;皮下软组织肿瘤的患者一般采取体位视肿瘤部位而定。

2. 治疗体位摆放后要用体位垫保护易受压的部位,避免产生压疮。

3. 治疗头上方的身体要用吊带固定,注意调节吊带松紧度。

4. 治疗体位摆放后要用防水装置将水封好,避免渗漏。

5. 治疗过程中要随时观察受压部位,必要时帮助患者活动、按摩肢体。

(五) 治疗水囊的应用

1. 目的　更好显示病灶部位。

2. 使用注意事项　水囊内的水必须是脱气水;治疗过程中要定期更换水囊内的脱气水;使用水囊时要注意患者皮肤情况。

(六) 术中密切观察

1. 海扶术中严密观察患者生命体征,如心率、血压、脉搏、血氧饱和度、意识、体温等变化,如有异常及时报告手术医生。

2. 海扶术中密切观察患者有无不适,及时解决患者不适,避免患者随意移动身体而影响手术的精准性。

3. 海扶术中要注意检查患者身体各部位有无受压,防止皮肤压红、破损。

4. 行全身麻醉的患者要注意观察气管插管固定是否牢固,与麻醉师配合定时变换头部位置,避免局部长期受压。

5. 治疗水位很高时要注意垫高患者头部,避免治疗水进入口鼻腔引起误吸。

6. 海扶术中留置导尿的患者,注意观察尿量颜色、性质、量。

7. 海扶术中留置胃管的患者,注意观察引流液颜色、性质、量。

8. 海扶术中注意观察治疗水有无外渗,治疗水温是否达标。

9. 海扶术中要注意观察静脉通路是否通畅,确保药物准确输注。

10. 病变部位在四肢的骨肿瘤和软组织肿瘤患者治疗中注意观察肢体血运情况和运动情况。

11. 海扶术中要注意观察治疗区域后场的皮温变化情况,避免因治疗温度过高引起皮肤灼伤。

12. 对于采用镇静止痛方式的患者,应注意观察用药后的反应情况,如有异常及时报告手术医生。

13. 术中应用水囊的患者,还应及时调整水囊的位置,避免因压迫皮肤时间过长出现红肿、水疱等情况。

14. 海扶术中注意功率源运行是否正常,出现异常应紧急制动。

（七）肝癌 HIFU 术前增强 CT 扫描与术后增强 MRI 对比图（图 3-21-0-1～图 3-21-0-2）

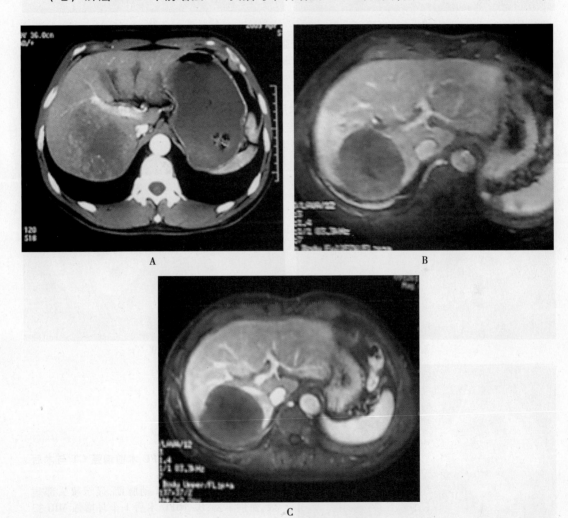

图 3-21-0-1　肝癌 HIFU 术前增强 CT 与术后增强 MRI（1）

A. 治疗前增强 CT 扫描,显示肝脏右叶巨大病灶,最大径 10cm,血供丰富;B. HIFU 术后 1 月增强 MRI 扫描,显示病灶凝固性坏死显著,最大径 8.5cm;C. HIFU 术后 3 个月增强 MRI 扫描,显示病灶凝固性坏死显著,最大径 7cm

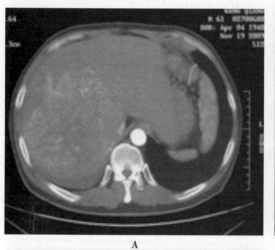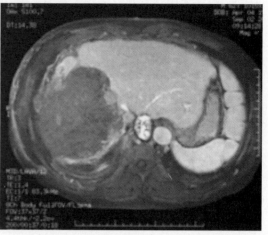

A　　　　　　　　　　　　　　　　　B

图 3-21-0-2　肝癌 HIFU 术前增强 CT 扫描与术后增强 MRI(2)
A. 治疗前增强 CT 扫描,显示肝脏右叶巨大病灶,最大径 12cm,血供丰富;B. HIFU 术后 1 个月增强 MRI 扫描,显示病灶凝固性坏死显著,最大径 10.5cm

(八)　胰腺癌 HIFU 术前增强 CT 扫描与术后增强 MRI 对比图(图 3-21-0-3 ~ 图 3-21-0-5)

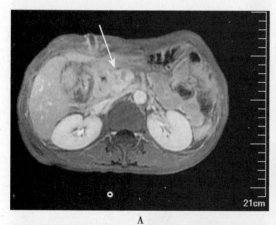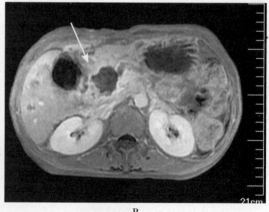

A　　　　　　　　　　　　　　　　　B

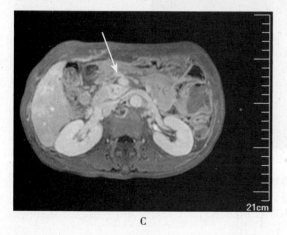

C

图 3-21-0-3　胰腺癌 HIFU 术前增强 CT 与术后增强 MRI(1)
A. HIFU 术前增强 MRI 动脉期,显示胰头部病灶,血供丰富;B. HIFU 术后 1 个月增强 MRI 扫描,显示病灶凝固性坏死显著;C. 术后 3 个月 MRI,显示胰头部占位较前明显缩小

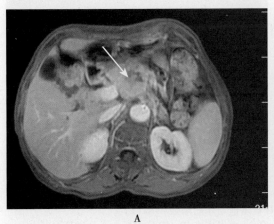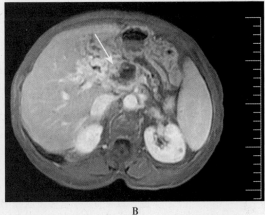

| A | B |

图 3-21-0-4　胰腺癌 HIFU 术前增强 CT 与术后增强 MRI(2)
A. 为 HIFU 术前增强 MRI 动脉期,显示胰颈部病灶,血供丰富;B. 为 HIFU 术后 1 个月增强 MRI 扫描,显示病灶部分凝固性坏死显著

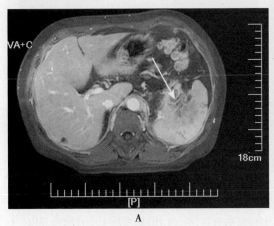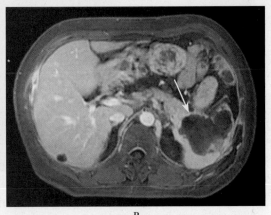

| A | B |

图 3-21-0-5　胰腺癌 HIFU 术前增强 CT 与术后增强 MRI(3)
A. HIFU 术前增强 MRI 动脉期,显示胰尾部病灶,血供丰富;B. HIFU 术后 1 个月增强 MRI 扫描,显示病灶凝固性坏死显著

（九）子宫多发肌瘤 HIFU 术前与术后增强 MRI 对比图（图 3-21-0-6～图 3-21-0-10）

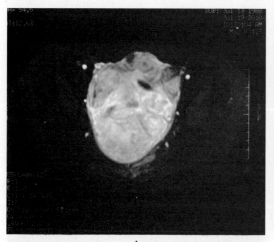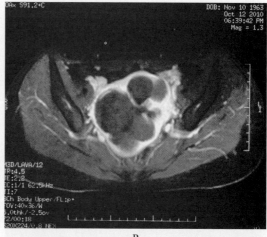

A   B

图 3-21-0-6　子宫多发肌瘤 HIFU 术前与术后增强 MRI（1）
A. 治疗前增强 MRI 扫描，显示子宫多发肌瘤，共十余个，血供丰富；B. HIFU 术后 1 个月增强 MRI 扫描，显示肌瘤病灶凝固性坏死显著，并缩小

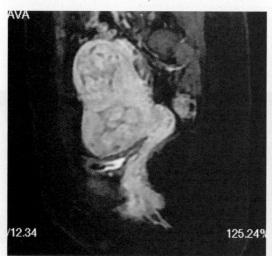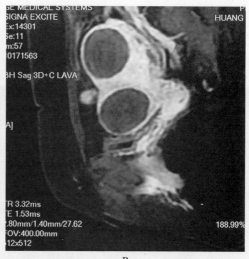

A   B

图 3-21-0-7　子宫多发肌瘤 HIFU 术前与术后增强 MRI（1）
A. 为治疗前增强 MRI 扫描，显示子宫多发肌瘤（2 个），血供丰富；B. 为 HIFU 术后 1 个月增强 MRI 扫描，显示肌瘤病灶完全凝固性坏死，边界清楚，并缩小

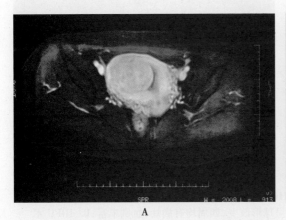
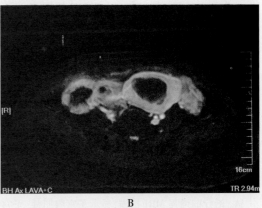

A   B

图 3-21-0-8　子宫多发肌瘤 HIFU 术前与术后增强 MRI(2)

A. 治疗前增强 MRI 扫描,显示子宫黏膜下肌瘤,血供丰富;B. HIFU 术后 1 个月增强 MRI 扫描,显示黏膜下肌瘤病灶完全凝固性坏死,边界清楚,并缩小

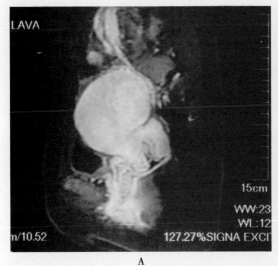
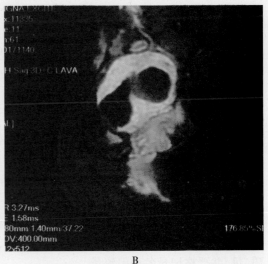

A   B

图 3-21-0-9　子宫多发肌瘤 HIFU 术前与术后增强 MRI(3)

A. 治疗前增强 MRI 扫描,显示子宫腺肌症,前后壁各一区域,血供丰富;B. HIFU 术后 1 个月增强 MRI 扫描,显示子宫前后壁腺肌症区域坏死显著,子宫有所缩小

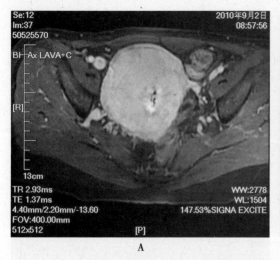
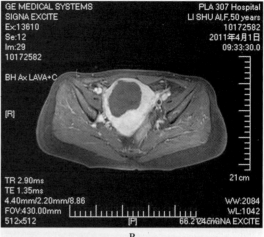

图 3-21-0-10　子宫多发肌瘤 HIFU 术前与术后增强 MRI（4）

A. 治疗前增强 MRI 扫描,显示子宫腺肌症,子宫呈球形改变,四周均有病灶,血供丰富;B. HIFU 术后 1 个月增强 MRI 扫描,显示子宫壁腺肌症区域坏死显著,子宫缩小明显

四、术后护理

（一）术后交接

手术室护士与病房护士进行交接。

1. 手术情况交接。

2. 患者术后病情交接。

3. 皮肤交接　治疗区皮肤交接、易受压处皮肤交接。

4. 管路交接　留置胃管、尿管、胸腹腔引流管、造瘘管等。

5. 液体交接　静脉液体、外用液体。

（二）一般护理

1. 遵医嘱给予心电监护,严密监测生命体征变化,如意识、血压、脉搏、呼吸、血氧饱和度、体温等,如有异常及时报告医生。

2. 嘱患者卧床休息,全身麻醉和硬膜外麻醉患者术后去枕平卧 6~8 小时。

3. 海扶术后禁食、禁水,一般排气后观察一段时间方可进流食。

4. 遵医嘱给予氧气吸入,保持呼吸道通畅。

5. 妥善固定各种引流管,如尿管、胃管等,保持各种引流管通畅,观察引流液的颜色、性质、量,并严格记录各种引流量。

6. 海扶术后嘱患者 2~3 天内尽量不看电视、手机、书籍等。

五、专科护理

1. 术区皮肤给予冰袋间歇性冷敷。方法是,冷敷袋外包裹毛巾敷在术区皮肤上 15~20 分钟,取下间歇 15~20 分钟,再敷 15~20 分钟,再取下间歇 15~20 分钟,如此反复进行

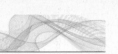

24～48 小时。

2. 子宫肌瘤、子宫肌腺症患者海扶术后给予冰盐水膀胱灌注,每次灌注量不应超过 250ml,注意观察引流液温度、颜色、量。

3. 子宫肌瘤、子宫肌腺症患者海扶术后注意观察术区疼痛情况,阴道有无分泌物及分泌物的颜色、量。

4. 肝脏肿瘤海扶刀术后注意观察患者意识有无改变、行为有无异常,是否出现黄疸、水肿情况。

5. 胰腺癌海扶刀术后注意观察患者意识有无改变,有无恶心、呕吐,注意监测血、尿淀粉酶变化及疼痛情况有无改善。

6. 骨肿瘤患者海扶刀术后注意观察肢体感觉情况、血运情况及运动情况,注意保护患肢,避免磕碰、牵拉。

7. 腹盆腔肿瘤海扶刀术后注意观察有无腹痛、腹胀、恶心、呕吐、发热、排尿困难等症状。

六、并发症的观察与护理

(一) 皮肤灼伤护理

1. 皮肤灼伤程度

(1) Ⅰ度灼伤:灼伤皮肤发红、疼痛、明显触痛、有渗出或水肿。轻压受伤部位时局部变白,但没有水疱。

(2) Ⅱ度灼伤:皮肤水疱,水疱底部呈红色或白色,充满了清澈、黏稠的液体,触痛敏感,压迫时变白。

(3) Ⅲ度灼伤:皮肤全层灼伤,灼伤表面可以发白、变软或者呈黑色、炭化皮革状。

(4) Ⅳ度灼伤:除皮肤全层灼伤外,还伤及皮下组织如肌肉、骨骼等。

2. 皮肤灼伤护理

(1) 术区皮肤发红无水疱:术区皮肤给予冰袋间歇性冷敷。

(2) 术区皮肤发红并有水疱:水疱小时术区皮肤给予冰袋间歇性冷敷;水疱比较大时,局部消毒后用无菌注射器将水疱内的液体抽出,覆盖无菌纱布,再用冰袋进行间歇性冷敷。

(3) 术区皮肤表皮破损:破损局部消毒后覆盖无菌纱布,再用冰袋进行间歇性冷敷。

(4) 术区局部组织坏死:需要外科手术切除,如坏死面积较大时,要进行植皮手术。

(5) 术区皮肤有损伤时,应避免刺激局部皮肤,皮肤结痂时应让其自然脱落。

(二) 术区软组织水肿护理

在皮肤无损害的情况下,术后 24 小时常规给予局部间歇性冷敷,同时可给予复方七叶皂苷钠外涂,必要时给予激素冲击。

(三) 术后发热护理

海扶刀术后患者体温多在正常范围内,仅有少部分患者术后 3～5 天内体温在 38.0℃ 以下波动,一般不需要特殊治疗,极少数超过 38.0℃,排除感染后可对症退热处理。术后注意监测患者体温,注意保暖,可给予物理降温。

(四) 术区疼痛护理

1. 提供一个安静舒适的休养环境,协助患者做好生活护理。

2. 指导患者采用放松技术(如深呼吸、全身肌肉放松)以减轻疼痛。

3. 鼓励患者选择最适宜的活动水平。

4. 遵医嘱给予止痛药,做好疼痛评估。

(五)　继发感染护理

1. 保持病房安静,患者注意个人卫生。

2. 注意监测患者体温变化情况。

3. 房间要保持通风,定期对空气、地面进行消毒。

4. 严格陪伴、探视制度。

5. 严格执行无菌操作,预防交叉感染。

6. 鼓励患者进食高热量、高蛋白质、富含维生素饮食,每日饮水量不少于1500ml。

7. 超过38.5℃时,应及时给予降温处理,并观察记录降温效果。

(六)　治疗区邻近的组织器官损伤护理

1. 严密观察患者病情变化,如空腔脏器损伤:胃肠道、胆道等破裂或穿孔,则以腹膜炎的症状和体征为主要表现。

2. 若观察患者出现心慌、心率加快,口唇发绀、疼痛加剧、胸闷等休克症状时,可能出现内脏破裂出血,应备好急救物品,做好抢救准备。

3. 保持病房安静,取舒适体位,给予氧气吸入,保持呼吸道通畅。

4. 迅速建立静脉通路,及时补液,做好输血准备,防止休克发生。

5. 严密观察患者引流液的颜色、性质、量,并做好记录。

(七)　消化道出血护理

1. 备好急救物品,给予心理护理。

2. 迅速建立静脉通路,遵医嘱快速补充液体,立即交叉配血,做好输血准备。

3. 严密监测生命体征、意识及尿量的变化并做好记录。

4. 保持呼吸道通畅,呕血时宜采用侧卧位或仰卧头偏向一侧,给予氧气吸入。

5. 便血时及时给予更换床单位,注意观察出血的颜色、性质、量并做好记录。

6. 做好口腔及皮肤的护理,注意保暖。

(八)　神经损伤护理

1. 早期应进行全面、细致的全身检查及耐心倾听患者主诉,及早发现有无神经损伤症状并做好记录。

2. 遵医嘱使用营养神经的药物,并注意观察用药后反应。

3. 如患者有臀部、会阴部麻木,坐骨神经痛,或肢体肌肉无力,应及早指导患者做抵抗阻力肌肉锻炼,同时给予局部按摩,并给针刺环跳、委中、承山、三阴交、冲门、风市、伏兔、足三里等穴,促进功能恢复。

4. 如患者出现术侧肢体感觉、运动障碍,肌肉萎缩、肢体活动无力等神经损伤症状,要经常帮助患者做肢体各关节的被动伸屈活动,保持各关节功能位,防止发生关节失能。

七、出院指导

1. 保持良好的心态,避免不良情绪刺激。

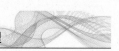

2. 保证充足的睡眠,生活要有规律。

3. 宜食清淡易消化、低脂肪饮食,少吃多餐,忌暴饮暴食。禁食霉变、烟熏、腌制食物,忌食辛辣刺激性、油煎炒炸、坚硬、黏滞不易消化食物。

4. 戒烟、戒酒。

5. 注意休息,康复锻炼应由简到繁,循序渐进,注意锻炼时间和强度,运动量以不感到疲劳为宜。

6. 出院后,严格遵照医嘱按时、按量服药,不能擅自停药或者加量、减量。

7. 定期复查,患者一旦出现以下症状,请及时就医:

(1) 在原手术部位,又出现小肿块。

(2) 患者出现嗜睡、行为异常、性格改变等情况。

(3) 患者出现恶心、呕吐、呕血等症状。

(4) 患者术后出现吞咽食物时有哽噎感或食管内异物感,或胸骨后闷胀不适,或上腹疼痛等。

(5) 患者术后出现便血、腹痛或腹泻等。

(6) 患者术后出现持续性消化不良,进食后上腹部饱胀感,或较长时间体重减轻。

(7) 患者术后出现顽固性头痛,咳嗽、排便、打喷嚏时头痛加剧;或偏盲、失明、嗅觉、味觉改变,走路不稳等。

(8) 患者出现咳嗽、痰中带血,持续性嘶哑和干咳等症状。

(9) 患者出现无痛性血尿,老年性排尿困难,尿频、尿流变细等。

附件 21-1　皮肤灼伤分度与护理

分度	损伤部位	临床表现及主要症状	护理内容	预后
Ⅰ度	表皮层	灼伤皮肤发红、疼痛、明显触痛、有渗出或水肿。轻压受伤部位时局部变白,但没有水疱	保持皮肤清洁干燥,皮肤表面不要用力搓揉,给予冰袋间歇性冷敷 冷敷方法:冷敷袋外包裹毛巾敷在术区皮肤上 15~20 分钟,取下间歇 15~20 钟,再敷 15~20 分钟,再取下间歇 15~20 分钟,如此反复进行 24~48 小时	24 小时后皮肤恢复正常
Ⅱ度	真皮层	皮肤水疱,水疱底部呈红色或白色,充满了清澈、黏稠的液体,触痛敏感,压迫时变白	水疱较小:表面张力低时,术区皮肤给予冰袋间歇性冷敷,让其自行吸收 水疱较大:表面张力高时,局部消毒后用无菌注射器将水疱内的液体抽出,覆盖无菌纱布,再用冰袋进行间歇性冷敷 术区皮肤表皮破损:破损局部消毒后覆盖无菌纱布,再用冰袋进行间歇性冷敷;预防继发感染	如不感染,在 5~7 天后水肿减轻,水疱逐渐吸收干燥,结痂,2~3 周后,开始脱痂全愈。愈后可遗留轻微瘢痕,也可无瘢痕

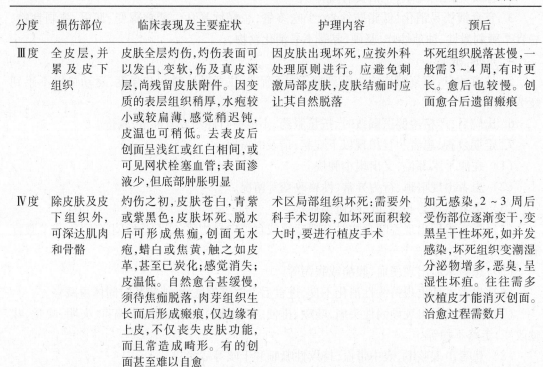

续表

分度	损伤部位	临床表现及主要症状	护理内容	预后
Ⅲ度	全皮层,并累及皮下组织	皮肤全层灼伤,灼伤表面可以发白、变软,伤及真皮深层,尚残留皮肤附件。因变质的表层组织稍厚,水疱较小或较扁薄,感觉稍迟钝,皮温也可稍低。去表皮后创面呈浅红或红白相间,或可见网状栓塞血管;表面渗液少,但底部肿胀明显	因皮肤出现坏死,应按外科处理原则进行。应避免刺激局部皮肤,皮肤结痂时应让其自然脱落	坏死组织脱落甚慢,一般需3~4周,有时更长。愈后也较慢。创面愈合后遗留瘢痕
Ⅳ度	除皮肤及皮下组织外,可深达肌肉和骨骼	灼伤之初,皮肤苍白,青紫或紫黑色;皮肤坏死、脱水后可形成焦痂,创面无水疱,蜡白或焦黄,触之如皮革,甚至已炭化;感觉消失;皮温低。自然愈合甚缓慢,须待焦痂脱落,肉芽组织生长而后形成瘢痕,仅边缘有上皮,不仅丧失皮肤功能,而且常造成畸形。有的创面甚至难以自愈	术区局部组织坏死:需要外科手术切除,如坏死面积较大时,要进行植皮手术	如无感染,2~3周后受伤部位逐渐变干,变黑呈干性坏死,如并发感染,坏死组织变潮湿分泌物增多,恶臭,呈湿性坏疽。往往需多次植皮才能消灭创面。治愈过程需数月

22 第22章
纳米刀治疗原发性肝癌围术期护理

一、概述

近年来,随着微创消融治疗的兴起为肝癌患者的治疗开辟了新的方向,作为一项肿瘤消融新技术,不可逆电穿孔(纳米刀)治疗肝肿瘤是先进、安全且有效的消融方法。纳米刀是通过探针对肿瘤细胞释放高压脉冲,使其细胞膜产生纳米级的不可逆电穿孔,从而导致细胞的凋亡。肿瘤细胞凋亡后,体内吞噬细胞将细胞碎片吞噬掉,治疗区域逐步被正常组织所取代。与其他肿瘤治疗技术相比,它具有消融时间短、治疗区域的血管、神经等重要组织得以保留、不受热池效应影响、治疗彻底、治疗边界清晰、治疗区域可恢复正常功能、可适应更多复杂的病情等优势。

二、护理原则

1. 充分的术前准备、术前访视、护理评估,了解患者的病情、营养、心理状态,与主管医生沟通,了解患者拟行的手术方案。
2. 与患者家属进行有效沟通,取得家属的配合与信任。更多的了解患者对疾病和手术的认知度。
3. 术后密切观察患者病情及生命体征的变化,如有异常及时通知医生给予相应的治疗与护理。
4. 术后康复指导和远期效应观察,指导患者保持规律的生活方式和饮食习惯,定期复查,电话和门诊随访。

三、围术期的护理

(一) 术前护理
1. 术前评估与指导
(1) 责任护士参加术前讨论,了解手术过程,掌握手术部位、肿瘤与周围脏器的关系、并发症发生的相关性等。
(2) 术前一日由麻醉医师对患者进行 ASA 麻醉分级评估(附件22-1);责任护士于术前

一日对患者生活自理能力评分和一般临床资料(生命体征、营养、皮肤、依从性、心理状态等)进行综合评估。

(3) 指导患者重视术前准备,提高患者对手术和麻醉的耐受性,减少并发症的发生。

(4) 指导患者进行术后适应性训练,如床上练习排便,以防止尿潴留的发生。

(二) 术前访视

1. 手术室护士于术前 1 日进行常规访视,评估患者对麻醉和手术的耐受力,尤其是全身及各项辅助检查指标,做到心中有数。

2. 介绍手术室的环境,做好心理疏导。对患者多采用鼓励性、安慰性的语言,运用专业知识,正确引导患者,取得患者及家属的理解,缓解焦虑与不安,更好的配合手术。

3. 帮助患者及家属了解麻醉、手术的相关内容。多数患者及家属对影像引导纳米刀消融术相关知识缺乏,对麻醉的安全、手术的成功率表示担心。向患者及家属讲解手术成功的案例,纳米刀的原理、工作方法、优势等,排解患者及家属的疑虑。

(三) 术前准备

1. 患者准备　各项化验及常规检查:血、尿、大便常规,肝、肾功能,梅毒、艾滋病、乙型病毒性肝炎、丙型病毒性肝炎、肿瘤标志物、凝血功能、血型等血化验检查及心电图,X 线胸片,肝穿刺活体组织病理,近 2 周内的增强 CT 或磁共振等资料。

2. 病房护士准备

(1) 皮肤准备:术前 1 日手术区域备皮,清洁穿刺部位皮肤,保持治疗区域清洁干燥,查看手术区域皮肤有无破损或感染。更换清洁衣裤。因 CT 台面较硬,手术过程中手术体位限定,术后绝对卧床 24 小时等诸多因素,易出现皮肤损伤或压疮,护理人员应根据手术时间、压疮评分、营养状态等,手术日给予使用防压疮敷料保护骨隆突处等措施,并做好记录。

(2) 胃肠道准备:嘱患者按全麻要求常规术前 12 小时禁食、8 小时禁水;术前一晚给予清洁灌肠,清除肠道内的食物和粪便残渣,减少肠道内的气体,保证手术顺利完成。

(3) 心理准备:多与患者交谈,了解其心理状态,讲解纳米刀治疗的优点、手术方法及术后恢复注意事项及可能出现的并发症等。对患者采用安慰、鼓励性语言,使其说出内心感受,减轻患者心理压力,消除其顾虑与恐惧,增强信心。对过度紧张的患者睡前可酌情应用安眠药物,利于夜间睡眠。

(4) 生命体征的测量:为保证患者在最佳的身体状态下迎接手术,手术日晨护理人员应为手术患者测量体温、脉搏、呼吸、血压,询问患者夜间入睡情况,注意观察患者心理及情绪的变化。如发现异常及时通知医生。

(5) 建立静脉通路:使用 22G 型号静脉留置针或中心静脉通路,保证术中特殊用药或抢救用药的顺利使用。

(6) 其他:手术当日行碘过敏试验,留置尿管;术前 15 分钟肌内注射血凝酶 1000U,维生素 K_1 10mg。术前摘除所有金属饰物。

3. 家属准备

(1) 家属(被委托人)于手术提前一日到病房,签署手术知情同意书;影像资料准备:备齐近 2 周内的超声、增强 CT 或增强 MRI 检查影像资料。

(2) 配合医务人员,给予患者心理支持与鼓励。

(3) 确保患者住院押金充足。

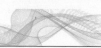

4. 手术室护士准备

（1）环境准备：手术室内温度保持在 20～24℃，相对湿度 50%～60%，每日使用紫外线或臭氧消毒机进行空气消毒，定期对手术室空气、台面等进行空气培养。

（2）物品准备：纳米刀消融治疗仪、引导针、负压吸引装置、多参数监护仪、气管插管用物、麻醉机等急救设备。

（3）药品准备：麻醉药、镇静剂、镇痛药、肌松药（罗库溴铵）、止吐药（甲氧氯普胺注射液）、止血药（血凝酶）、升压药（肾上腺素）、降压药（硝酸甘油、亚宁定）、利尿脱水药（甘露醇）、生理盐水及其他急救药品。

5. 医生准备

（1）病理检查：为明确诊断，建议先行病灶穿刺活检的病理检查。

（2）制定手术方案：术前根据患者病情和肿瘤的生长情况进行综合分析，选择最适宜的引导方式、消融方法，确定穿刺点、布针方案、进针路径、电压、脉冲等；肿瘤的定位包括：①肿瘤的具体位置，即肿瘤在患者身体内的位置；②肿瘤的器官组织定位，即肿瘤的原发器官组织，这对判断肿瘤的生物学行为及手术方式有参考作用；③肿瘤毗邻定位，即肿瘤与周围器官、组织、大血管的关系，有无侵犯、包裹、粘连等。

（3）术前与患者及家属有效沟通，使其充分了解纳米刀的优点、手术方法、麻醉方式、意外风险及并发症，并签署手术知情同意书。

（四）术中配合

1. 安全核查　手术室护士热情接待患者进入手术室，缓解患者紧张情绪。严格按照手术安全核查内容进行查对，通过两种以上方式核对患者姓名、科室、床号、住院号、诊断、出生日期等，与病房护士共同确认患者身份，保证患者正确、手术正确、部位正确，同时核对病历、手术名称及医学影像资料，确保准确无误。巡回护士还要查看病房护士关于患者皮肤记录的内容，查看皮肤情况，针对病房护士已给措施再次评估与判断，防止术中皮肤压疮的发生。

2. 体位准备　纳米刀消融术全程需要在 CT 引导下进行，因此协助患者在 CT 床上取平卧位，将铅垫置于手术患者的颈部与腰骶部下方，以保护患者的甲状腺及生殖器官，以免影响生长发育或功能。保持呼吸道通畅，去枕平卧位，头偏向一侧。嘱患者深呼吸，双手自然放于身体两侧，根据患者具体情况适当给予约束，防止术中发生坠床，注意约束带松紧适宜。

3. 护理配合　建立两组静脉通路；根据医嘱给予镇静药、止痛药、肌松药物；连接多功能心电监护仪，密切观察患者生命体征、尿量等指标；及时调整输液速度，避免造成液体入量不足或过多。备好各种仪器和手术物品，协助麻醉医师进行麻醉，协助手术医生进行消毒、铺巾、穿手术衣等。

4. 术中观察　麻醉期间，患者大部分保护性反射功能处于停止状态，患者的各项生理功能会发生较快的变化，这段时间较易出现意外，护士应密切监测患者生命体征，有专人看护。

（1）生命体征监测严密监测患者的心率、血压、脉搏、呼吸等生命体征的变化，尤其是血压及心率，纳米刀通电时刺激机体发现异常情况立即报告医师，必要时进行抢救。

（2）体温监测：患者在麻醉期间，体温会发生较大变化，若患者出现体温过低，应使用保温毯进行保暖。

（3）肌松监测：为保证纳米刀消融术顺利进行，需要给予足量的非去极化肌松药，使患

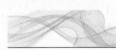
者肌松状态达 0 级。临床监测常用的 TOF 模式,数据获得直观、简单、快捷。肌力分级标准见表 3-22-0-1。

表 3-22-0-1　Lovet 肌力分级标准

分级	标准
5	力量正常
4+	在强负荷下力量轻度下降
4	能够对抗中等负荷
4-	能够对抗轻度负荷
3	能对抗重力完成运动
2	不能对抗重力
1	仅有肌肉收缩,可能只能被触及
0	无任何运动

5. 纳米刀消融治疗(图 3-22-0-1)与配合

(1)　CT 扫描定位,确定治疗极准确插入瘤体,设定参数,针距以不超过 2cm 为宜,平行

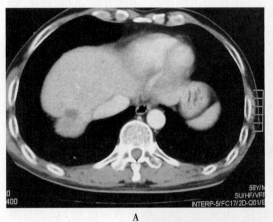

A

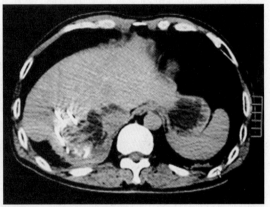

B

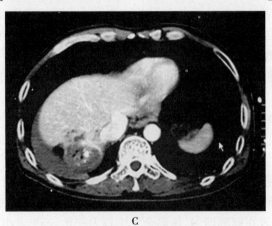

C

图 3-22-0-1　纳米刀手术
A. 术前;B. 术中;C. 术后

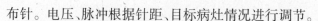

布针。电压、脉冲根据针距、目标病灶情况进行调节。

（2）密切观察生命体征、肌松效果，观察穿刺部位有无出血等情况，注意血压、血氧、呼吸、脉搏变化，确保静脉通路保持通畅。

（3）协助医生使用无菌敷料局部包扎穿刺点。

（五）术后护理

在麻醉医师和麻醉护士陪同下，转运患者至术后监护室，途中密切观察患者的病情变化，关注患者的转运安全。

1. 一般护理　回到监护室后立即帮助患者取去枕平卧位，头偏向一侧。连接呼吸机辅助通气。根据患者意识状态合理选用保护用具，如患者出现烦躁、不合作者，及时通知医生，并使用约束带保护患者安全；等待患者意识转清，合作良好时，及时指导患者配合方法，缓解恐惧心理，减少意外伤害的发生。

2. 病情观察　连接多参数心电监护仪，观察患者神志及生命体征的变化，每 15～30 分钟记录一次，观察体温、血压、脉搏、心率血氧饱和度是否正常，患者有无低温、寒战，关注皮肤颜色和温、湿度情况；评估指甲颜色和毛细血管充盈情况，根据患者情况可给予适当保暖。

3. 呼吸观察　纳米刀治疗需要在患者达到完全肌松状态下进行，麻醉苏醒期麻醉药、镇静药、肌松药物残余对呼吸功能有强大的抑制功能，术后需要密切观察呼吸频率、深浅、胸廓起伏及血氧饱和度的变化，判断患者自主呼吸情况，呼吸频率每分钟应维持在 13～16 次，血氧饱和度维持在 95% 以上，如有异常及时通知医师给予积极处理。

4. 局部皮肤护理　术后手术室护士与监护室护士详细交接患者皮肤受压情况，填写皮肤观察护理记录单，如有压红或水疱应及时上报护士长，作出相应处理；纳米刀是一种只选择性的破坏肿瘤组织，对神经、血管或周围组织几乎没有影响。但是，肝癌患者多合并肝硬化或肝功能失代偿而出现凝血功能障碍，易出现穿刺针道渗血或皮下淤血，加强观察术区皮肤的温度、色泽变化，穿刺部位给予腹带包扎，术后绝对卧床休息 24 小时。保持局部皮肤清洁干燥，减少物理性刺激。

5. 管路护理　评估各种管路，准确使用各种管路标识，记录气管插管距门齿的长度，妥善固定防止脱管。加强口腔护理，严格掌握拔气管插管指标，有研究认为，将患者呼之能睁眼或摇头可作为拔管的主要指标，呼之能睁眼说明患者有指令动作，摇头表明肌松残余作用基本消失。但此时肌力和通气量还未完全恢复，仍要加强呼吸管理，及时清理呼吸道分泌物，保持呼吸道通畅，确保氧气供给；保持留置尿管通畅，准确记录尿液的颜色、量。每日给予会阴冲洗，注意个人卫生，预防泌尿系感染。严格掌握拔除尿管指征，拔除前应先定时夹闭尿管，训练膀胱括约肌的功能，拔管后鼓励患者排尿，观察患者自行排尿的情况，是否存在排尿困难或不适感，如有异常，及时通知医生给予相应处理。

6. 疼痛护理

（1）术后 6 小时内对患者进行疼痛评估，医护人员应尊重患者的主观感受，给予及时、规范的全面评估，包括疼痛部位、程度、性质、诱发因素、心理等。

（2）疼痛评估≥4 分时，应根据医嘱给予药物止痛治疗，将疼痛部位、程度、伴随症状、处理措施等进行记录。口服途径给药后 30～60 分钟、其他途径 15～30 分钟后给予止痛效果评价，直至<3 分；当疼痛≥7 分时，要求医护人员有交接记录。评估频次根据医嘱要求按

时评估。

（3）对于长期癌痛患者,为更好的持续控制疼痛,使患者处于无痛状态,应正确指导患者使用止痛药物:按时服药、按阶梯给药、个性化给药。而不是出现疼痛或疼痛加重时才给药。

（4）疼痛宣教:教会患者及家属关于疼痛评估尺的使用方法,使其准确提供疼痛和病情信息;指导患者正确对待止痛药物的成瘾性。

（六）并发症的护理

1. 肝脓肿

（1）原因:纳米刀消融区组织液化坏死继发感染或胆汁瘤继发感染。

（2）护理

1）病情观察:加强对生命体征和腹部体征的观察,注意是否有消融部位脓肿、膈下脓肿、胸腔内感染等严重并发症。加强体温的动态监测,超过38.5℃时,根据医嘱给予物理降温或药物降温。

2）引流管护理:妥善固定引流管,防止脱落;指导患者体位,以利呼吸和引流;每日更换引流袋,观察和记录引流液的色、质、量;当脓腔引流液减少,需判断有无引流管堵塞。

3）预防:对合并感染患者术前应用抗生素。

2. 肝被膜下血肿、肝内血肿及穿刺部位血肿

（1）原因:肝实质撕裂,血管损伤、针道消融不充分等。

（2）护理

1）生命体征的监测:严密监测患者生命体征的变化,如有异常及时通知医生,给予相应处理。

2）病情观察有无腹痛、心慌、大汗等症状,如出现持续性疼痛、止痛药物效果不佳时应警惕有活动性出血,及时通知医生予以相应处理。

3）如有休克表现,配合医师快速开放静脉通路,恢复血容量,进行抗休克治疗。

（3）预防:纳米消融时避开大血管及分支穿刺。

3. 胸腔积液

（1）原因:刺激胸膜后损伤肺组织。

（2）护理

1）肺部护理:指导患者半卧床休息,利于呼吸;鼓励患者有效咳嗽,每日翻身、拍背2～4次/日。

2）生命体征的监测:观察患者血压、呼吸、心率及血氧饱和度的变化。听取患者的主诉,观察患者甲床和口唇的颜色,动态监测血常规的变化。

（3）预防穿刺时尽量避免胸膜和肺组织损伤。

（七）康复指导

1. 饮食指导　注意培养患者合理的饮食习惯,肝癌患者营养状态较差,为手术后顺利恢复。鼓励患者多进食高热量、高维生素、易消化的食物,根据血氨结果合理进食含蛋白食物;少食多餐,忌食刺激性、辛辣食品,避免食用含黄曲霉素的食物;发热患者宜多饮水。根据患者的饮食习惯给予个性化的饮食指导。

2. 复查指导　纳米刀治疗术后前半年每 1 个月复查 1 次,半年后每 3 个月复查 1 次,内容包括肝功能、凝血项、血常规、甲胎蛋白、增强 CT 或 MRI,有乙肝病史的患者每 3 个月要复查乙肝五项及 DNA 等。每半年复查胸部 X 线,了解有无肺部转移。患者在家中如出现肝区不适、发热、黄疸等不适症状,需及时到医院就诊。

3. 健康处方　根据患者的疾病特点、病情、治疗方案等制定个体化的健康教育处方:向患者及家属介绍肝癌的相关知识,以观察病情变化,识别并发症,及时到医院就诊。讲解纳米刀消融术的优点与安全性,消除患者的紧张情绪。

(八) 健康指导

1. 远期疗效观察

(1) 建议纳米刀治疗术后定期行消融靶区增强 CT 或增强 MRI 扫描评价消融疗效,如存在病灶残余或消融边缘不充分,及时予以补充消融。

(2) 消融术后 4～6 周复查增强 CT 或增强 MRI。增强 CT 或增强 MRI 是目前评价消融效果的标准方法,有条件的可使用 PET-CT,超声造影可用于治疗结束后初步评价消融效果。

2. 随访

(1) 患者出院后 1、2 和 4 周时,医护人员定期对患者进行随访,了解患者出院后的身心状况,对其进行相关健康知识的宣教指导。

(2) 咨询门诊,结合患者个人身心特点、知识需求、治疗方案等,由专业人士对其进行一对一个体化指导。改变患者及家属对肿瘤的认识误区和帮助患者树立健康行为,提高在各种情景中的自我管理及护理能力。

(3) 发放个体化健康教育处方,内容包括根据评估所得个体情况和针对性健康指导,包括:姓名、年龄、身高、ADL 得分、基础生命体征、饮食运动处方;中医食疗处方;抗肿瘤药指导;自我监测生命体征的方法;如何预防并发症的发生;门诊、病房联系电话等内容。

3. 功能锻炼

(1) 生活指导:帮助患者建立健康的生活方式,鼓励患者适当参加体育锻炼,调动机体的免疫功能;指导患者合理安排生活起居,保证充足的休息与睡眠。居室定期清洁、通风,保持湿度在 50%～70%,注意保暖,预防感冒,减少在公众场所的时间,防止感染。戒烟酒,缓解肝脏负担。

(2) 饮食指导:肿瘤患者反复住院,多次微创手术,导致机体营养状态较差,免疫功能低下。在住院期间,护理人员应进行针对性的饮食指导,必要时请营养师给予营养会诊,制订个性化的营养膳食。内容包括提供合理的营养,配膳时注意色香味俱全,增进患者食欲,少食多餐,多进食新鲜水果、蔬菜;忌食生冷硬的食品。出院前,指导家属根据患者的饮食喜好安排饮食,以营养丰富、清淡饮食为主,避免油腻食物,不宜进食过多脂肪、含糖量高的,以免影响胃肠道消化酶的分泌,降低食欲。

(3) 用药指导:认真向患者及家属交代所服药物的正确使用方法和注意事项,包括剂型、剂量、给药途径、给药时间、注意事项、副作用、贮存方法等,减免用药隐患的发生。同时,告知患者不擅自减药或停药,有情况及时与医生取得联系;忌用对肝脏有损害的药物。

附件 22-1 ASA 评估分级

美国麻醉师协会(ASA)于麻醉前根据患者体质状况和对手术危险性进行分类,共将患者分为六级。

ASA 评估分级表

分级	标准	围术期死亡率(%)
Ⅰ级	体格健康,发育营养良好,各器官功能正常;除局部病变外,无周身性疾病。如周身情况良好的腹股沟疝	0.06 ~ 0.08
Ⅱ级	轻度或中度的周身疾病,功能代偿健全。如轻度糖尿病和贫血,新生儿和80岁以上老年人	0.27 ~ 0.40
Ⅲ级	有严重的周身性疾病,体力活动受限,但尚能应付日常活动。如重症糖尿病	1.82 ~ 4.30
Ⅳ级	有生命危险的严重周身性疾病,丧失日常活动能力,经常面临生命威胁	7.80 ~ 23.0
Ⅴ级	无论手术与否,生命难以维持24小时的濒死患者。如主动脉瘤破裂等	9.40 ~ 50.7
Ⅵ级	确证为脑死亡,其器官拟用于器官移植手术	

Ⅰ级、Ⅱ级患者麻醉和手术耐受力良好,麻醉经过平稳。Ⅲ级患者麻醉有一定危险,麻醉前准备要充分,对麻醉期间可能发生的并发症要采取有效措施,积极预防。Ⅳ级患者麻醉危险性极大,即使术前准备充分,围术期死亡率仍很高。Ⅴ级为濒死患者,麻醉和手术都异常危险,不宜行择期手术。

附件 22-2 Lovet 肌力分级标准

分级	标准
5	力量正常
4+	在强负荷下力量轻度下降
4	能够对抗中等负荷
4-	能够对抗轻度负荷
3	能对抗重力完成运动
2	不能对抗重力
1	仅有肌肉收缩,可能只能被触及
0	无任何运动

第23章
放射性粒子植入术围术期护理

一、概述

放射性粒子组织间近距离治疗肿瘤有 100 多年的历史。1901 年 Pierre Curie 首先提出近距离治疗术语(brachytherapy),其定义为将具有包壳的放射性核素埋入组织进行放射治疗,通过放射性核素持续释放射线对肿瘤细胞进行杀伤,达到治疗肿瘤的目的。与外照射治疗不同,由于放射性粒子具有特殊的物理特性,使治疗靶点局部剂量高,周围正常组织受照剂量低,且治疗靶点内部剂量分布均匀,对于那些手术难以切除、术后和放疗后复发的肿瘤,放射性粒子植入治疗无疑是有效的治疗手段之一。放射性粒子治疗是多学科交叉技术,需要放疗科、外科、影像、超声和核医学科的配合。

(一) 适应证
1. 经病理学诊断的恶性实体肿瘤。
2. 多种原发性恶性肿瘤,尤其适用于无法用其他方法治疗,已经广泛转移而又不能手术者,肿瘤范围广泛而入侵周围组织不能完全切除。
3. 局部或区域性癌的延伸扩散部分,特别是侵入重要组织难以手术切除。
4. 经外照射治疗因剂量或耐受等原因仍残留局部病灶。
5. 孤立的转移或复发癌灶。

(二) 禁忌证
1. 侵犯大血管或靠近大血管并有感染的肿瘤。
2. 恶病质,不能耐受粒子治疗者。
3. 病灶范围广泛。
4. 出血倾向,穿刺有较大风险者;严重血细胞计数异常,严重肝功能损伤,非复发压迫输尿管所致肾后性肾功能不全者;严重糖尿病患者。
5. 全身衰竭,预计生存时间小于 3 个月的患者。

二、围术期护理

(一) 术前护理
1. 护理评估　术前评估:评估患者一般情况,包括血压、脉搏、一般状况;既往病史,有无高血压、糖尿病、心脏病、肾病及甲亢;过敏史,包括药物、食物;患者心理状况评估,包括文化程度,对疾病的理解能力,对压力的承受能力。

2. 心理护理 恶性肿瘤巨大的精神压力,不仅影响个体的正常生活,也危害家庭,患者在家庭中角色的转换,加重了患者的恐惧、疑虑、抑郁、绝望等情绪反应。因此,应在给予患者亲切关怀的同时,帮助他们建立积极的家庭、社会支持系统。心理因素作用。

(1)心理因素:研究表明:负性情绪对机体免疫系统有抑制作用,影响对肿瘤细胞的免疫监视,致使瘤细胞活跃。护士运用交流技巧,给患者心理支持,可以帮助患者调整紧张状态、提高适应能力。

(2)心理护理:放射性粒子植入技术是具有创伤小、疗效显著等特点,患者对治疗渴望且存在疑虑,应根据患者具体情况进行心理疏导,同时讲解一些成功病例增强患者信心。

(3)社会支持及家庭影响:癌症不仅是个体的,也影响其家庭。护士应指导家属解除患者的痛苦,向家属讲解疾病的预后和病情变化,取得家属的帮助和支持,为家属提供便利条件,适当安排家属休息。

(4)医护人员影响:医护人员应树立信心,不放弃对患者的支持。要具有高度的同情心和责任感,采取各种有效措施,减轻患者的痛苦,以饱满的情绪感染患者、以坚强的意志增强信心、以精心护理和精湛的技术减轻患者痛苦,增加患者对医务人员的信任感和安全感,做好患者心理护理的基础。

3. 术前健康指导

(1)入院当日,介绍相关制度,医院环境等。告知患者次日检查相关注意事项,并根据患者的文化程度及接受能力简单向患者及家属讲解放射性粒子植入术的相关知识,了解手术方法,消除患者的恐惧。

(2)根据手术需要,指导患者进行手术体位训练。

(3)根据手术需要,进行饮食指导。

4. 术前准备

(1)体位训练:根据粒子植入手术部位,协助患者进行体位训练,增加耐受能力,需每天两次,每次 2 小时,密切观察患者的耐受能力及舒适程度,及时调整。颜面部、颈肩部、胸部、腹股沟等病变患者指导患者仰卧位练习;肩胛、椎体、会阴、直肠等病变患者指导患者俯卧位练习,练习应循序渐进,确保手术顺利进行。

(2)常规检查:血常规、凝血机制、血生化、免疫检查、心电图、胸部 X 线片、肿瘤病理检查。

(3)特殊准备:鼻咽癌、舌癌:术前配制漱口水清洁口腔,4 次/日;肺部肿瘤:咳嗽患者先给予止咳治疗、还要进行屏气训练;腹腔肿瘤:局部备皮、术日禁食 6 小时;盆腔肿瘤:留置尿管、局部备皮、术日禁食 6 小时;妇科肿瘤:肠道准备、阴道塞 OB 栓;手术前日晚给予安眠药物保证良好睡眠;术日穿开身衣物方便穿脱。

(4)告知患者术前去除内衣裤,仅着手术服,手术当日更换新床单及手术服。

(5)向患者及家属讲解术中注意事项,嘱患者术中保持体位不变,以利手术顺利进行。

(二)术中配合

1. 麻醉方式 根据患者疾病特点、手术部位及身体状况选择麻醉方式,包括局部麻醉、静脉麻醉、椎管内麻醉、全身麻醉等。

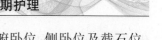

2. **体位准备**　根据手术部位不同选择合适体位,如仰卧位、俯卧位、侧卧位及截石位。使用负压真空垫固定体位,正确的手术体位可获得良好的术野显露,确保手术的顺利进行。

3. **物品准备**

（1）药品准备:碘伏,0.9% 生理盐水,1% 利多卡因,布比卡因,5% 葡萄糖溶液,明胶海绵,止血药品,抢救药品。

（2）仪器准备:心电血压监测仪,氧气吸入装置,负压吸引装置,麻醉机。

（3）手术器械准备:粒子植入器械包,粒子植入器,一次性植入针,粒子(需双人确认清点,并进行出库登记)。

（4）防护用品:铅眼镜,铅围脖,铅手套,铅衣,粒子巡检仪。

4. **术中观察要点**

（1）协助患者按手术要求摆好体位,B 超引导下植入患者,术中应询问患者感受,监测脉搏、心率及呼吸等生命体征。CT 引导下植入患者,需进行心电血压及血氧饱和度监测,观察患者生命体征,并注意患者心理感受,与患者多沟通交流,理解并安慰患者,减轻因疼痛或紧张带来的心理压力及生命体征的改变。

（2）患者出血较多或疼痛难忍时遵医嘱给予止痛、止血治疗。

（3）术中与医生密切配合,做好适当科学防护。

（4）对手术中的废弃物做好终末的消毒处理(浸泡、洗消)。

5. **术中并发症的处理**

（1）生命体征变化:术中应密切观察患者生命体征变化,每隔 5 分钟测量血压一次,患者因情绪紧张、手术伤口疼痛,常常会出现血压升高、心率增快,给予患者心理疏导,减轻患者紧张情绪,必要时遵医嘱给予降压及减慢心率的药物。

（2）出血:术中穿刺误伤或无法避开血管均可导致出血,包括伤口小血管出血以及深部较大血管出血,前者可行局部压迫止血,后者情况较为严重,应密切观察患者生命体征变化,监测血压、脉搏情况,观察患者的面色及伤口,是否四肢发冷,是否出现出冷汗休克症状,正确记录出血量并及时通知医师,开放静脉,遵医嘱给予止血药物。

6. **术中防护**　术中做好医务人员及患者的防护工作,术者穿铅衣、铅眼镜、铅围脖、佩戴铅手套。长柄镊子夹取粒子仓,增加距离防护。快速植入粒子,增加时间防护。粒子现用现从铅罐中取出,避免长时间暴露,增加屏蔽防护。

（三）术后护理

1. **一般护理**　立即给予心电血压监护、持续低流量吸氧;24 小时内减少活动,以防粒子移位;密切观察患者生命体征变化,做好详细的护理记录。

2. **并发症的观察与护理**

（1）感染的监测:观察患者体温的变化,因手术的损伤或因肿瘤组织坏死吸收会有不同程度的发热,一般体温波动于 37.5 ~ 38.5℃ 无须处理,若体温超过 38.5℃,予以物理降温,如果患者高热、寒战,体温超过 40℃ 应警惕感染的发生,立刻通知医生,给予相应的处置,及时更换汗湿衣物,保持患者清洁、舒适。

（2）疼痛的护理:帮助患者采取舒适体位,尽量减少不必要的搬动,疼痛不太严重,一般不予处理,疼痛较重者根据医嘱给予止痛,疼痛持续加重者应及时报告医生处理。

（3）出血:术后注意观察穿刺点敷料有无渗血液,24 小时内应密切观察患者血压的变

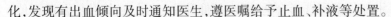

化,发现有出血倾向及时通知医生,遵医嘱给予止血、补液等处置。

（4）肺栓塞:种植的粒子有可能会丢失或移位,可随血流迁移引起肺栓塞,术后如发现患者出现呼吸胸痛、发绀等症状,发现应立即给予吸氧同时报告医生,给予相应处置。

（5）皮肤反应的护理:注意皮肤保护,穿棉质、柔软衣物。皮肤反应分级及处理:0级:表浅肿瘤植入术后保护性给予三乙醇胺类药物外涂。Ⅰ级:表现为滤泡样暗色红斑、色素沉着、干性脱皮、出汗减少等。给予三乙醇胺类药物或表皮生长因子外涂。Ⅱ级:表现明显红斑、伴有触痛、斑状湿性皮炎,中度水肿。给予三乙醇胺类药物或表皮生长因子外涂。Ⅲ级:主要表现为融合性皮炎、凹陷性水肿。给予湿润烧伤膏外涂。Ⅳ级:主要表现为坏死、溃疡和出血。需手术处理。

（四）出院指导

1. 患者出院后仍需做好防护工作,植入粒子活度大,距体表较浅的患者,应在体表盖含铅当量橡胶布屏蔽。粒子植入后 6 个月内,不与家属同住一张床,且床间距最好在 1m 以上,孕妇和未成年不得与患者同住一室。

2. 粒子植入术后 6 个月内如不穿防护衣应尽量不到人群密集的场所,或保持 1 米以上的距离;避免与儿童、哺乳妇女、孕妇及育龄妇女近距离接触,不要怀抱婴儿。患者术后 6 个月后无须防护。

3. 患者家属应注意观察患者的病情变化,多给予患者积极且利于治疗的信息,使其增加战胜疾病的信心,促进康复。

4. 注意休息,劳逸结合,避免剧烈运动。进营养丰富、清淡易消化的高蛋白、高热量、低脂肪和低糖少渣的温和性饮食。

5. 术后定期复查,一个月复查血常规,做 CT、超声等检查。以后每隔三个月复查一次,出现不明原因的食欲下降及消瘦应及时就诊。

6. 如粒子从体内掉出,用镊子捡起,放入带盖瓶中。应立即送回交给医护人员,不可随意丢弃放置。

第 24 章
射波刀治疗围术期护理

射波刀(cyber knife),又称"立体定位射波手术平台",是一种机器人放射外科手术系统,它整合机器人、加速器、影像导引、同步呼吸追踪等技术,可开展立体定向放射手术和立体定向放射治疗。它可治疗全身各部位的肿瘤,通过大剂量、高精度的放射线靶向照射,在杀死癌变病灶的同时最大限度的保护了正常组织。由于其高精度,可控性和无创性,为患有无法或难以手术切除肿瘤的患者或正在寻求非手术治疗的患者,提供新的希望。

一、适应证

1. 颅外肿瘤　原发性肝癌及其所致的肝内多发转移、门静脉癌栓、下腔静脉癌栓、腹腔淋巴结转移、肺单发或双发转移、骨转移等,全身各部位肿瘤引起的转移性肝癌。胆道肿瘤、头颈癌、原发和转移性肺癌、胰腺癌、肾癌、前列腺癌、妇科肿瘤、骨骼原发和转移肿瘤、软组织肉瘤。

2. 颅内肿瘤　①恶性肿瘤:神经胶质瘤、星型细胞瘤、胶质母细胞瘤、少突神经胶质细胞瘤、血管网状细胞瘤、转移瘤,其他恶性肿瘤;②良性肿瘤:脑膜瘤、听神经瘤、神经鞘膜瘤、垂体瘤、颅咽管瘤、视网膜瘤、脊索瘤,其他良性肿瘤。

3. 脊柱肿瘤　颈椎、胸椎、腰椎、尾椎肿瘤及髓内肿瘤。

4. 血管畸形　动静脉畸形、海绵状血管瘤。

5. 癌性疼痛　肿瘤侵犯椎体、肋骨等引起的骨痛,腹膜后淋巴结转移引起的疼痛等。

二、禁忌证

射波刀治疗没有绝对的禁忌证,根据患者的病情、身体状况、基本血液学指标等因素综合决定。下列情况可视为禁忌证:

1. 患者一般情况差,已经呈现恶病质者。

2. 血常规检查结果中,白细胞低于 $3.0 \times 10^9/L$,血小板低于 $50 \times 10^9/L$,血红蛋白低于 80g/L 者。

3. 重要器官功能不全者。

4. 对放射线中度敏感的肿瘤已有广泛远处转移,或经足量放疗后近期内复发者。

5. 肿瘤在已有严重放射性损伤部位出现的复发。

6. 空腔脏器伴有深部溃疡或者已经穿孔,以及放射治疗部位出现大量积液者。

三、射波刀治疗前准备及护理

(一) 心理护理

向患者做好解释工作,介绍射波刀治疗后疗效显著的典型病例,介绍患者的诊断及放射治疗方案,使其消除心理疑虑,增强信心,保持良好的心态,积极配合治疗。同时,制做放疗知识及护理方法的宣教手册,方便患者查阅。

(二) 饮食指导

鼓励患者进食高蛋白,高维生素,清淡,易消化饮食,限制钠盐摄入,戒烟,戒酒,忌辛辣,油腻,生冷,粗糙,煎炸等刺激性食物,高血氨时应减少蛋白质摄入。

(三) 放疗前照射野皮肤准备

嘱患者整理个人卫生,如理发、剃胡须、剪指甲并洗澡,清洁全身皮肤,保持皮肤的完整性。保持口腔清洁,早晚刷牙,每餐后用复方硼砂漱口液或碳酸氢钠漱口液漱口;照射野如有切口,应给予妥善处,愈合后方可放疗,局部或全身感染患者应用抗生素控制感染。

(四) 身体准备

摘除身体金属物质,头颈部照射的患者应摘除金属牙套,气管切开患者将金属套管换成塑料套管或硅胶管;放疗前口腔的处理极为重要,及时修补龋齿,拔出残根或断牙。如有严重的齿龈炎,要积极对症处理,避免诱发放疗并发症。评估全身状况,纠正贫血,控制感染。

(五) 放疗前金标植入

在肿瘤内或肿瘤旁植入金标,通过对金标的追踪实现对肿瘤的追踪。影像系统确定金标的位置确定了肿瘤的位置。由医生根据影像资料确定金标植入的方向、位置、深度及个数,护士协助备物,监测患者生命体征。金标植入过程中及植入后的影像见图3-24-0-1。

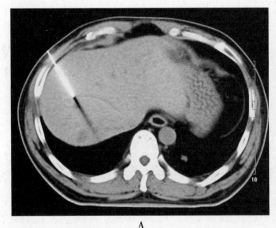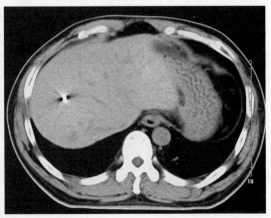

A　　　　　　　　　　　　　　　B

图 3-24-0-1　金标植入后的影像

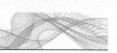

四、护理

（一）金标植入术操作及护士配合

按医嘱摆体位,根据肿瘤大小、数量及部位,选定皮肤进针点、进针方向及进针深度后,常规消毒铺巾,用 1% 利多卡因 5~10ml 行局部浸润麻醉,在数字穿刺引导仪的引导下于预定皮肤穿刺点穿刺,在穿刺针到达瘤体或瘤体附近预定部位后,拔出针芯,观察无血液或其他体液从套管针内腔溢出,用镊子将金标从套管针尾端送入套管针内腔,并用针芯将金标沿套管针内腔向前推出至套管针前端的预定部位组织内。一般一个靶区需植入 3~4 颗金标,每颗金标之间的最小距离应大于 2cm,且金标之间非共轴。金标植入完毕拔出穿刺针,再经 CT 扫描证实金标均位于预定部位,且无出血或气胸等并发症后,用无菌敷料包扎皮肤穿刺针口,术毕。

（二）金标植入的护理

1. 术前护理　向患者介绍金标植入的意义、过程及术后可能出现的反应和处理方法,使患者对手术方式有所了解,告知患者缓解紧张情绪方法,如深呼吸、松弛训练等。指导患者术前可进清淡、易消化饮食。

2. 术中护理　术中严密观察患者反应,观察患者血压、呼吸、脉搏、面色等情况。

3. 术后护理　嘱患者卧床休息 6 小时,24 小时内避免剧烈活动。监测患者生命体征,倾听患者主诉。一般术后常规测脉搏、血压每 30 分钟 1 次,连续测 4 次后如无异常,改为每小时测 1 次,共测 6 次。如有脉搏细速、血压下降、烦躁不安、面色苍白、出冷汗等内出血征象,应立即通知医生紧急处理。观察金标穿刺部位,注意有无伤口渗血、渗液、疼痛等不适。遵医嘱给予止血药物。若有气胸或腹痛、高血压、心动过速,应及时处理。指导患者金标植入术后可进食清淡、易消化饮食。

4. 金属标记物的管理　护士从医学工程科领取金标,由两名护士共同进行登记记录,护士将金标送到供应室进行高压蒸汽灭菌消毒,将消毒塑封好的金标取回后,储存在保险柜里,双人双锁管理,进行登记、使用记录(图 3-24-0-2~图 3-24-0-6)。

（三）射波刀治疗中的护理

1. 照射前半小时嘱患者勿进食,以免产生消化道反应。

2. 照射治疗过程中配合技术人员做好患者的身体反应记录,告知患者不要随意移动位置,以免影响射波刀治疗的精确,出现任何问题与医师及技术人员及时沟通,便于在治疗后做好针对性护理工作。

（四）射波刀治疗后的护理

1. 一般护理

（1）照射野皮肤护理

1）放疗期间的患者宜使用全棉柔软、宽大、吸湿性强的内衣,保持乳房下、腋窝、腹股沟、外阴等处清洁干燥。

2）照射野皮肤忌用肥皂和粗毛巾擦洗,宜用温水和柔软毛巾轻轻沾洗。禁用冷敷和热敷,禁用刺激性制剂。防止局部皮肤破损,剃发等必须用电须刀,局部皮肤禁做穿刺点。

3）头颈部照射患者外出带围巾或遮阳帽,防止阳光下损伤照射野皮肤。

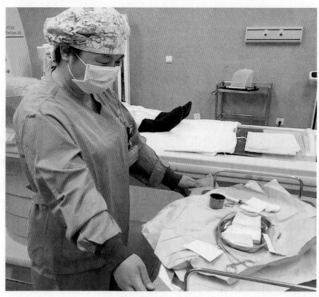

图 3-24-0-2　护士备物

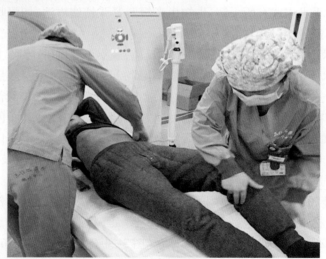

图 3-24-0-3　摆体位

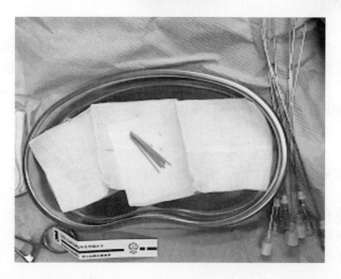

图 3-24-0-4　穿刺针及金标

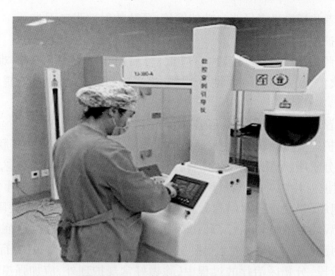

图 3-24-0-5 护士操作数字引导仪

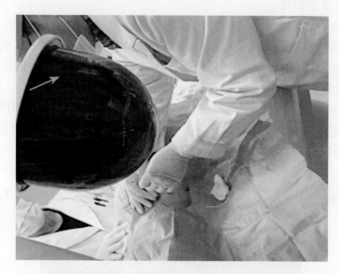

图 3-24-0-6 在数字引导仪的引导下植入金标

放疗期间使用皮肤保护剂涂抹照射野皮肤,每日 4~6 次。

2. 口腔护理

(1) 保持良好的口腔卫生,三餐后及睡前漱口,清除食物残渣,预防感染和龋齿的发生。

(2) 每日用软毛刷刷牙,建议用含氟牙膏。

(3) 饮食以清淡、易消化饮食,禁烟酒。

3. 头颈部放疗护理要点

(1) 眼、鼻、耳放疗期间经常应用润滑剂、抗生素滴剂预防感染,保持照射部位清洁舒适。

(2) 脑瘤患者放疗期间,注意观察有无颅内压增高症状出现,如头痛、恶心、呕吐等,应立即通知医生给予处理。

（3）督促患者并指导患者做张口功能锻炼；预防放射性张口困难。

4. 胸部放疗护理要点

（1）食管癌照射后局部黏膜水肿反应重，容易出现疼痛和吞咽困难，应做好饮食指导，给予半流质饮食，禁食辛辣刺激性食物，如患者出现发热、咳嗽，应提示有食管穿孔的可能。

（2）肺癌患者放疗期间，注意预防感冒，以免诱发放射性肺炎。

5. 腹部放疗护理要点　腹腔、盆腔照射前应排空大小便，减少膀胱直肠的反应。

6. 肝脏肿瘤分阶段、分靶区治疗的护理　针对病变巨大，肝功能较差，无法行常规放疗的患者，可利用射波刀特性对该患者行个体化治疗，例如：张某，男，肝右叶 19cm×12cm×8cm 病变，病理肝细胞癌，累及肝右叶门脉分支（图 3-24-0-7），伴高位胆道梗阻；先针对肝门部病灶及肝脏下段病灶行射波刀治疗，肝门部病变有助于解除胆道压迫症状，恢复肝功后，肝脏下段病灶治疗对正常肝脏（左肝）损伤小，1 个月后在对余下病变行放射治疗（图 3-24-0-8）。在分阶段、分靶区治疗的过程中，除做好常规护理外，应加强患者心理护理及病情观察。

（五）不良反应的护理

1. 骨髓抑制的护理　射波刀治疗中有可能出现血象降低的症状，尤以白细胞的降低为明显，易导致机体抵抗力的下降。嘱患者少活动，协助其做好生活护理。监测体温变化，定期复查血常规。如发现白细胞<4.0×10^9/L，或有发热等感染征象，应立即遵医嘱应用升高白细胞的药物，避免交叉感染，减少探视人员，必要时正确应用抗生素等。

2. 恶心呕吐的护理　患者易出现恶心、呕吐等消化道反应，严重时还会出现放射性胃炎。放疗后告知患者进食高维生素、高热量清淡饮食，禁食刺激性食物，以保护胃肠道。

（六）出院指导

由于肿瘤治疗的特殊性，应坚持长期定期复查并随访。患者可适当进行体力活动，以不感到疲劳为度，出院后 1 年内每 3 个月复查 1 次；1 年后每半年复查 1 次，至第 5 年后可延长至每年复查 1 次。如有异常变化，应及早就医。

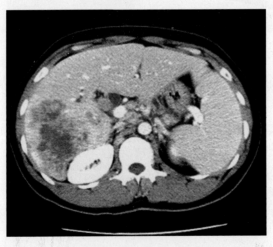

图 3-24-0-7　患者，男，肝右叶 19cm×12cm×8cm 病变，病理肝细胞肝癌，累及肝右叶门脉分支

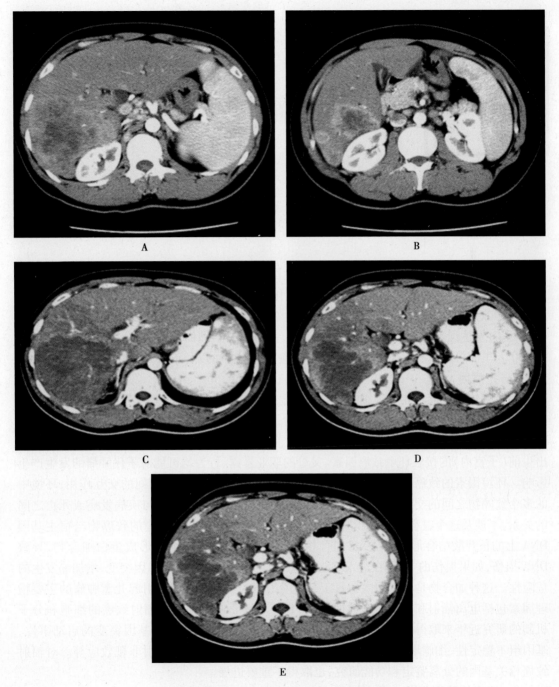

A B
C D
E

图 3-24-0-8 经过第一阶段治疗后的影像

第 25 章
影像引导儿童肿瘤消融术围术期护理

一、概述

儿童恶性肿瘤是比较少见的,但却是发达国家儿童疾病死亡的第一杀手。其年发病率约为 18/10 万。儿童实体肿瘤治疗需要手术、化疗和放疗等综合治疗才有可能治愈,但通常以手术切除为主,辅以术前术后化疗或放疗。总体来说儿童恶性实体肿瘤的治愈率较成人明显增高,发达国家总的治愈率已达 70% 以上。据来自欧洲的估算,如今在 20 岁的青年中每 500 人里面可能就有 1 位是儿童肿瘤的治愈者他们都可以和正常人一样生活和工作。

(一) 病因

小儿实体瘤是危及儿童健康的主要病因之一。近年来有增长趋势,原因不明;但与求医条件改善,诊断方法不断提高有关。一般认为,儿童肿瘤多为环境与遗传交互作用的结果。由于儿童接触环境致癌因素的时间比较短,目前认为遗传背景的作用比较重要。另外,儿童出生前(子宫内)的接触环境致癌因素、父母的职业暴露、行为均可能对子代肿瘤的发生产生影响。环境因素的致癌作用包括两个方面:环境中的致癌物与宿主之间的交互作用;环境中的多个致癌物之间的交互作用。传统的流行病学研究的是暴露因素与疾病发病或死亡之间的关系,不涉及这个过程的中间步骤。分子流行病学则是研究环境中的致癌物与宿主基因 DNA 上的核苷酸结合形成的 DNA 加合物,或者是与某些蛋白结合形成蛋白加合物,导致 DNA 损伤,如果损伤的 DNA 在进入细胞增殖前不能修复,则会发生基因突变,增加癌发生的危险性。这种加合物是衡量宿主暴露于某危险因素的生物学指标。引起儿童肿瘤的主要物理因素包括电离辐射和非电离辐射两大类,它们均属于电磁辐射。辐射致癌的细胞和分子机制的研究近年来取得了重大突破,包括辐射致 DNA 集簇性损伤与基因突变的启动事件、基因组不稳定性、细胞增殖调控的信号转导机制、旁效应引申出的辐射非靶效应等。对辐射致癌相关基因的分离鉴定和功能研究,也取得了重要进展。

(二) 实体肿瘤分类

1. 按病理类型分

(1) 良性肿瘤:脉管瘤、钙化上皮瘤、软骨瘤、纤维瘤、成熟畸胎瘤和乳头状瘤等;

(2) 恶性肿瘤:神经母细胞瘤、肾母细胞瘤、肝母细胞瘤、恶性生殖细胞瘤、恶性骨肿瘤和髓母细胞瘤等。

2. 按肿瘤原发部位分 颅内、头面颈部、胸腔、腹腔、盆腔、骶尾部、骨、皮肤及软组织。

3. 按组织起源分　将恶性肿瘤分为胚胎源性肿瘤、含类似组织成分的肿瘤和淋巴源性肿瘤。

4. 巨大肿瘤　直径>10cm,紧邻重要脏器、血管,且无法直接手术的肿瘤定义为巨大肿瘤。

（三）临床表现

1. 脑瘤　脑肿瘤是小儿时期最常见的肿瘤,在恶性疾病中的发病率仅次于白血病。各年龄均可患病,但5～8岁是本病的发病高峰。多种因素影响脑肿瘤的发生,某些脑瘤的发病可能与特定基因的缺失或突变有关,如所有胶质瘤都存在染色体17p特定基因缺失,高分化胶质瘤同时还有染色体9p上的基因丢失。又如脑膜瘤与第10号染色体,髓母细胞瘤与17p染色体部分缺失相关。最常见的症状是颅内压增高,可表现为头痛、呕吐和视盘水肿,多有侧脑室内或后颅窝肿瘤导致的梗阻性脑积水引起,也可由肿瘤的占位效应引起。其次是视力视野障碍,可因肿瘤压迫视通路或梗阻性脑积水造成继发性视神经萎缩引起,侧室内的肿瘤可压迫颞叶深部的视放射引起同向性偏盲。肿瘤沿颅底匍匐生长时可造成脑神经的障碍,以面听神经最常见。有8%～31%的患儿表现为抽搐发作,但癫痫的发生率较成人低。

2. 神经母细胞瘤　系胚胎期神经母细胞或原始神经嵴细胞在衍化发育为交感神经节细胞的过程中恶变而来。在儿童实体肿瘤占第二位,临床发病率为万分之一,病死率高。本病50%以上发生在2岁以前,好发部位为交感神经链、肾上腺体质。该肿瘤恶性度高,进展快,早期难于发现,发现时多为中、晚期,手术完整切除率低,预后多不良。

3. 肾母细胞瘤（Wilms tumor）　肾母细胞瘤属胚胎性恶性多形性腺瘤,是婴幼儿期最多见的恶性实体瘤之一,同时发生的双侧肾母细胞瘤则较为少见,占肾母细胞瘤发病率的5%～7%,其治疗复杂且生存率低下。

（四）治疗现状

微创消融手术治疗肿瘤在小儿外科发展较晚,有小儿外科自身的特殊性的影响:腹腔、胸腔及人工形成的腔隙小,肿瘤体积相对较大,小儿对手术耐受力差等因素。随着儿童微创介入治疗技术的不断成熟和发展,开展血管、非血管介入治疗的报道逐渐增多,经影像引导对肿瘤实施消融手术也可成为一种根治小儿肿瘤的方法。

1. 射频消融（radiofrequency ablation,RFA）　是目前治疗实体肿瘤最有效方法之一。是应用频率<30MHz（通常为375～500kHz）的电磁波,使射频电极针周围形成高频交变电磁场,电极针周围的离子受到交变电流的激发而相互碰撞、摩擦产生热量,热能的沉积超过肿瘤组织的耐受程度而致其发生凝固性坏死;肿瘤组织周围小血管因热损伤而闭塞从而阻断肿瘤血供;此外,RFA的热效应还能增强机体免疫功能、抑制残留肿瘤细胞生长,增强肿瘤细胞对放、化疗的敏感性。

2. 聚焦高强度超声（HIFU）治疗　是利用超声波的组织穿透性和聚焦性等物理特性,将体外低能量超声波聚焦在体内实体肿瘤病灶。通过焦点处高强度超声波产生的高温、空化等效应使靶区内组织完全无肿瘤差异性的损毁,由于具有无创与快捷的特点。吸引了越来越多的年幼实体肿瘤患儿治疗。

（五）护理原则

1. 充分的术前准备、术前访视、护理评估,了解患儿的病程、病情、心理状态,与医生沟通,了解患儿拟行的手术方案。

2. 与患儿家属进行有效沟通,了解患儿的一般需求和特殊需求,并与之建立良好的护患关系,取得患儿的信任;指导患儿术中如何配合。

3. 儿童各个器官发育尚未成熟,做好术中患儿防护,术中密切配合医生,密切观察患儿的生命体征变化及情绪变化,及时给予相应的药物治疗。

4. 术后密切监测生命体征,动态查看患儿穿刺部位有无异常,减少并发症的发生。

5. 术后康复指导和远期效应观察;保持规律的生活方式和饮食习惯;定期复查;电话和门诊随访。

二、围术期的护理

(一) 术前护理

1. 术前评估

(1) 责任护士参加术前讨论,详细了解手术部位、肿瘤与周围脏器的关系、影像特征、并发症发生的相关性等;

(2) 术前一日由麻醉医师对患儿进行 ASA 麻醉分级评估(附件 25-1);责任护士于术前一日对患儿进行日常生活能力(ADL)评分(附录 25-2)和一般临床症状评估(包括:生命体征、饮食情况、有无不适症状);

(3) 术前根据患儿年龄、文化程度对患儿的依从性进行评估。

2. 术前访视

(1) 手术室护士于术前 1 日进行常规访视,了解患儿的全身及各项辅助检查指标,有无特殊个体差异,做到心中有数,主动配合。

(2) 介绍手术室的环境,做好心理疏导。对年龄较小患儿多用鼓励的语言与其交流,争取患儿及家属的理解;对年龄稍大的患儿可直接与之进行有效沟通,以取得患儿的信任与合作。

(3) 帮助患儿家属了解麻醉、手术的有关问题。大部分患儿的家属对影像引导消融术相关知识缺乏,对手术的成功率表示怀疑,担心手术过程中小孩会接触过多的放射线问题,影响以后生长发育,因此产生紧张、焦虑情绪。向家属讲解手术成功的病例,手术的方法、优点,解除患儿父母的疑虑。

3. 术前指导

(1) 告知患儿家属术前禁食的重要性,避免术中呕吐防止因麻醉和手术过程中反流致窒息或吸入性肺炎。

(2) 指导患儿应进行术后适应性训练,如床上练习解大小便,以防止尿潴留发生。

4. 术前准备

(1) 患儿准备

1) 胃肠道准备:肠道准备目的是要清除肠道内的食物和粪便残渣,减少肠道内的气体,从而减少因肠道内容物导致影像异常反射、能量沉积引起肠道损伤的风险。小儿禁食禁饮时间参照附件 25-4。

2) 皮肤准备:术前一日沐浴或清洁穿刺区域皮肤,更换清洁衣裤。

3) 术前摘除金属饰物;女性患儿如月经期及时通知责任护士;术前排空膀胱。

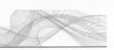

（2）患儿家属准备

1）告知患儿家属（被委托人）手术提前一日到病房,需签署手术知情同意书;

影像资料准备:告知患儿需将 2 周内行超声、增强 CT 或增强 MRI 检查影像资料准备齐全,便于手术医生掌握肿瘤位置、大小、数目、形状,与大血管及周围脏器的关系,指导进针路径。

2）确保患儿住院押金足够。

3）鼓励患儿家属术后陪伴。

（3）病房护士准备

1）协助完善各项化验及常规检查:术前进行血、尿、大便常规,肝、肾功能,凝血功能,肿瘤标志物,血型检查和感染筛查,心电图、X 线胸片等检查。

2）按手术部位和方案做好术野皮肤准备工作,青春期的患儿应备皮,同时检查有无皮肤破损及感染。

3）术前晚视病情行肠道准备;采取甘油灌肠剂进行灌肠。

4）术前用药:术前 1 天准确测量患儿体重,按千克体重计算用药。①麻醉用药:做好麻醉前用药,术前 30 分钟根据医嘱给予患儿镇静与抗胆碱能药,如苯巴比妥钠、阿托品等,为抑制呼吸道黏膜分泌,阻断迷走神经反射应尽量减少全麻药的需要量。麻醉前用药后,应严密观察患儿的神志、脉搏、呼吸及血压但对较小婴儿 1 岁以内不建议用镇静药,以免引起呼吸抑制。②手术当日行碘过敏试验。③手术室是特殊医疗环境,患儿突然进入并与父母分离会产生强烈的分离焦虑,他们产生的心理影响远远超过了对手术麻醉的恐惧。减轻患儿与家长术前焦虑尤为重要,对高度紧张不合作的患儿酌情应用镇静剂。

5）建立静脉通道:为便于术中静脉用药、使用造影剂及抢救可选择合适部位进行中心静脉置管（PICC）,并连接三通开关。

6）心理护理:对高度紧张不合作的患儿进行安抚患儿情绪,多用鼓励语言,分散其注意力,减轻患儿焦虑和哭闹,减轻胃肠胀气、及呼吸道分泌物的增加。

7）测量生命体征,如有异常及时汇报医师。

8）留置导尿,治疗过程中控制膀胱内液体量。

9）术前 15 分钟肌内注射血凝酶 1000U,维生素 K_1 10mg,责任护士护送患儿赴消融治疗室。

（4）手术室护士准备

1）环境准备:保持手术室内相对湿度 50% ~60% ,温度 20~24℃。患儿极易受周围因素的影响,当周围的环境发生改变,周围出现陌生的人员,均会感觉到不安及恐惧感,造成患儿出现不安、哭闹等表现。手术室护士术前应将手术室内的各种环境、设备及相应准备介绍给手术患儿的父母,增强患儿父母对手术的信任感,提高患儿的依从性。

2）物品准备:准备好消融治疗仪及相应消融治疗极、穿刺架或定位导航系统、引导针等。准备术中所需的用物、急救物品器材吸引器及管、氧气,协助麻醉师做好麻醉机、吸氧、吸痰、气管插管物品准备（见附件 25-5）。

（5）医生准备:

1）病理检查:为明确诊断,建议行病灶穿刺活检病理检查;

2）制定消融方案:术前根据患儿病情和医院条件进行讨论分析,选择适宜的引导方式、消融治疗仪及消融治疗极,确定穿刺点、进针路径及布针方案;肿瘤的定位包括:①肿瘤的具体位置,即肿瘤在患儿身体的位置;②肿瘤的器官组织定位,即肿瘤的原发器官组织,这对判断肿瘤的生物学行为及手术方式有参考作用;③肿瘤毗邻定位,即肿瘤与周围器官、组织、大血管的关系,有无侵犯、包裹、粘连等。

3）术前与患儿家属充分沟通,签署手术知情同意书。

（二）术中配合

1. 安全核查　术前严格核对手术安全核查表;手术室护士通过两种以上的方式核对患儿姓名、床号、住院号、诊断等与病房护士共同确认患儿,同时可引导患儿参与护理查对活动,鼓励患儿及家属积极参与身份识别,保证患儿安全;核对病历、手术名称及医学影像片;要特别注意询问患儿的禁食水的时间。

小儿手术对患儿特别是婴幼儿手术患儿最大的手术心理伤害是手术中需要与母亲分离;麻醉前可由一名家长陪伴进入消融手术室,直至麻醉诱导后患儿进入睡眠状态再离开,因为家长在场可以安抚患儿的情绪。

2. 体位准备　患儿取平卧位于治疗床上,铅垫置于手术患儿的颈部与腰骶部下方,以保护患儿的甲状腺及生殖器官,以免影响其日后的生长发育和功能。保持呼吸道通畅,头偏向一侧,颈部置于肩垫上。患儿的双手放于身体两侧,并适当约束。为防止术中发生坠床的危险,需用约束带将患儿的双下肢固定,但要注意松紧适宜。如手术时间超过 2 小时,针对术中易受压部位如骶尾部、髋部、足跟部、外踝部等给予预见性的防护工作,如骨突处敷贴皮肤保护膜,避免压疮发生。

3. 静脉通路的护理　患儿建立静脉通路后,在静脉通路上接三通,以利于患儿的静脉输液给药。术中密切注意患儿的血压、心率及尿量等指标,随时对患儿的输液量进行调整,避免由于输液不足或输液过多而造成严重后果。配制静脉输注药物时剂量一定要精确。

4. 术区准备　协助术者手术区域常规消毒铺无菌术巾;术中严格手术区域无菌原则。CT 扫描定位病灶范围,确定进针点、进针方向并调整适当体位;合理摆放手术仪器以方便术者操作。

5. 气管插管的护理　常规准备好负压吸引器并进行调试,确保吸引工作正常,使其吸引压力保持在 10kPa 左右,连接好吸痰管后放置于手术床右侧进行备用,术前随时对口鼻腔以及咽喉部的各种分泌物进行清除。小儿全麻时确保患儿呼吸不畅,必要时行气管内插管,以帮助患儿呼吸。

6. 麻醉期间的观察　在麻醉期间,因为很多保护性反射功能处于停止工作的状态,且小儿对药品的反应比较灵敏,各项生理功能会发生较快的变化,这段时间较易出现意外,护士应细致监测患儿的病情及各项生理指标的变化,麻醉未结束前不得离开患儿,出现异常情况立即报告麻醉医师并协助其做好应急处理。一般小儿静脉全麻手术麻醉过程中应监测如下指标:

（1）心电、血压的连续监测:当患儿出现面色苍白、心率和呼吸均增快、而血压却正常的情况时,有可能处于休克代偿期,应将情况及时报告医生。

（2）呼吸监测:患儿静脉麻醉意识消失后,舌头会发生后坠易堵塞呼吸道,采用托起患儿下颌,将口咽通气道放入患儿口中,可以防止舌头后坠的发生。小儿因为新陈代谢较成年人旺盛,对氧的需求较成年人多,采用喉罩通气为患儿提供充足的氧气量。观察患儿的呼吸

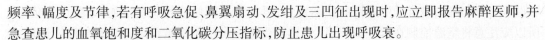

频率、幅度及节律,若有呼吸急促、鼻翼扇动、发绀及三凹征出现时,应立即报告麻醉医师,并急查患儿的血氧饱和度和二氧化碳分压指标,防止患儿出现呼吸衰。

（3）体温检测:小儿在麻醉期间,体温会发生较大变化,若患儿出现体温降低,要立即用保温毯进行保温,并随时保持手术室室温于 24~26℃,若患儿出现体温升高,应采用物理方法对患儿体表进行降温。

7. 消融治疗

（1）CT 扫描确定电极尖端准确插入瘤中心后,接通射频电极,负极电板贴于对侧大腿后外侧,设定射频消融参数 4~6 分钟,治疗温度 90℃,功率由 50W 逐步提高至 100W,逐点消融治疗病灶。消融区组织的阻抗会随着消融程度的增大而逐渐上升,当阻抗升至最高时,组织已彻底固化消融,直到整个肿块全部气化,使肿瘤组织凝固坏死。

（2）密切观察术中患儿生命体征,注意血压、血氧、呼吸、脉搏变化。

（3）手术结束后用生理盐水纱布将穿刺口周围的血渍擦净,以免给患儿及家长带来不必要的恐慌和担心;用术后贴膜贴好伤口,协助医师对穿刺处加压包扎,防止术后出血。

8. 手术结束后,待到患儿的呼吸、循环处于稳定状态后,将患儿送至麻醉恢复室或监护病房进行恢复与观察;转运使用对接车,严防患儿坠床摔伤;注意患儿的身体保暖,将患儿的头偏向一侧,观察患儿的呼吸及面色,以保证患儿安全。做好与恢复室（监护室）护士的交接班工作,详细交接生命体征情况、皮肤情况、有无并发症。待病情稳定、麻醉清醒后有病房护士陪同返回病房。

（三）术后护理

1. 全麻术后护理常规

（1）基础护理:患儿手术结束后由麻醉医师和巡回护士送入麻醉恢复室或监护室,监护室护士准备好床单元及监护设备迎接患儿并安置妥当。保持室内温度在 25~28℃左右,保持室内相对湿度 50%~60%。在麻醉清醒前应由专人看护,禁止给患儿喂食,防止呕吐物误吸而发生意外。

注意保护各种引流管,以防脱出。患儿由于使用麻醉药,肌松药使食管下段括约肌张力降低,特别是在饱胃、腹压升高时易发生呕吐,注意监测及护理,将患儿头偏向一侧,在肩头及颈下垫一软枕,使呕吐物易于排出,术后保持患儿安静,避免咽部刺激,达到防止误吸。

（2）生命体征的观察与监护:患儿进入监护病房,常规给予心电监护 24 小时,连接心电监护设备监测生命体征及血氧饱和度、体温等参数。

（3）呼吸系统护理:临床全麻术后患儿可带插管也可不带插管,应根据情况采取不同的护理措施:①带气管插管的患儿,可气囊给氧或连接呼吸机辅助呼吸,妥善固定导管,防止滑脱。及时清除分泌物,保持气管插管通畅,确保氧气的供给。患儿麻醉完全清醒后根据病情决定是否拔除气管插管,拔管后应密切观察。及时清理口咽分泌物,常规取头偏向一侧,以防呕吐、误吸。②未带气管插管患儿入监护室后应选择去枕平卧位,头偏向一侧,双肩稍垫高约 15°,使头稍后仰,保持呼吸道通畅,必要时可置口咽通气道,低流量吸氧,及时清除呼吸道分泌物,保持呼吸道通畅,防止误吸和呛咳发生。密切观察患儿呼吸频率、节律,注意有无喉痉挛和喉头水肿的发生,一旦发生及时报告监护医师,协助医师尽量使患儿保持安静以减少耗氧量,给予适当的药物处理,必要时行气管插管。

（4）体温监测及保暖:麻醉苏醒期保暖很重要,婴幼儿体表面积大,体温调节中枢发育不健全,术中暴露,麻醉低温所致的代谢缓慢,再加寒战等使脑耗氧量增加,苏醒可能延迟,所以应注意将室温控制在25~28℃,以免患儿受凉。可给予棉被保暖,血液循环差、四肢末梢凉的患儿可使用保暖套进行保暖。术后体温升高常增加耗氧、加大心脏负荷,处理不及时可能出现心律失常、高热惊厥、酸中毒等。护理人员需密切监测体温,及时发现问题,通报监护医师,并协助医生找出病因,给予及时有效的处理。患儿未完全清醒前首选物理降温,由于高热惊厥发生率较高,头部降温显得尤为重要。

(5) 全麻术后呕吐的护理

1) 胃肠道护理:术前胃肠道准备不充分,术后胃肠道蠕动减弱,禁食、禁水时间短是引起术后呕吐的原因之一。婴幼儿术前禁食4~6小时,术前禁食6~8小时。胃肠道及胆道手术、经腹手术、肝脾手术等术前应放置胃肠减压管,幽门梗阻患儿术前应洗胃。非腹部手术术后应禁水4小时,禁食6小时;腹部手术患儿应禁食禁水至肠蠕动恢复。

2) 术区护理:保持术区敷料清洁、干燥、固定良好。患儿呕吐时应注意防止呕吐物污染术区敷料,避免呕吐时切口张力过大引起切口裂开。同时密切观察切口有无渗血、渗液,一旦发现切口出血或敷料污染应及时处理。

3) 固定引流管和输液管道:由于患儿呕吐时常伴有腹压增大,烦躁不安等症状。术后应对各种引流管加强固定,并做好标记,以便观察管路是否脱出。选择非关节部位置静脉留置针,否则易导致输液不畅通或导管脱出引起液体外渗。穿刺部位用透明输液贴固定,既便于观察又可以防止呕吐物污染穿刺处。

(6) 安全管理

1) 全麻患儿因麻醉未清醒、存在意识障碍容易出现焦虑或严重不适,为避免发生坠床、撞伤、抓伤或非计划拔管,对危重患儿合理使用约束带。使用约束带时要松紧适度,加棉垫防止损伤患儿皮肤,将肢体约束于功能位。

2) 术后呕吐的患儿往往伴随躁动、意识不清,此类患儿视为坠床高风险人群,加强宣教并于醒目位置悬挂警示标识,提醒患儿家长及医护人员引起重视。

3) 每一个床单元在床头放置防坠床、防脱管标识,提醒护士密切监护患儿,一旦发生躁动应耐心哄劝、安慰患儿,应给予床挡保护,应用约束带约束患儿,必要时遵医嘱给予镇静。

(四) 术区护理

1. 治疗结束后手术室护士与病房护士详细交接患儿情况,术中有无烫伤的发生;对烫伤的面积、数量、周围组织情况进行记录;返回病房后提供宽松病服,保持局部皮肤干燥,减少物理性刺激;局部如有水疱,较小的水疱无须处理,2~3周后自行吸收干枯结痂,脱落后创面可愈合;较大水疱经消毒后予以无菌注射器将泡液抽出,无菌敷料覆盖。

2. 注意观察及保护穿刺部位皮肤。观察术区皮肤的温度、色泽变化,以及术区渗出情况,如渗出较多及时更换敷料,保持术区清洁。

(五) 疼痛护理

疼痛是人体一种固有的主观感受,它不仅仅是一种简单的感觉,同时还是具有情感、认知和行为的综合反应过程。国际疼痛研究学会(international association for the study of pain, IASP)将疼痛确认为继呼吸、脉搏、体温和血压之后的"人类第5大生命指征"。2004年,IASP将10月11日定为"国际镇痛日"。2005年,IASP又将10月17日定为"国际儿童镇痛日",主题为控制儿童的疼痛。根据联合国儿童权利条约的规定,儿童是一个相对脆弱的群

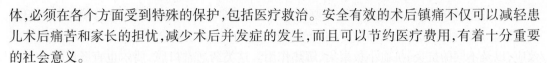

体,必须在各个方面受到特殊的保护,包括医疗救治。安全有效的术后镇痛不仅可以减轻患儿术后痛苦和家长的担忧,减少术后并发症的发生,而且可以节约医疗费用,有着十分重要的社会意义。

1. 儿童疼痛的特点　随着对疼痛机制的不断深入研究发现,与成人相比,由于缺乏中枢抑制和发生更强烈的免疫反应等因素,婴幼儿可能对疼痛更加敏感,婴幼儿更有可能经历较成人更剧烈的疼痛。此外,术后疼痛经历会对患儿产生长期影响,诸如术后长期的行为学改变及对疼痛耐受力降低,这都将直接影响患儿今后情感、活动能力的发育和成长。

(1) 对疼痛敏感性高。年幼儿的痛阈低于年长儿,对成人的一般性刺激,如轻触面颊,即可引起儿童面神经反射,因此年龄越小越易感受疼痛。

(2) 对疼痛反应强烈,常伴有较强烈的生理生化改变,如颅内压升高、代谢加速、耗氧量增加、血浆及脑脊液中内啡肽改变等,长期疼痛还会影响儿童食欲,造成营养不良。

(3) 对疼痛的回避性强,因害怕各种治疗或护理操作带来的不适而隐瞒、忍受疼痛,不易观察镇痛效果,有的患儿会以某种固定姿势或回避某些动作来减轻疼痛。

(4) 儿童受身心发育限制,不能用语言准确表达疼痛的存在及强度,给医生正确判断疼痛造成困难。

(5) 儿童的新陈代谢快,医生和家长担心用药可能发生不良反应,顾虑较多;儿童的器官代偿能力较差,各项生理指标易发生急剧变化;儿童疼痛的持续时间明显短于成人,表现为高起点短过程,但疼痛减弱后,导致疼痛的病因依然存在。

2. 疼痛对患儿的影响　有研究证实,反复的急性短暂性疼痛刺激,可对新生儿生理、心理发育造成许多近期及远期的不良影响。术后疼痛会引起机体一系列的神经内分泌应激反应;致痛的炎性介质异常释放可影响伤口愈合;疼痛可导致患儿免疫球蛋白下降,影响术后康复;疼痛还影响患儿睡眠;疼痛引起患儿哭闹致切口裂开、出血等并发症。且由于缺乏中枢抑制因素,患儿术后所引发的免疫反应较成人更为强烈,其对于疼痛的刺激可能会比成人更为敏感。

(1) 小儿疼痛的评估:由于发育、认知和情感的不同,儿童在概念化和定量时存在困难,患儿的疼痛很难评估。目前,小儿的疼痛主要从三方面进行评估,即自我描述、生物学评估和行为学评估。详见附件25-7。

(2) 儿童术后镇痛原则:应根据患儿病情制定个体化治疗方案,在镇痛和镇静药物治疗之前,应尽量明确患儿产生焦虑躁动及疼痛的原因,尽可能采用各种非药物手段,包括环境、心理、物理疗法去除或减轻一切可能的影响因素。在诊疗操作方面,应尽量将各种操作及检查集中在同一个时间段进行,尽可能避免打断患儿睡眠周期。护士一对一的护理以及家长随时可以探视等措施均有利于缓解患儿紧张焦虑的情绪。

(3) 儿童术后疼痛用药(见附件25-8)

1) 阿片类药:阿片类药仍是目前最为强效的镇痛药物,是治疗中重度疼痛的首选药物。无论内源性和外源性受体激动药都能和位于突触前和突触后的细胞膜上的阿片受体结合,从而减少外周神经伤害性刺激向中枢传导时兴奋性神经递质的释放。曲马多为弱阿片类镇痛药,通过激动 μ 受体而发挥镇痛作用。但阿片类药引起的一些不良反应,如恶心呕吐、瘙痒、便秘、尿潴留、呼吸抑制等仍是目前应用所面临的顾虑。阿片药所致痛觉过敏越来越引起临床关注。

2）非甾体抗炎药：是非阿片类主要镇痛药，能够抑制中枢和外周环氧合酶和前列腺素的合成。这两种合成物质是导致中枢和外周疼痛敏感化的主要介质，从而具有不同的镇痛效应，以及不同的抗炎、抗血小板聚集、解热作用。这类药通常口服，偶尔也直肠给药。无论剂量多大，非阿片类镇痛药具有封顶效应，剂量到达一定程度时镇痛效应不再随着剂量的增大而增大，一般不单独应用于镇痛，多和阿片类药联合应用。

3）NMDA 受体拮抗药：氯胺酮和美沙酮是 N-甲基-D-天冬氨酸受体拮抗药，在慢性疼痛的调制中起重要作用，且镇痛作用很强，并可减少阿片药的用量。拮抗

使用阿片药所致的痛觉过敏，在术中和阿片药或 NSAIDS 类药合用时能够增强镇痛效能。NMDA 受体拮抗药通过两种机制发挥镇痛作用，减轻中枢的敏感化并消除其耐受。氯胺酮 $0.05 \sim 0.2\text{mg}/(\text{kg} \cdot \text{h})$ 就可以达到有效的镇痛效应，且这一剂量不会引起幻觉或认知功能损害。

4）局部麻醉药：和其他镇痛药不同的是，局部麻醉药必须通过局部浸润或神经阻滞才能发挥镇痛作用，不仅能够减轻神经内分泌应激反应，极大地缓解术后疼痛，加快术后康复，而且能够减少阿片类药用量并减少其不良反应、缩短住院时间。将镇痛导管置于硬膜外、胸膜腔、坐骨神经丛、臂丛神经鞘或者创伤部位，可以留置数天，从理论上讲是最为合理和经济的镇痛方法。

（六）饮食护理

向患儿家长讲解术后禁食的重要性及必要性，了解患儿饮食习惯，告知进食时间及量，取得患儿家长的配合及支持。护理人员要了解家长对禁食禁饮意义的知晓程度，实际禁食禁饮的起始时间，观察患儿口渴、饥饿、哭闹现象，从麻醉记录上知晓患儿麻醉时间及手术名称等。待患儿生命体征平稳，麻醉清醒，吞咽、呛咳反射恢复完善有食欲者，术后 4 小时开始饮少量温开水，如半小时后未出现恶心及呕吐不适等，缓慢给予其他饮食（根据患儿原来饮食习惯，以流质或软食为主），不能过饱，进食时适当抬高头部。

三、并发症护理

（一）全麻术后并发症

1. 气道梗阻　是术后早期最常见和最严重的并发症。

（1）原因

1）舌后坠是拔除气管导管后最常见的上呼吸道阻塞麻醉药及肌松药残留、肌力未完全恢复是引起舌后坠的常见原因；小儿头颅大、颈部短，舌相对较大，会厌较长呈 U 形，且位置较高，鼻腔、喉及上呼吸道较狭窄，容易发生舌后坠。

2）气管、支气管狭小，轻微的黏膜肿胀即可致小气道直径显著减小及气道阻力增加，引起气道阻塞。

3）术前未严格禁食，麻醉药物或手术刺激易引起呕吐物反流、误吸。

4）唾液及呼吸道分泌物阻塞气道可使气道完全梗阻。

（2）护理

1）术后使患儿头偏向一侧并后仰或侧卧，可开放气道，减少或避免舌根后坠引起的气道梗阻。发生舌后坠时，头后仰和抬下颌是解除舌后坠致气道阻塞最简单和有效的方法。

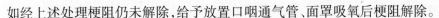

如经上述处理梗阻仍未解除,给予放置口咽通气管、面罩吸氧后梗阻解除。

2）如因唾液及呼吸道分泌物较多致上呼吸道不全梗阻,及时清理呼吸道分泌物对全麻患儿至关重要。立即予口咽部吸引、肩下垫软枕、头后仰并侧向一边、抬下颌等处理,2~5分钟后气道梗阻解除。

3）术前准备应注意根据患儿的年龄制订禁水、禁食时间,并让家长协助做好解释和安慰工作。

2. 喉痉挛:麻醉苏醒期严重的并发症。

（1）发生原因

1）气道内血液,分泌物或呕吐、反流的胃内容物,反复咳嗽,咳痰等刺激诱发引起。

2）浅麻醉下吸痰、放置口咽或鼻咽通气道、气管插管或拔管对咽喉部产生的刺激,从而激发喉痉挛。

3）氯胺酮为主的复合麻醉方法,基础麻醉后呼吸道分泌物或消毒液流入咽喉,刺激咽喉部,可使患儿憋气以致缺氧,易发生喉痉挛。

4）小儿神经敏感,易因刺激而激发喉痉挛,存在呼吸道感染的患儿喉痉挛发生率为95.8%。

（2）护理

1）发生喉痉挛时,应立即停止一切刺激,请求他人协助处理,遵医嘱加深麻醉,并清除咽喉部分泌物,保持呼吸道通畅。将患儿置于适当体位,头尽量向后仰,同时将患儿的下颌向前托起,张开嘴辅以正压通气。如果症状不缓解,可给予小剂量肌松剂,以松弛声带改善通气。同时用面罩持续正压吸氧至喉咽部肌肉功能恢复正常;

2）术前禁食禁饮,对饱腹、肠梗阻患儿术前应常规插胃管,并选择气管内插管全麻;

3）氯胺酮对中枢神经系统有特异的抑制和兴奋双重选择性效应,少量的利多卡因和适量的安定类药物可预防精神症状,但对有精神病家族史、癫痫病史的患儿应慎重;

4）呼吸道感染恢复期患儿,即使是轻微的咳嗽也应暂缓手术。

3. 喉水肿　小儿气管插管全麻术后最严重的并发症为喉水肿。

（1）发生原因

1）小儿喉部呈漏斗形,软骨柔软,缺乏弹力组织,声带及黏膜较柔嫩,黏膜血管及淋巴组织丰富,易发生充血、水肿、声嘶和吸气性呼吸困难;

2）机械性因素:插管不顺利;气管导管对喉头组织的压迫,使受压部位的黏膜产生缺血、缺氧;置管时间长或术中经常变动头颈部体位,使导管与喉头黏膜间产生摩擦,造成损伤,渗出水肿。

（2）护理

1）密切观察病情变化,喉水肿多在拔出导管后发生。因此,术后应观察患儿的生命体征,尤其是呼吸的变化,包括呼吸频率、幅度、口唇及甲床的颜色,有无呼吸困难的征象,如鼻翼扇动、三凹征（胸骨上、肋间及剑突下吸气时内陷）等;

2）保持患儿安静,避免烦躁,减少耗氧量;

3）正确放置患儿头部位置,避免气道扭曲受压;吸入湿化氧气;

4）拔管前后遵医嘱静脉滴注地塞米松 0.3mg/kg 可预防喉水肿的发生。

4. 呼吸抑制　是全麻手术后常见的呼吸道并发症之一。

（1）常见原因

1）麻醉药物的影响：麻醉药的残余作用是引起术后呼吸抑制的主要原因；

2）小儿呼吸中枢发育尚未成熟，对麻醉中和术后缺氧及 CO_2 蓄积，代偿能力差，麻醉期间可发生呼吸抑制或暂停；

3）麻醉操作因素：喉镜暴露、气管插管时动作粗暴造成舌、软腭、腭垂及咽喉组织水肿、血肿，或选择的气管导管过粗、气囊充气不当损伤喉返神经前支，压迫气管塌陷等。

（2）护理

1）辅助吸氧，维持 PaO_2 在 8.0kPa 以上，经鼻导管给氧（1～2L/min）可纠正轻度低氧血症；面罩可维持 FiO_2 24%～40%，吸氧效果优于鼻导管给氧法；面罩吸氧则可使 FiO_2 达80%；短期呼吸抑制宜行纯氧面罩加压给氧。

2）保持呼吸道通畅：舌后坠可仰头抬颏并放置口（鼻）咽通气道。

3）避免或减少使用抑制中枢神经系统的镇静药物，以免加重呼吸抑制。

4）全麻术中如需复合用药，应以小量分次给药为宜，并注意用药间隔和注药速度。

5. 窒息　易发生于手术后 1～2 天。

（1）常见原因

1）插管时由于机械刺激、小儿黏膜娇嫩及气管插管长时间压迫呼吸道，致使呼吸道黏膜充血、水肿引起喉头阻塞，使呼吸道内有效通气量减少而致呼吸困难；

2）深麻醉时间长，大量镇静剂和冬眠药物的应用，使多数小儿术后沉睡，不仅咽部分泌物和呕吐物易误吸引起窒息，同时这些药物引起咳嗽中枢受抑制使气管反射降低，分泌物不能排出，也易引起窒息。

（2）护理

1）术前应严格禁食：婴儿术前禁食 4 小时，年长儿术前禁食 12 小时。

2）术后返回病房应去枕平卧或肩下垫高，头偏向一侧。严密观察患儿的生命体征，常规进行心电监护，并严密观察。按医嘱及肠蠕动恢复情况进食，以免呕吐误吸。

3）密切观察病情变化，一旦发现进食后呕吐呛咳导致口唇发绀、手足抽搐、神志不清，护士立即使患儿取头低脚高位，拍打背部，使用吸引器及时吸出呕吐物及痰液，保持呼吸道通畅后应去枕平卧，头偏向一侧，持续给氧，监测血氧饱和度。

4）迅速建立静脉通道，给予补液、抗炎、抗惊厥、纠正酸碱平衡，延长禁食时间，密切观察肺部体征，积极治疗肺部炎症及预防脑水肿。

6. 全麻苏醒期躁动　苏醒期躁动在全麻苏醒期最常见，小儿患者全麻术后恢复期躁动的发生率明显高于成人，一般在 10%～67%。

（1）常见原因：静脉复合麻醉，药物在中枢起效，将电生理与边缘系统的功能和丘脑新皮质系统分开。患儿在全麻术后恢复期，由于中枢神经系统的功能尚未恢复，患儿大多都会出现躁动。

（2）护理

1）术后躁动评分

0 分：安静、合作；

1 分：吸痰等刺激时肢体有运动；

2 分：无刺激时也有肢体挣扎，但不要医护人员制动；

3 分:激烈,头、肢体挣扎,需要多人按住。

0～1 分属于未发生躁动,2～3 分属于发生躁动。

2）在患儿进入恢复室后用棉制约束带约束好四肢,专人负责陪伴,防止坠床。约束带松紧度要适宜,将肢体约束于功能位;约束带需内有衬垫,避免引起患儿血液循环障碍,密切观察其呼吸、心率及血氧变化。

3）如约束带难以控制躁动,在不影响呼吸的情况下使用镇静药物处理。

4）如患儿神志清醒,应予以心理安慰和疏导。

（二）消融术后并发症的护理

1. 消融后综合征　包括低热及全身不适等,为一过自限性症状。其严重程度及持续时间与消融肿瘤体积有关。消融肿瘤体积小的患儿可无任何症状。大部分患儿症状持续时间为 2～7 天,消融肿瘤体积较大者症状可持续 2～3 周。对消融后综合征的治疗,主要是对症支持,可给予退热、止吐、补液等处理。

2. 胆心反射

（1）原因:手术刺激胆道系统引起迷走神经兴奋导致的冠状动脉痉挛和心功能障碍,表现为心动过缓,可伴血压下降、心律失常、心肌缺血甚至发生心室纤颤或心脏停搏。疼痛也可引起迷走神经兴奋,造成心动过缓。

（2）治疗:即刻停止消融治疗,静脉注射阿托品;对血压下降、心律失常、心脏停搏患儿给予相应的急诊抢救治疗。

（3）预防:对肿瘤邻近胆囊、胆管的患儿,术前可应用阿托品 0.5mg 静脉注射降低迷走神经兴奋性;应用镇静、镇痛药,控制疼痛;RFA 可从小功率开始,逐渐调至预定参数。

（4）护理:术中巡回护士密切观察患者的意识、呼吸、心率、血压及心电监护情况。如出现心动过缓和血压下降等迷走神经兴奋表现,应立即告知术者,暂停操作,迅速进行抢救,调整输液速度,给予氧气吸入,必要时做好气管插管或气管切开的准备。

3. 肝包膜下血肿、腹腔出血

（1）原因:肝包膜、肝实质撕裂,肿瘤破裂、血管损伤、针道消融不充分等。

（2）治疗:术中监测患儿生命体征,少量出血保守治疗;动脉性活动性出血同时行动脉栓塞或消融止血;对有失血性休克的患儿积极抗休克治疗,必要时手术探查止血。

（3）预防:避开较大血管分支穿刺,减少穿刺次数,离开肝包膜调整射频电极针及术毕退针时须消融针道。

（4）术后观察:严密监测患儿生命体征,护理人员尤其要关注患儿疼痛的评估,如持续性疼痛、止痛药物效果不佳时应警惕有活动性出血,及时通知医生予以相应处理。

4. 胸腔积液

（1）原因:邻近膈肌肿瘤消融治疗损伤膈肌和胸膜组织,消融后坏死组织刺激胸膜,坏死组织液化或胆汁瘤直接破入胸膜腔。

（2）治疗:少量胸腔积液保守治疗,中至大量胸腔积液行穿刺抽吸或引流。

（3）预防:消融邻近膈肌肿瘤时,尽量避免膈肌和胸膜损伤,对邻近膈肌的肿瘤部分可结合化学消融。

（4）护理:术后 24 小时内严密观察患儿血压、心率、血氧饱和度并做好记录,注意胸腔引流液的量、颜色和性质变化。重视患儿的主诉,观察患儿眼睑、甲床和口唇的颜色,关注血常规结果,发现异常及时报告医生,协助处理。做好呼吸道管理,嘱患儿多饮水和氧气雾化吸入,每天4次,患儿由于年龄小,有的比较娇气,不敢用力咳嗽,所以要多鼓励和指导患儿有效咳嗽,并做好父母或其他家属的健康教育,必要时使用止痛剂,减轻咳嗽时的疼痛。

5. 胃肠道损伤

(1)原因:消融邻近胃肠道的肿瘤时,造成胃肠道损伤,甚至穿孔。

(2)治疗:胃肠道穿孔时,禁饮食、胃肠减压,及时行外科手术治疗。

(3)预防:精准定位并合理设定消融参数,可通过注入气体(过滤空气或 CO_2)或液体(5%葡萄糖或注射用水)分离肿瘤与邻近胃肠道后进行消融治疗,对邻近胃肠道的肿瘤也可结合化学消融。肿瘤已侵犯胃肠道者禁行消融治疗。

四、康复指导

(一)心理疏导

心理护理是贯穿于家庭护理的始终。小儿实体肿瘤病程长,因此患儿常产生不良情绪。应鼓励患儿保持乐观情绪,待人处事要豁达、冷静,消除不安因素。避免焦虑、愤怒等不良情绪。

(二)家属指导

家庭照顾者在患儿康复过程中承担着重要责任,需对家长进行健康教育、技能培训、心理支持等干预。在患儿入院后就需要对患儿及家长的理解能力、疾病认识程度、知识技能需求进行评估。

(三)健康处方

根据患儿具体情况制订个体化健康教育处方:根据患儿疾病的不同阶段,不同家庭的特点制订出个性化的出院计划并在患儿入院后即实施,在患儿出院后继续进行跟踪随访患儿及家属的需求。

年龄小的患儿较年龄大的患儿在耐受力和自制力方面均稍差,所以在术后的康复锻炼方面也要有针对性。学龄前的患儿不主张过早下床活动,可指导其在床上活动,直至各项指标恢复正常方可下床活动。对耐受能力好的患儿可以在家属陪伴下下床运动。在饮食上指导家属尽量准备患儿平常喜爱的食物,多吃高蛋白、高维生素等营养、新鲜的食品,促进康复。

五、健康指导

(一)远期效应观察

1. 建议消融治疗术后即刻行消融靶区增强 CT 或增强 MRI 扫描评价消融疗效,如存在病灶残余或消融边缘不充分,及时予以补充消融。

2. 消融术后 4~6 周复查增强 CT 或增强 MRI。增强 CT 或增强 MRI 是目前评价消融效果的标准方法,有条件的可使用 PET-CT,超声造影可用于治疗结束后初步评价消融效果。

(二)随访

1. 对于实体肿瘤患儿的家庭,电话随访咨询可为患儿及家长提供疾病相关知识、药物

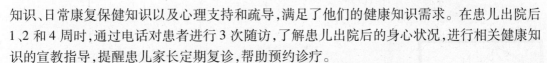

知识、日常康复保健知识以及心理支持和疏导,满足了他们的健康知识需求。在患儿出院后 1、2 和 4 周时,通过电话对患者进行 3 次随访,了解患儿出院后的身心状况,进行相关健康知识的宣教指导,提醒患儿家长定期复诊,帮助预约诊疗。

2. 接待肿瘤消融术后患儿和家属的个体咨询,结合患儿个人身心特点、知识需求、检查内容、治疗方案,由随访护士进行一对一不少于 30 分钟的个体化健康教育。重点在于改变患儿及家属对肿瘤的认识误区和帮助患者树立健康行为,提高在各种情景中的自我管理及护理能力。

3. 发放个体化健康教育处方,内容包括根据评估所得个体情况和针对性健康指导,包括姓名、年龄、身高、ADL 得分、基础生命体征、饮食运动处方;中医食疗处方;抗肿瘤药指导;自我监测生命体征的方法;如何预防并发症的发生;门诊、病房联系电话等内容。

4. 复诊时间　术后常规 1 年内每 1～3 个月复查超声及增强 CT 或增强 MRI、肿瘤标志物和肝功能;1 年后每 3 个月复查 1 次。主要观察消融局部有无进展或复发、有无新发病灶及转移等。如发现腹部不适、疼痛明显立即到医院就诊。

六、功能锻炼

(一) 活动与休息

根据各个患儿的疾病特点、年龄、文化程度、知识接受能力制订锻炼计划;适当体育锻炼,提高身体抵抗力;指导家长做好合理的生活起居安排。居室要清洁通风,保持湿度在 50%～70%,注意保暖,预防感冒,避免接触传染源,防止感染。生活要规律,保证足够的休息与睡眠

(二) 饮食指导

消融治疗期间,肿瘤患儿多存在营养不良、免疫功能低下等,护理人员应进行针对性的在院饮食指导。内容包括提供合理的营养膳食,配膳时注意色香味俱全,增进患儿食欲,在食物中可增加调味品,少食多餐,多进食新鲜水果、蔬菜;饮食要富有营养多样化,以满足患儿食欲和营养需要,蔬菜水果必须洗干净,可以把外皮清洁,让患儿进食中间部位,减少腹痛及腹泻现象,使其食欲得到满足,又可以补充维生素。忌食生冷硬的食品,应进熟而软的食物,同时让儿童养成饭前便后洗手的好习惯。

患儿出院前护理人员应进行针对性的出院饮食指导。根据患儿体质及食欲变化微调整食谱,食欲减退明显者指导进食前使用开胃食品如话梅、山楂等,并尽量遵照患儿喜好选择食物,以鼓励安慰为主,不强迫进食,也不过分强调饮食对治疗的影响。发生腹泻患儿饮食以清淡为主,禁食高纤维食物以及奶酪制品;适当补充含钾较高的食物,如土豆等。便秘患者增加水果和蔬菜的摄入量,选用猕猴桃、香蕉、蜂蜜等润肠通便食物。多食用蒸、炖和煮类食物,增加鳝鱼、泥鳅、禽肉及花生、大枣等的食用量;并多食用含铁元素较高的食物,如蛋黄、动物肝脏、菠菜以及柚子、杏和葡萄等。

(三) 服药指导

根据医嘱服药,不擅自减药或者停药,有情况及时与医生取得联系。

第 26 章
经皮穿刺植入静脉导管的护理

一、概述

植入式输液港是一种可植入皮下,长期留在体内的静脉输液装置,为需要长期输液治疗及化疗患者提供可靠的静脉通路。能将各种药物直接输送到中心静脉处,避免了高浓度,刺激性强的药物对一般静脉输液造成的外周血管硬化、栓塞及静脉炎,也有效防止了化疗时药物对血管壁的损伤、药物外渗等原因造成的局部组织坏死,近年来引进植入式静脉输液港,通过对患者精心护理及健康指导,并做好输液港的维护,确保了各项治疗顺利完成,并提高了患者的生活质量,临床效果满意。

植入式输液港主要是由供穿刺的注射座和静脉导管系统组成。因其全部装置均埋藏于皮下组织,受到皮肤的保护,对日常生活的限制最小,使用期间及间隔期间维护需求小,适用于需要长期反复静脉化疗、输血、胃肠外营养的患者及需要支持治疗的肿瘤患者,现将其应用、护理及并发症综述如下。

二、材料

采用美国巴德公司生产的输液港(图 3-26-0-1),输液港由硅胶导管和输液座两部分组

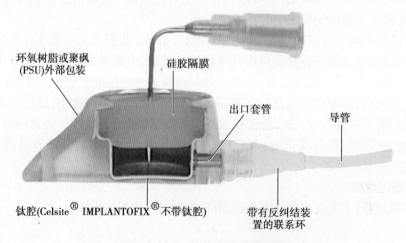

图 3-26-0-1 输液港的主要部件

成。硅胶导管长 30～40cm，头端为侧孔，具有三向瓣膜设计，导管连接注射器回抽压力 <1.07kPa时，瓣膜向导管内打开，可抽取静脉血；当输液或接注射器推注，压力>10.67kPa 时，瓣膜向导管外打开，可向血管内注入药物；不使用导管时，瓣膜处于关闭状态，可有效防止血液反流入导管或注射座，也可防止气体进入血液循环形成气栓。输液座呈扁圆形帽状，底面直径约 3cm，顶面直径 2cm，侧面开口处连接硅胶导管，其顶部具有自动愈合功能的硅胶材料的穿刺隔膜，使注射座的穿刺次数可高达 2000 次，使用寿命可达 20 年以上。

三、适应证

1. 适用于长期规律性行动脉灌注或化疗的各类实体瘤的姑息性治疗，尤其适用于肝癌和转移性肝癌、盆腔肿瘤、胃肠道肿瘤，腹腔广泛转移癌等治疗。

2. 长期反复输注血制品、营养液、抗菌药物等。

3. 需要长期止痛者，尤其是经三阶梯治疗疼痛控制不住的晚期恶性肿瘤患者。

四、禁忌证

1. 穿刺部位确诊或疑似感染。

2. 患者体质、体形不适宜任意规格输液港的尺寸。

3. 患者确诊或疑似对输液港的材料有过敏反应。

4. 预穿刺部位曾经放射治疗；预插管部位有血栓或曾受过外科手术者。

5. 严重的肺阻塞性疾病；有严重出血倾向、严重糖尿病、或严重粥样动脉硬化、高血压患者、活跃的静脉内药物滥用者。

五、植入方法

植入式静脉输液港的植入需要在外科医师或麻醉师在手术室或导管室进行操作植入，患者仰卧于诊疗床上，穿刺侧肩部垫高，头后仰并偏向对侧。

（一）导管植入

一般在局麻后医师用穿刺针经皮肤通过锁骨下缘中外 1/3 处进入锁骨下静脉，并在导丝引导下将导管自穿刺鞘送入静脉中，导管末端的最佳位置锁骨下静脉或者上腔静脉和在右心房的交界处。（图 3-26-0-2～图 3-26-0-5）

（二）输液座的植入

植入的部位一般选择在前胸壁如锁骨下窝皮下 0.5～1.0cm 处钝性分离皮肤和皮下组织致 1 个皮袋及隧道，以固定输液座和导管，根据患者皮下组织厚度的不同选择埋放于皮下组织、脂肪组织或者胸肌下，对于体格偏瘦的患者输液港可以埋在胸肌以下使其表面有足够厚度的组织保护，切口尽量小且皮袋大小需要与输液座大小合适，将导管与输液座连接并使用连接器固定二者连接，回抽见血后用肝素盐水封管。输液座的表面应该以完整的皮肤覆盖，避免日后使用过程中穿刺针从缝合处刺入。

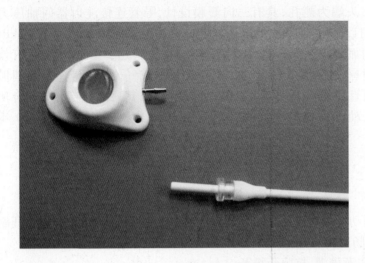

图 3-26-0-2　连接前先将连接套环套在套管上

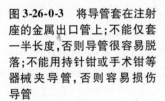

图 3-26-0-3　将导管套在注射座的金属出口管上；不能仅套一半长度，否则导管很容易脱落；不能用持针钳或手术钳等器械夹导管，否则容易损伤导管

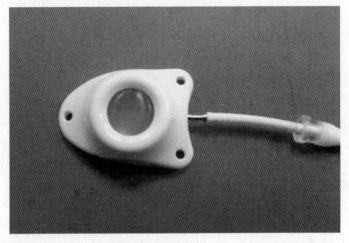

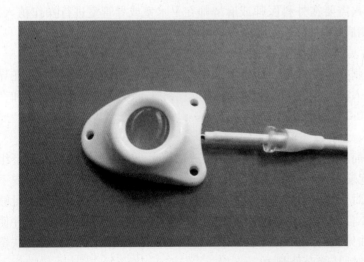

图 3-26-0-4　用手将导管套在注射座的金属出口管上；导管必须超过金属出口管最粗的结节段

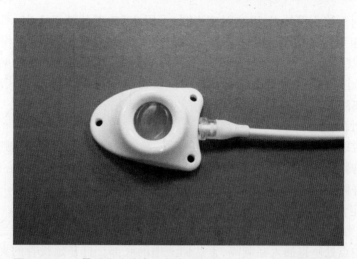

图 3-26-0-5　最后将连接套环紧套在注射座出口处，用于加固连接

六、护理

（一）植入前的护理

患者在接受此项技术时，都会有恐惧心理，担心操作带来的痛苦，担心植入失败，护士在操作前应协助医师做好解释和心理疏导工作，耐心向患者及家属解释静脉输液港的目的、优点和意义、使用过程中可能出现的问题及防治措施，其优点是可永久留置的体内，将各种药物直接输送到中心静脉；且该材料体积小，与组织相容性好，对机体不会造成不良影响。协助患者掌握静脉输液港的自我护理技巧，解除患者的顾虑，并让患者签知情同意书，取得合作。同时评估患者的身体状况，指导患者行心电图、胸片及血常规、肝肾功能、出凝血时间等检查，了解患者有无禁忌证，如为化疗间歇期应待血常规基本恢复正常后行植入术。

（二）植入中的护理

植入过程中，护士应指导患者进行穿刺时的配合，避免说话、咳嗽、上肢活动，以免影响穿刺位置的确定。同时注意观察患者呼吸情况，询问患者的感觉，了解有无胸闷、疼痛等不适。操作完毕，仔细检查穿刺部位有无肿胀、渗血等，静脉输液港植入后即行 X 线检查确认导管位置及有无气胸等并发症。

（三）植入后的护理

1. 一般护理

（1）术后密切观察输液港植入部位有无肿胀、渗血、血肿、感染等并发症，按时换药，遵医嘱适当使用抗菌药物预防感染。

（2）指导患者保持输液港周围皮肤清洁干燥，擦洗不可用力，避免局部摩擦损伤皮肤，不能用力撞击植入部位，上肢勿做剧烈外展活动，询问患者有无肢体麻木、疼痛等症状。

（3）术后患者有时会感觉切口局部酸痛不适，这是由于输液港刺激皮肤所致，一般 1 ~ 2 天可自行消除。

2. 输液港的穿刺

（1）输液港植入后 1 周，切口愈合后即开始使用，护士应戴口罩，彻底洗手。

（2）操作时严格无菌技术，以注射座为圆心，用0.5%碘伏消毒3次，消毒半径为10～12cm。戴上无菌手套，以非优势手的拇指、示指与中指将输液港拱起，无损伤蝶翼针接20ml注射器，抽液排气后，针头从中点处垂直轻柔插入穿刺隔，有落空感或针头触及硬物感时即提示针头已进入注射座内，回抽血液确认针头位置无误，用生理盐水脉冲式冲洗输液港，夹住延长管并分离注射器，末端可接肝素帽或者可来福接头。

（3）蝶翼针的固定

穿刺成功后取开口纱布垫于无损伤针蝶翼下，避免固定时蝶翼直接接触皮肤引起不适，用无菌剪刀于静脉敷料贴的中线剪开至中心，然后将针头嵌入敷料贴的中心贴好，外面用无菌透明敷料贴好固定。

（4）触诊定位穿刺隔

1）用非主力手的拇指、示指与中指做成三角形，将输液港固定，确定此三指的中点。轻柔地从输液港中点处垂直插入穿刺隔，直达储液槽的底部。打开延长管的夹子，抽回血，以确定针头位置无误，用生理盐水脉冲方式冲洗输液港后，夹住延长管并分离注射器，用无菌敷料覆盖。

2）输液时，将输液器连接延长管，放开夹子，缓慢注入药物。同时密切观察注射部位有无渗液现象。发现异常，则立即停止注射并采取相应的措施。

（5）治疗结束

1）用20ml生理盐水脉冲式冲管、正压封管，加闭延长管。

2）输液期间每7天更换一次输液港无损伤针。

3）如果发生堵管现象，可利用负压技术将稀释的尿激酶5000U/ml、0.5ml注入PICC管腔内，停留15～20分钟后用注射器回抽，有血液抽出即表明融栓成功。如无血液抽出则可反复重复上述操作，使尿激酶在导管内停留一定时间，直至有血液抽出。要注意的是尿激酶的总量不宜超过15 000U。导管通畅后，回抽5ml血液以确保抽回所有药物和凝块。

第27章
肿瘤患者临终关怀护理

一、概述

临终关怀是20世纪60年代发展起来的新兴学科,是指生存时(6个月或更少)的患者进行适当的医院或家庭的医疗及护理,以减轻其疾病的症状,延缓疾病的发展,提高其生活质量。临终关怀的主要任务包括对症治疗、家庭护理、缓解症状、控制疼痛,减轻或消除患者的心理负担和消极情绪,临终关怀是由医生、护士、心理学家、社会工作者、宗教人员和志愿者组成的多学科、多方面组成的团队对晚期患者及其家属的全面照护,其宗旨是使临终患者的生命质量得到提高,能够无痛苦、舒适、安详和有尊严地走完人生的最后旅程,同时对其家属给予安慰与指导。因此临终关怀在治疗、操作、管理以及善终等各个环节的规范化和科学化有着重要的意义,是社会进步、文明程度一种体现。

二、临终患者的常见症状及护理

(一)疼痛

1. 疼痛的原因　70%左右癌症晚期患者是以疼痛为主要症状,癌痛严重影响患者的治疗和生存质量,癌痛一般为整体性疼痛,整体性疼痛是个体对疼痛感受和体验所具有的综合性和整体性,以及影响个体对疼痛感受和体验的多因素性。

癌痛的主要因素:

(1)躯体因素:肿瘤对周围组织、脏器的侵犯、压迫和对神经系统的浸润;功能障碍;治疗引起的副作用。

(2)非躯体因素:心理方面比如对死亡的恐惧等;社会方面比如因各种原因导致的家庭内部矛盾等;精神方面比如不安、焦虑、孤独感等,概括地说晚期肿瘤患者的疼痛由生理方面、社会方面、情感方面、精神方面构成。

2. 护理措施

(1)疼痛的评估:全面评估疼痛包括重视患者的感受与需求,评估时要询问患者疼痛的性质、程度、患者对止痛治疗的预期和目标,不仅要了解患者就诊时的情况还应询问过去24小时的一般疼痛的程度、最轻和最重程度,即使疼痛控制满意也应该连续评估,疼痛评估时要教会患者使用评估工具,要注意语言、文化对评估结果的影响,确保有效沟通,保证评估的准确性。

（2）常用评估工具

1）视觉模拟法（VAS画线法）：国内临床上通常采用中华医学会监制的VAS卡。在卡中心刻有数字的10cm长线上有可滑动的游标,两端分别表示"无痛"（0）和"最剧烈的疼痛"（10）。患者面对无刻度的一面,本人将游标放在当时最能代表疼痛程度的部位;医务人员面对有刻度的一面,并记录疼痛程度。

程度分级法（VRS法）：也称五点口述分级评分法（VRS-5）。根据疼痛对患者生活质量的影响程度而对疼痛的程度做出了具体的分级,每个分级都有对疼痛的描述,客观地反映了患者疼痛的程度,也易于被医务人员和患者所理解。具体分为0、1、2、3、4、5五个等级;四点口述分级评分（VAS-4）将疼痛分为0、1、2、3、4度,此法最简便,但易受患者文化程度影响。0度:无疼痛。1度（轻度）：有疼痛但可以忍受,生活正常,睡眠不受干扰;2度（中度）：疼痛明显,不能忍受,要求服用止痛药物,睡眠受干扰;3度（重度）：疼痛剧烈,不能忍受,需用止痛剂,睡眠受严重干扰,可伴自主神经紊乱或被动体位。

2）数字分级法（NRS法）：是将疼痛程度用0~10这11个数字表示。0代表无痛;1~3代表轻度痛;4~6代表中度痛;7~10代表重度痛。

Wong-Banker面部表情量表法（FPS-R法）：使用六种面部表情从微笑、悲伤至痛苦的哭泣的图画来表达疼痛的程度,此法方便、直观,适用于急性疼痛者、老人、小儿、文化程度较低者、表达能力丧失者及认知功能障碍者。

3. 药物治疗　根据WHO癌痛三阶梯止痛治疗指南,第一阶梯药物主要作用于外周神经系统,第二阶梯药物主要作用于中枢神经系统,现在临床应用已逐渐弱化二阶梯药物;第三阶梯用于治疗中度或重度癌性疼痛。阿片类药物的应用原则:首选口服给药和其他无创性给药如透皮贴、直肠栓剂;按阶梯用药,按时用药,以维持平稳有效的血药浓度,根据癌痛的个体对止痛药物的剂量、疗效及不良反应实行个体化给药,另外还要注意具体细节,如加强对患者及家属疼痛的宣教,包括:评估其用药行为,是否正确用药,评估其顾虑与担忧,使患者理解有癌痛应及时止痛,阿片类药物用于癌痛不会成瘾,教会患者对于药物副作用的观察与处理,以及如何减少药物的不良反应。阿片类药物是中、重度疼痛治疗的首选药物,临床常用的短效类药物如吗啡即释片,长效阿片类药物如吗啡缓释片、芬太尼透皮贴剂等,对于慢性癌痛的治疗推荐使用阿片受体激动类药物。

4. 其他治疗方法　其他治疗癌痛疼痛的方法有硬膜外或蛛网膜下腔植入镇痛泵持续镇痛;神经阻滞疗法;手术疗法,如外周神经切断术、脊髓神经前根或后跟切断术、脊髓部分切断术、交感神经切除术等。

（二）呼吸困难

要确保呼吸道通畅,帮助患者进行腹式呼吸训练,提高通气量;一旦发生呼吸困难,进行持续吸氧,保持口腔清洁预防真菌感染,确保痰液排出,必要时备好吸引器,保证水分的摄入,将有助于排痰;及时观察用药的疗效及不良反应,尤其是患者出现呼吸衰竭要慎用镇静剂;适度抽取造成呼吸困难、体位不适的心包、胸腔、腹腔积液。

（三）睡眠障碍

1. 睡眠障碍的原因　失眠是临终患者最常见的临床表现,与肿瘤浸润有关的症状疼痛、发热、咳嗽、呼吸困难、瘙痒、疲劳等均与睡眠障碍有关,其他因素包括年龄、噪声、温度、

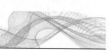

舒适度、和焦虑等。

2. 护理措施

（1）改善患者睡眠环境，保持室内安静、降低室内灯光亮度或关掉灯源。

（2）采用教育、支持和安慰等方式教会患者应对疾病和死亡所产生的焦虑状态，在睡眠前做放松体操、听舒缓音乐等将有助于镇静和睡眠。

（3）睡眠障碍的药物治疗原则：应选择吸收快、作用时间短、体内清除、毒副作用小的药物，如苯二氮䓬类药物，对晚期老年患者水合氯醛也是一种安全、有效的药物，其特点是起效快、无蓄积作用。

（四）食欲减退

应控制造成食欲缺乏的主要症状如恶心、呕吐、抑郁等。鼓励患者与家人共同进餐，尽量吃一些高蛋白、低脂肪、色味俱佳的饮食，少食多餐。尽量提供患者喜欢并主动要求的食物，不要勉强患者进食不愿接受的任何食物，如"营养餐"或"治疗餐"；如效果不好可给予激素类药物治疗。

1. 恶心、呕吐

（1）恶心、呕吐的原因：一般由放、化疗引起，也可由于消化道梗阻、电解质紊乱，或使用阿片类的止痛药物引起。

（2）护理措施：①避免精神紧张、放松心情，可适当服用橙子、山楂、芒果等食物有助于减轻恶心症状、进食时要细嚼慢咽、少食多餐。②患者呕吐后要及时漱口、避免异味，保持口腔清洁。③消化道梗阻和电解质紊乱引起的恶心、呕吐对症治疗后即可缓解。④其他原因引起的轻度恶心、呕吐可服用甲氧氯普胺、氯丙嗪或氟哌啶醇，对于中度恶心、呕吐应按时服用止吐药，必要时可用恩丹西酮或格拉司琼。⑤服用阿片类止痛药导致的恶心、呕吐，在初次使用阿片类止痛药的第一周内，应同时服用甲氧氯普胺等止吐药，直到症状消失。

（五）压疮

1. 原因　肿瘤晚期患者一般高龄、营养不良、低蛋白血症、贫血、尿、便失禁，活动受限，强迫体位等增加了压疮发生的危险，一旦发生压疮，经久不愈，增加了患者的痛苦。

2. 护理措施

（1）首要的任务应以预防为主，每日进行压疮风险评估，常用的评估表有 Norten、Waterlow 等压疮风险评估表，根据压疮风险等级给予不同的处理，对于压疮高危患者可预防性使用水胶体敷料保护皮肤。

（2）经常观察患者皮肤，尤其是易受压部位如骶尾、外踝、枕后等部位，禁止对已经发红的皮肤进行按摩，以防止软组织受损。

（3）保持患者皮肤清洁，可外涂营养皮肤的护肤产品，如赛肤润，保持床单位清洁、干燥、平整，无渣屑，做好基础护理。

（4）如发生压疮，应请皮肤专家进行会诊，根据压疮的不同分期给予处理，对于已经形成创面的患者，应根据伤口情况给予清创、换药，使用促进伤口愈合的药物，如溃疡粉、银离子敷料并覆以皮肤专用伤口敷料，根据渗出情况给予换药，保持创面的无菌湿润，有利于肉芽组织生长，有利于创面愈合。

（六）临终患者及家属的心理特点及护理要点

1. 临终患者的心理特点及护理　心理学家罗斯博士观察了 400 位临终患者，将临终时的心理反应分为 5 个阶段:否认期、愤怒期、协议期、抑郁期以及接受期。这几个阶段因其有较为典型的表现,实际工作中易于区分,但实际上临终患者根据其个人经历、文化层次、宗教信仰、性格特征及家庭社会关系的不同,心理变化顺序有所不同,有的按上述顺序进行,有的则称跳跃式进行,但终究离不开这 5 个分期。

临终心理关怀的目标:使晚期患者实现临终的平静;有效的控制焦虑和抑郁;促进心理健康发展。

临终心理关怀的策略:应尽可能帮助晚期患者从疼痛和不适症状中解脱出来,做到多促进少治疗,多倾听少解决问题,多理解少诊断和判断、多同理心少同情心。临终心理关怀应该是人与人之间真正的交往,护理工作者,应根据不同的患者,不同的心理阶段,进行不同的心理护理,同时应结合患者不同的文化程度、宗教信仰、年龄、家庭社会关系等实施个体化心理疏导,护士需要在具备心理分析的基础上,善于观察、勤于思考,学会从患者微妙的面部表情,行为举止中不断发现问题,以准确把握临终患者的心理需求,达到患者的要求,使临终患者的心理变化努力避开或缩短前 4 期,减少其心理变化的反复性,减少对死亡的恐惧感,循序渐进使临终患者正确认识死亡。

2. 临终患者家属的心理特点及护理　患者的临终过程也是其家属心理应激的过程,家属不仅承担经济压力、照顾工作,同时要经历亲人离世的痛苦,需要心理的转变与适应。

(1) 临终患者家属的心理反应经历震惊、内疚负罪感、失落与孤独、解脱、重组,一般重组的过程是渐进的,主要表现为对死者的回忆,并且以前的社交功能开始恢复,这 5 个阶段需要一定的时间。

(2) 对于临终患者家属心理关怀的目的是要增加家属对现实的了解,面对现实,并能够从负面的情绪走出来,健康的对死者撤离感情上的联系,把自己的情感投入到新生活中。

(3) 应以高度的同情心、爱心主动接近患者亲属,给予适当的安慰,鼓励家属表达感情,与家属建立良好的关系,耐心倾听,使家属了解患者病情、照顾的相关问题,并指导、示范家属对患者生活上的照顾,鼓励其参与照顾,使其在照料亲人的过程中获得心理慰藉,尽可能解决陪伴患者期间的实际困难,尽量满足家属提出的对患者治疗、护理、生活上的要求,并提供患者死亡后相关事宜的帮助。

三、死亡教育

死亡教育(death education)源于美国,最早可追溯到 1928 年,正式兴起则是在 20 世纪 50 年代末。Herman Feifei 于 1959 年发表第一部死亡教育的代表著作《死亡的意义》(*The Meaning of Death*):1963 年,Robert Fulton 在美国明尼苏达州的大学里首次开设了美国大学的第一门正规死亡教育课程。1970 年,第一次死亡教育的研讨会在明尼苏达州的哈姆莱恩大学举行,之后死亡教育渐受重视。据统计,1973 年美国已有 600 所大学开设死亡教育课程,其受欢迎程度仅次于性教育;而发展至 1976 年,除了有 1500 所中小学实施死亡教育课程外,还成立了 The Forum for Death Education and Counseling(1986 年改为 Association for Death Education and Counseling,ADEC,死亡教育与咨商协会"),这是美国最重要的死亡教育专业组织,也是国际间最大的"教育的、专业的、科学的"死亡学领域的组织)。受到传统死亡观等因素的束缚,目前我国死亡教育研究局限在理论探讨,缺乏实证研究,缺乏科学而系

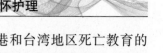

统的死亡教育体系和专门的死亡教育教材。相对于我国大陆,香港和台湾地区死亡教育的发展相对迅速。香港地区在 20 世纪 80 年代初就开始了善终服务活动,目前,香港各大学都将死亡或有关生命的议题纳入课程。

关于死亡教育的研究主要涉及死亡教育的定义,死亡教育的必要性和重要性,死亡教育的目标,死亡教育的内容,死亡教育的实施等方面。

(一) 死亡教育的定义

不同年代、不同学科领域对死亡的定义有不同的理解。例如 Bemlay(1975)认为,死亡教育是一个探讨生死关系的教学历程。这个历程包含了文化、宗教对死亡及濒死的看法与态度,希望借着对死亡课题的探讨,使学习者更加珍惜生命、欣赏生命,并将这种态度反映在日常生活中。Gibson 等(1982)认为,死亡教育是指探讨有关于死亡及濒死的因素及其与生存的关系之不断持续的过程。Corr 等"(1997)认为,死亡教育是有关死亡、濒死与丧恸的教育。《医学伦理学辞典》对死亡教育的解释是:所谓死亡教育,是就如何认识和对待死亡面对人进行的教育。其主旨在于使人正确地认识和对待人人都不可回避的生死问题,首先是正确地认识和对待自己的生死。同时也正确地认识和对待他人的生死。实际上,死亡教育就是帮助人们在面对死亡(他人的和自己的)时寻求良好的心理支持。死亡教育可分为 2 个层次,一是普及性教育,二是专业性教育。普及性教育是以广大人民群众为对象的卫生宣传教育,可由各级卫生管理部门和卫生宣传部门施行;专业性教育是指以医学生、医务工作者(包括管理工作者)为对象所进行的更深层次的教育。

(二) 死亡教育的重要性

1. 死亡教育具有人生观、价值观的意义　由死而追问生反思生,唤起人们去直面死神,对人生的价值及意义作深刻的体验;促使人们充分认识"置之死地而后生"的境地,因而去珍惜生命。

2. 死亡教育可促进人类文明、提高人口素质　文明死是死亡文明中的中心环节部分,尚存在盲目和愚昧,只有进行普遍的健康的生死观和死亡文明教育,才能促进社会崇尚科学文明死亡的文明风尚。

3. 可缓解患者恐惧、焦虑的心理　通过死亡教育,使患者可以真实表达内心感受,得到家属的支持,认识到自己的价值意义,保持平衡的状态及健全的人格。

4. 帮助患者安然接受死亡现实　能直言不讳地谈论有关死亡的问题,一方面有利于患者能积极配合治疗,另一方面为自己的后事做妥善安排。自始至终保持患者的尊严,从而提高生命阶段的质量。

5. 预防不合理性自杀　临终患者不堪忍受病痛折磨,在他们以死亡解除痛苦的要求得不到医生及家属同意的情况下,部分患者采用服毒、自溢、坠楼、割脉等手段结束生命,令人惨不忍睹。死亡教育使人树立科学文明死亡观念,可以预防不合理性自杀。

6. 死亡教育可以安慰死者亲属　有的临终者自己本身能够坦然面对死亡的事实,而死者亲属却难以接受死亡的事实。

7. 死亡教育可提高临终关怀工作人员的素质　临终关怀工作者接受死亡教育,提高自身对死亡科学认识的同时,还能够提高对临终者及家属身心整体照护的能力。

(三) 死亡教育的目标

Corr(1997)把死亡教育的目标分为认知的、情感的、行为的、价值的四个层面。

1. 认知层面上的目标为　为学习者提供各种有关死亡的事件和经验的信息,并提供帮助使其了解这些经验,通过提供实例以及案例讨论,使学生了解并能整合这些信息。

2. 情感层面上的目标为　让学生学会如何面对死亡、濒死和丧恸的感情与情绪,重点在于教导人们在面对丧恸时,如何正确处理自己的哀伤情绪。分享与讨论哀伤的情绪体验是重要的方法。此外,对于尚无丧离死别经验的人,也能使其运用同理心帮助丧恸者健康地疏解情绪。

3. 行为层面上的目标为　让人们知道如何或什么反应是正常的,自己如何或如何帮助别人表现哀伤的情绪。

4. 价值层面上的目标为　帮助人们澄清、培养、肯定生命中的基本目标与价值,通过死亡的必然终结性来反思生命的意义及其价值。

（四）死亡教育的内容

死亡教育的内容基本上分为3大类,即死亡的本质、有关死亡和濒死的态度及情绪、对死亡和濒死的调试处理。同时也指出自杀、自杀防范的课题也应纳入死亡教育课程中讨论。

"优死"原则:

1. 患者知道死亡是不可避免的事实,也已经接受了命运的安排。在最后的时间里希望保持自己人生中最后的尊严。

2. 患者同样可以选择自己离世的地点,例如家中,故乡或者自己一直向往的某个地方。

3. 患者可以选择和自己重要的人一起度过最后的美好时光,在最后患者也会立一些遗嘱,不给自己的离去留下任何遗憾。

（五）死亡教育的实施

1. 死亡教育的实施模式

（1）认知的/讯息的（或教导式的）（cognitive/informational;didactic）:以提供文章、资料、书籍或视听媒体的呈现,由主持人向听众介绍的方式:

（2）个人的/情感的（或经验的）（personal/affective;experiential）:以学生为主的,用各种经验、情绪分享的方式,来探讨死亡和濒死的各种情绪和感情。

2. 死亡教育的方法

（1）对患者进行死亡教育

1）借题发挥,进行试探谈话:由于我国传统的讳死文化,所以不能强求患者能立即接受死亡教育,建立科学的生死观。在进行交流的初期,先借电视节目、新闻时事或周边事物中的相关内容作为由头来开始交谈,试探患者对生死的看法。如患者抗拒谈及此类话题,则及时停止,调整话题,另外选择合适的时机。

2）由远及近,探讨生死观点:如果患者表现出愿意继续就此话题交流的意愿,则可以将话题若有似无地往患者的生死观上引导,通过交流要找出患者对死亡的看法。在谈话中,可以了解患者有无宗教信仰。由于每一种宗教都对死亡的归宿作了极其美好、合理的解释,所以对于临终患者而言,宗教信仰中死亡的归宿能帮助他们更坦然地接受死亡。而对于唯物主义者,则逐步渗透死亡是生命的自然过程这一理念,以解除对死亡的种种顾虑和不安,并增强其生命的尊严和对死亡的心理承受能力,进而达到安然接受死亡的事实。

3）回顾人生,升华生命意义:在交流中,可以采取请患者讲述最值得骄傲的事等方法,帮助患者回顾和总结一生中有意义和有价值的时刻,并且告诉患者自己对他的欣赏和敬重